消化器癌の
サーベイランス

編集
木村　　健
藤盛　孝博
加藤　　洋

株式会社 新興医学出版社

編 集

木村　　健	平塚胃腸病院附属予防生態研究所・所長	
藤盛　孝博	獨協医科大学病理学（人体分子）・教授	
加藤　　洋	癌研究会附属病院病理部・部長	

執筆者一覧

木村　　健	平塚胃腸病院附属予防生態研究所・所長
藤本　一眞	佐賀医科大学内科・教授
長浜　隆司	早期胃癌検診協会中央診療所・診療部長
丸山　雅一	早期胃癌検診協会・理事長
髙橋　秀理	平塚胃腸病院附属池袋久ビルクリニック・所長
田村　知之	平塚胃腸病院附属池袋久ビルクリニック・内科
豊田　利男	平塚胃腸病院附属大腸癌検診センター・所長
白石　史典	平塚胃腸病院附属平塚胃腸クリニック・所長
平塚　　卓	平塚胃腸病院・院長
平塚　秀雄	平塚胃腸病院・理事長
井上　晴洋	昭和大学横浜市北部病院消化器センター・助教授
藤田　幹夫	獨協医科大学病理学（人体分子）
市川　一仁	獨協医科大学病理学（人体分子）
大柳　裕登	栃木県立がんセンター画像診断部
石川　　勉	栃木県立がんセンター画像診断部
中村　哲也	獨協医科大学光学医療センター内視鏡部門
藤盛　孝博	獨協医科大学病理学（人体分子）・教授
有馬美和子	埼玉県立がんセンター消化器内科・副部長
日月　裕司	国立がんセンター中央病院食道外科
白坂　大輔	神戸大学糖尿病消化器腎臓病学内科
渡部　義則	神戸大学糖尿病消化器腎臓病学内科
青山　伸郎	神戸大学光学医療診療部・助教授
二神　生爾	日本医科大学第三内科・助手
坂本　長逸	日本医科大学第三内科・教授
知花　洋子	獨協医科大学病理学（人体分子），同消化器内科
大倉　康男	獨協医科大学病理学（人体分子）
寺野　　彰	獨協医科大学消化器内科・教授
佐々木英二	大阪市立大学大学院消化器官制御内科学・研究医
富永　和作	大阪市立大学大学院消化器官制御内科学・講師
高島　　隆	大阪市立大学大学院消化器官制御内科学・登録医
浜口　正輝	大阪市立大学大学院消化器官制御内科学・研究医
谷川　徹也	大阪市立大学大学院消化器官制御内科学・登録医
斯波　将次	大阪市立大学大学院消化器官制御内科学・病院講師
渡辺　俊雄	大阪市立大学大学院消化器官制御内科学・講師
藤原　靖弘	大阪市立大学大学院消化器官制御内科学・講師
樋口　和秀	大阪市立大学大学院消化器官制御内科学・助教授
荒川　哲男	大阪市立大学大学院消化器官制御内科学・教授
田村　君英	平塚胃腸病院検査部・部長
小山　雅章	平塚胃腸病院内科
加藤　　洋	癌研究会附属病院病理部・部長
小山　恒男	佐久総合病院胃腸科・部長
光永　　篤	東京女子医科大学消化器内視鏡科・講師
潮　　靖子	東京女子医科大学消化器内科・助手
桂　　英之	東京女子医科大学消化器内科・助手
星野　容子	東京女子医科大学消化器内科・助手
中村　真一	東京女子医科大学消化器内科・助手
大井　　至	東京女子医科大学消化器内視鏡科・教授
白鳥　敬子	東京女子医科大学消化器内科・教授
三島　利之	JR仙台病院消化器内視鏡センター・医長
長南　明道	JR仙台病院消化器内視鏡センター・部長
小島　　勝	群馬県立がんセンター・部長
真船　健一	東京大学大学院医学系研究科消化管外科学・助教授
佐野　　寧	国立がんセンター東病院内視鏡部
藤井　隆宏	藤井隆宏クリニック胃腸科・内科
吉田　茂昭	国立がんセンター東病院内視鏡部
片山　　修	埼玉県済生会栗橋病院内視鏡科・部長
石川　雅枝	埼玉県済生会栗橋病院内視鏡科
並木　　薫	埼玉県済生会栗橋病院内視鏡科
廣多　康充	埼玉県済生会栗橋病院内視鏡科
田淵　正文	中目黒消化器クリニック・院長，東京大学腫瘍外科・講師
尾田　　恭	服部胃腸科
蓮田　　究	服部胃腸科
後藤　英世	服部胃腸科
服部　正裕	服部胃腸科
藤井　茂彦	獨協医科大学病理学（人体分子）・助手
富永　圭一	獨協医科大学消化器内科・大学院生
亀岡　信悟	東京女子医科大学第二外科学・教授
寺部　　文隆	社会保険中央総合病院・内科
田中　寅雄	社会保険中央総合病院・内科
高添　正和	社会保険中央総合病院・内科部長
秋野　公臣	札幌医科大学第1内科学講座・大学院生
豊田　　実	札幌医科大学第1内科学講座・助手
今井　浩三	札幌医科大学第1内科学講座・教授
高山　敬子	東京女子医科大学消化器内科・助手
小峰　文彦	日本大学医学部附属練馬光が丘病院内科・助手
荒川　泰行	日本大学医学部内科学講座内科3部門・教授
伊藤　　啓	仙台市医療センター消化器内科・医員
藤田　直孝	仙台市医療センター・副院長
野田　　裕	仙台市医療センター消化器内科・医長
小林　　剛	仙台市医療センター消化器内科・医長

木村　克巳	仙台市医療センター消化器内科・医長
洞口　淳	仙台市医療センター消化器内科・医員
高澤　磨	仙台市医療センター消化器内科・医員
糸井　隆夫	東京医科大学第4内科
西　正孝	東京医科大学第4内科
井村　穣二	獨協医科大学病理学(人体分子)・助教授
小野　祐子	獨協医科大学病理学（人体分子）・講師
羽鳥　隆	東京女子医科大学消化器病センター外科・講師
高崎　健	東京女子医科大学消化器病センター外科・主任教授
窪田　敬一	獨協医科大学第2外科・教授
北　順二	獨協医科大学第2外科・講師
降籏　誠	獨協医科大学第2外科
堀内　秀樹	神戸大学大学院消化器外科
味木　徹夫	神戸大学大学院消化器外科
黒田　嘉和	神戸大学大学院消化器外科・教授
川又　均	獨協医科大学病理学(人体分子)・助教授
堀内　秀樹	獨協医科大学病理学(人体分子)・研究生
表原　文江	獨協医科大学病理学（人体分子）・助手
村松　正明	東京医科歯科大学難治疾患研究所分子疫学・教授
木村　友美	東京医科歯科大学難治疾患研究所分子疫学・助手
田中　和美	札幌医科大学医学部分子医学研究部門
濱口　洋文	札幌医科大学医学部分子医学研究部門・教授
笹富　輝男	久留米大学医学部外科・助手
白水　和雄	久留米大学医学部外科・教授
澤田　俊夫	群馬県立がんセンター・副院長
山田　泰広	岐阜大学医学部生命細胞医科学講座腫瘍病理学分野・助手
森　秀樹	岐阜大学医学部生命細胞医科学講座腫瘍病理学分野・教授
高山　哲治	札幌医科大学第4内科・講師
新津洋司郎	札幌医科大学第4内科・教授

(執筆順)

目　次

I．序説 …………………………………………………………………………………1

II．総論
1．生活習慣病としての食と消化器疾患 ……………………………………………6
2．消化器癌のスクリーニング，消化管癌と検診 …………………………………10
3．人間ドックと消化器癌 ……………………………………………………………16
4．消化管癌と EMR …………………………………………………………………24

III．各論

食道
1．Barrett 食道，Barrett 癌 …………………………………………………………28
2．拡大内視鏡による食道表在癌の診断 ……………………………………………40
3．食道癌の進行度診断と治療選択 …………………………………………………48
4．除菌後 GERD の follow-up ………………………………………………………60

胃
1．胃炎と発癌 …………………………………………………………………………67
2．胃腸上皮化生と発癌─Barrett 食道からみて─ ………………………………73
3．Helicobacter pylori 菌除菌と発癌 ………………………………………………82
4．ヘリコバクター・ピロリ再除菌治療のあり方 …………………………………90
5．食道胃接合部癌の診断と治療 ……………………………………………………99
6．胃癌の内視鏡的治療の適応拡大 …………………………………………………107
7．早期胃癌 EMR 後のサーベイランス ……………………………………………112
8．MALToma の診断と治療；最近の考え方 ………………………………………119
9．GIST の診断と治療 ………………………………………………………………127

大腸
1．大腸癌の内視鏡的サーベイランス ………………………………………………141
2．大腸癌のスクリーニング …………………………………………………………155
3．大腸腫瘍内視鏡的治療後のサーベイランス ……………………………………165
4．大腸腫瘍内視鏡治療後のサーベイランス（m, sm 癌治療後の再発，転移）……178
5．UC の癌化とサーベイランス ……………………………………………………184
6．クローン病の長期経過 ……………………………………………………………195
7．大腸癌の遺伝子スクリーニング法の検討 ………………………………………204

肝・胆・膵

1. 慢性膵炎と発癌 ……………………………………………………………………217
2. 肝臓癌の遺伝子学的診断と肝炎からの肝癌のサーベイランス ……………230
3. 胆道癌の臨床診断 …………………………………………………………………239
4. 膵癌の臨床診断 ……………………………………………………………………250
5. 胆道・膵臓癌の遺伝子診断 ………………………………………………………258
6. 膵癌の悪性度と予後について ……………………………………………………270
7. 肝癌の外科治療とその後 …………………………………………………………278
8. 胆膵癌の外科治療とその後 ………………………………………………………288

IV. トピックス

1. 消化器癌に対する分子標的治療 …………………………………………………295
2. 消化器癌サーベイランスと SNP …………………………………………………302
3. 消化器癌の遺伝子治療 ……………………………………………………………309
4. 消化器癌に対する癌ワクチン療法 ………………………………………………315
5. 炎症性腸疾患の最近の話題 ………………………………………………………320
6. ACF をどう考えるか
   (1) 実験発癌の立場から …………………………………………………………326
   (2) ヒト ACF は前癌病変か？　動物実験と対比して …………………………331

あとがき ………………………………………………………………………………338

索　引 …………………………………………………………………………………339

I. 序　説

消化器癌のサーベイランス

　今年も木曜会2002年の年間テーマ"消化器癌のサーベイランス"が書籍となって，いま上梓された。まず，執筆者，編集者，そして，木曜会幹事の諸氏のご尽力に篤く御礼を申し上げ，本書の待望の上梓をともに祝い，ともに喜び合いたい。

　これまで例年木曜会からこの種の書籍が刊行されている。これは前年度に平塚胃腸病院にて開催された例会での招待講演を骨子にして，それに編集委員会で，関連テーマ，時宜を得た話題を網羅して，総合的に企画編集されるものである。したがって，2002年の木曜会のテーマは"消化器癌のサーベイランス"であった訳である。この基本テーマは例年，前の年の暮れに開催される木曜会幹事会で，提案されたいくつかの案のうちから，議論のすえ決定されのが慣例となっている。したがって，本書のタイトル"消化器癌のサーベイランス"は2001年の暮れに決定されたものである。

　ここで木曜会について少し触れておきたい。木曜会に直接関係のない方，特に若い方においては，この木曜会の説明が必要であろう。しかし，木曜会の沿革となると，日本の内視鏡の歴史に触れざるをえない。

　木曜会の核はすでに四十数年前の1959年（昭和34年）に始まる。近藤台五郎先生，常岡健二先生，そして竹本忠良先生の出会いである。

　「話は遡るが，沖中先生（1928年・昭和3年卒）は東大第二内科の出身で，昭和10年ごろ呉建教授とドイツに外遊された帰途，Schindlerの軟性胃鏡を教室に導入された。第二内科でその胃鏡を実際に使用して，わが国の胃内視鏡診断学の黎明期を開拓されたのが近藤台五郎先生（1933年・昭和8年卒），さらにそのあとを継がれたのが常岡健二先生（1942年・昭和17年卒）であった。沖中先生はその後，東大第三内科の教授に就任されたが，その下で竹本先生（1949年・昭和24年卒）が当時ようやく実用化の段階に入った胃カメラに注目し，内視鏡検査を手がけられようとしたとき，沖中教授から，第二内科の常岡先生を紹介され，胃鏡で胃内を直接観察する技術を身につけるよう指示されたという。その後の竹本先生の御活躍は周知の通りである。私が沖中内科で竹本先生の下に弟子入りし，胃鏡を始めたのもちょうどこの頃で，竹本先生の内視鏡所見台帳の一貫番号が200番台の時であった。

　近藤先生と沖中先生は第二内科の同門というばかりでなく，非常に親しくされていたようである。ファイバースコープが登場して，かっての胃鏡時代に比し，内視鏡検査が飛躍的な進歩と発達を示したことに関して，沖中先生もひとしお感慨深い心境をいだかれていたようで，近藤，竹本先生がお見えになった日，病院の内視鏡室で，ファイバースコープ検査の実際を見ながら，しばし雑談されていたことをまざまざと思い起こす。」Hirschowitzのファイバースコープがわが国に輸入され，最初に使用されたのは虎ノ門病院内視鏡室であった。近藤先生立ち会いの下，竹本忠良先生が術者で行われた。この1962年（昭和37年）6月1日の記念すべき情景を福地創太郎（1955年・昭和30年卒・前虎ノ門病院副院長・三宿病院院長）は見事に綴っている。わが国消化器内視鏡のパイオ

ニアの沖中重雄・近藤台五郎・常岡健二・竹本忠良先生の師弟の出会いを。(鯛吾：近藤台五郎先生追悼集；我が国消化器内視鏡のパイオニア)

　　竹本先生自身，当時を振り返って，
　「いつまでも，いつまでも，近藤台五郎先生との最初の出会いをなつかしくおもいだしている。あの当時は，私はまさに胃鏡検査にとりつかれた亡者であった。この検査がもたらすものが唯一の正しいイデオロギーとまでは思わなかったが，つねに論争をいとわなかった。まことに生意気で，一神教の信者にときにみられるように，不寛容な内視鏡思考にとりつかれていた時代に，はじめてお会いした。
　　中略
　「東大第二内科において，沖中先生と胃鏡をいっしょに勉強された近藤先生，そして，戦雲急になって，上海から東大に無断で帰国された沖中先生に急遽代わって，上海の同仁会医科大学教授として赴任された近藤台五郎先生であった。沖中重雄先生は，いつも
　（近藤君には頭が上がらない）といわれていた。
　　私が東大第三内科にはいって，2人の消化器内視鏡の恩師をもてたことは幸せであった。古風にいえば，不思議な因縁といわざるをえない。」(鯛吾：近藤台五郎先生追悼集；我侭な門下生として)

　さて，近藤台五郎・常岡健二・竹本忠良先生の軟性胃鏡，そしてファイバースコープでの師弟関係が木曜会という組織に発展するには平塚秀雄医学博士（平塚胃腸病院理事長）の存在とその貢献は実に大きい。平塚先生なくして，今日の木曜会は在り得ない。同じく，鯛吾：近藤台五郎先生追悼集；「先生と木曜会」より引用しよう。

　「私の病院でも，竹本先生のおすすめもあって1963年6月にこのHirschowitzのファイバースコープを大枚をはたいて購入させていただいたのでありますが，これを契機に近藤・常岡・竹本三先生の知遇を得たのであります。その頃，三先生のご指導を得ようと何人もの若手の先生方と町田製作所の技術陣が集まり，私の病院を根城に夜おそくまで駄べったものであります。町田製診断用FGS，生検用あるいは細胞診用FGS，アングル付FGS，その他大腸，小腸ファイバースコープが次々と開発され，その都度目を輝かしたものであります。
　当時の研究発表はいくつかの施設の共同発表が多く，「近藤兵団」とか「竹本切り込み隊長」の異名を欲しいままにしたものでありますが，その頃の学会発表の予行演習はまことに厳しいものでありました。常岡・竹本先生の鋭い質問に辟易したり，時には徹夜を余儀なくされ，また泣き出す先生もおられましたが，近藤先生は独特の雰囲気をかもし出し，あの温顔と温情に勇気づけられ，みんな最後まで頑張ったものであります。こうして育った面々は今でこそきら星の如く輝いておられますが，今おもうに「勇将の下に弱卒無し」の言葉道り，近藤兵団長の顔貌はまさに戦場の中の知将の風貌をしておられたと感慨深いものがあります。
　やがて，こうした内視鏡研究グループが，「木曜会」を結成し，近藤台五郎先生を会長に仰ぎ，常岡，竹本先生が副会長という世間では目を剝いて驚くような同好会が誕生し，今でも年

1回の総会（主として懇親会），月1回の例会（症例検討会，講演会）がもたれております。最近出版された「早期大腸癌―発生から診断治療まで―」長廻紘，編（医学書院）も木曜会例会（主として講演会）が生んだ医学書であります」。

一方，木曜会規約をみると，「1　名称　木曜会　2　沿革ならびに目的　1962年6月米国製Hirschowitzのファイバースコープ1号機が輸入されたのを機に故近藤台五郎（初代早期胃癌検診協会理事長）を初代会長とし，消化器内視鏡同好の士が学閥を超えて集まり木曜会が発足した。消化器病における講演および症例検討を通じて，診断・治療の向上をはかり，棋学の発展に務め，また，会員相互の親睦を深めることを目的とする。」とある。

事実，平塚胃腸病院は木曜会の道場であった。筆者（1963年・昭和38年卒）が第三内科に入局（1994年）し，2年のベット持ちのとき竹本先生の第11研究室に配属された。虎ノ門病院での半年の外勤ののち，竹本先生に連れられ，初めて平塚胃腸病院に伺ったのは1966年で，現在の7階建鉄筋が立ち上がる1年前であった。

初代会長の近藤先生が亡くなられた（2月9日）1991年の暮れ，幹事会は常岡先生を会長に，竹本先生を副会長に選び，木曜会は第二代に入り，現在に至っている。木曜会事務局は1962年より平塚先生であり，木曜会の実質的運営者である。

さて，サーベイランス（Surveillance）という言葉は，2001年当時いまだ市民権はなく，あまり身近には使われていなかった。それに比べ，2年経た現在，随分と身近な，そして具体的な意味をもつ言葉に成長した印象を感じている。サーベイランスの概念は広く，かつ，深い。正常人の胃癌検診・大腸癌検診もサーベイランスなら，UC・クローンの長期観察も，EMR後のfollow upも，ポリープ切除後の定期的観察もサーベイランスである。最終的には遺伝子レベルでのリスク群での臨床的長期観察もサーベイランスの範疇であろう。サーベイランスされる対象も多彩であれば，サーベイランスの手法も多彩である。

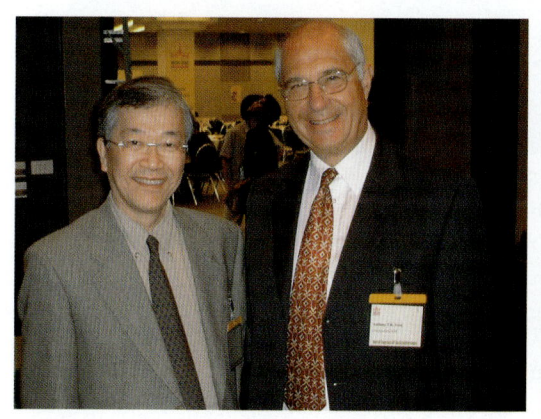

図1
WCOG 2002 Bangkokにおける Symposium "GI cancer Surveillance : a global view" Chair : Anthony TR Axon (United Kingdom), Gastric cancer : Ken Kimura (Japan)
司会のAxon教授と筆者

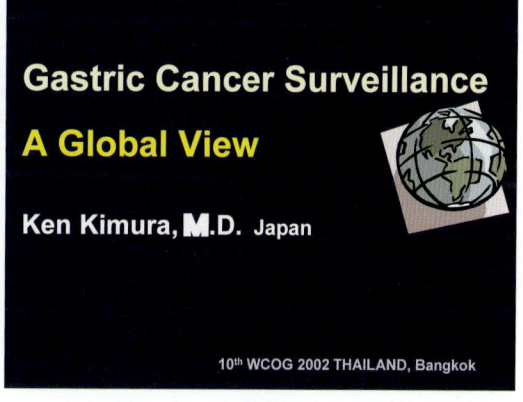

図2

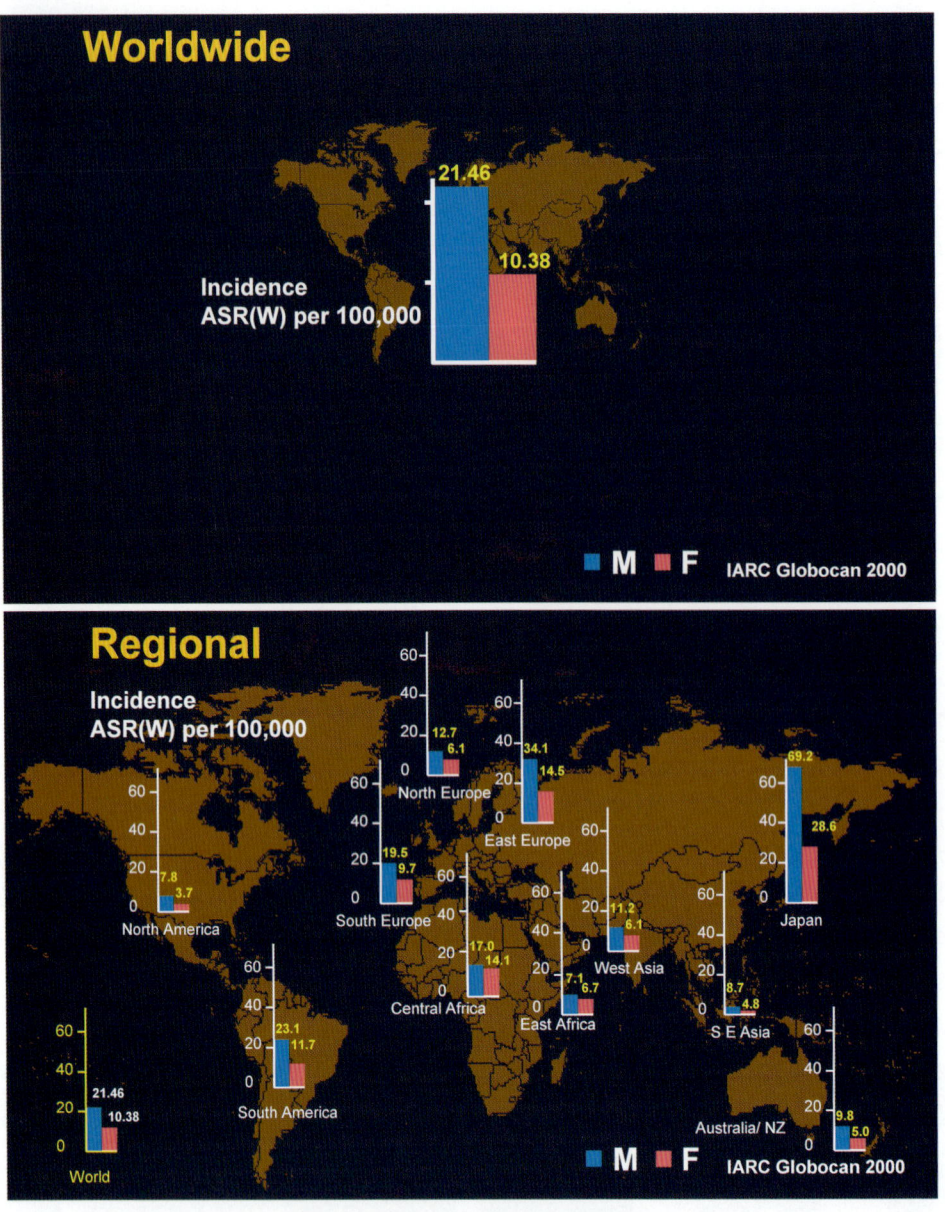

図3 Incidence of Gastric Cancer
Gastric Cancer Surveillance での発表スライド

　2001年春，2002年2月に行われる第10回世界消化器病学会（WCOG 2002, Thailand）より，シンポジウムへの招待状が届いた。Anthony TA Axon 司会の"GI cancer surveillance：a global view"で，私の担当は Gastric cancer であった。そのとき，サーベイランスなる言葉の理解に大いに困惑したのを覚えている。健康人の集団検診もサーベイランス，*H. pylori* 感染陽性者に絞っての定期的観察もサーベイランス，除菌して，そのうえでの検診もサーベイランスである。シンポジウム最後のスライドにみる結語は，"In Japan where incidence of atrophic gastritis and gastric cancer is high, all *Hp* positive patients should be treated with anti-*Hp* therapy for the prevention of development of atrophic

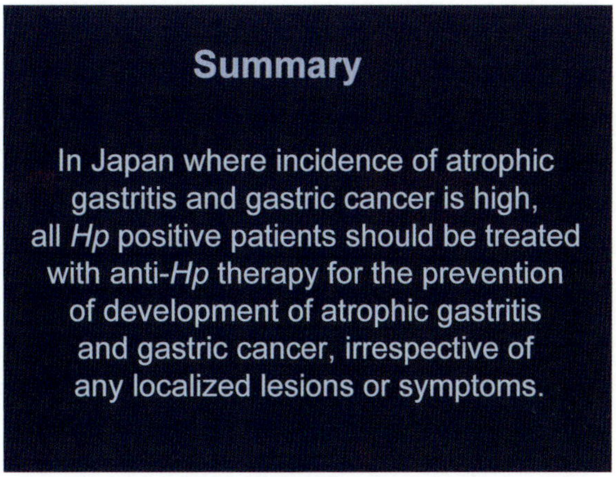

> **Summary**
>
> In Japan where incidence of atrophic gastritis and gastric cancer is high, all *Hp* positive patients should be treated with anti-*Hp* therapy for the prevention of development of atrophic gastritis and gastric cancer, irrespective of any localized lesions or symptoms.

図4
Gastric Cancer Surveillance での結語

gastritis and gastric cancer, irrespective of any localized lesions or symptoms."であった(図1,図2,図3,図4)。

最後に,木曜会の開催になにかとお世話頂いたゼリア新薬の方々に篤く御礼を申し上げ,序説に代えたい。

木村　健　平塚胃腸病院附属消化器予防生態研究所

Ⅱ. 総　論

1. 生活習慣病としての食と消化器疾患

ポイント
- 食生活を中心とする生活習慣の欧米化で増加している消化器疾患がある。
- 若年者での食生活の欧米化が顕著で脂肪摂取が増加している。
- 炎症性腸疾患は若年者に多い疾患であり増加してきている。
- 大腸癌の増加に生活習慣の欧米化が関与している可能性がある。

　本邦で食生活の欧米化とそれに伴う生活習慣病の増加が本格的に医療の現場で意識されはじめたのは昭和50年代になってからである。まず食生活の欧米化で注目されたのが肥満症である。当時は治療方法は模索状態であり，治療技法のほとんどが欧米のものを模倣していた。日本人にあわせた工夫がされ，食事療法，行動療法，薬物療法，外科治療等が試行された。しかし，現時点でも治療後の反跳現象の問題となっており，肥満症に伴う生活習慣病が増加している。民間レベルでの肥満治療の加熱が治療後の反跳現象に拍車をかけている。

1. 日本人における肥満の現況

　図1は厚生省の国民栄養調査による昭和53年，昭和63年，平成10年の男女別のbody mass index（BMI：体重kg/（身長）^{2}）の推移を示したものである。BMIが25以上が肥満者と定義されるのが一般的である。女性では中高年齢者において肥満者の頻度が増加しているが，その傾向は昭和53年と平成10年ではほとんど変化していない。男性においては昭和53年と比較すると，昭和63年，平成10年とどの世代においてもBMIの平均が増加しているのが一目瞭然である。女性におい

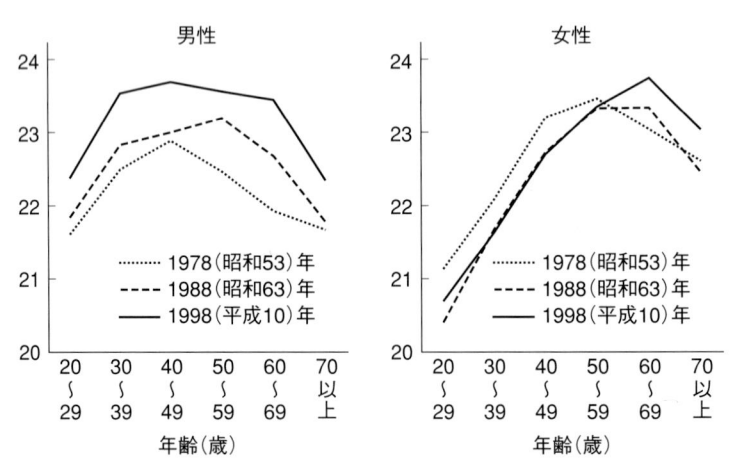

図1　性・年齢別にみたbody mass index（BMI）の年次推移
（厚生省：平成10年国民栄養調査より）。

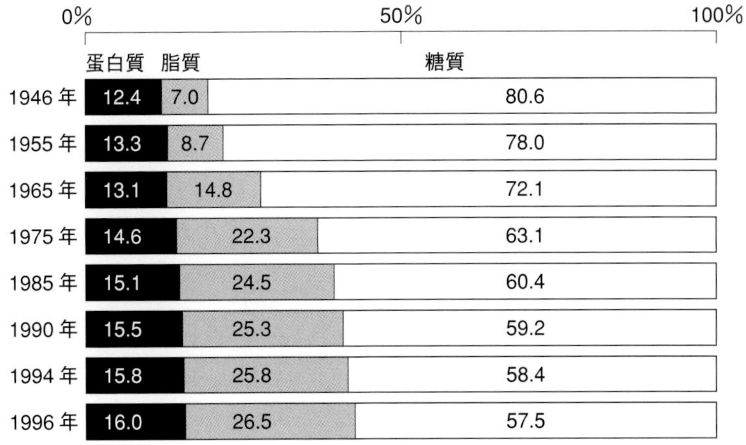

	蛋白質	脂質	糖質
1946年	12.4	7.0	80.6
1955年	13.3	8.7	78.0
1965年	13.1	14.8	72.1
1975年	14.6	22.3	63.1
1985年	15.1	24.5	60.4
1990年	15.5	25.3	59.2
1994年	15.8	25.8	58.4
1996年	16.0	26.5	57.5

図2 日本人の栄養素別摂取構成比の変化
（厚生省：平成8年国民栄養調査より）。

ては中高年齢者において肥満症の割合が増加するものの，40歳代や50歳代では昭和54年に比較して平成10年では肥満者の割合が減少している。これに対して男性においては各世代で肥満者の割合は増加しており，その増加は中高年齢者にとどまらず，若年者においても同様の傾向があるのが特徴となっている。女性の場合にはその大半が自分の体重は理想体重より重たいと考えており，若い女性を中心に過度の食事制限が問題となることがあるが，男性においては肥満者の割合が多いにも関わらず実際にはあまり過体重に関心がないのが実情となっている。

2．日本人の脂肪摂取量

図2に日本人の栄養素別摂取構成比の変化を示している。終戦後から脂肪の摂取量は増加しているが，その増加率は昭和60年頃から鈍化しており全体の摂取量の25％前後となっている。この比率は欧米と比較すると少ないものであり，日本人各世代全体で見ると比較的バランスのよい食事がとれている。しかも動物性脂質のみでなく植物性脂質や魚類脂質の摂取量も多く，それらの割合が昭和50年代と平成になってからとではさほどの変化がない。しかし図3に示すように10代を中心に若い世代での脂質摂取量は中高年者と比較して明らかに多い。中高年層が25％前後であるのに比較して若い世代は30％前後となっている。高齢化の影響で日本人全体の世代で見ると脂肪の摂取量の増加は目立たないものになっているが，若い世代での摂取量が確実に増加してきている。

3．増加してきている消化器疾患

肥満者の増加，食生活の欧米化などで問題となってくると考えられる疾患は糖尿病，高脂血症，高血圧などの一般に関連があるといわれる生活習慣病である。これらの疾患は最近になって若年者

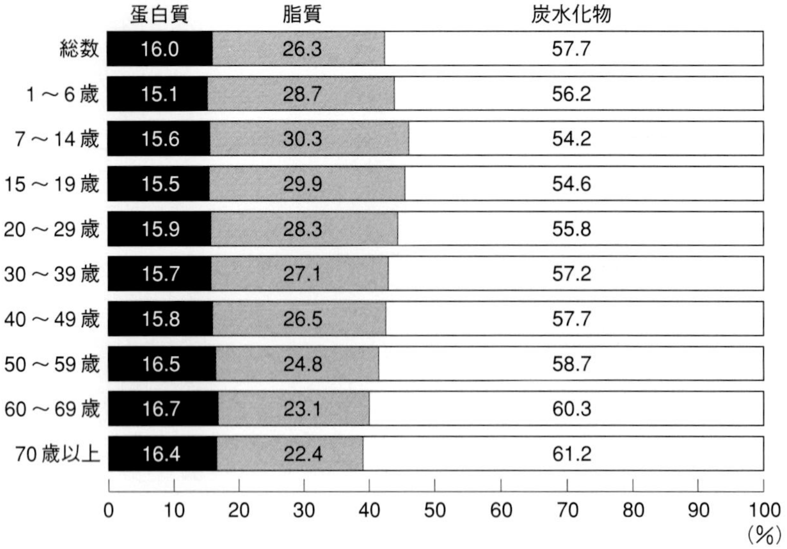

	蛋白質	脂質	炭水化物
総数	16.0	26.3	57.7
1～6歳	15.1	28.7	56.2
7～14歳	15.6	30.3	54.2
15～19歳	15.5	29.9	54.6
20～29歳	15.9	28.3	55.8
30～39歳	15.7	27.1	57.2
40～49歳	15.8	26.5	57.7
50～59歳	16.5	24.8	58.7
60～69歳	16.7	23.1	60.3
70歳以上	16.4	22.4	61.2

図3 年齢別エネルギーの栄養素別摂取構成比
（厚生省：平成10年国民栄養調査より）。

でも問題となってきてはいるが，その中心はやはり中高年齢者である．図1で示したように肥満者の増加している中高年の男性でその罹患率が上昇している．消化器系の疾患で生活習慣の変化に伴い増加していると考えられる疾患としては，逆流性食道炎，大腸癌，大腸憩室，胆石症，脂肪肝などがあげられるが，これらの疾患も基本的には中高年齢層に多い疾患である．日本での逆流性食道炎の有病率は10％を超しているが，重症者の多くは高齢の女性である．過体重と関係があるのは中高年の男性であるが，この年齢層の逆流性食道炎はいまのところ軽症例がほとんである．大腸の疾患としては憩室炎（特に左側型）が脂肪摂取と食物繊維の不足が病因と考えられている疾患である．中年以降の世代に飛躍的に罹患率や死亡率が増加している大腸癌も食生活の欧米化と関連した疾患と考えられている．

このように消化器関連疾患を含め生活習慣と関連の深い疾患の多くは中年以降に問題となってくる場合が多い．潰瘍性大腸炎やクローン病に代表される炎症性腸疾患も食生活を中心とする生活習慣の変化とともに増加してきていると考えられている疾患である．他の生活習慣病と異なり，炎症性腸疾患は若い世代に発症することの多い疾患である．男女ともに10代から20代に発症年齢の頂点がある．これらの疾患は日本を含む東洋諸国では有病率の低い疾患である．北欧を中心とするヨーロッパや北米，豪州で圧倒的に多い疾患で，これらの諸国の中でも白人に多いという特徴があり，動物性脂質の摂取を含む欧米の生活習慣が炎症性腸疾患の発症に大きく関与していると考えられている．日本でもこれらの疾患が増加してきている．図3に示すように若い世代の生活様式はますます欧米化しており，今後増加の一途をたどると思われる．

まとめ

昭和50年代には21世紀になれば欧米並の食生活になり，肥満症患者が増加すると考える医療関係者も多くいた．現時点では当初に予想したほどは肥満症の患者は増加していない．しかし，若い

世代においては食生活を中心とする生活様式の欧米化は確実にすすんでおり，生活習慣病の予備軍の増加とともに炎症性腸疾患罹患率が増加している．男性を中心に中高年齢の肥満症患者の割合が増加し，大腸癌などのそれに伴うさまざまな疾患が増加して対策が必要となってきている．

藤本　一眞　佐賀医科大学内科

Ⅱ. 総論

2. 消化器癌のスクリーニング，消化器癌と検診

ポイント
- 全国規模の統一された癌登録
- 各スクリーニング法の精度管理と評価
- 個のニーズにあった精度の高いスクリーニング

　疾病の予防には1次予防，2次予防，そして，3次予防がある。1次予防は疾病の原因となるリスク要因を除いたり，健康増進をはかることで疾病の罹患率を下げることであり，2次予防は早期発見，早期治療により死亡率の減少を目的とする。そして，3次予防は治療やリハビリによってQOLを向上させることが目的である。

　本来の癌予防の立場からは，癌発生そのものを防止する1次予防が基本である。1次予防は生活環境，ライフスタイルの改変により，癌発生要因を除去，抑制して癌発生を予防するものであるが，発癌因子および促進因子の解明はいまだ十分ではなく，わが国の癌対策は当初より2次予防を中心に行われている。

　2次予防対策である癌検診の最大の目的は多数の無症状者に対してスクリーニング検査を行うことにより早期発見し，早期治療を行うことによって，その癌による集団の癌死亡率を減少させることにある。現在わが国では集団検診を中心に癌予防が行われており，その形態は住民検診，職域集検，外来検診などさまざまである。

　わが国の部位別癌死亡をみると胃，大腸，肝臓，胆管，膵臓，食道の消化器癌全癌などが死亡の60%を占めており，これらの消化器癌の対策は国民保健全体の中でも重要な位置を占めるものである。それらの検診におけるスクリーニング方法については，間接X線による食道・胃癌検診，免疫学的便潜血検査による大腸癌検診，そして超音波検診による肝・胆・膵癌検診など，検診方法は確立されており，このような国際的にも類を見ない日本独自の集検システムがある一定の効果を果たしたことは評価できるであろう。しかし，それぞれの集検の効果についていまだ評価の分かれるところである。

　1998年には久道を班長とする厚生省斑会議「がん検診の有効性に関する報告」[1]で消化器癌としては胃癌，大腸癌の検診は死亡率減少に有効であるとの一応の報告がなされたが，詳細についてはいまだに検討が不十分である。例えば，癌登録が実施されていない都道府県があること，全国レベルでの集検の実態が把握されていないこと（カバー率が明らかでない），またその精度管理も十分ではないこと，などがその理由である。したがって，癌検診の評価やあり方については再検討の時期にきているのではないかと考えられる。以上の点を踏まえて，本稿では消化器癌検診の現状と問題点を概説する。

1．食道癌検診

　検診の場において食道癌の発見を論ずる際には発見した食道癌が救命しうる内のものでなければならない。食道はその特殊な解剖学的構造のためルーチン検査において十分なX線像を得がたく，また上部消化管という一連の検査の中では食道癌の頻度が低いこともあり食道だけの撮影に十分時間をかけられないなどの事情により，X線検査を用いた検診は殆ど行われてこなかった。そのためいくつかの施設において内視鏡集検による食道癌検診が行われている。八巻，西澤ら[2]は，50歳以上の男性をhigh risk groupとしてヨード染色を行うことで，多数のm癌を発見し，その発見率は0.42％と非常な好成績を報告している。しかしながら内視鏡検診の処理能力はX線検査のそれにははるかに及ばず，ある一定の固定集団においては内視鏡検査が有効であると考えられるものの，全国的にこれを行うにはその処理能力や効率性に問題がある。

　一方，近年X線検査においても撮影装置と高濃度造影剤の改良，開発により食道の微細所見を十分に表せるようになった。細井ら[3]は間接X線による食道・胃同時集検を行い，食道癌発見率0.1％，表在癌比率92.3％と報告し，間接X線による食道集検の可能性を強調しているが，そのためには高い撮影技術，読影能力，精度管理が重要であることはいうまでもない。さらに，撮影を行う技師の教育，症例検討会や勉強会を中心にした医師の読影能の向上が不可欠である。

2．胃癌検診

　わが国における間接X線による胃癌検診の試みは1953年に遡る。そして，これが組織的に行われるようになったのは1960年である。この年，東北大学の黒川らは，日本大学の有賀らと時をほぼ同じくして間接X線装置を車に搭載することにより宮城県下で初めて胃集団検診を開始した。これが車検診のそもそもの始まりである。その後1966年になり，胃集団検診車の整備と運営費の国庫補助制度が発足し，これを契機に車検診は急速に全国的に普及していった。

　老人保健法に基づく老人保健事業が開始された1983年頃には全国で約220万人の受診者があり，また1993年には受信者は倍増し，検診カバー率も7.25まで上昇した。しかし受診者数はこの年がピークで，以後，漸減傾向に転じた。そして，1997年，旧厚生省が癌検診の財源を一般財源とするとともに，これを実施する権限を地方自治体に委譲したことが契機となり，その後の受診者数は横ばいか，さらなる漸減傾向にある。

　日本消化器集団検診学会による平成12年度の集計によれば，間接集団検診受診者は462万人で，胃癌発見率は0.103，早期癌比率は67％である。注目すべきことは，胃癌発見率については以前とさほど変化はないものの，早期癌率は年々上昇傾向にある事実である。このことは以前に比して診断能の向上を裏付けるものである。しかしながらQOLを重視する立場からは，間接集検においては内視鏡的切除の対象となる病変が少ないことや，偽陰性癌が少なからず存在すること[4]などを考慮すると，さらなる精度向上が必要である。

　とはいうものの，間接X線検査にはかなりの進歩が認められる。近年の高濃度造影剤の開発は間

接X線の精度向上に大きな役割を果たしている。従来の2重造影法では，造影剤が低濃度であるため多量の造影剤使用と頻回の体位変換を行う必要があった。したがって，そこで用いられる多量の造影剤は2重造影像の描出範囲を狭くし，また頻回の体位変換を行うことで多量の造影剤が小腸に流出して読影不良領域を増やし，さらに小腸への造影剤流出を恐れ体位変換の回数を制限する結果，造影剤の付着不良を生み出すという悪循環を生み出していた。

しかし，高濃度造影剤の開発により，胃X線画像は従来の欠点を克服し良好な画像が得られるようになった。高濃度造影剤は濃度を高濃度に調整でき，なおかつ粘性が低いということが大きな特徴であり，その利点は高比重液であるため，X線撮影の妨げとなる胃壁の粘液除去効果にすぐれ，また優れたバリウムの胃壁付着力を有するため粘膜形態の描出に優れている。また画像のコントラストがよく，その付着力の良さから少量の服用で十分な付着力が得られるため受診者の負担軽減と2重造影に描出される範囲が拡大され，特に見つけだし診断におけるX線画像診断は飛躍的に向上した。

このような造影剤の変化に対応してその利点を生かすため，胃X線検査においては特に撮影体位，体位変換等を変更・改良する必要性が出てきた。2002年5月には約19年ぶりに間接X線撮影基準が変更になり最終答申がなされた（**表1**）。従来の間接X線撮影では十分な粘膜像が得られなかったこともあり充満像2枚を含む7枚から8枚法で行われていたが，新しい撮影法では，充満像を省き，2重造影を基本とした8枚法での撮影法が提唱されている。このことから胃癌スクリーニングの場においては更なる精度向上が期待される。しかし，一方では充満像を撮影するよりはるかに精度管理に留意しなければ従来の撮影法よりも精度が低下する可能性もあり，検診に従事する放射線技師，医師の更なる努力が必要である。

また近年では萎縮粘膜を胃癌の前癌病変と仮定し，血清ペプシノーゲン（PG法）による胃癌検診が行われるようになった。その後の各施設からの追試によりその要精検率の高さや，検診としては致命的な進行癌の見逃しが多いことなどから現在では間接X線との併用が推奨されている。またPG法では癌の直接所見を2次精検である内視鏡検査にゆだねるが，その精度管理については殆どなされていないのが現状である。また，精度については施設間格差が大きく，少なからず存在する内視鏡の見逃しについても十分な検証がなされていない。内視鏡を行えば見逃しがないとする多

表1　新・胃X線撮影法（間接）の基準

Ⅰ．新・撮影法
※造影剤は180～220 W/V%の粉末バリウム120～150 mlを使用する。
※撮影体位は二重造影を主体として，以下の8体位を基準とする。
撮影体位および順位
（食道透視観察または必要時撮影）
①背臥位二重造影　　正面像
②背臥位二重造影　　第一斜位像
③背臥位二重造影　　第二斜位像（頭低位）
④腹臥位第一斜位　　前壁二重造影像（上部）
⑤頭低位腹臥位　　前壁二重造影像（体部〜幽門部）
⑥右側臥位二重造影像（上部）
⑦背臥位二重造影　　第二斜位像（振り分け）
⑧立位二重造影　　第一斜位または正面像

くの医師の盲信と過信は，今後全国的な規模で検証を行うことにより覆されるであろう[5]．

このようにPG法は，胃癌の間接的なスクリーニング方ではあるが，最近の集団検診受診者の固定化や受診者総数の伸び悩みに対応するために，十分な受診者への啓蒙を行ったうえで簡便なPG法の効率的な使用が必要かもしれない．

3．大腸癌検診

現在の便潜血検査による大腸癌集団検診は1967年にGreegorがグアヤックろ紙法により症状のない大腸癌症例を発見し，報告したことに始まる．その後欧米を中心に大腸集検における便潜血検査の評価がなされてきた．本邦では1984年に齋藤らがRPHA法による測定法を開発し，その免疫学的便潜血検査の有用性が症例対照研究[6]によって示された．これを契機に，その後，多数の免疫法のキットが開発され，化学法に比し感度，特異度とも優れていることが強調され，免疫法による大腸集検は全国的に普及していった．

1990年には日本消化器集団検診学会から大腸集検におけるスクリーニングは免疫法にするとの勧告がなされ，1992年には老人保健法に導入され行政検診としてスタートし現在に至っている．一方，米国では，1993年，無作為化対象比較試験による検診の有効性が報告され[7]大腸癌検診の有効性が検証された．この研究では，便潜血反応は化学法で行われたが，検診受信群では対照群に比して33％の死亡率低下が確認された．

また，前述の久道らによる再検討の結果（厚生省斑会議「がん検診の有効性に関する報告」）でも，免疫学的便潜血検査による大腸集検は大腸癌の死亡率減少に有効であるとの結論が出された．しかし便潜血検査の精度については見逃し率41％[8]，および37％[9]と報告されている．また，藤好らの検討では1日法での免疫学的便潜血陽性率は進行癌で70.9％，早期癌では35.7％であり，集団としてみた場合の死亡率減少効果はあるものの，明らかに進行癌である症例の約30％が陰性であることは将来的に癌検診のスクリーニング法としては問題がある．しかしながら，現時点では免疫学的便潜血に取って代わる有効なスクリーニング法はないことから逐年検診の徹底や問診時における症状や家族歴の有無での2次精検受診の勧奨などを行う必要があると考える．

2次検診については老人保健法検診マニュアルでは理想として全大腸内視鏡検査であり，要精検者すべてに全大腸内視鏡検査を施行することが困難な場合，S状結腸内視鏡検査＋注腸X線検査を行うように記述されている．注腸X線検査は内視鏡検査が施設整備や人的資源の面で困難な場合，当面の経過措置としてやむを得ないとしている．一般に注腸X線検査は内視鏡と比較して見逃しが多いとされるためであるが，良質の写真を撮れば決して内視鏡に劣らないことを渕上や松川らは報告しており，今後ますます増加が予測される大腸癌検診の2次精検への対応手段として熟練した内視鏡医の育成とともに注腸X線の見直しと標準化が必要となってくると思われる．

4．超音波検診

　1976年リニア電子走査型超音波診断装置が実用化され，本邦最初の臨床例が学術展示された．以後本装置の消化器領域での応用に関する報告が急増し，1980年代に入り超音波の集団検診への利用が行われるようになった．そして，1984年には消化器超音波集検の進歩と堅実な普及・発展を目指し消化器超音波集検懇話会（世話人：有山襄，中沢三郎，竹原靖明）が結成され，その後1987年には超音波集検委員会が発足した．さらに，1993年にはこの委員会を発展的に解消し，日本消化器集団検診学会付置研究会が発足し現在に至っている．超音波検診は苦痛，偶発症がなく，また，軟部組織を明瞭に描出できるため実質臓器のスクリーニングやフォローアップにもっとも適した検査法である．

　超音波検診の対象臓器は肝臓，胆道，膵臓，腎臓，脾臓である．肝癌のスクリーニングは高危険度群を設定して行うことで比較的効果的であるが，胆道，膵臓のスクリーニングは高危険度群も設定が困難であり，それらの臓器の悪性腫瘍の罹患率，死亡率，発見率の点から見ると単独では検診になじむものではないが，集検により発見される膵臓癌や胆道癌は有症状群に比して予後の良い時期での発見が可能であり，また上記の臓器の複合検診に加え周辺臓器や併存病変の拾い上げ，悪性腫瘍のみならず多くの良性疾患の拾い上げを行うことで超音波集検の位置づけが再認識される．しかしながら超音波には腸管ガスや骨などで描出の困難な部位も存在する．その対策として唯一熟練した超音波検者の育成と教育が不可欠である．

まとめ

　消化器癌と検診について現状と問題点を概説した．
①将来的には全国規模の統一された癌登録を行うことで検診の実体と評価を明らかにすることが急務である．
②そのうえで各スクリーニング法の精度管理と評価を行い，また検診受診者の増加を視野に入れながら新たなスクリーニング法の模索や現存するスクリーニング法の精度向上に努めることが重要である．
③今後，集団から個の時代に癌検診が移行したとき公衆衛生学的な見地から，個のニーズにあった精度の高いスクリーニングを行うことが要求される．

■参考文献

1) 厚生省がん検診の有効性評価に関する研究班：がん検診の有効性等に関する情報提供のための手引き．日本公衆衛生協会，1998
2) 八巻悟郎，西澤　護，大倉康男，他：食道集検の実際とあり方．よりよい集団検診のために．杏林書院，pp185-189，1995
3) 細井董三，菊池好子，平塚　伸，他：間接食道集検における早期食道癌の拾い上げ．胃と腸 32：1289-1297，1997
4) Junya Arai, Hironori Yamada, Masakazu Maruyama, et al：Initial radiographic findings of early gastric

cancer detected in health check programs and human "dry check" collective health checks and treated by endoscopic mucosal resection. Gastric Cancer 5：35-42, 2002

5) Hosokawa O, et al：Detection of gastric cancer by repeat endoscopy within a short time after negative examination. Endoscopy 33：301-305, 2001

6) 斎藤　博：逆受身血球凝集法（Reversed Passive Hemagglutination：RPHA）による免疫学的便潜血試験を用いた大腸癌集団検診―従来の便潜血試験との比較．消化器集団検診 74, 1987

7) Mandel JS, et al：Reducing mortality from colorectal cancer by screening for fecal occult blood. Minnesota Colon Cancer Control Study. N Engl J Med, 328：1965-1971, 1993

8) 樋渡信夫, 森元富造, 他：便潜血検査偽陰性率の推計―地域検診の立場から―．胃と腸 28：833, 1993

9) 藤好建史：大腸がん検診におけるみのがし率．日本医事新報 3624：43, 1993

　　　　　　　　　　　　　　長浜　隆司，丸山　雅一　早期胃癌検診協会　中央診療所

Ⅱ. 総　論

3．人間ドックと消化器癌
消化管癌のサーベイランス

ポイント

- 人間ドックや集団検診では，内視鏡検診の有用性がもっとも高い。
- 逐年検診は上部消化管については内視鏡治療が可能な時期での早期発見に，また下部消化管については見落とし病変の拾い出しに有益である。
- 内視鏡検診による癌発見率は胃癌 0.55%・大腸癌 0.15% であり，早期癌の占める割合は胃癌 82.1%・大腸癌 91.0% であった。
- 人間ドックにおける正常者群の内視鏡での経過観察期間（次回検査の時期）は上部消化管 1 年，下部消化管 3～4 年が望まれる。
- 内視鏡検査における偶発症の頻度は，検診業務上許容範囲の問題があり，インフォームド・コンセントが重要である。
- 人間ドック・集団検診の現場では，内視鏡検診は処理能力が低く，現実的には次善の策としてペプシノーゲン・FOBT などとの組み合わせが必要となる。

　人間ドックは 1 次予防を含めた個人の健康管理を目的としており，公衆衛生学的な見地から集団を対象として行われる消化器集団検診とは一線を画している。そして，それぞれが『健診』・『検診』というように使い分け・住み分けがなされている。しかし，現実的には人間ドック・職域検診・地域検診の線引きは困難であり，今回は日本集団検診学会（以下集検学会）と日本人間ドック学会（以下ドック学会）の全国集計[1,2]を踏まえながら，当グループ施設の人間ドックデータを検討し，健康・無症状者に対して行われる消化管癌検診の管理（サーベイランス）について言及したい。

1．上部消化管

1）検査方法

　現在ドックにおいて上部消化管は直接・間接胃レントゲン検査（以下 X 線検査），上部内視鏡検査，ペプシノーゲンなどを施設の特徴に合わせ，選択・組み合わせで行われている。ゴールドスタンダードの内視鏡検査はその処理能力に限界があり，未だ主流になれないが，当院のドックではその差は確実に縮小傾向にある（図 1）。さらにドックにおいては，1 次予防を含めた個人の将来にわたる健康管理を図る「胃ドック」という理念上，ペプシノーゲンの導入が図られつつある。ペプシノーゲンは癌発見頻度・対費用効果が抜群であり，ドックの有用性を示威するうえでの期待が大きい。

2）癌発見頻度

　当グループ施設の胃癌発見率は X 線検査 0.08%・内視鏡検査 0.55% である（表 1）。全国集計でも X 線検査の癌発見率は 0.1% 未満であるに比し，ペプシノーゲンでは 0.1～0.2% と優れた成績を

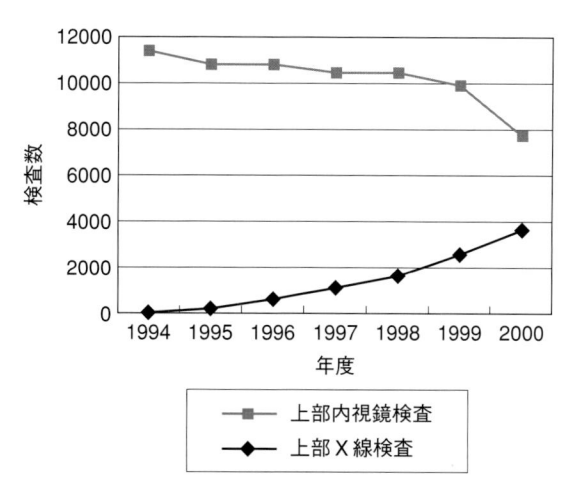

図1 当グループ施設の人間ドックにおける上部内視鏡数の推移

当グループ施設では年間約20,000人の人間ドック受診者に対し，上部消化管検査を施行している。検査方法は本人の希望にて，内視鏡検査・X線検査のいずれでも選択できるシステムを採用している。内視鏡検診を希望される受診者は年々増加傾向にあり，全体の約1/3を占めるに至った。

表1 検査法別胃癌発見頻度と内視鏡治療率

	上部レントゲン検査			上部内視鏡	
	ドック学会 (H13)	集検学会 (H12)	当施設 (H14)	集検学会 (H12)	当施設 (H7〜14)
癌発見率	0.08%	0.099%	0.08%	0.21%	0.55%
早期割合	76.5%	67.6%	66.7%	81.3%	82.1%
内視鏡治療率	18.8%	14.9%	16.7%		66.6%

全国集計で見ると，間接X線検査が中心の集団検診に比し，直接X線検査が中心のドックの成績がやや劣るのは，逐年検診の占める割合が異なるためと思われる。また集検学会の全国集計でも，癌発見頻度は間接のほうが勝っており，集検現場の精度管理の結果と考える。
内視鏡検査ではレントゲン検査に比し，胃癌発見率・早期癌の占める割合が高いだけでなく，内視鏡治療率も高率である。このことより内視鏡検査は高いQOLの期待できる，より早期の胃癌を確実に指摘していると判断される。

出している。しかし進行胃癌の取り扱いについては，ペプシノーゲンの優越性には意見が分かれる（石田ら[3]）。

　X線検査による食道癌検診は救命率の高い時期での発見は困難である。一方，内視鏡検診ではヨード染色をルーチンに行っている内視鏡検診の場合0.15%であり，さらに50歳以上の喫煙・男性をhigh risk群として絞り込めば0.42%と報告され（都癌検診センター），目的によりその有用性を高める算段は重要である。

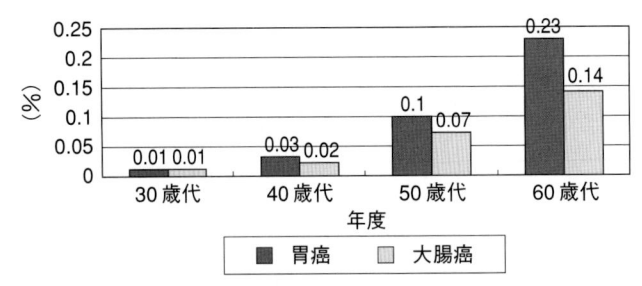

図2 発見胃癌・大腸癌の年齢別発見頻度（人間ドック学会全国集計）

発見される胃癌の年齢分布は30歳代40歳代であまり変化がないが，加齢とともに増加し，60歳代ではおよそ23倍と高率な発見頻度となる。一方，大腸癌も胃癌と同様に癌発見頻度は加齢とともに増加傾向にあり，30歳代と60歳代の発見率の格差は14倍であった。

3）発見癌の特徴

　ドックにて発見されてくる胃癌の特徴は，無症状・早期癌が中心である。また高齢・男性に多いのも特筆される（図2）。上部X線検査に関しては早期癌での発見が67.6％と多いものの，内視鏡治療に結びつくのは全体の14.9％（粘膜切断術13％・腹腔鏡下手術1.9％）に過ぎない。一方，当院の内視鏡検診にて発見された胃癌のうち82.1％が早期癌で，内視鏡治療が過半数を占めていた（表1）。

4）サーベイランス

　ドックでは偽陰性と癌自然史が問題となる。偽陰性の定義を，① 次年度発見癌をすべて偽陰性とすると33.5％，② 次年度発見癌の進行癌のみを偽陰性とすると20.6％が，X線検査では見落されている計算になる（三木ら）。また他部位指摘による発見が早期癌で26.3％・進行癌で5.9％（相良ら）存在している。以上の点よりX線検査は逐年検診を必要とする。ところで「胃癌は早期癌発見から37ヵ月で50％が進行癌に移行する（津熊ら）」との指摘のように，胃癌は早期癌の状態で数年間浸潤傾向を示さず留まっているものと考えられている。したがって「開腹手術により救命可能な時期に発見できれば，胃検診としては十分である」との立場からすれば，見落としの少ない内視鏡検診には数年間の安全期間を見込める可能性がある。

5）問題点と展望

　胃・食道癌診断における内視鏡の精度の優位性は，もはや否定できない。感度92.3％・特異度99.9％・偽陰性率0.21％（安部ら）はいずれもX線検査を凌駕する。発見される胃癌の特徴は男性にやや多く，加齢とともに発見率，性差とも高くなる傾向にある（図2）。したがってこの集団に積極的に受診勧奨をすれば，より効率的な癌検診が可能である。ただし高齢者になればなるほど，癌治療後の期待生存期間は短くなり，75歳前後が適応範囲という意見もある。しかし侵襲の少なく，対費用効果の高い内視鏡治療を前提の内視鏡検診を考えているのであれば，その限りではない。さら

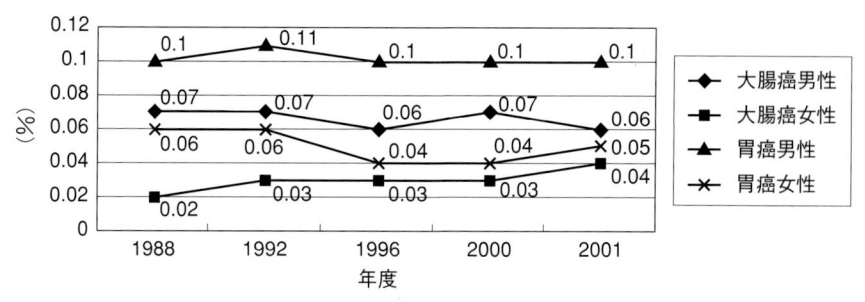

図3 発見胃癌・大腸癌の性別発見率（人間ドック学会全国集計）

人間ドックにおける発見胃癌の性別は，発見頻度で見ると男性は女性のおよそ2倍で，1996年以降変化がない。一方，性別大腸癌発見頻度は，男性：女性＝3：2で男性に多いものの，変化に乏しい胃癌（2：1）に比べると性差は縮小する傾向にある。

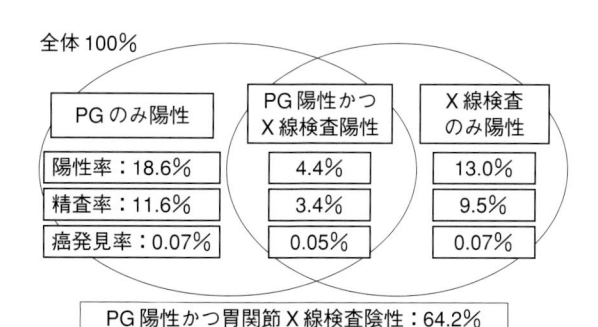

全体100%

	PGのみ陽性	PG陽性かつX線検査陽性	X線検査のみ陽性
陽性率	18.6%	4.4%	13.0%
精査率	11.6%	3.4%	9.5%
癌発見率	0.07%	0.05%	0.07%

PG陽性かつ胃関節X線検査陰性：64.2%

図4 ペプシノーゲンと上部レントゲン検査の補完関係

厚生省「血清ペプシノーゲン値による胃癌スクリーニングに関する研究」班
スクリーニング検査としてペプシノーゲンと間接胃レントゲン検査とは，それぞれの要精査群の重なりが少なく，お互いに異なる集団を拾い上げていた。また両群の癌発見頻度はほぼ同等で，お互いに補完しあう関係にあると思われる。

に良好な予後が期待できる早期食道癌m1・m2癌の発見にはX線検査は有用とはいえず，個人個人の健康を守るという意味において，このハイリスク集団に対しては，今後は内視鏡逐年検診が主流になるべきであろう。ただし難点は受容性と安全性の問題である。内視鏡学会による偶発症の頻度は0.007％と指摘されており（第3回内視鏡学会全国集計），検診・ドックの立場からすると，さらなるインフォームド・コンセントの徹底が重要になる。またキャパシティーが絶対的に足りないのも現実である。

一方，圧倒的な処理能力を期待できるペプシノーゲンは，簡便かつ再現性の高い検査法であり，X線検査とはそれぞれ指摘しやすい癌集団を異にしており，補完関係にあり（図4），X線検査との組み合わせにて，その有用性を相乗的に高める可能性がある（吉原ら[3]）。またペプシノーゲンは一定期間変化せず，胃癌の高危険群・低危険群を絞り込み，受診勧奨するのにも有用で，その応用の広さに期待がもたれる。

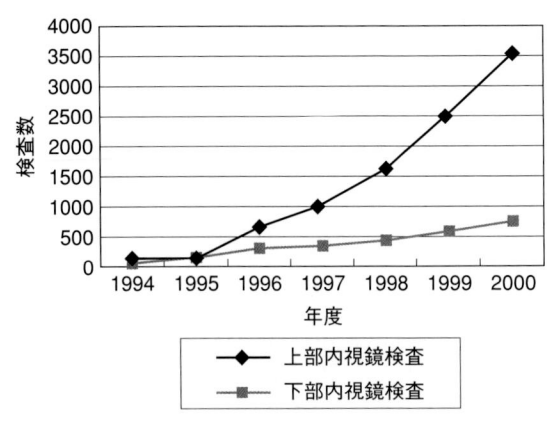

図5 当施設における人間ドックでのTCS数の推移
当クリニックの人間ドックにおける全大腸内視鏡検査数は，年々増加傾向にあるものの上部内視鏡に比し，社会に受け入れられているとはいいがたい。

2．下部消化管

1）検査方法

下部消化管については免疫学的便潜血検査（以下FOBT）が中心であり，集団検診では2日法を，人間ドックでは1日法を採用しているケースが多い。先進的な検診ではFOBTにS状結腸鏡を併用するケース，あるいは初めから全大腸内視鏡検査（以下TCS＝Total Colon Scopy）を施行する施設も少なくない。当院のドックでは1995年よりTCSをオプションとして取り込み，年々増加しながら現在に至っている（図5）。

2）癌発見頻度

FOBTにおける癌発見頻度は，1日法が中心の人間ドックで0.05％，2日法が中心の集検が0.14％である（表2）。当院の2日法による職域郵送逐年FOBT検診は0.28％と高率であるのは，陽性者に再三受診勧奨をし，精査率を高めた結果である。一方，当院のドックにおけるTCSによる癌発見率は0.15％と，いまだ十分な対費用効果を上げられていない。

3）発見癌の特徴

FOBTで発見される病変は，Ip・Ispなど高さのある隆起型が中心で，大きさは10 mm以上の病変で指摘率が高い。平塚胃腸病院消化器外来にて発見された大腸癌のうち，早期癌の占める割合は60.3％である。これに比べ，FOBTによる発見癌のうち早期癌の占める割合は74.0％と高く，全体の51.2％が内視鏡的に治療を受けていた（表2）。またTCSでは小病変の発見が多く，今後腹腔鏡による治療が普及することを考慮すると，内視鏡的治療はさらに増加するものと思われる。しか

表2　検査別大腸癌発見頻度と内視鏡治療率

	便潜血検査			全大腸内視鏡検査
	ドック学会（H13）	集検学会（H12）	当施設（H7～14）	当施設（H7～14）
癌発見率	0.05%	0.14%	0.28%	0.15%
早期割合	76.9%	64.4%	74.0%	91.0%
内視鏡治療率	48.8%	49.0%	52.1%	72.7%

FOBT（2日法）での癌発見頻度は，胃X線検査を使用した上部消化管検診と遜色なく，有用な検査法と位置づけられている。ドックの癌発見率が集検に比し低いのは，人間ドックでは逐年検診の頻度が高く，1日法を採用しているケースが多いためと考えられる。当院の全大腸内視鏡検診での癌発見頻度がFOBTより低いのは，TCSの受診年齢が若年中心であった点と，母集団の差（FOBT 26406症例・TCS 1059症例/平成14年）によるものと考えられる（第42回・43回日本人間ドック学会発表）。

し大腸癌のメインルートと目される，表面型・側方進展型など高さの低い病変に難点を有し，鈴木らはTCSの偽陰性癌を1.42%と，RexらはTCSの感度を95.0%と報告している[5]。

年齢別に見ると高齢者ほど発見率が増加し（図2），30歳代に比し，60歳代は14倍であった。また男性に多いものの，胃癌に比べれば性差は少ない。

4）サーベイランス

FOBTによる逐年検診では，発見される大腸癌のおよそ25%を進行癌が占めている。またFOBTでの進行癌の陽性率（感度）はおおよそ1日法70%・2日法85%で，早期癌の場合は1日法40%・2日法60%に過ぎない。したがってFOBTの検診間隔は，現状では今後も逐年検診が不可欠であると思われる。

同日併用法（大腸X線検査＋S状結腸鏡）による大腸癌の見落とし率は，観察が注腸X線検査のみとなる深部大腸で悪く（表3），特に10 mm以下の表面型病変の指摘は，スクリーニング注腸X線検査では困難であり，逐年検診が望まれる。

一方，全大腸内視鏡検査による見落とし率は1.4%に過ぎず，進行癌の見落としは認めなかった（表4）。また全大腸内視鏡検査による経過観察中に発見される癌のうち，m癌の占める割合は75.8%と，初回検査時の54.1%に比し多い[4]。また「経過中に癌・腺腫（10 mm以上）の発見される頻度が，累積で5%を超えるのに必要な期間は，初回検査が異常ない群からは10年，5 mm以下の腺腫を有する群からは5年であった（National Polyp Study）[6]」との指摘もある。さらに見落としが多数含まれていると考えられる次回経過観察時発見癌を除くと，4年間の間で発見される癌は非常に少ない。以上を考慮すると，TCSの検診間隔は，見落としがなければ3～4年に1回TCSでも可能である。もちろん検査医の熟練度や，前処置の状態によっては，見落としを防ぐために，翌年のみ2回目のチェックが必要な場合もあるものと考えられる。

5）問題点と展望

個人の健康をつかさどるドックの立場からすると，精度から見て全大腸内視鏡検査が勧められる

表3 同日併用法による部位別見落とし率

	直腸	S状結腸	下行結腸	横行結腸	上行結腸	盲腸	計
進行癌	0%	0%	0%	12.5%	0%	25.0%	2.9%
sm癌	0%	0%	0%	100%	25.0%	0%	6.8%
m癌	2.9%	0%	0%	21.4%	17.4%	40.0%	4.9%
10mm以上の腺腫	0%	2.6%	7.7%	22.2%	28.7%	25.0%	7.8%
計	0.9%	1.2%	3.2%	23.8%	18.2%	26.7%	6.3%（33/528）

（高橋秀理：大腸癌検診の受診間隔．消化器集団検診学会誌）

初回スクリーニング目的の同日併用法検査（Sigmoidscopy＋注腸バリウム検査）から3ヵ月以内に内視鏡治療目的にTCSを行った528症例を対象にした。表は治療目的のTCSを至適基準として、スクリーニングの併用法の見落とし率を算出している。併用法では内視鏡とX線検査の両検査法にて観察されている遠位大腸に比し、バリウム検査だけの深部大腸での見落としが約20％と多いのが特徴的である。

表4 全大腸内視鏡検査による部位別見落とし率

	直腸	S状結腸	下行結腸	横行結腸	上行結腸	盲腸	計
進行癌	0%	0%	0%	0%	0%	0%	0%
sm癌	0%	0%	0%	20%	0%	0%	3.8%
m癌	0%	5.7%	0%	7.1%	4.1%	0%	3.7%
10mm以上の腺腫	0%	0%	0%	0%	0%	0%	0%
計	0%	2.3%	0%	3.0%	1.3%	0%	1.4%（7/483）

（高橋秀理：大腸癌検診の受診間隔．消化器集団検診学会誌）

初回スクリーニング目的のTCSから3ヵ月以内に、内視鏡治療目的にTCSを行った483症例を対象とした。表は治療目的のTCSを至適基準として、スクリーニングのTCSの見落とし率を算出している。TCSでは全大腸において均一な観察がなされており、進行癌の見落としは認めなかった。

も、その処理能力に限界がある。また安全性を見ても観察のみの偶発症の頻度は0.04％（第3回内視鏡学会全国集計）と問題が残る。現実的には便潜血検査の2次精査に限っている施設が大多数であるが、今後は出血量の数値化（半定量）など逐年個人データベースを利用して、受診者の差別化を図る必要がある。

まとめ

人間ドックにおける消化管癌のサーベイランスは、個人の健康を直接担うという意味において、救命可能な時期での癌発見ではなく、高いquality of lifeの維持できる内視鏡治療の可能な時期での早期発見がその目標とされる。従ってその受診間隔は、上部はm1・m2の食道癌の発見を目標に逐年内視鏡検診を、下部は腹腔鏡下手術の拡大とclean colonの実現が前提で、3～4年ごとの内視鏡検診がスタンダードと思われる。現実的に処理能力が不足している施設においては、次善の策として、内視鏡検査にペプシノーゲンやFOBT定量を組み合わせて、補完することも可能である。

■参考文献

1) 笹森典雄:人間ドック全国集計成績.日本人間ドック学会誌 17(3):100-145,2002
2) 古賀充,池田敏,小野良樹,他:平成12年度消化器集団検診全国集計.日本消化器集団検診学会誌 41(1):36-55,2003
3) 三木一正:厚生省「血清ペプシノーゲン値による胃癌スクリーニングに関する研究」班平成9〜12年度総括研究報告書.東京,2002
4) 鷲尾和則,井熊仁,斉藤圭治,他:全大腸内視鏡検診経年発見癌の特徴.Gastroenterological Endoscop.42(7):1177-1183,2000
5) Rex DK, Rahmani EV, Haseman JH, et al:Relative sensitivity of colonoscopy and barium enema for detection of colorectal cancer in clinical practice. Gastroenterology 112:17-23, 1997
6) 藤盛孝博,星原芳雄(編集):21世紀の消化管がんの内科治療.新興医学出版社,東京,2001

高橋　秀理[1]　　田村　知之[1]　　豊田　利男[1]　　白石　史典[2]　　平塚　卓[3]　　平塚　秀雄[3]

1)平塚胃腸病院付属池袋藤久ビルクリニック　2)平塚胃腸病院付属平塚胃腸クリニック

3)平塚胃腸病院

II. 総論

4. 消化管癌と EMR

ポイント
- 消化器癌の自然史において，リンパ節転移を伴わない早期の癌の時期が存在する。
- EMR の適応は各臓器で微妙に異なるが，原則は「リンパ節転移のない粘膜癌」である。
- 最近では正確な病理診断の得られる一括切除術が推奨される。
- 現在のところ，EMR の絶対適応となる粘膜癌をスクリーニング内視鏡で拾い上げ診断して，EMR による治療を行うことが最も望ましい状況である。

消化器癌の自然史において，リンパ節転移（あるいは他臓器転移）のない早期の癌の時期が存在することはよく知られている[1,2]。さらにその時期の病変は，従来の外科手術と異なり，局所切除術によっても癌の根治が可能であることが認識されている。その局所切除術の代表的な手法が，内視鏡的粘膜切除術（EMR）である。

1. 局所切除術としての EMR の特徴

消化管の局所切除術として，全層切除術と EMR がある。全層切除は腹腔鏡下[3]に施行されることが多く，一方，EMR は経口内視鏡下に施行されるのが一般的傾向である。EMR の特徴は，粘膜と粘膜下層の一部（通常は粘膜下層の内腔側 2/3）が切除されて，固有筋層以深が粘膜下層の 1 枚の膜とともに残ることである（図1）。2 チャンネル法や吸引法では粘膜下層が内腔側から約 2/3 の深さの均一な層で切除され，切開・剥離法は粘膜下層の任意の深さでの剥離が可能である。

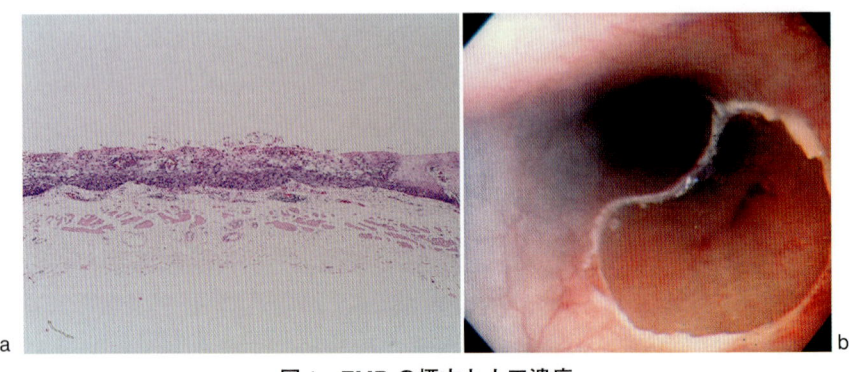

図1 EMR の標本と人工潰瘍
a：食道の EMR 標本。粘膜および粘膜下層の内腔側 2/3 が切除されており，食道固有腺は切除される。
b：人工潰瘍。固有筋層の表面が薄い結合織の膜を介して均一に露出している。

2．EMR の適応

EMR の適応は，各臓器で微妙に異なる[4〜6]が，共通項は「リンパ節転移のない粘膜癌」である。消化管は組織学的に基本的に5層構造になっているが，実際には，粘膜と固有筋層が粗性結合織である粘膜下層を介して接合しており，もっとも容易に剥離できる層は粘膜下層である。

3．EMR の歴史

1983年前後に多田らによって，胃で Strip-off biopsy として報告された[7]。その前後に平尾らによる ERHSE 法，竹腰らによる double snare polypectomy 法が報告されている[8,9]。その後，1993年に Cap 法に代表される吸引法が著者らにより，食道・胃で報告された[10]。さらに1998年頃より，細川・小野らによって，IT ナイフを用いた一括切除術が報告された[11]。現在では，一括切除を原則とした粘膜切除術が原則となりつつあり[5]，種々の工夫がなされている[12〜15]。胃では1 cm 以下，食道では2 cm 以下であれば切開・剥離法以外の方法でも，無理なく一括切除術が可能である。しかしそれ以上のサイズの病変であれば，切開・剥離法 EMR が適応される。

4．完全生検としての EMR

EMR の適応は，基本的にリンパ節転移のない粘膜癌であり，治療前の正確な深達度診断が不可欠である。しかしながら，術前診断の正診率には限界があり，sm slight と診断された症例をいきなり手術に回すには，少なからず抵抗がある。もとより，EMR と手術は対峙する治療法ではなく，Step up が可能な治療法である。以上のような観点から，完全生検としての EMR が施行される。その際，正確な病理診断を得るために，一括切除術での EMR が推奨される[5]。一括切除標本は，病理組織学的診断に供し，その結果に応じて最終的な治療方針が決定される。

5．EMR と合併療法

完全生検としての EMR を施行して病理診断の結果，粘膜下層浸潤をはじめとしてリンパ節転移を考慮するような所見に遭遇した場合，原則は，追加治療として手術療法を施行する。胃では腹腔鏡アシストによる手術[16]が行われるが，食道では鏡視下食道切除・再建術[17]が行われる一方で，化学・放射線療法の合併療法が検討されている。

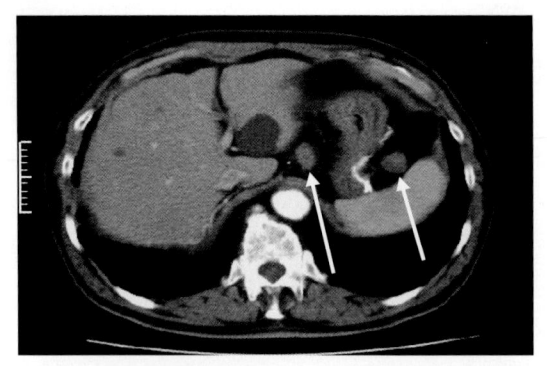

図2 局所切除術のあとにリンパ節再発した症例

これまで，4回の局所切除術を施行してきた。CTで腫大したリンパ節（No. 3, 7, 4sa）を認めた。胃全摘術を施行したが，胃壁内には癌の遺残を認めず，リンパ節転移のみを認めた。

6．適応拡大への警鐘

　EMRの適応拡大が提唱されているが，原理的にEMRは局所切除術であり，リンパ節転移に関しては，まったく関知していないので，あくまで「リンパ節転移の可能性のない…」という大原則を踏み外さないよう配慮する必要がある。EMRの低侵襲性が強調されているが，適応としている病変はもともとStage I 程度の病変であるため，最初から根治手術が施行されればほとんど転移・再発のあり得ない病変である。今回，EMRの時代にしか経験できない，特異な再発状況を伴う症例を経験したので提示する。症例は，これまでに他院にて早期胃癌に対して3回の局所切除術を受けており，今回，新たな粘膜病変の治療のために当院を紹介・受診された。その病変のEMR後のフォローアップ中に，CTで胃周囲のリンパ節腫大を認めたために（図2），胃全摘出術D2郭清術を施行した。切除標本でも，胃標本内に癌病変を認めず，リンパ節腫大のみを認めた。このような特異な病態は，EMR時代に入ってからの特徴的再発所見である。本例は根治手術後の半年間のフォローアップではまったく問題なく経過しているが，このようなサルベージ手術が成立するか否か今後の長期経過で判断せねばならない。本例ははじめから手術がなされていれば，このような危険性を背負うこともなかった。胃癌の場合，特に手術侵襲そのものも高くないと考えられることから，過剰な「手術高侵襲論」も再考が必要である。EMRに代表される局所切除術では，低侵襲性を追及するあまり，決してリンパ節転移例を適応としないように注意が必要である。

まとめ

　消化管癌治療においては，EMRの絶対適応となるようなリンパ節転移の可能性のない粘膜癌をスクリーニング内視鏡で拾い上げ診断して，EMRによる治療を行うことがもっとも望ましい状況である。

■参考文献

1) 中村恭一，他：胃癌の大きさと時間の関係―いわゆる胃癌の成長曲線．胃と腸 13：89-93，1978
2) 西沢　譲，他：有病率と年間罹患率からみた胃癌の自然史．胃と腸 19：201-207，1984
3) Ohgami M, et al：Laparoscopic wedge resection of the stomach for early gastric cancer using a lesion-lifting method. Dig Surg 11：64-67, 1994
4) 日本食道疾患研究会編：食道癌治療ガイドライン 2002 年 12 月版，pp3-6，2002，金原出版，東京
5) 日本胃癌学会編：胃癌治療ガイドライン，pp6-10，2001，金原出版，東京
6) 工藤進英：大腸内視鏡挿入法，pp107-109，1997，医学書院，東京
7) 多田正弘，他：Strip-off biopsy の開発，Gastroenterol Endosc 26：833-839，1984
8) 平尾雅紀，他：早期胃癌に対する HSE 局注を併用した内視鏡的胃粘膜切除法，胃と腸 23：387-398，1988
9) 竹腰隆男，他：Endoscopic double snare polypectomy(EOSP)の方法と評価，胃と腸 23：387-398，1988
10) 井上晴洋，他：早期胃癌に対する内視鏡的粘膜切除術―透明プラスチックキャップを用いる方法（EMRC）―，Gastroenterol Endosc 35：600-607，1993
11) 小野裕之,後藤田卓志,他：IT ナイフを用いた EMR―適応拡大の工夫―．消化器内視鏡 11：675-678,1999
12) 山本博憲：ヒアルロン酸ナトリウムを用いた内視鏡的粘膜切除術．臨床消化器内科 16(3)：375-380,2001
13) 小山恒男，菊池勇一，他：食道癌に対する EMR の選択方法；新しい EMR 手技―Hooking EMR method の有用性．臨床消化器内科 16：1609-1615，2001
14) 矢作直久，藤城光弘，他：早期胃癌に対する細径スネアを用いた EMR のコツ．消化器内視鏡 11：1741-1746，2003
15) 佐藤嘉高，井上晴洋，他：早期胃癌に対する内視鏡的粘膜切除術の工夫―新開発した三角メス（Triangle tip knife）による手技―．第 65 回日本消化器内視鏡学会総会 5，2003
16) 井上晴洋，他：胃・十二指腸疾患における低侵襲手術の現況，臨床成人病 31：1319-1321，2001
17) 井上晴洋，他：胸部食道癌に対する鏡視下食道切除再建術．手術 52：879-884，1998

井上　晴洋　昭和大学横浜北部病院消化器センター

Ⅲ. 各 論—食 道

1．Barrett 食道，Barrett 癌

> ● Barrett 食道, short segmental Barrett's esophagus（SSBE）は, metaplasia-dysplasia-carcinoma という癌化のシークエンスを経るため, 癌高危険群として厳重に経過観察を必要とする。
> ● 内視鏡的検査施行時には, Barrett 食道を有する症例はもちろんのこと, 逆流性食道炎の症例に対しても十分に胃食道接合部を観察し, Barrett 腺癌の早期発見に努める。
> ● 早期 Barrett 腺癌の内視鏡治療に際し, Barrett 食道の二重粘膜筋板に留意し採取された検体の深達度診断を行う必要性がある。
> ● 早期 Barrett 腺癌を早期胃癌か早期食道癌かに分類することにより, 内視鏡的粘膜切除術（EMR）の適応, 治療方針が異なる。
> ● 逆流性食道炎の初期段階（GERD Grade N や Grade M, A）での治療が, Barrett 食道, Barrett 腺癌への発症抑制に繋がる可能性が考えられる。

　Barrett 食道[1]（Barrett 上皮）とは, 逆流性食道炎や食道潰瘍の修復過程で後天的に発生する食道上皮の変化のことで, 食道重層扁平上皮が円柱上皮に置換された状態であり, さまざまな定義が述べられているが, 一般的に食道胃吻合部（esophago-gastric junction：EGJ）から 3 cm 以上全周性に口側に進展した状態を指している[2]。3 cm に満たない上皮の変化を short segmental Barrett's esophagus（SSBE）と呼称されている[3]。欧米では, 全内視鏡検査数の 1% に, また GERD の症状を有する 6〜12% に Barrett 食道が存在すると報告されており, 食道癌の過半数がこの Barrett 食道を発生母地として生じる Barrett 腺癌である[4]。統計的上の傾向としては白人男性で 50 歳以上の頻度が高く, また近年では, 若年者や女性・黒人にも増加している。日本では現在のところ大部分は重層扁平上皮由来の扁平上皮癌であり, Barrett 腺癌は全食道癌において数%にすぎないが, 今後高齢化社会に伴い高齢者の逆流性食道炎の増加や *Helicobacter Pylori*（*H. Pylori*）除菌療法の保険適応に伴い, 胃酸分泌能が回復し逆流性食道炎の発生・増悪などの現状から増加してくると考えられている。

1．Barrett 腺癌の発癌機構

　Barrett 上皮が扁平上皮から発生する機序として, 逆流性食道炎や潰瘍形成などの高度の粘膜剥離に対する粘膜の修復過程に, ① 扁平上皮の基底細胞の遺伝子が環境因子により epigenetic な修復を受け円柱上皮を生じる, ② 扁平上皮が脱落した後, 導管上皮に置換される。③ 骨髄由来の多分化能（pluripotential）を有する細胞が遊走し円柱上皮を生じる, などの可能性が考えられている[5]。
　日本において Barrett 腺癌がいまだに少ない理由として欧米に比し逆流性食道炎の程度が軽症（Los Angels classification：A, B）であることがあげられる。欧米では, 重症な逆流性食道炎（Los Angels classification；C, D）を繰り返し発症した結果, 食道扁平上皮が Barrett 上皮に置換され, さらなる炎症の持続が dysplasia, Barrett 腺癌に至るという発癌機序が考えられている。欧米では, low grade dysplasia を経過観察した場合, 10〜28% に high grade dysplasia か Barrett 腺癌に進行してき

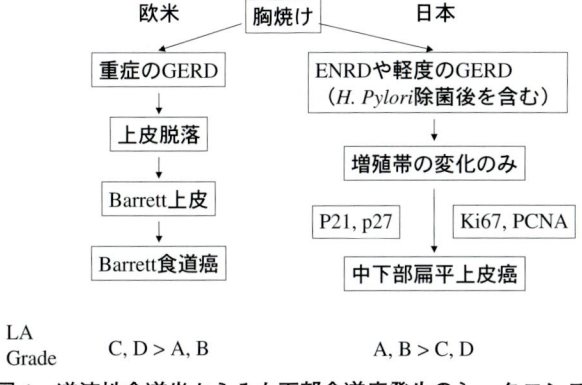

```
         胸焼け
欧米                    日本
  ↓                     ↓
重症のGERD         ENRDや軽度のGERD
  ↓              （H. Pylori 除菌後を含む）
上皮脱落                  ↓
  ↓                増殖帯の変化のみ
Barrett上皮      P21, p27    Ki67, PCNA
  ↓                     ↓
Barrett食道癌        中下部扁平上皮癌

LA
Grade    C, D > A, B        A, B > C, D
```

図1 逆流性食道炎からみた下部食道癌発生のシークエンス

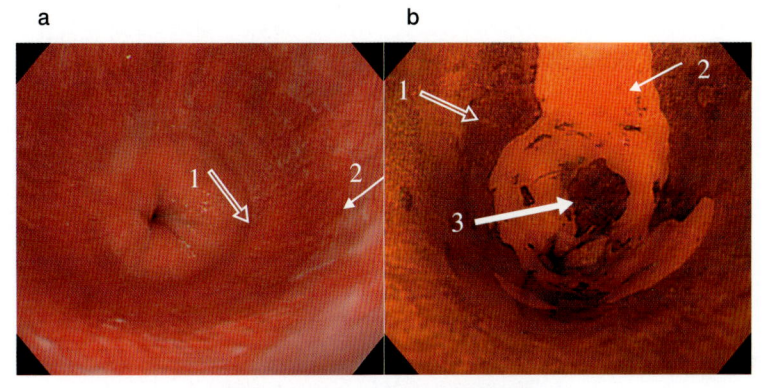

図2 Barrett食道の内視鏡写真

a：通常観察での内視鏡写真。⇨1 は，EG junction。→2 は，Barrett 食道と正常食道の境界。EG junction は胃の皺壁の境界と棚状血管の途絶をもって明らかである。⇨1 と→2 の間に縦走する棚状血管が認められる。

b：ルゴール撒布した内視鏡写真。正常食道は褐色に染色されるが Barrett 食道は染色されず境界が明らかに識別出来る。この症例では一部正常食道粘膜が島状に残存している。⇨1；正常食道粘膜，→2：Barrett 食道，➡3：島状に残存する正常食道粘膜

たと報告されており[6,7]，high grade dysplasia では，5～59％が Barrett 腺癌に進行すると報告されている[8,9,10]。一方，日本では逆流性食道炎が軽度の変化に過ぎないので，ダイナミックな変化である Barrett 食道に至らず，酸の逆流による持続的な慢性刺激により表層上皮細胞の脱落と再生が起こってくる。このような細胞周期の亢進した状態が続くことにより細胞増殖の制御機構に破綻をきたし，そこに種々の遺伝子異常が惹起され中下部食道の扁平上皮癌へと進展する可能性も考慮されている[11]（図1）。

2．Barrett 食道，Barrett 腺癌の臨床病理学的特徴

Barrett 食道，Barrett 腺癌を診断する上で最も重要なことは内視鏡的に，食道胃接合部を同定し

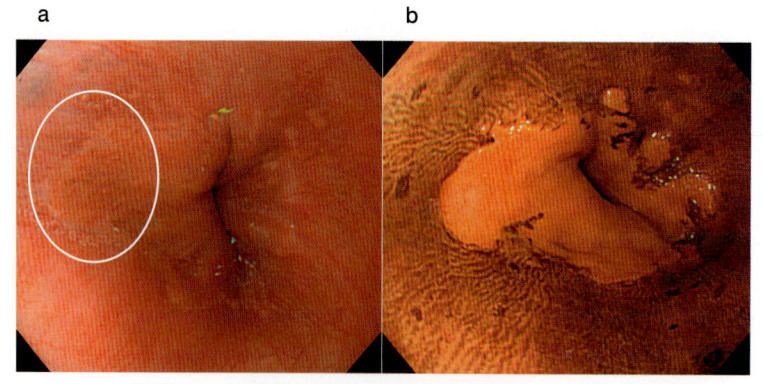

図3 SSBE の内視鏡写真
a：通常観察での内視鏡写真。SSBE は 7-8 時方向に縦走する棚状血管が認められ，舌状のはみ出しとして認められる。（○印）
b：ルゴール撒布した内視鏡写真。図2と同様に，染色された正常食道と SSBE 部の識別が容易である。

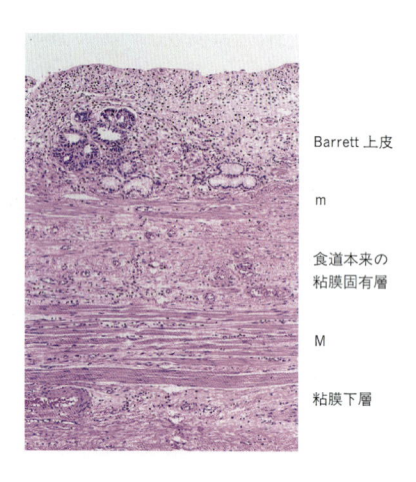

図4 Barrett 食道における粘膜の二重化
本来の食道の厚い粘膜筋板（M）と化生性円柱上皮（バレット上皮）粘膜の薄い粘膜筋板（m）を認める。

Barrett 粘膜の存在を証明することである。下部食道の縦走する棚状血管の下端をもって食道胃接合部と定義されるが通常，内視鏡的に EGJ の識別は困難な場合が多いため胃粘膜の趨壁をもって類推することが多い。さらに色素内視鏡法を用いて詳細に観察可能であり，ルゴール染色（1.5～3.6％）で通常の扁平上皮であれば褐色から黒褐色に染色されるがバレット食道の場合，不染領域として識別される（**図2，図3**）。また，腸上皮粘膜，腸上皮化生粘膜に吸収され染色性を示すトルイジンブルー染色も有用である。

　一方，病理組織学的に Barrett 食道は，正常食道の重層扁平上皮が炎症等の修復過程において円柱上皮に置換された上皮である。Barrett 食道の粘膜筋板は，本来の食道の厚い粘膜筋板（M）と化生性円柱上皮（Barrett 上皮）粘膜の薄い粘膜筋板（m）を認めることが多く（**図4**），この変化は粘

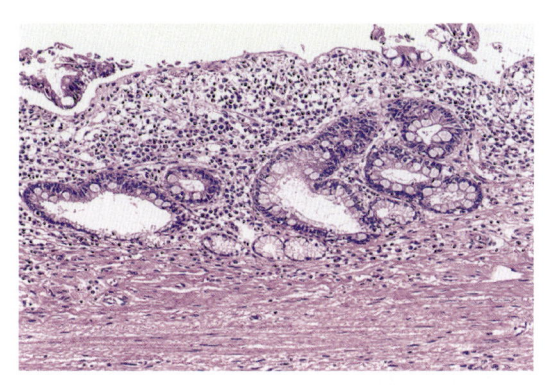

図5 Barrett食道に認められる特殊円柱上皮
胃の腸上皮化生様腺管が乳頭状に認められる。

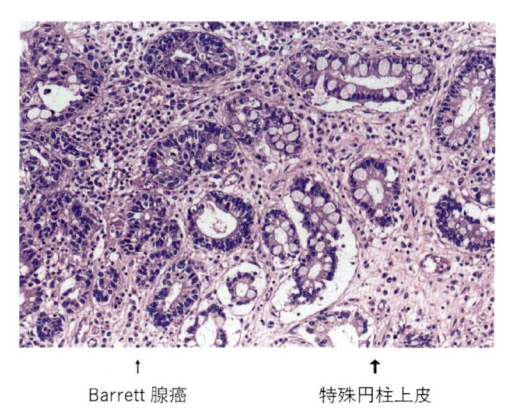

図6 Barrett食道とBarrett癌の移行部（強拡大）
特殊円柱上皮（⬆）とBarrett腺癌を認める（↑）。

膜筋板の二重化と呼ばれる[12,13]。組織学的に両筋板間は，浮腫状の食道本来の粘膜固有層からなる。円柱上皮粘膜の薄い筋板の平滑筋線維は不規則な走行を示し，粘膜固有層に複雑に入り込んでいる。筋線維不規則な走行と粘膜固有層には入り込む所見もBarrett食道に特徴的である。この薄い筋板の口側端は，円柱上皮（Barrett上皮）と食道固有の重層扁平上皮の移行部や，食道潰瘍やびらんの胃側の線維性結合織中で不明瞭となる。一方で肛門側では，本来の食道胃吻合部で二つの筋板は接続融合する。このことからBarrett食道は，上皮内のみの変化だけではなく，上皮，粘膜固有層，および粘膜筋板を含む粘膜全層からなる変化であり，粘膜の間質も変化している。

Barrett食道の上皮は組織学的に胃底腺型上皮，噴門腺型上皮，特殊円柱上皮（special culumnar epithelium）（図5）に分類される。その中でも欧米では特殊円柱上皮のみをBarrett上皮に特徴的とされ，Barrett上皮の診断に必須とされている。この特殊円柱上皮は乳頭状を示し，粘液形質として，high iron diamine-Alcian blue pH 2.5（HID-AB）染色で陽性の酸性粘膜[14]やpeiodic acid-Schiff（PAS）染色で陽性の中性粘液，Human gastric mucin（HGM）陽性の胃型粘液が種々の割合で含まれており，胃の腸上皮化生様上皮と考えられる。また，特殊円柱上皮がBarrett上皮に発生するほとんどのdysplasiaの発生母地と考えられている。Barrett腺癌（図6）はこのdysplasiaから発生するため，発癌機構として一般にmetaplasia-dysplasia-carcinoma sequence（特殊円柱上皮）の経過をとると考えられている。

また，病理診断上，本稿の主旨ではないが食道腺癌はBarrett腺癌の他に食道固有腺から発生する腺癌が存在することも重要である。病理組織学的に腺管形成や腺上皮細胞の乳頭状増殖を示すか，あるいは上皮性粘液を産生する癌で，食道固有腺，異所性胃粘膜から発生すると考えられている。また，一部で扁平上皮癌と両成分からなる腺扁平上皮癌も認められる[15]。食道固有腺から発生する腺癌は頻度は非常に少なく，このタイプの腺癌に対する研究報告がほとんど見られない。このため浸潤転移に関する特徴が明らかではないがBarrett腺癌の鑑別診断の問題点として，異なる発生母地を持つ二つの食道腺癌への認識も必要である。

3. Barrett 腺癌の診断・治療

　Barrett 腺癌の診断に際し，まず Barrett 食道を内視鏡的に的確に診断できることが前提となる。その上で粘膜面のわずかな凹凸不整や発赤調・褪色調など色調の変化などから Barrett 腺癌（dysplasia）を疑い，生検組織診断を行うようにする。（図7，図8）
　欧米では，定期的内視鏡検査と盲目的生検を行っており病変の存在診断が困難であると考えられている。しかし，日本では内視鏡の機能の向上により拡大内視鏡を用いた Barrett 食道の観察と補助

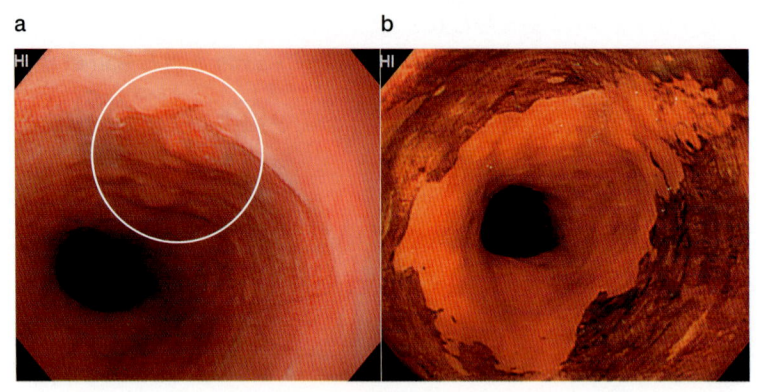

図7
a：早期 Barrett 腺癌の通常観察での内視鏡写真。一時方向に Barrett 上皮から口側にはみ出しを伴うやや発赤調で細顆粒状の隆起性病変を認める。肛門側，背側には縦走する棚状血管を認める。
b：早期 Barrett 腺癌のルゴール撒布した内視鏡写真。腫瘍部はルゴール染色像にて不染領域として描出され，顆粒状の隆起がより鮮明に描出される。

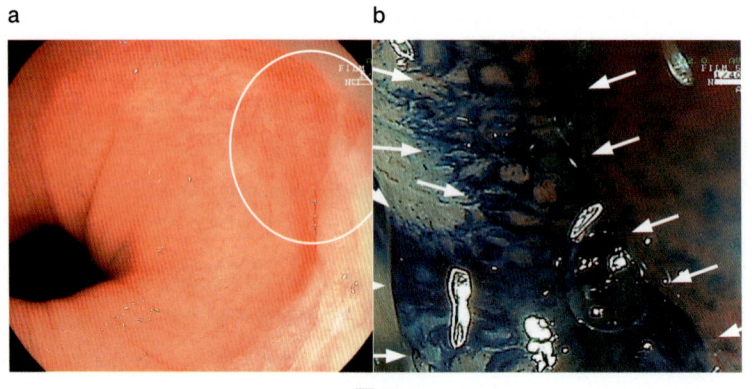

図8
a：早期 Barrett 腺癌の通常観察での写真。2 時方向（○印）にやや発赤し，粘膜紋様が粗造で細顆粒状の中心陥凹を伴った隆起性病変を認める。
b：早期 Barrett 腺癌のインジゴカルミン撒布し拡大観察した内視鏡写真。腫瘍部の粘膜構造は粗造な脳回様で拡大した腫瘍腺管を認める。

的診断法として，ヨード，インジゴカルミンやメチレンブルー，ピオクタニンを利用した色素内視鏡などを用いることで正確な診断に寄与している．欧米では，Barrett 食道に発生することが多いとされいるが，SSBE においても dysplasia や Barrett 腺癌の発生する危険性があり Barrett 食道に比し大差がないとの報告もある[16]．日本では Barrett 食道症例自体が少ないこともあり，症例報告では SSBE に発生すること多く，内視鏡施行時にはその点も留意し，逆流性食道炎や食道裂孔ヘルニアが存在する場合，十分に注意し観察する必要がある．拡大内視鏡がインジゴカルミン染色を用いることで腸上皮化生と high-grade dysplasia を鑑別できるという報告もあり[17]，今後，上部消化管内視鏡においても拡大内視鏡の導入が求められてくると考えられる．

治療方針としては通常の食道癌と同様に早期癌の場合は内視鏡的に Endoscopic mucosal resection（EMR），IT ナイフを用いた切開・剥離法などの治療法を用い，進行癌の場合は手術や化学療法，放射線療法などを選択する．近年，欧米では生検組織にて high grade dysplasia や粘膜内癌が得られたとき，レーザー光と光感受性物質を用いる photo dynamic therapy（PDT）による治療が行われるようになってきている[18,19,20]（日本でも食道表在癌に対する保険治療が認められている）．種々の報告によると，腫瘍の治療のみならず結果的に Barrett 食道が再生の過程で約 80％の症例で本来の扁平上皮に置換されたと述べられている[21]．また，アルゴンプラズマ凝固装置（Argon plasma coaglation：APC）はアルゴンレーザーで水分を蒸発させて脱水状態にし，組織を固化させ凝固させる方法で一般に出力が小さいので穿孔の危険性が少ないという利点がある．APC による治療法も PDT と同様に，腫瘍の治療のみならず 61〜70％の確率で Barrett 食道が扁平上皮に置換されたと報告されている．しかし，逆流性食道炎や食道ヘルニア等の基礎疾患がある場合が多く，1 年後の経過観察のなかで 50％前後の確率で Barrett 上皮島が出現したとも報告されており，今後の Barrett 上皮を完全消失させ，dysplasia や腺癌への進行を予防しうるための課題であると考えられる[22,23]．

しかし PDT や APC にも問題点があり，その最も重要なことは病理組織が得られないことである．このため遺残再発をおこす可能性があり早期発見のため厳重な経過観察の必要性がある．さらに治療上の必要性から表在型食道癌の深達度亜分類が試みられており，食道疾患研究会の臨床病型分類委員会が提唱している亜分類では，粘膜癌（m 癌），粘膜下層癌（sm 癌）をそれぞれ三つに分類している（図 9）．その定義に従うと，APC では m1 には有効であるが m2 や m3 に浸潤する症例では一部焼却にむらができやすい欠点がある．

4．Barrett 腺癌の問題点[24]

現在，日本で Barrett 腺癌を考えるうえで問題となるのが早期 Barrett 腺癌の取り扱いである．早期 Barrett 腺癌を早期胃癌か早期食道癌かに分類することにより治療方針が大きく異なり，内視鏡的粘膜切除術（EMR）の適応，治療方針が異なる．

早期 Barrett 腺癌は二重粘膜筋板を有することが多いが，EMR 標本において採取された粘膜筋板が一重の場合，その粘膜筋板が Barrett 上皮に伴う粘膜筋板か食道本来の粘膜筋板かを検討したうえで治療方針を決定する必要がある．

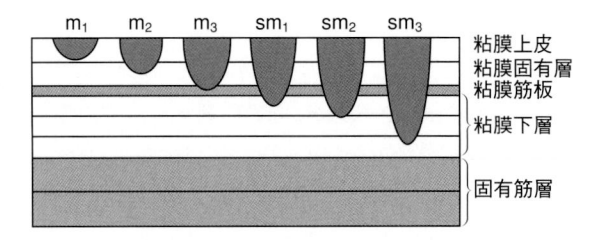

図9 食道表在癌深達度亜分類
（食道疾患研究会臨床病型分類委員会）

m_1：粘膜上皮内（ep）の癌。（粘膜固有層（lpm）への浸潤が疑われるが，確定的でないものも含む）
m_2：m_1およびm_2以外の粘膜癌（粘膜固有層）
m_3：粘膜筋板（mm）に接するか浸潤する癌
sm_1：粘膜下層（sm）の浅層1/3に浸潤する癌
sm_2：粘膜下層（sm）の中層1/3に浸潤する癌
sm_3：粘膜下層（sm）の深層1/3に浸潤する癌

1）早期バレット腺癌は早期胃癌か早期食道癌か？

　癌取り扱い規約による早期胃癌と早期食道癌の違いは，早期胃癌は癌の深部浸潤が粘膜下層にとどまり，リンパ節転移を問わないと明記されており，一方で，早期食道癌は深部浸潤は粘膜層浸潤までであるが，リンパ節浸潤を認めないものとされている。癌取り扱い規約[15]では，Barrett 腺癌は食道癌に分類されている。

　現在，早期胃癌，早期食道癌の治療として EMR が広く用いられている。EMR の適応として，早期胃癌の場合は分化型腺癌で sm1（submucosal；粘膜下層）浸潤までの症例であるならリンパ節転移の確率もほとんどなく EMR 可能である。一方で，早期食道癌の場合は m2 までの浸潤であればリンパ節転移を認めることはほとんどなく EMR の絶対適応であるが，m3 浸潤の場合，リンパ節浸潤は約 10％ の頻度で認められ，同時に sm 癌の中にも深達度によりリンパ節転移頻度に差が認められ sm1 浸潤で約 15％，sm2 浸潤で約 40％，sm3 浸潤で約 50％ と報告されており m3，sm1 浸潤では相対的適応となる。このため早期 Barrett 腺癌を早期胃癌と考えると深達度 sm1 まで，早期食道癌と考えると深達度 m2 までが EMR の適応となるために治療方針が異なってくる。

　また，Barrett 食道には粘膜筋板が二重に認められるため EMR を行った際，その深達度が問題となる。切除標本で二重の粘膜筋板が採取されている場合，下方に存在する食道の粘膜筋板を指標に深達度の検討を行い，追加治療・経過観察を考慮すればよいのであろうか？。一方で，EMR によって得られた標本において粘膜筋板が一層しか含まれない場合，その筋板が Barrett 上皮に伴う粘膜筋板であることの証明が必要であろうか？。一般に Barrett 食道には二重筋板が存在するとされるが，円柱上皮に伴う粘膜筋板が存在しない場合もあり筋層が一層しか採集されていない場合は，その筋板を食道本来の粘膜筋層と考えていいのであろうか？。以下は私見ではあるが，早期 Barrett 腺癌の EMR の取り扱いを述べたいと考える。

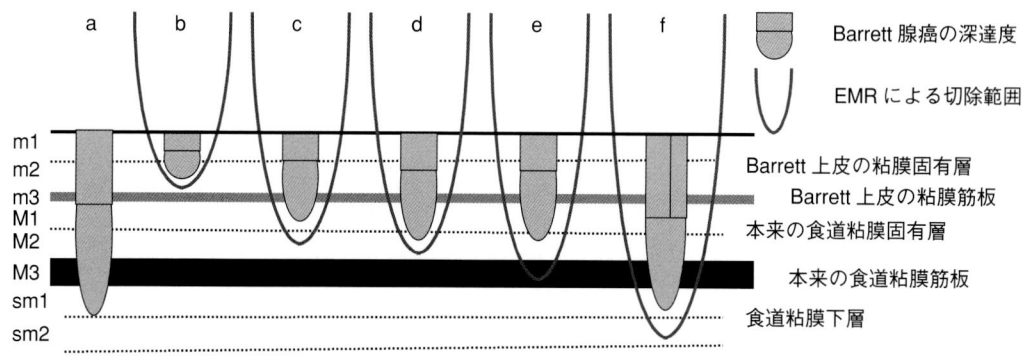

図10 内視鏡的粘膜切除術における早期 Barrett 腺癌を早期胃癌と考えた場合の深達度診断

（1）早期 Barrett 腺癌を胃癌と考えた場合（図10）

　早期 Barrett 腺癌を胃癌と考える根拠として，発生母地である Barrett 上皮が胃の腸型粘液形質を示し腸上皮化生様に増殖すること，胃から連続性に広がる腺上皮から発生するため胃癌として取り扱うことが挙げられる。また，腸型特殊円柱上皮から発生する癌を胃の腸上皮化生から発生する癌と同等の悪性度と考えると進行は緩徐で予後良好と考えられる。

　早期 Barrett 腺癌を胃癌と考えた場合，EMR 標本において筋層が二層採取されていれば，上述のごとく sm1 浸潤（食道本来の粘膜筋板からの深達度）までは追加治療の必要性はない。しかし筋層が一層しか採取されていない場合，その筋層が Barrett 上皮に伴う粘膜筋板であるか Barrett 上皮に伴う粘膜筋板が形成されておらず食道本来の粘膜筋板であるかの同定が問題となる。早期胃癌と考えれば食道本来の筋板が採取されていない場合は slow progressive であること，食道本来の粘膜筋板が採取されていないので m に準じて追加治療をせず，厳重な経過観察を行うことも可能であると考えられる。

（2）早期バレット腺癌を食道癌と考える場合（図11）

　早期 Barrett 腺癌を食道癌と考える根拠として，解剖学的に食道にあることがあげられる。Sabik JF らは[25]，粘膜内癌の 5% に，粘膜下層浸潤癌の 24% にリンパ節転移を認め，食道という解剖学的な特異性にリンパ管侵襲の potential が高いと述べている。

　早期 Barrett 腺癌を食道癌と考える場合，上部の筋層をこえた浸潤を m2～m3 と考えるとほとんどの Barrett 腺癌は外科治療が必要となる。

　いずれにしても早期 Barrett 腺癌に対する治療指針が明確にされていないため，早期胃癌や早期食道癌同様に厳重な経過観察を必要とされるであろうし，Barrett 食道，Barrett 腺癌に対する外科治療の標準化も課題である。

2）追加治療について

　早期 Barrett 食道の EMR 治療後の遺残・再発病変に対する追加治療として，EMR を繰り返し施行するほかに，手術による治療が考えられる。しかし，食道の癌の手術療法は開胸開腹のうえ，広

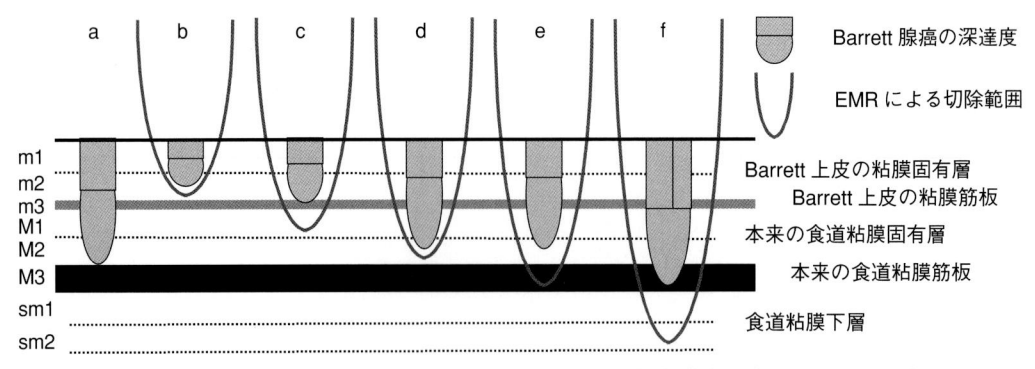

図11 内視鏡的粘膜切除術における早期Barrett腺癌を早期食道癌と考えた場合の深達度診断

範囲のリンパ節郭清を行い，さらに胃や結腸を用いた再建が必要となるため非常に侵襲が大きい手術となる。このため可能な限り内科的，内視鏡的治療が求められる。内科的治療としては従来から行われている放射線療法，化学療法があげられるが腺癌に対する治療効果が十分ではなく，他の治療法が模索されている。現在，PDTやAPCが食道癌のみならず，胃癌や大腸癌のEMR後の追加治療として行われている。しかし，病理組織が得られないという欠点があるため遺残再発の早期発見のため厳重な経過観察の必要性がある。EMR標本で深部および側方断端陽性の場合や，相対的適応例に対しては追加治療としてPDTやAPCなどを検討する必要がある。食道に発生する癌の手術療法は侵襲が大きいため可能な限り内科的・内視鏡的に治療する方法を模索すべきであり，Barrett食道の症例では，内視鏡検査時にhigh risk groupとして詳細な観察，経過観察を行い早期癌の段階での発見が望まれる。

現在，種々の施設で早期Barrett腺癌に対する治療法が模索されている。われわれの施設ではBarrett食道，Barrett腺癌の遺伝子学的背景や粘液形質，腸上皮化生から発生する腺癌がslow progressiveであることなどより早期胃癌と考え積極的にEMRを行い，PDTやAPC等を用い追加治療をしていく方向で考えている。しかし，今後はBarrett腺癌を胃癌や食道癌という範疇に含めるのではなくBarrett腺癌として独立した概念として早期Barrett腺癌，進行Barrett腺癌に対する検討を行う必要性もあると考えられる。そのなかで早期Barrett腺癌を早期胃癌か早期食道癌に分類されるべきか否か，治療に対するstrategyをいかに行うかなどのコンセンサスが求められる。

まとめ

現在，高齢者社会とともに逆流性食道炎が増加しており，その結果としてBarrett食道が増加してきている。現在，日本ではBarrett腺癌はまれな疾患であるが，今後増加してくることが予想される。欧米では，Barrett腺癌に進行する前段階での予防法及び治療法が模索されている。つまり，Barrett食道を治療により消失させようという試みがなされている。Barrett腺癌の治療の項目で記載したようにPDTやAPCの他にEMRを用いてBarrett食道（SSBE）を治療し正常食道扁平上皮を再生させようと試みられている（表1）[26]。しかし，一度扁平上皮が再生した後に，再度Barrett上皮が出現することや胸痛，狭窄，むかつき，発熱，胸水貯留などの副作用も認めることが多く，今後の課題であろう。また，Barrett食道はSSBEに比しより多くの胃酸の暴露を受けている[27]ことから，胃

表1 Ablation therapy techniques for Barrett's esophagus

Thermal	Multipolar electrocoagulation Heater probe APC（Argon plasma coagulation） Laser Nd：YAG laser Argon KTP（potassium titanyl phosphate）
Photodynamic therapy（PDT）	5-ALA Porfimer sodium Hematoporphyrin derivative
Endoacopic mucosal resection（EMR）	

（文献[25]）：Barrett's esophagus. Gastroenterol 122：1569-1591, 2002 より引用）

酸分泌を強力に抑制すれば Barrett 食道の進展のみならず消失につながるのではないかとの説がある。PPI（proton pump inhibitor）や Histamin-H_2 receptor antagonist を長期投与した検討では，高用量の PPI 投与で完全に胃酸をコントロールしたが Barrett 食道に変化がみられなかったという報告[28,29]が多く，また扁平上皮島が出現したが組織学的には腸上皮化生粘膜が含まれている[30]とされ，制酸療法が Barrett 食道の治療には結びつかないといわれている。しかし，一方では高用量の PPI 投与にて Barrett 上皮が縮小したとの報告[31,32]もみられる。いずれにしても食道への胃酸逆流防止が，どれだけ Barrett's 上皮化を抑え，癌化のリスクを抑えられるか明らかではなく，また高用量の PPI を服用することの副作用や経済面での問題もあり，今後の経過観察が待たれる。現在の日本では，Barrett 食道に対する制酸療法は確立されておらず，重症や繰り返す逆流性食道炎にのみ PPI の長期投与が認められている。しかし症状のない Barrett 食道や SSBE，軽度の逆流性食道炎の場合には，Histamin-H_2 receptor antagonist にて治療を継続していることがほとんどである。また，軽症なら放置している場合も考えられ，今後 Barrett 食道，Barrett 腺癌（食道扁平上皮癌？）に進展していくかもしれない。

現在，Barrett 食道，Barrett 腺癌に対する明らかな evidence based medicine は確立されていないが制酸剤を用い胃酸の食道への逆流を防止することから逆流性食道炎→SSBE/Barrett 食道への進行を抑制し，SSBE/Barrett 食道が出現したら定期的に拡大観察，色素内視鏡を応用し，Barrett 腺癌の早期発見・早期治療に努めることが Barrett 食道，Barrett 腺癌に対するサーベイランスであると考える。

■参考文献

1) Barrett NR：The lower esophagus lined by columnar epithelium. Surgery 41：881-894, 1957
2) Skinner DB, Walther BC, Riddell RH, et al：Barrett's esophagus；comparison of benign and malignant cases. Ann Surg 198：554-566, 1983
3) Weston A, Krmpotich P, Cherian R, et al：Prospective long term endoscopic and histological follow-up of short segmantal Barrett's esophagus：comparison of traditional long segmental Barrett's esophagus.

Am J Gastroenterol 92：407-413, 1986

4) Spechler SJ, Robbins AH, Rubins BR, et al：Adenocarcinoma and Barrett's esophagus：An overrated risk? Gastroenterology 87：927-933, 1984

5) Okamoto R, Yajima T, Yamazaki M, et al：Damaged epithelia regenerated by bone marrow-derived cells in the human gastrointestinal tract. Nat Med 8：1011-1017, 2002

6) Skacel M, Petras RE, Gramlich TL, et al：The diagnosis of low grade dysplasia in Barrett's esophagus and its implications for disease progression. Am J Gastroenterol 95：3383-3387, 2000

7) Weston AP, Banerjee SK, Sharma P, et al：P53 protein overexpression in low grade dysplasia (LGD) in Barrett's esophagus：immunohistochemical marker predictive of progression. Am J Gastroenterol 96：1355-1362, 2001

8) Buttar NS, Wang KK, Sebo TJ, et al：Extent of high-grade dysplasia in Barrett's esophagus correlates with risk of adenocarcinoma. Gastroenterol 120：1630-1639, 2001

9) Reid BJ, Levine DS, Longton G, et al：Predictors of progression to cancer in Barrett's esophagus：baseline histology and flow cytometry identify low-and high-risk patient subsets. Am J Gastroenterol 95：1669-1676, 2000

10) Schnell UJ, Sontag SJ, Chejfec G, et al：Long-term nonsurgical management of Barrett's esophagus with high-grade dysplasia. Gastroenterol 120：1607-1619, 2001

11) Fujimori T, Kawamata H, Ichikawa H, et al：Pathological issues of gastric and lower esophageal cancer：*Helicobacter pylori* infection and its eradication. J Gastroenterol 37 (Suppl)：28-33, 2002

12) Takubo K, Sasajima K, Yamashita K, et al：Double muscularis mucosae in Barrett's esophagus. Hum Pathol 22：1158-1161, 1991

13) 田久保海誉：食道の病理（第二版）．総合出版社, 165-170, 1996

14) Jass JR：Mucin histochemistry of the columnar epithelium of the esophagus：A retrospective study. J Clin Pathol 34：866-870, 1981

15) 日本食道疾患研究会　編：食道癌取り扱い規約．43, 1999

16) Rudolph RE, Vaughan TL, Storer BE, et al：Effect of segment length on risk for neoplastic progression in patients with Barrett's esophagus. Ann Intern Med 132：612-620, 2000

17) Sharma P, Weston AP, Topalovski M, et al：Magnification chromoendoscopy for the detection of intestinal metaplasia and dysplasia in Barrett's oesophagus. Gut 52：24-27, 2003

18) Dougherty T：Photodynamic therapy for early esophageal cancer. Therapy Association Meeting, April 1990 Buffalo NY (abstract)

19) 中村哲也：「Special Report」光線力学的治療（PDT）の現状と将来．消化器診療 44：17, 1999

20) 中村哲也：Long segmental Barrett's Esophagus における癌化と診断・治療．消化器科 34：40-47, 2002

21) Overholt BF, Panjehpour M, Haydec JM：Photodynamic therapy for Barrett's esophagus：follow-up in 100 patients. Gastrointest Endosc 49：1-7, 1999

22) Byrne JP, Armstrong GR, Attwood SE：Restoration of the normal squamous lining in Barrett's esophagus by argon beam plasma coagulation. Am J Gastroenterol 93：1810-1815, 1998

23) Laethem JL, Cremer M, Peny MO：Eradication of Barrett's mucosa with argon plasma coagulation and acid suppression：immediate and mid term results. Gut 43：747-751, 1998

24) 藤田幹夫, 森田賀津雄, 藤盛孝博, 他：早期 Barrett 腺癌は早期胃癌か早期食道癌か. Modern Physician 22：91-94, 2002

25) Gotoda T, Yanagisawa A, Sasako M, et al：incidence of lympho nude metastasis from early gastric cancer estimation with a large number of cases at two large centers. Gastric Cancer 3：219-225, 2000

26) 板橋正幸：早期食道癌 1995, 病理診断―組織型と増殖・進展様式. 胃と腸 30：417-430, 1995

27) 大倉康男, 西澤 護, 細井薫三：食道粘膜癌の病型分類と進達度. 胃と腸 29：263-271, 1994

28) 小玉正智, 掛川暉夫：食道表在癌の治療―第 49 回食道疾患研究会, 食道表在癌アンケート集計報告. 日外会誌 97：683-690, 1996

29) 吉田 操, 葉梨智子, 門馬久美子, 他：外科治療をふまえた内視鏡下治療との接点―食道癌, 消化管内視鏡 9：380-385, 1997

30) Sabik JF, Rice TW, Goldblum JR, et al：Superficial esophageal carcinoma. Ann Thorac Surg 60：896-902, 1995

31) Falk GW：Barrett's esophagus. Gastroenterol 122：1569-1591, 2002

32) Loughney T, Maydonovitch CL, Wong RK：Esophageal manometry and ambulatory 24-hour pH monitoring in patients with short and long segmental Barrett's esophagus. Am J Gastroenterol 93：916-919, 1998

33) Sampliner RE：Effect of up to 3 years of high-dose lansoprazole on Barrett's esophagus. Am J Gastroenterol 89：1844-1848, 1994

34) Wilkinson SP, Biddlestone L, Shepherd NA：Regression of columnar-lined (Barrett's) oesophagus with omeplazole 40 mg daily：result of 5 years of continuous therapy. Aliment Pharmacol Ther 7：623-628, 1999

35) Sharma P, Morales TG, Bhattacharyya A, et al：Squamous islands in Barrett's esophagus：what lies underneath? Am J Gastroenterol 93：332-335, 1998

36) Peter FT, Ganesh S, Kuipers EJ, et al：Endoscopic regression of Barrett's esophagus during omeplazole treatment：a randomized double blind study. Gut 45：489-494, 1999

37) Srinivasan R, Katz PO, Ramakrishnan A, et al：Maximal acid reflux control for Barrett's oesophagus：feasible and effective. Aliment Pharmacol Ther 15：597-602, 2000

藤田　幹夫[1], 市川　一仁[1], 大柳　裕登[2], 石川　勉[2], 中村　哲也[3], 藤盛　孝博[1]
[1]獨協医科大学　病理学（人体分子）, [2]栃木県立がんセンター　画像診断部, [3]獨協医科大学光学医療センター　内視鏡部門

Ⅲ. 各 論―食 道

2．拡大内視鏡による食道表在癌の診断
内視鏡的治療の適応拡大と治療後のサーベイランス

ポイント

- 拡大内視鏡により，これまで観察できなかった微細構造を捉えることで，病理組織像をイメージできる内視鏡診断の時代に入った。
- ヨード染色の色調変化はヨードに反応する有棘層の厚さや障害の程度を反映する。ヨード不染パターン分類のうち，乳頭構造が確認できる Type A は異型を認めることはなく，Type B，Type C になるに従って，癌の占める頻度が高率になる。
- 良悪性の鑑別にはさらに拡大率を上げて内部の微細血管構造を観察する必要がある。
- 微細血管分類のうち type 1 のほとんどは正常粘膜で，type 2 は炎症性変化を示すことが多く，type 3 は m1，m2 癌に特徴的なパターンであった。type 4 は m3 以深癌がほとんどであった。
- 拡大観察による微細血管像の観察は，EMR 後の瘢痕近傍にみられるヨード不染病変の良悪性診断にも有効である。

　表在食道癌を発見するには，通常内視鏡観察で光沢を失った僅かな発赤，透見血管網の途絶などに着目することが大切といわれているが，実際にはどのような血管所見を反映しているのだろうか。また，スクリーニングとしてヨード染色が行われているが，ヨード不染のすべてが癌ではなく，確定診断には生検を採って確認する必要がある。さらに，ヨード染色では不染内部の凹凸がわかりにくくなることから，精密な深達度診断には不適であり，内視鏡的粘膜切除術（EMR）の適応拡大で必要な m3，sm1 癌はどのように読み分ければよいのかなどさまざまな問題がある。食道粘膜は円柱上皮と異なり特徴的な構造に乏しく，拡大内視鏡診断は永らく発展しなかったが，最近の多画素，高解像度の拡大ビデオエンドスコープの開発により画像は著しく向上した。これにより，これまで観察できなかった微細構造を捉え，病理組織像をイメージできる内視鏡診断の時代に入ったといえる。拡大内視鏡観察で得られる血管所見からみた，食道表在病変の診断能について報告する。

1．使用機種

　使用機種はフジノン・東芝 ES システム社製 EG-450ZH である。EG-450ZH は最近開発された多画素・高解像度の光学拡大機で，先端径 9.8 mm，拡大率はモニター上 20 倍から光学拡大で 100 倍，電子拡大を加えると最大 200 倍の拡大率を有する。41 万画素の CCD を搭載し，水平分解能は 35～7 μm である。

2. 拡大観察の基礎

健常食道粘膜の拡大内視鏡像

　通常観察で上皮下に透見されるネットワーク状の血管は，主に粘膜固有層（lpm）を走る血管であり，さらに深部の一段太い粘膜下層（sm 層）を走向する血管から枝分かれしている（**図 1a**）。拡大観察では lpm の血管からさらに上皮下乳頭に向かって立ち上がる毛細血管すなわち乳頭内血管が観察される（**図 1b**）。**図 1c** に健常食道粘膜の H. E. 染色像を示すが，乳頭内血管は基底層付近の上皮下乳頭内に存在する毛細血管である。健常粘膜の乳頭内血管径は 10〜15 μm，赤血球 1, 2 個が通る程度の血管であるため，通常内視鏡の解像度では観察困難である。上皮下乳頭と乳頭の間隔は 100〜200 μm である。

　一方，ヨード染色を施した健常粘膜は，小さな白点模様の集合として観察される。**図 2a** に通常観察像を，**図 2b** に 50 倍拡大像を示す。上皮下乳頭部の有棘細胞層は薄く，乳頭間は厚く，ヨードと反応する細胞層の厚さに違いがあるため，乳頭の先端部分では周囲に比べて染色性が不良となり，白点模様として観察される。白点の間隔，すなわち上皮下乳頭間の間隔は 100〜200 μm であり，組織像とも一致した結果が得られている。この白点のパターンは解像度の良いスコープであれば通常観察でも確認できる。

3. 拡大観察によるヨード不染のパターンと組織像との対比

　これまで，ヨード不染は淡染，不染などと表現され，その色調や形態，大きさなどから良悪性の診断が行われてきた。しかし，実際にはヨード液の濃度や観察時期によって色調が変化したり，淡染と不染の区別が難しいなど客観性に乏しいという問題がある。また，ヨード不染のすべてが癌ではなく，炎症，潰瘍，萎縮，hyperkeratosis，異型上皮などさまざまな原因がある。

　筆者らは拡大内視鏡観察によるヨード不染病巣と微細血管像について検討し，タイプ分類を行って検討してきた。拡大観察によるヨード不染パターン分類を**図 3** に示した。Type A は白点状の乳頭模様が不染内部に確認でき，癒合しないものである。Type B は乳頭パターンの大きさにばらつきがあり互いに癒合するもの，Type C は明らかな染色不良部で内部が無構造なものである。不染内部のパターンと組織所見との間には相関が認められ，Type A は乳頭内血管が軽度の炎症により増生し，乳頭径が大きくなることから有棘細胞層間が狭くなり，全体としてヨードの染色性が低下して見える場合や，上皮の軽度の萎縮や角質層の肥厚などが原因となっており，異型を認めることはなかった。Type B の乳頭パターンが癒合するヨード不染は，基底細胞層付近で高度に炎症細胞浸潤が見られる場合や，乳頭の高さの範囲内に収まる異型細胞増殖が認められる場合などがあった。異型を認めるものの頻度も上昇し，約 20％の病変が食道癌であった。Type C は乳頭構造が破壊されるほどに異型細胞で上皮が置換されるか，乳頭の高さを越えて増生することにより，乳頭パターンが無構造な不染となる。60％が食道癌であったが，異型のない病変も認められた。ヨード染色は乳頭構造や

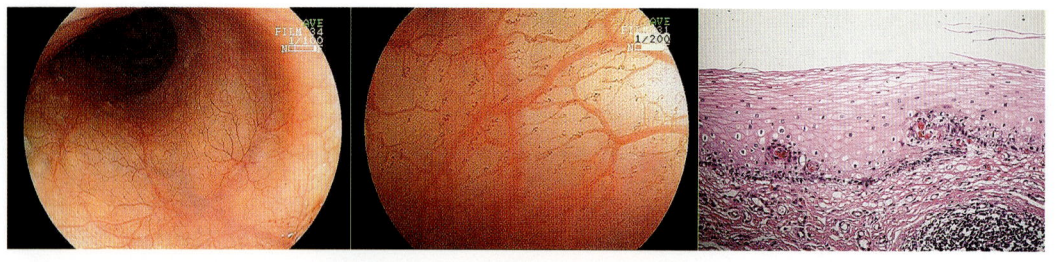

図1
a：通常内視鏡観察による健常食道粘膜
b：拡大内視鏡観察による乳頭内血管像（100倍）
c：健常食道粘膜のHE染色像

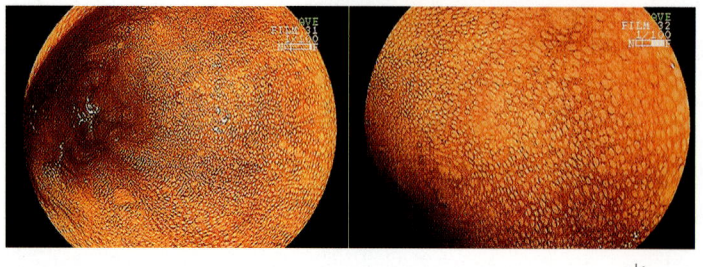

図2　健常食道粘膜のヨード染色像
a：通常内視鏡観察像
b：拡大内視鏡観察像（50倍）

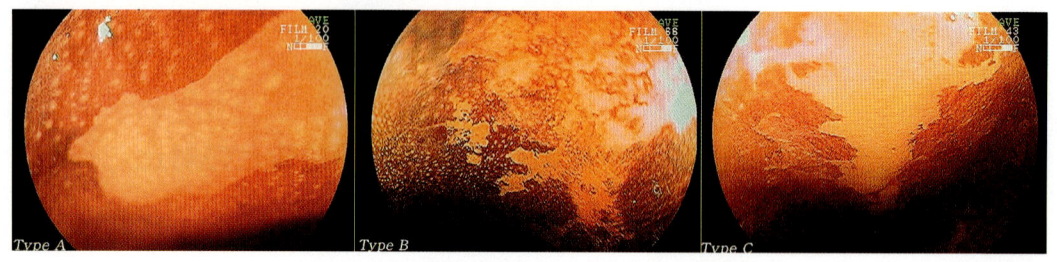

図3　拡大内視鏡観察によるヨード不染分類
a：Type A, b：Type B, c：Type C

上皮内のグリコーゲン顆粒の分布を見ている検査法であり，ヨード染色の色調変化はヨードに反応する乳頭間の面積比，有棘層の厚さや障害の程度を反映している．Type B, Type Cになるに従って，高度異型上皮や癌の占める頻度が高率になってくるが，良悪性の鑑別にはさらに拡大率を上げて，内部の微細血管構造を観察する必要がある．

4．拡大観察による微細血管分類と組織像との対比

　拡大観察による微細血管分類を図4に，対応するシェーマを図5に示した．type 1は乳頭内血管が細く直線的なもの．type 2は血管の伸長や血管径の拡張がみられ腫大，分岐や螺旋状の変化が認められるが，乳頭内血管の構造が保たれるとともに，血管の配列に比較的規則性が保たれるもの．type 3は乳頭内血管構造の破壊と口径不同がみられ，配列が不揃いなもの．type 4は乳頭から逸脱し不整な血管像を示すものである．

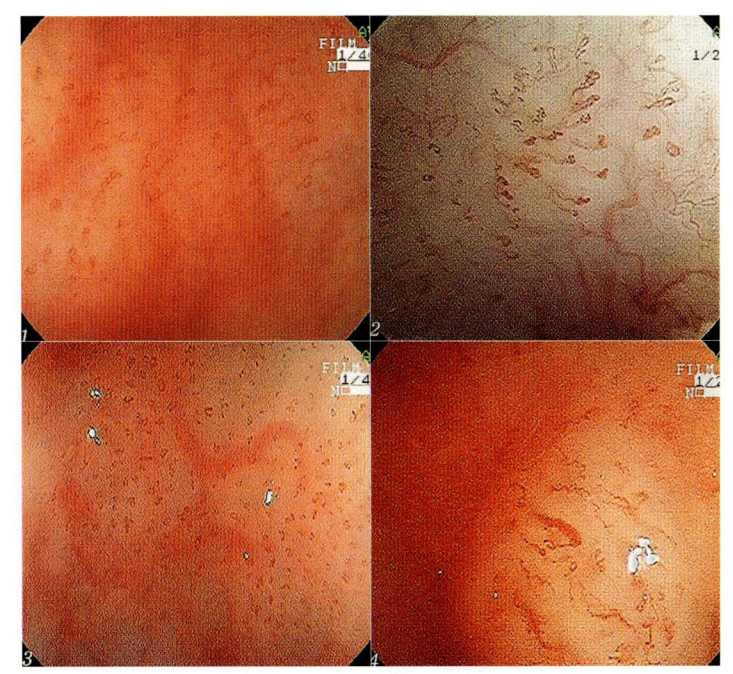

図4 拡大内視鏡観察による微細血管分類
a：type 1, b：type 2, c：type 3, d：type 4

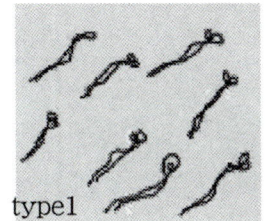

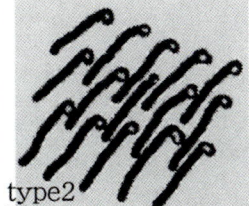

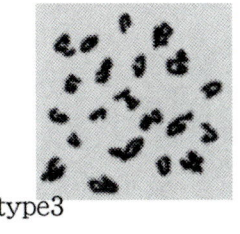

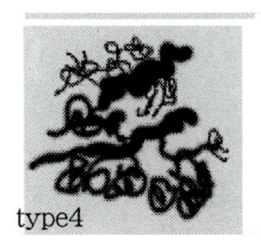

図5 拡大内視鏡観察による微細血管分類のシェーマ

　type 分類別に病理組織像と対比した結果，type 1 のほとんどは正常粘膜で，炎症，異型とも軽度であった。type 2 は異型を示すものも少数ながら認められたが，炎症性変化が多かった。type 3 は高度異型および m1, m2 癌が 98％を占め，m1, m2 癌に特徴的なパターンであった。type 4 は腫瘍血管である可能性が高く，m3 以深癌がほとんどであった。

5．拡大観察による良悪性病変の鑑別と表在食道癌の拾い上げ

　良悪性病変の鑑別はすなわち，炎症性異型と腫瘍性の異型の鑑別が可能かどうかを意味しており，type 2 と type 3 血管の鑑別が癌か癌でないかの診断に直結する。病理組織学的に食道炎と診断された病変では，乳頭内血管の分岐，腫大，血管径の拡張などが観察されるが乳頭内血管の形態が保たれていること，さらに，血管の配列の規則性が保たれていることが多い。一方，m1, m2 癌では乳頭内血管の構造が破壊され，血管の口径不同，不整が認められ，1個1個の血管の形態が不揃いになるとともに，配列の規則性が損なわれていた。このことから，構造と配列の破壊の所見が type 2

と type 3 の鑑別点となるといえる。基底層型の上皮内癌では上皮の表層の構造が保たれているため、境界不鮮明な不染となり食道炎と鑑別が難しい場合があるが、基底層型の上皮内癌は乳頭血管の先端が残った、壊れた微細血管として観察され、癌の鑑別診断が高率に可能である。

図6は2cm大の境界明瞭なヨード不染病変である。チオ硫酸ナトリウムをかけて脱色したのち、100倍にズームアップして血管構造を観察すると、丈の短い乳頭内血管が観察され、異型のない上皮であることが診断できる。生検でも基底側に丈の低い乳頭が認められ、軽度の角質層の肥厚を伴う異型のない上皮であることが確認された。

図7はヨード染色で拾い上げた0-IIb病変で、不染内部は乳頭パターンが癒合する境界不鮮明なType B不染を示している。100倍に拡大すると血管パターンは不揃いで、乳頭内血管が壊れたような微細血管が観察され、m1癌と診断できる。

6．拡大観察によるm3以深癌の深達度診断

m3, sm1癌にEMRの適応を拡大するために、リンパ節転移のhigh risk例の病理学的検討が行われている。0-I型や0-III型、低分化型癌、infγ, ly高度な病変はリンパ節転移の頻度が高いことが明らかとなっている。しかし、実際の臨床面では積極的にm3, sm1癌と診断するのは難しいことが多い。術前診断の段階で、m3以深に浸潤する部位と範囲を正確に診断し、深達度診断の精度を向上させることが不可欠である。ヨード染色は病変の拡がりの診断には有効であるが、病変内部の凹凸はわかりにくくなるため深達度診断には不向きである。このため、トルイジンブルー・ヨード二重染色法や細径超音波プローブを併用して判定しているが、いずれの検査も一長一短があるのは否めない。

拡大観察ではtype 3血管がm1, m2癌の特徴的な所見であるため、type 4血管の有無を検索することが深部浸潤部分の診断に繋がる。type 4は乳頭内血管構造から逸脱した、腫瘍血管というべき血管像であり、m3以深癌では不整に枝分かれする樹枝状の血管、血管に乏しい領域を異常血管が取り囲むパターンなどが観察される。これらの血管像をさらに検討することで、m3からsm浸潤部の部位と範囲の診断が可能になるものと考えている。

図8は右側壁中心の0-IIc型食道癌である。発赤の目立つ25mm大の病変で、陥凹内はほとんど平滑であるが、病変中央の右側辺縁部に5mmほどの範囲で、やや褪色調の肥厚した陥凹面を認める。空気量を減ずると厚みが強調されて観察される。この部分をズームアップして拡大すると、不整に枝分かれした異常血管が集簇するtype 4血管が認められ、m3以深の浸潤部であることが診断できる。EMRした結果、指摘した部位に一致して粘膜筋板に浸潤するm3癌が確認された。

7．EMR後のサーベイランスにおける拡大観察の有用性

EMR後の粘膜は局注の影響で炎症や萎縮が生じるためか、ヨードの染色性が低下して、地図状・亀甲状の淡染域を認めることがある。また、背景粘膜が斑なヨード不染を示す症例では、基底層型

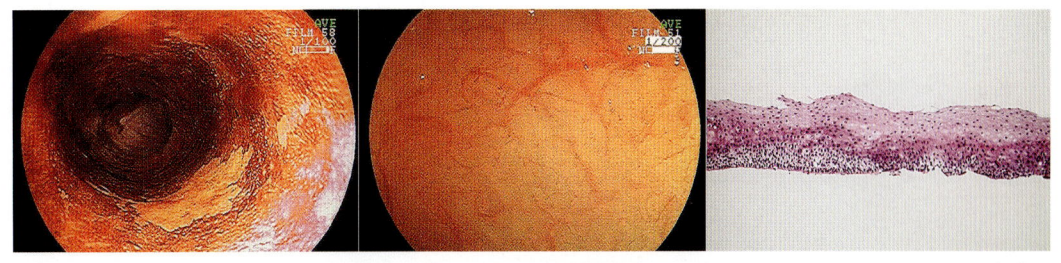

図 6 ヨード不染病変
a：ヨード染色像。2 cm 大の境界明瞭なヨード不染病変を認める。
b：拡大内視鏡像（100 倍）。丈の短い乳頭内血管が観察される。
c：生検切片の病理組織像。

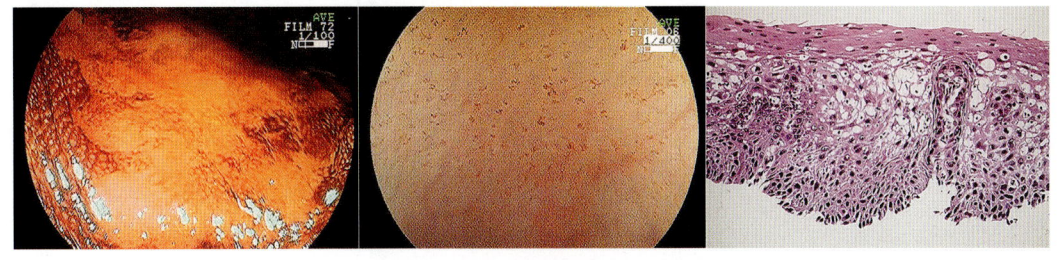

図 7 0-Ⅱb 型食道癌（m1 癌）
a：ヨード染色の拡大内視鏡像（50 倍）。乳頭パターンが癒合する Type B 不染。
b：拡大内視鏡像（100 倍）。血管パターンは不揃いで，乳頭内血管が壊れたような微細血管が観察され，m1 癌と診断できる。
c：病理組織像。

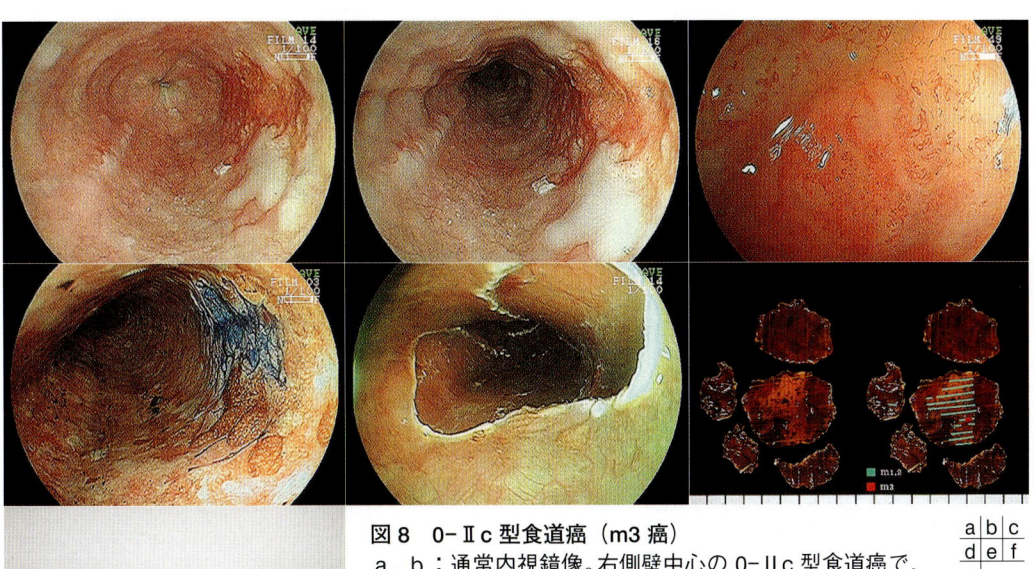

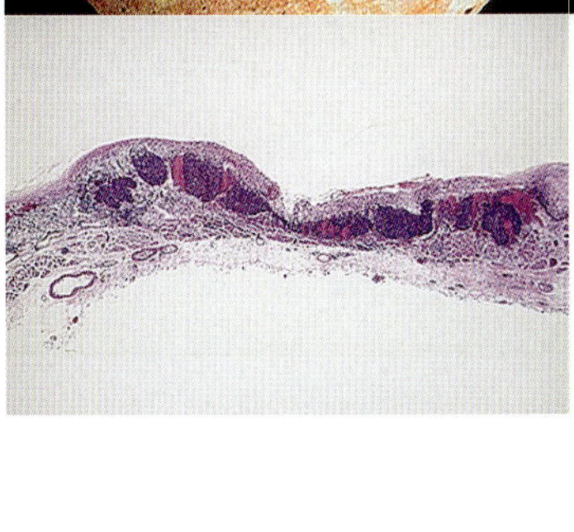

図 8 0-Ⅱc 型食道癌（m3 癌）
a，b：通常内視鏡像。右側壁中心の 0-Ⅱc 型食道癌で，陥凹内はほとんど平滑であるが，病変中央の右側辺縁部に肥厚した陥凹面を認める。
c：拡大内視鏡像（100 倍）。肥厚した陥凹面に一致して type 4 血管が認められる。
d：トルイジンブルー・ヨード二重染色像。
e：EMR 施行時の内視鏡像。
f：切除切片のヨード染色像と構築図。
g：病理組織像。粘膜筋板に中等度浸潤する m3 癌。

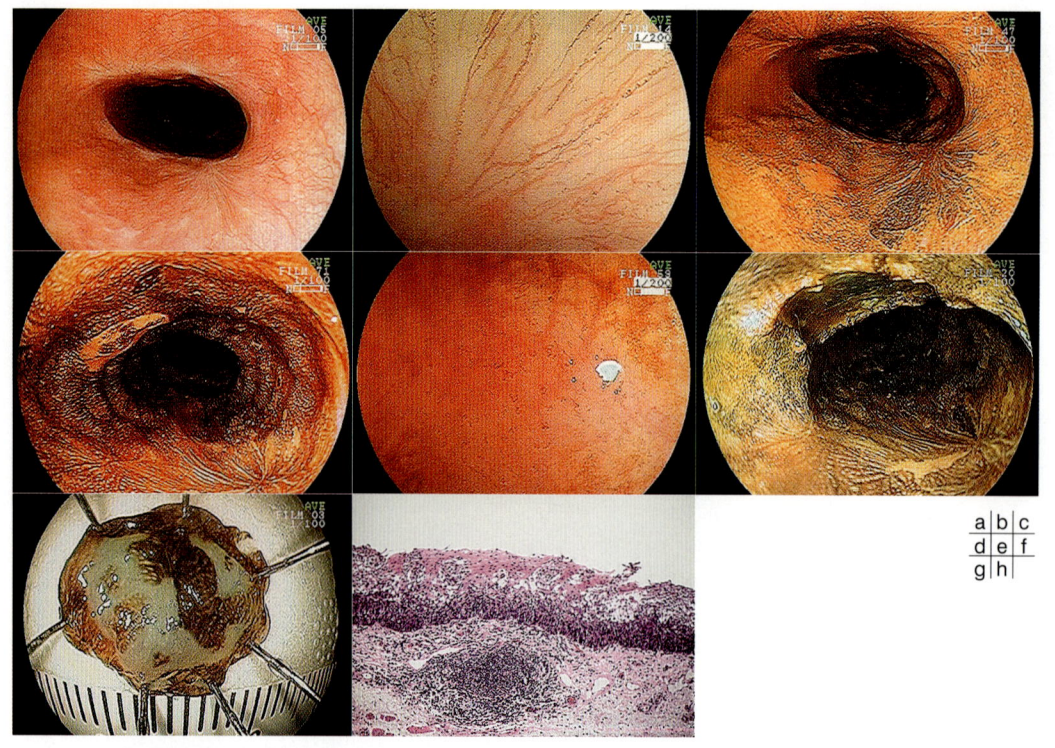

図9 EMR 後の 0-Ⅱb 型多発食道癌（m1 癌）
 a：通常内視鏡像。瘢痕に向う放射状の血管が観察される。
 b：瘢痕部の拡大内視鏡像（100倍）。瘢痕に向って収束する血管から分岐する乳頭内血管が，数珠状に規則正しく縦列している。
 c，d：ヨード染色像。瘢痕の肛門側の 11 時に円形の不染が観察される。
 e：病変部の拡大内視鏡像（100倍）。type 3 血管が認められる。
 f：EMR 施行時の内視鏡像。
 g：新鮮切除切片のヨード染色像。
 h：病理組織像。

の上皮内癌を取り残している可能性があり，局所再発と多発との鑑別が困難な場合も多い。このように，瘢痕近傍病変の鑑別，局所再発や多発癌の早期発見と深達度診断には，瘢痕周囲のヨード不染病変の評価が必要である。

　図9は EMR 後の症例である。通常観察では瘢痕に向かう放射状の血管が観察され，内腔の軽度の狭小が認められる。拡大観察では瘢痕中心部は乳頭血管のない部分が認められ，瘢痕に向って収束する血管から分岐する乳頭内血管が，数珠状に規則正しく縦列しているのが観察される。ヨード染色では線状濃染部と淡染部とが交互に配列して放射状の縞模様を作っている。11 時方向の瘢痕の肛門側に，10 mm 大の円形の不染が観察される。近接すると，不染部は瘢痕から離れて存在しているのがわかる。チオ硫酸ナトリウムをかけて脱色して内部の血管を見ると type 3 血管が確認され，多発Ⅱb 病巣であることが診断できる。EMR した結果，深達度は m1 であった。

　図10 は EMR 後の瘢痕に接して 10 mm 大の不染が認められた症例である。ヨード染色パターンは乳頭構造が不明瞭な Type B であるが，100 倍に拡大して血管像をみると，先端の腫大した丈の短い type 2 血管が認められ，軽度の炎症性変化と判定できる。生検組織像でも特に異型のない上皮で

a	b	c
d		

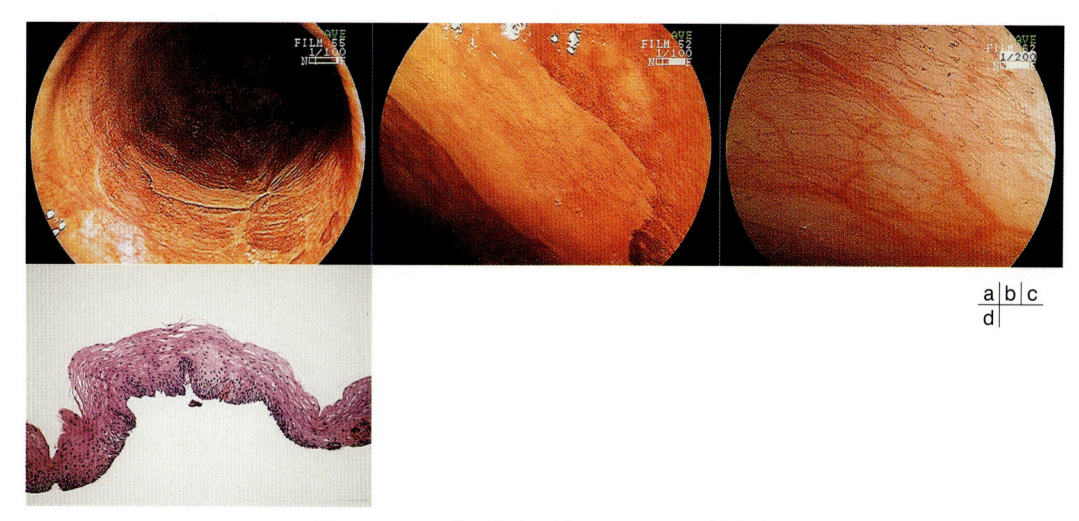

図 10　EMR 後の瘢痕に接したヨード不染病巣
a：ヨード染色像。瘢痕に接して 10 mm 大の不染が認められる。
b：拡大内視鏡像（50 倍）。乳頭構造が不明瞭な Type B を示している。
c：瘢痕部の拡大内視鏡像（100 倍）。先端の腫大した丈の短い type 2 血管が認められる。
d：生検切片の病理組織像。

あることが確認された。

まとめ

　拡大内視鏡はヨード不染と乳頭内血管のパターンから病理組織像を推定する検査法であり，病理組織診断に迫る内視鏡診断診断が可能となっている．将来的には現在拡大観察といわれているものが，日常的に観察できる時代が来ることが期待される．

■参考文献
1) 有馬秀明, 有馬美和子, 他：食道粘膜ヨード不染帯の拡大観察による検討. Gastroenterol Endosc 39：1557-1565, 1997
2) 有馬秀明：食道粘膜の拡大観察による検討. Gastroenterol Endosc 40：1125-1137, 1998
3) 有馬美和子, 有馬秀明, 田崎健太郎, 他：食道生検のコツ—特に食道癌の診断について. 消化器内視鏡 11：1432-1439, 1999
4) 有馬美和子, 有馬秀明, 大倉康男, 他：表在型食道癌の拡大内視鏡診断. 消化器内視鏡 13：309-318, 2001
5) 川村　徹, 小池盛雄, 佐藤栄吾, 他：ヨード不染帯の臨床的意義—病理切除標本の立場から. 胃と腸 29：875-882, 1994

有馬　美和子　埼玉県立がんセンター　消化器内科

Ⅲ. 各論—食道

3. 食道癌の進行度診断と治療選択

ポイント
- 病理学的検索では検出されない微小転移の検出が可能となったが，臨床的意義は不明である．
- 個々の症例毎にオーダーメイドの術式が可能となるセンチネルリンパ節とPETに期待がかかる．
- 術前化学療法，術前化学放射線療法の有効性は確定していない．
- 非手術療法としては放射線療法単独ではなく化学放射線療法が標準治療である．
- 手術可能例に対しても化学放射線療法が標準治療となるかが現在の焦点である．

1. 進行度診断

1) 微小転移 (micrometastasis)

従来の染色法を用いた病理学的検索では検出されない微小転移 (micrometastasis) の検出が，免疫組織学的手法により可能となった．病理学的検索でリンパ節転移がないと判定された症例でも，上皮細胞由来の表面マーカーを免疫染色することでリンパ節に微小転移が高い頻度で確認された (**表1**)．しかし，微小転移が予後に影響するかどうかについては，相反する報告がある．これらの報告の検索法は個々のリンパ節について少数の切片を検索するものであり，個々のリンパ節内のすべての微小転移を捉えたものではない．リンパ節全体の微小転移を検索するためには，切片の数を増やすことでは限界がある．そこで，切片ではなくリンパ節の全体あるいは一部を用いて，CEAやSCCなどの腫瘍マーカーのmRNAをreverse transcriptase-polymerase chain reaction (RT-PCR) を用いて測定するという方法が考案された (**表2**)．RT-PCRを用いる方法は免疫染色を用いる方法よ

表1 免疫組織学的手法によるリンパ節微小転移の検出

報告者（報告年）	マーカー	微小転移の頻度	予後への関与
Izbicki[1] (1997)	epithel	15/30	あり
Natsugoe[2] (1998)	cytokeratin	13/41 (Sq)	あり
Glickman[3] (1999)	cytokeratin	15/49 (Ad) 5/29 (Sq)	なし
Matsumoto[4] (2000)	cytokeratin	39/59 (Sq)	あり
Mueller[5] (2000)	cytokeratin	24/75 (Ad)	あり
Hosch[6] (2000)	cytokeratin	30/54	あり
Sato[7] (2001)	cytokeratin	20/50 (Sq)	なし
Komukai[8] (2002)	cytokeratin	14/32 (Sq)	あり
Nakamura[9] (2002)	cytokeratin	14/53 (Sq)	なし
Tanabe[10] (2003)	cytokeratin	12/46 (Sq)	なし

表2 RT-PCRによるリンパ節微小転移の検出

報告者（報告年）	マーカー	微小転移の頻度	予後への関与
Luketich[11]（1998）	CEA	5/10	あり
Kijima[12]（2000）	CEA	7/10	
Kano[13]（2000）	SCC	3/3	

りも微小転移の検出感度が高いと報告されている。

しかし，切除後に検索してはじめて明らかとなる指標では，予後予測因子とはなり得ても治療方針の決定に結びつく臨床的意義は少ない。そこで，術中に微小転移を検索する方法が求められ，RT-PCR を術中に用いる方法が real-time RT-PCR として報告された[14〜15]。これにより，後述する sentinel node navigation surgery との連携が可能となる。

微小転移はリンパ節だけではなく，骨髄中，末梢血中でも検索された。治療前に骨髄穿刺をすると微小転移が検出される[16]。手術中に切除した肋骨の骨髄を検索すると，より高い頻度で微小転移が検出される[17]。しかし，予後に影響するかは確定していない[18]。血液中の癌細胞そのものの検出は癌細胞の密度が低いため困難である。Nakamura らは末梢血液中の癌細胞を上皮細胞表面マーカーの抗体を用いた Immunomagnetic separation を用いて濃縮した後に検索し，38％の患者から癌細胞を検出した[19]。血液中の腫瘍マーカーの mRNA を RT-PCR で検索すると高い頻度で検出され，血液中の癌細胞の有無により食道切除後の遠隔転移の発生に有意の差を認めた[20]。

微小転移が検出された患者のすべてに転移を生じるわけではない。免疫組織学的方法で検出された微小転移が免疫抑制されたマウスに生着し増殖する能力を持つことを示す実験結果の報告[17]もあるが，免疫染色や RT-PCR で検出された微小転移が患者の体内の転移先で生着し増殖する能力を持つかは不明である。

2）センチネルリンパ節（sentinel node）

リンパ節郭清の意義について否定的な欧米では，リンパ節切除は正確な進行度診断のために行うものである。リンパ節転移の初発部位としてセンチネルリンパ節（sentinel node）という概念を導入し，これを検索することで侵襲が少なく効率的にリンパ節転移の有無を診断するという方法論が，乳癌，皮膚癌の手術を中心に広まった。乳癌においては進行度診断のために腋窩リンパ節切除が行われていたが，センチネルリンパ節生検により腋窩リンパ節郭清を省略する縮小手術が導入されるようになった。一方，わが国ではリンパ節切除は腫瘍の完全切除による予後の改善を期待している。リンパ節転移の有無と部位を術前には確実に特定できないため，リンパ節転移の可能性のある部位を一律に郭清する術式が選択されてきた。個々の症例毎にリンパ節転移の有無と部位を臨床的に予測できるようになれば，少ない侵襲で拡大郭清と同等の局所コントロールを得るオーダーメイドの術式が選択できる。そこでセンチネルリンパ節という概念を利用しようとしている。

食道癌においては，リンパ節転移が頸部，縦隔，腹部の多方向の多領域におこり，単発であってもいわゆる跳躍転移といわれる転移を起こすため，頸部，縦隔，腹部に及ぶ多領域の中からセンチネルリンパ節を特定する必要がある[21]。また，色素を tracer として用いる方法ではリンパ節を露出して肉眼的に確認する必要があり，食道癌では頸部，縦隔，腹部を広範に切開，剥離しなければな

らない。そこで、放射性同位元素で標識したコロイドを用い、集積をガンマプローブで検出してセンチネルリンパ節を検索する方法が開発された[22]。これにより、hot spot を剥離するだけでセンチネルリンパ節を摘出できる。

アメリカでは局在リンパ節転移の診断率向上のために胸腔鏡と腹腔鏡を用いたリンパ節診断の多施設臨床研究が行われ、CT や EUS などの2倍のリンパ節転移を捕らえることができたと報告された[23]。今後は胸腔鏡と腹腔鏡による検査とセンチネルリンパ節の方法論を組み合わせることで、縦隔、腹部のリンパ節転移を低侵襲で検索することが焦点となるだろう[24]。

胸部食道癌から頸部リンパ節への転移の予測には、反回神経周囲のリンパ節がセンチネルリンパ節として指標になるというに報告がある[25]。しかし、反回神経リンパ節に転移がなくても頸部リンパ節への転移があることも多い。そのような場合でも、反回神経リンパ節の微小転移を検索することで頸部リンパ節転移をより高い精度で予測できるという報告もある[26]。そこで、頸部リンパ節郭清の必要性を判断するために、術中に反回神経リンパ節の微小転移の有無を診断する必要があり、real-time RT-PCR の利用が期待される[15]。

センチネルリンパ節を進行度診断ではなく手術術式の選択に利用しようとする sentinel node navigation surgery は、慶應の北川らにより積極的に試みられている[27〜29]。欧米では、固形癌治療の雛型である乳癌で腋窩郭清の意義が否定されたのと同様に、食道癌でもリンパ節郭清に意義はないとの考え方が強い。リンパ節転移は予後判定因子であり、局所治療の対象とは考えられていない。わが国の外科医が主張するリンパ節郭清の意義を高めるためにも sentinel node navigation surgery の今後の発展が期待される。また、現在のセンチネルリンパ節の検索はリンパドレナージの経路を trace するもので、腫瘍細胞の転移経路を trace するものではない。腫瘍細胞の転移経路をより忠実に trace する方法の開発が望まれる。

3）Positron Emission Tomography（PET）

従来の CT や超音波などのような形態変化に基づく画像診断ではなく、癌細胞の特異的な代謝の変化を指標にした Positron Emission Tomography（PET）は、転移のより正確な診断に役立つとされている。遠隔転移の診断については、CT との比較で PET の方が有用であると報告された[30]。リンパ節転移の診断精度は病理学的検索の結果を基準として検証されるため、リンパ節郭清とマッピングが十分に行われない欧米でのデータはわが国のデータと比較できない。Lerut らの拡大リンパ節郭清を行った症例によるリンパ節転移の診断能についての検討では、PET は従来の CT や EUS を置き換えるものではなかった[31]。本邦の Kato らの検討でも縦隔リンパ節の診断能は低く、EUS を省略することはできない[32]。リンパ節転移の有無と部位を手術前に特定できるようになれば、個々の症例毎に少ない侵襲で拡大手術と同等の効果を得るオーダーメイドの術式が選択できるだけでなく、拡大手術が必要な症例では大きな侵襲に見合う良好な成績を得ることができることになる。

2．治療選択

1）外科切除手術

（1）リンパ節郭清

　固形癌治療上の大きな問題点は，浸潤や転移の有無と部位を特定できないことである．このため，切除手術では転移の可能性のある部位を可能な限り切除する拡大手術が選択されてきた．頸部郭清を含むいわゆる3領域郭清についての日本からの執拗な報告は，Transhiatal esophagectomyで有名なOrringerには邪教の呪文と喩えられたが，en bloc resectionのSkinnerの跡を継いだAltorkiやベルギーのLerutにより欧米でもわずかではあるが取り入れられるようになった．Altorkiは頸部郭清も行う拡大郭清の良好な成績を示したが，Discussionの最後で「手術手技や術後管理を考慮して，専門施設に限るべきだ」としている[33]．Editorial[34]では，「en blocは誰もが行うStandardとすべきではない」と記されている．胃癌におけるD2郭清ですら標準治療とするには問題があるとする欧米では，食道癌における3領域郭清などはとても標準術式にはなり得ない．

（2）胸腔鏡切除

　切除手術の侵襲を軽減するために胸腔鏡を用いた手術が盛んに行われている．Luketichは胸腔鏡と腹腔鏡による食道切除術の欧米でのリーダーとなりつつある．彼の発表[35]に対するOrringerのコメントとLerutのコメントが，欧米における胸腔鏡と腹腔鏡による食道切除術が，リンパ節郭清を行わない方法論であることを浮き彫りにしている．縦隔郭清を行わない手術では開胸創がないことが侵襲の大きな軽減となり，経裂孔食道切除の盲目的な操作に対して胸腔鏡による観察しながらの操作は，安全性の向上になる．本邦では，開胸手術と同等の郭清操作を，胸腔鏡手術においても目指している[36〜37]．このため，開胸創による侵襲は軽減できても，食道癌手術でもっとも大きな侵襲である縦隔郭清による侵襲は減らない．集学的治療による縦隔郭清の縮小と胸腔鏡手術の組み合わせが，胸腔鏡手術の意義をより生かすものとなるかもしれない．

2）手術補助療法

（1）本邦での手術補助療法

　手術療法の成績の向上のため本邦でも補助療法が行われてきた．しかし，科学的に評価可能な臨床研究は，日本臨床腫瘍研究グループ（JCOG）の食道がんグループ（JEOG）による多施設共同研究でのみ行われてきた．術後放射線療法とのランダム化比較試験（RCT）では術前術後放射線療法の有効性が見出されず[38]，術後化学療法とのRCTでは術後放射線療法の優位性が見出されず[39]，手術単独療法と術後化学療法のRCTが行われた．CDDP＋VDSでは有効性は見出されなかったが[40]，CDDP＋5-FUは無再発生存率の改善が得られた[41]．現在JEOGでは，CDDP＋5-FUによる術後化学療法と術後化学療法のRCTが行われている．本邦では多くの施設でさまざまな手術補助療法が行われているが，少ない症例数では科学的に検証可能なデータを得ることはできない．欧米の臨床研究では200例以上が登録されてはじめて評価可能な結果が得られている．早急に多施設共同研究の組織を作ることが，日本食道学会の大きな使命と考える．

(2) 術前化学療法

　補助化学療法の目的は局所制御率を上げるとともに潜在遠隔転移を治癒することである。本邦では他の臓器の癌と同様に術後に行われてきたが，欧米では術前化学療法が行われている。術前に行う意義は，術後よりも完遂率が高いこと，切除率を向上すること，有効率を確認できることである。しかし，無効例では根治切除の機会を失うことや，副作用により手術合併症や死亡率を増加させる可能性もある。

　術前化学療法のRCTの報告を表3に示す。もっとも新しい報告は，2001年のASCOでも発表された英国からの報告である[50]。40を超える施設で800人を対象とした大規模研究で，やっと有効性に有意差がでた。しかし，手術単独群の根治切除率が54％という低さであり，2群の根治切除率の差がそのまま無病生存曲線の差となって平行線をたどっている。つまり，潜在する微小転移を制御して再発率を下げる効果はないということなのか。それまで報告されたRCTでは，対象症例数が少ないためか，有意の差を見出すことは難しかった。有効性を示した唯一の報告であったオランダのRCT[47]も，学会の報告だけでその後の論文報告はない。米国での400症例を対象としたRCTでも有意差は示されず[48]，これらを含めた8件のRCTを集計したメタアナリシスでも有効性は示されなかった[51]。現在の化学療法の力では手術補助療法としての有効性を示すことは困難であることを示唆する。

(3) 術前化学放射線療法

　化学療法単独よりも局所制御率の高い化学放射線療法が術前治療の主流となりつつある。1970年代にWayne State Univ.で始められた術前化学放射線療法の臨床試験では組織学的CRを得られる

表3　術前化学療法のランダム化比較試験

報告者 （報告年）	Regimen	Evaluated patients	Resection rate (%)	Operative death (%)	Pathological CR (%)	Median survival (m)	Survival rate (%)	Statistics
Roth[42] (1988)	P/B/VD	17 19	35 (R0) 21 (R0)	12 0	5.9	9 9	25 (3-yr) 5 (3-yr)	0.34
Schlag[43] (1992)	P/F	34 41	44 (R0) 45 (R0)	19 10	5.9	10 10		0.98
Nygaard[44] (1992)	P/B	50 41	44 (R0) 37 (R0)	15 13			3 (3-yr) 9 (3-yr)	NS
Maipang[45] (1994)	P/B/VB	24 22		0 0		17 17	31 (3-yr) 36 (3-yr)	0.186
Law[46] (1997)	P/F	74 73	89 95	8.3 8.7	6.7	16.8 13.0	44 (2-yr) 31 (2-yr)	0.17
Kok[47] (1997)	P/E	74 74	85 85	0 0		18.5 11.0		0.002
Kelsen[48] (1998)	P/F	213 227	62 (R0) 59 (R0)	6.0 6.0		14.9 16.1	23 (3-yr) 26 (3-yr)	0.53
Ancona[49] (2001)	P/F	47 47	78.7 (R0) 74.4 (R0)	2.5 4.2	12.8	25 24	34 (5-yr) 22 (5-yr)	0.55
MRC[50] (2002)	P/F	400 402	60 (R0) 54 (R0)	10 10		16.8 13.3	43 (2-yr) 34 (2-yr)	0.004

P：cisplatin, B：bleomycin, VD：vindesine, F：5-fluorouracil, VB：vinblastine, E：Etoposide

ものがあり，1980年代にはWayne State Univ.を中心とした多施設共同臨床試験へと拡大された．そして，1990年代には，多くの術前化学放射線療法の臨床試験が行われるようになった．

術前化学放射線療法と切除単独群を比較したRCTの報告を表4に示す．唯一生存率に有意差を示したイギリスからの報告[54]は，切除単独群の3年生存率が6%という低さが有意差の出た理由であり，症例選択の問題点が指摘されている．Orringerの施設からのRCTの報告では，縦隔郭清を行わない経裂孔食道切除にこそ化学放射線療法の効果が期待されたのに，生存率に有意差を示せなかった[56]．しかし，3年生存率は30%対16%で術前化学放射線療法群が良好であり，症例数を増やせば有意差が出る可能性がある．この論文に対するEditorial[58]でKelsenは，全米規模で500例を予定して計画されたRCTが登録症例を集められずに中止されたとし，外科医も内科医も放射線科医も臨床試験にもっと協力すべきだと訴えている．2002年のASCOで報告されたオーストラリアの256例を集めたRCTでは，扁平上皮癌では腺癌に比べて組織学的CR率が高く，統計学的に生存率に差は見られなかったが，化学放射線療法後切除群の無再発生存率が良好だった[57]．

また，術前化学放射線療法では組織学的効果が得られた症例のみに良好な成績が得られることから，組織学的効果を切除せずに診断する方法が求められている．治療前後にPETによる集積の比較を行うことが，組織学的効果判定に有効であると報告された[59〜61]．

3）化学放射線療法

2002年12月に日本食道疾患研究会から発行された食道癌治療ガイドラインでは，切除手術と化学放射線療法が羅列してあり，標準治療は掲載されていない．切除単独群に対して明らかに勝る治療法は見い出されていないため，米国のNCIのホームページでもstandardとしてsurgeryが掲載されている．しかし，欧米では術後生存率が低く，高い手術死亡率を伴うため，多くの切除可能症例

表4 術前化学放射線療法のランダム化比較試験

報告者 （報告年）	Regimen	Radiation dose（Gy）	Evaluated patients	Resection rate（%）	Operative death（%）	Pathological CR（%）	Median survival（m）	3-yr survival rate（%）	Statistics
Nygaard[44] （1992）	P/B (con)	35	47（Sq） 41	55（R0） 37（R0）	24 13		7 6	17 9	0.3
Le Prise[52] （1994）	P/F (seq)	20	41（Sq） 45	85（R0） 84（R0）	8.5 7.0	10	10 11	19.2 13.8	0.6
Apinop[53] （1994）	P/F (con)	40	35（Sq） 34	74 100	19.2 14.7		9.7 7.4	26 20	0.4
Walsh[54] （1996）	P/F (con)	40	58（Ad） 55	88 100	9.6 3.6	22	16 11	32 6	0.01
Bosset[55] （1997）	P (seq)	37	143（Sq） 139	81（R0） 69（R0）	12.3 3.6	26	18.6 18.6	37 35	0.78
Urba[56] （2001）	P/F/VB (con)	45	50 50	90 90	2 4	28	16.9 17.6	30 16	0.15
Burmeister[57] （2002）	P/F (con)	35	256			15.1	21.7 18.5		0.38

P：cisplatin, B：bleomycin, F：5-fluorouracil, VB：vinblastine, con：concurrent, seq：sequential

に対して放射線療法が行われてきた。手術療法と放射線療法の比較試験は英国で計画されたが，登録数が得られずに失敗した。放射線療法の有効率を高めるために，基礎的研究により放射線増感作用が証明された 5-FU やシスプラチンなどの抗がん剤との併用療法が行われるようになった。Phase-II 臨床試験における化学放射線療法の良好な成績を踏まえ，放射線療法単独との比較臨床試験が行われた（表 5）。

　Wayne State Univ. を中心とした多施設共同研究グループである RTOG が行った RCT では，放射線療法単独群には 5 年生存例はなく，化学放射線療法の優位が証明された[67]。その後 RTOG では化学放射線療法のみを行い[68]，さらにすべての長期追跡結果を報告した[66]。これにより，現在では非手術療法としては化学放射線療法が標準治療と考えられている。

　また，切除後の予後は術前化学放射線療法の奏効度と相関し，組織学的 CR が得られた症例のみに良好な成績が得られることから，化学放射線療法後の切除手術の意義が疑問視され，化学放射線療法のみで治癒を目指すようになった。Harrison は "Is esophageal cancer a surgical disease?" という刺激的な題の Editorial[69] で，現在は手術が標準治療の一つだが，術前化学放射線療法との比較試験の結論が出た暁には，非手術療法との比較試験が必要だと述べている。そして，Stahl は 2001 年の ASCO で化学放射線療法後切除群と化学放射線療法単独群の臨床試験にすでに 154 人登録したと発表している[70]。2002 年の ASCO では，フランスで行われた化学放射線療法後に奏効例だけを切除する群と切除せずに化学放射線療法を継続する群に振り分ける比較試験が報告された[71]。化学放

表 5　化学放射線療法と放射線単独療法のランダム化比較試験

報告者 (報告年)	Regimen	Radiation dose (Gy)	Evaluated patients	CR rate	Median survival (m)	Survival rate (％)	Statistics
Araoujo[62] (1991)	F/M/B (con)	50 50	28 (Sq, Stage II) 31	75 58		16 (5-yr) 6 (5-yr)	0.16
Hatlevoll[63] (1992)	P/B (seq)	63 63	46 (Sq, inoperable) 51		5.5 5.5	6 (3-yr) 0 (3-yr)	0.1895
Roussel[64] (1994)	P (seq)	40 40	98 (Sq, inoperable) 96		10.5 7.8	8 (4-yr) 10 (4-yr)	0.174
Smith[65] (1998)	F/M (con)	60 60	59 (Sq, Stage I-II) 60		14.8 9.2	9 (5-yr) 7 (5-yr)	0.04
Cooper[66] (1999)	F/P (con)	50 64	61 (T1-3 N0-1 M0) 62	73 60	12.5 8.9	26 (5-yr) 0 (5-yr)	<0.001

F：5-fluorouracil, M：mitomycin C, B：bleomycin, P：cisplatin, con：concurrent, seq：sequential

表 6　化学放射線療法と化学放射線療法後手術のランダム化比較試験

報告者 (報告年)	Regimen	Radiation dose/ surgery	Evaluated patients	Resection rate (％)	Treatment related death (％)	Pathological CR (％)	Median survival (m)	2-yr survival rate (％)	Statistics
Stahl[70] (2001)	F/L/E/P F/L/E/P	40 Gy+surgery 60 Gy	150 (Sq)	85 (R0)	10.0 4.3	33			
Bedenne[71] (2002)	F/P F/P	46 Gy+surgery 46 Gy+20 Gy	259		9 1		17.7 19.3	34 40	0.56

F：5-fluorouracil, L：leucovorin, E：Etoposide P：cisplatin

射線療法継続群は化学放射線療法後切除群に劣らぬ生存率を示し，早期死亡は少なく，在院期間は短かった．

いずれにしても，化学放射線療法奏効例ではさらに切除をする意義は見い出せない．わが国ではT4食道癌に対して術前化学放射線療法でdown stagingを計り切除を目指すという外科医からの報告が多い[72]．しかし，化学放射線療法後の腫瘍残存部位の検討からは，腫瘍最深部の腫瘍が消失し，切除可能部位だけに腫瘍が残存するという外科医にとって都合のいい想像が幻想であることを示している[73]．今後は切除可能例であっても化学放射線療法により治癒を追求し，失敗例にsalvage surgeryの可能性を検討するなどが考えられる[74〜75]．

■参考文献

1) Izbicki JR, Hosch SB, Pichlmeier U, et al：Prognostic value of immunohistochemically identifiable tumor cells in lymph nodes of patients with completely resected esophageal cancer. N Engl J Med 337：1188-1194, 1997
2) Natsugoe S, Mueller J, Stein HJ, et al：Micrometastasis and tumor cell microinvolvement of lymph nodes from esophageal squamous cell carcinoma：frequency, associated tumor characteristics, and impact on prognosis. Cancer 83：858-866, 1998
3) Glickman JN, Torres C, Wang HH, et al：The prognostic significance of lymph node micrometastasis in patients with esophageal carcinoma. Cancer 85：769-778, 1999
4) Matsumoto M, Natsugoe S, Nakashima S, et al：Clinical significance of lymph node micrometastasis of pN0 esophageal squamous cell carcinoma. Cancer Lett 153：189-197, 2000
5) Mueller JD, Stein HJ, Oyang T, et al：Frequency and clinical impact of lymph node micrometastasis and tumor cell microinvolvement in patients with adenocarcinoma of the esophagogastric junction. Cancer 89 (9)：1874-1882, 2000
6) Hosch S, Kraus J, Scheunemann P, et al：Malignant potential and cytogenetic characteristics of occult disseminated tumor cells in esophageal cancer. Cancer Res 60：6836-6840, 2000
7) Sato F, Shimada Y, Li Z, et al：Lymph node micrometastasis and prognosis in patients with oesophageal squamous cell carcinoma. Br J Surg 88：426-432, 2001
8) Komukai S, Nishimaki T, Suzuki T, et al：Significance of immunohistochemical nodal micrometastasis as a prognostic indicator in potentially curable oesophageal carcinoma. Br J Surg 89：213-219, 2002
9) Nakamura T, Ide H, Eguchi R, et al：Clinical implications of lymph node micrometastasis in patients with histologically node-negative (pN0) esophageal carcinoma. J Surg Oncol 79：224-229, 2002
10) Tanabe T, Nishimaki T, Watanabe H, et al：Immunohistochemically detected micrometastasis in lymph nodes from superficial esophageal squamous cell carcinoma. J Surg Oncol 82：153-159, 2003
11) Luketich JD, Kassis ES, Shriver SP, et al：Detection of micrometastases in histologically negative lymph nodes in esophageal cancer. Ann Thorac Surg 66：1715-1718, 1998
12) Kijima F, Natsugoe S, Takao S, et al：Detection and clinical significance of lymph node micrometastasis determined by reverse transcription-polymerase chain reaction in patients with esophageal carcinoma. Oncology 58：38-44, 2000
13) Kano M, Shimada Y, Kaganoi J, et al：Detection of lymph node metastasis of oesophageal cancer by RT-

nested PCR for SCC antigen gene mRNA. Br J Cancer 82：429-435, 2000

14）Raja S, Luketich JD, Kelly LA, et al：Rapid, quantitative reverse transcriptase-polymerase chain reaction：application to intraoperative molecular detection of occult metastases in esophageal cancer. J Thorac Cardiovasc Surg 123：475-482；discussion 482-483, 2002

15）Yoshioka S, Fujiwara Y, Sugita Y, et al：Real-time rapid reverse transcriptase-polymerase chain reaction for intraoperative diagnosis of lymph node micrometastasis：clinical application for cervical lymph node dissection in esophageal cancers. Surgery 132：34-40, 2002

16）Thorban S, Rosenberg R, Busch R, et al：Epithelial cells in bone marrow of oesophageal cancer patients：a significant prognostic factor in multivariate analysis. Br J Cancer 83：35-39, 2000

17）O'sullivan GC, Sheehan D, Clarke A, et al：Micrometastases in esophagogastric cancer：high detection rate in resected rib segments. Gastroenterology 116：543-548, 1999

18）Bonavina L, Soligo D, Quirici N, et al：Bone marrow-disseminated tumor cells in patients with carcinoma of the esophagus or cardia. Surgery 129：15-22, 2001

19）Nakamura T, Yasumura T, Hayashi K, et al：Immunocytochemical detection of circulating esophageal carcinoma cells by immunomagnetic separation. Anticancer Res 20：4739-4744, 2000

20）Nakashima S, Natsugoe S, Matsumoto M, et al：Clinical significance of circulating tumor cells in blood by molecular detection and tumor markers in esophageal cancer. Surgery 133：162-169, 2003

21）Matsubara T, Ueda M, Kaisaki S, et al：Localization of initial lymph node metastasis from carcinoma of the thoracic esophagus. Cancer 89：1869-1873, 2000

22）Yasuda S, Shimada H, Chino O, et al：Sentinel lymph node detection with Tc-99 m tin colloids in patients with esophagogastric cancer. Jpn J Clin Oncol 33：68-72, 2003

23）Krasna MJ, Reed CE, Nedzwiecki D, et al：CALGB 9380：a prospective trial of the feasibility of thoracoscopy/laparoscopy in staging esophageal cancer. Ann Thorac Surg 71：1073-1079, 2001

24）Kitagawa Y, Ohgami M, Fujii H, et al：Laparoscopic detection of sentinel lymph nodes in gastrointestinal cancer：a novel and minimally invasive approach. Ann Surg Oncol 8：86S-89S, 2001

25）Shiozaki H, Yano M, Tsujinaka T, et al：Lymph node metastasis along the recurrent nerve chain is an indication for cervical lymph node dissection in thoracic esophageal cancer. Dis Esophagus 14：191-196, 2001

26）Sato F, Shimada Y, Li Z, et al：Paratracheal lymph node metastasis is associated with cervical lymph node metastasis in patients with thoracic esophageal squamous cell carcinoma. Ann Surg Oncol 9：65-70, 2002

27）Kitagawa Y, Kubota T, Ando N, et al：Sentinel node navigation for esophageal, gastric and colorectal cancer. Proceedings for ASCO, 2001

28）Kitagawa Y, Fujii H, Mukai M, et al：Intraoperative lymphatic mapping and sentinel lymph node sampling in esophageal and gastric cancer. Surg Oncol Clin N Am 11：293-304, 2002

29）Kitagawa Y, Kitajima M：Gastrointestinal cancer and sentinel node navigation surgery. J Surg Oncol 79：188-193, 2002

30）Meltzer CC, Luketich JD, Friedman D, et al：Whole-body FDG positron emission tomographic imaging for staging esophageal cancer comparison with computed tomography. Clin Nucl Med 25：882-887, 2000

31) Lerut T, Flamen P, Ectors N, et al : Histopathologic validation of lymph node staging with FDG-PET scan in cancer of the esophagus and gastroesophageal junction : A prospective study based on primary surgery with extensive lymphadenectomy. Ann Surg 232 : 743-752, 2000

32) Kato H, Kuwano H, Nakajima M, et al : Comparison between positron emission tomography and computed tomography in the use of the assessment of esophageal carcinoma. Cancer 94 : 921-928, 2002

33) Altorki N, Skinner D : Should en bloc esophagectomy be the standard of care for esophageal carcinoma? Ann Surg 234 : 581-587, 2001

34) Kaiser LR : Is there a "standard of care" operation for esophageal cancer? Ann Surg 234 : 588-589, 2001

35) Luketich JD, Schauer PR, Christie NA, et al : Minimally invasive esophagectomy. Ann Thorac Surg 70 : 906-912, 2000

36) Akaishi T, Kaneda I, Higuchi N, et al : Thoracoscopic en bloc total esophagectomy with radical mediastinal lymphadenectomy. J Thorac Cardiovasc Surg 112 : 1533-1540 ; discussion 1540-1541, 1996

37) Osugi H, Takemura M, Higashino M, et al : A comparison of video-assisted thoracoscopic oesophagectomy and radical lymph node dissection for squamous cell cancer of the oesophagus with open operation. Br J Surg 90 : 108-113, 2003

38) Iizuka T, Ide H, Kakegawa T, et al : Preoperative Radioactive Therapy for Esophageal Carcinoma : Randomized Evaluation Trial in Eight Institutions. Chest 3 : 1054-1058, 1988

39) Japanese Esophageal Oncology Group : A Comparison of Chemotherapy and Radiotherapy as Adjuvant Treatment to Surgery for Esophageal Carcinoma. Chest 104 : 203-207, 1993

40) Ando A, Iizuka T, Kakegawa T, et al : A Randomized Trial of Surgery with and without Chemotherapy for Localized Squamous Carcinoma of the Thoracic Esophagus : The Japan Clinical Oncology Group Study. J Thorac Cardiovasc Surg. 114 : 205-209, 1997

41) Ando N, Iizuka T, Ide H, et al : A randomized trial of surgery alone vs surgery plus postoperative chemotherapy with cisplatin and 5-fluorouracil for localized squamous carcinoma of the thoracic esophagus : The Japan Clinical Oncology Group Study (JCOG9204). Proceedings of the ASCO, 1999

42) Roth JA, Pass HI, Flanagan MM, et al : Randomized clinical trial of preoperative and postoperative adjuvant chemotherapy with cisplatin vindesine, and bleomycin for carcinoma of the esophagus. J Thorac Cardiovasc Surg 96 : 242-248, 1988

43) Nygaard B, Soes-Petersen U, Hoilund-Carlsen PF, et al : Pre-operative radiotherapy prolongs survival in operable esophageal carcinoma : a randomized, multicenter study of pre-operative radiotherapy and chemotherapy. The second Scandinavian trial in esophageal cancer. World J Surg 16 : 1104-1109 ; discussion 1110, 1992

44) Schlag PM : Randomized trial of preoperative chemotherapy for squamous cell cancer of the esophagus. The Chirurgische Arbeitsgemeinschaft fuer Onkologie der Deutschen Gesellschaft fuer Chirurgie study group. Arch Surg 127 : 1446-1450, 1992

45) Maipang T, Vasinanukorn P, Petpichetchian C, et al : Induction chemotherapy in the treatment of patients with carcinoma of the esophagus. J Surg Oncolog 56 : 191-197, 1994

46) Law S, Fok M, Chow S, et al : Preoperative chemotherapy versus surgical therapy alone for squamous cell carcinoma of the esophagus : a prospective randomized trial. J Thorac Cardiovasc Surg 114 : 210-

217, 1997

47) Kok TC, van Lanschot J, Siersema PD, et al：Neoadjuvant chemotherapy in operable esophageal squamous cell cancer：final report of a phase III multicenter randomized controlled trial. The Rotterdam esophageal tumor study group. Proceedings of ASCO 16：277a, 1997

48) Kelsen PD, Ginsberg R, Pajak TF, et al：Chemotherapy followed by surgery compared with surgery alone for localized esophageal cancer. N Engl J Med 339：1979-1984, 1998

49) Ancona E, Ruol A, Santi S, et al：Only pathologic complete response to neoadjuvant chemotherapy improves significantly the long term survival of patients with resectable esophageal squamous cell carcinoma：final report of a randomized, controlled trial of preoperative chemotherapy versus surgery alone. Cancer 91：2165-2174, 2001

50) Medical Research Council Oesophageal Cancer Working Group：Surgical resection with or without preoperative chemotherapy in oesophageal cancer：a randomized controlled trial. Lancet 359：1727-1733, 2002

51) Urschel JD, Vasan H, Blewett CJ：A meta-analysis of randomized controlled trials that compared neoadjuvant chemotherapy and surgery to surgery alone for resectable esophageal cancer. Am J Surg 183：274-279, 2002

52) Le Prise E, Etienne PL, Meunier B, et al：A randomized study of chemotherapy, radiation therapy, and surgery versus surgery for localized squamous cell carcinoma of the esophagus. Cancer 73：1779-1784, 1994

53) Apinop C, Puttisak P, Preecha N：A prospective study of combined therapy in esophageal cancer. Hepato-Gastroenterol 41：391-393, 1994

54) Walsh TN, Noonan N, Hollywood D, et al：A comparison of multimodal therapy and surgery for esophageal adenocarcinoma. N Engl J Med 335：462-467, 1996

55) Bosset JF, Gignoux M, Triboulet JP, et al：Chemoradiotherapy followed by surgery compared with surgery alone in squamous cell cancer of the esophagus. N Engl J Med 337：161-167, 1997

56) Urba S, Orringer M, Turrisi A, et al：Randomized trial of preoperative chemoradiation versus surgery alone in patients with locoregional esophageal carcinoma. J Clin Oncol 19：305-313, 2001

57) Burmeister BH, Smithers BM, Fitzgerald L, et al：A randomized phase III trial of preoperative chemoradiation followed by surgery (CR-S) versus surgery alone (S) for localized resectable cancer of the esophagus. Proceedings of ASCO 518, 2002

58) Kelsen D：Preoperative chemoradiotherapy for esophageal cancer. J Clin Oncol 19：283-285, 2001

59) Brucher BL, Weber W, Bauer M, et al：Neoadjuvant therapy of esophageal squamous cell carcinoma：response evaluation by positron emission tomography. Ann Surg 233：300-309, 2001

60) Kato H, Kuwano H, Nakajima M, et al：Usefulness of positron emission tomography for assessing the response of neoadjuvant chemoradiotherapy in patients with esophageal cancer. Am J Surg 184：279-283, 2002

61) Flamen P, Van Cutsem E, Lerut A, et al：Positron emission tomography for assessment of the response to induction radiochemotherapy in locally advanced oesophageal cancer. Ann Oncol 13：361-368, 2002

62) Araujo CM, Souhami L, Gil RA, et al：A randomized trial comparing radiation therapy versus concomi-

tant radiation therapy and chemotherapy in carcinoma of the thoracic esophagus. Cancer 67 : 2258-2261, 1991

63) Hatlevoll R, Hagen S, Hansen HS, et al : Bleomycin/cis-platin as neoadjuvant chemotherapy before radical radiotherapy in localized, inoperable carcinoma of the esophagus. A prospective randomized multi-center study : the second Scandinavian trial in esophageal cancer. Radiother Oncol 24 : 114-116, 1992

64) Roussel A, Haegele P, Paillot B, et al : Results of the EORTC-GTCCG phase III trial of irradiation vs irradiation and CDDP in inoperable esophageal cancer. Proceedings of ASCO 199 : 583, 1994

65) Smith TJ, Ryan LM, Douglass HO Jr, et al : Combined chemoradiotherapy vs. radiotherapy alone for early stage squamous cell carcinoma of the esophagus : a study of the Eastern Cooperative Oncology Group. Int J Radiat Oncol Biol Phys 42 : 269-276, 1998

66) Cooper JS, Guo MD, Herskovic A, et al : Chemoradiotherapy of locally advanced esophageal cancer : long-term follow-up of a prospective randomized trial (RTOG 85-01). Radiation Therapy Oncology Group. JAMA 281 : 1623-1627, 1999

67) Herskovic A, Martz K, al-Sarraf M, et al : Combined chemotherapy and radiotherapy compared with radiotherapy alone in patients with cancer of the esophagus. N Engl J Med 326 : 1593-1598, 1992

68) al-Sarraf M, Martz K, Herskovic A, et al : Progress report of combined chemoradiotherapy versus radiotherapy alone in patients with esophageal cancer : an intergroup study. J Clin Oncol 15 : 277-284, 1997

69) Harrison LE : Is esophageal cancer a surgical disease? J Surg Oncol 75 : 227-231, 2000

70) Stahl M, Wilke H, Preusser P, et al : Preoperative chemoradiation followed by surgery versus definitive chemoradiation without surgery in the treatment of patients with locally advanced squamous cell carcinoma (LA-SCC) of the esophagus : First report of a German multicenter study. Proceedings of ASCO 648, 2001

71) Bedenne L, Michel P, Bouche O, et al : Randomized phase III trial in locally advanced esophageal cancer : radiochemotherapy followed by surgery versus radiochemotherapy alone (FFCD 9102). Proceedings of ASCO 518, 2002

72) Ikeda K, Ishida K, Sato N, et al : Chemoradiotherapy followed by surgery for thoracic esophageal cancer potentially or actually involving adjacent organs. Dis Esophagus 14 : 197-201, 2001

73) Yamamoto M, Doki Y, Shiozaki H, et al : Evaluation of the histologic effect of chemoradiation therapy for squamous cell carcinomas of the esophagus by assessing morphologic features of surgical specimens. Dis Esophagus 13 (4) : 293-300, 2000

74) Murakami M, Kuroda Y, Matsusue S, et al : Treatment results of esophageal carcinoma of clinical T3, T4 M0 : historical comparison between neoadjuvant chemoradiotherapy followed by surgery or definitive radiotherapy and conventional surgery. Oncol Rep 7 : 571-578, 2000

75) Swisher SG, Wynn P, Putnam JB, et al : Salvage esophagectomy for recurrent tumors after definitive chemotherapy and radiotherapy. J Thorac Cardiovasc Surg 123 : 175-183, 2002

日月　裕司　国立がんセンター中央病院　食道外科

Ⅲ. 各論―食道

4. 除菌後 GERD の follow-up

ポイント

- 除菌後 GERD は，除菌成功症例の 10％前後で起こる。
- 体部胃炎，食道裂孔ヘルニアを有する患者や除菌後体重増加をきたす患者は，除菌後 GERD 発生の可能性が高く，慎重な follow-up が必要である。
- 除菌後 GERD の治療は，プロトンポンプインヒビターの投与が中心で，H_2 受容体拮抗薬の間欠投与も行われる。
- 除菌後 GERD は軽症が多く，grade C や D に増悪する症例はほとんどない。
- grade A のものでは半数以上が無投薬で経過観察可能である。
- 除菌後下部食道の組織学的変化は，除菌後 1 ヵ月では食道炎の所見を認めるが 1 年後は改善しており，胃酸に対するアダプテーションが起こっている可能性がある。

Helicobacter pylori（*H. pylori*）除菌後，逆流性食道炎や胸やけ症状が出現する，いわゆる除菌後胃食道逆流症（Gastro-esophageal reflux disease, GERD）は，*H. pylori* 除菌の問題点のひとつと考えられ，2003 年に出された日本ヘリコバクター学会の診断と治療のガイドラインにも明記されている[1]。現状では除菌治療のメリットを上回るものではないと考えられているが，10％前後で存在するのは事実であり，今後その follow-up は重要と考えられる。

本稿では，除菌後 GERD の頻度と病態について，われわれの成績もあわせて報告し，治療法を含めた除菌後 GERD の follow-up について考察する。

1. 除菌後 GERD の頻度と病態―われわれの成績も含めて―

Labenz らは，十二指腸潰瘍患者 244 名を対象として，3 年の経過観察で 25.8％の除菌後 GERD を報告し，なかでも体部胃炎が有する症例で起こりやすかったとしている[2]。また，Hamada らは，日本人の十二指腸潰瘍，胃潰瘍，胃炎患者 286 名を対象として，3 年間の経過観察で 12.6％の除菌後 GERD を報告し，体部萎縮性胃炎，食道裂孔ヘルニアを有する症例でその頻度が増加するとしている[3]。実際体部胃炎患者では胃酸分泌低下を認め，除菌後酸分泌亢進することが報告されており，この酸分泌の回復が除菌後 GERD の一因と考えられている[4]。また，食道裂孔ヘルニアは，下部食道括約筋部の機能障害により，食道の逆流防止機構と食道から胃への排泄能の障害を引き起こし，酸逆流が起こりやすいと考えられている。

われわれは，胃潰瘍 114 例，十二指腸潰瘍 79 例，Non-ulcer dyspepsia（NUD）71 例，合計 264 例（平均年齢 55.1±12.2 歳）を対象として，除菌前，除菌後 1 ヵ月，1 年に上部内視鏡検査を行い，GERD の発生および胃液 pH の変化を検討した（平均観察期間 26.3±18.2 ヵ月）。また，体部小弯から生検を行い，ペプシノーゲン I／II 比による萎縮を評価した。

除菌後 GERD は 27 例（10.2％）に認められ，内訳は Los Angeles 分類 Grade A 81.5％（22／27），

Grade B 18.5％（5/27）とすべて軽症であった。疾患別発生率は胃潰瘍 11.4％（13/114），十二指腸潰瘍 11.4％（9/79），NUD 7.0％（5/71）で各群間に差は認めなかった。除菌前後の胃液 pH は，胃潰瘍および NUD で除菌後 1 ヵ月と 1 年で有意に低下したが（p＜0.0001），十二指腸潰瘍は差を認めなかった（図 1）。除菌後 GERD の発生した症例の背景因子を検討したことろ，われわれの検討でも食道裂孔ヘルニアは有意差を認め，除菌後 GERD を認めた群では 40.7％（11/27）に対し，認めなかった群では 15.6％（37/237）であった（表 1）。今回の検討では，体部胃炎やペプシノーゲン I／II 比による萎縮では有意差を認めなかったが，胃潰瘍や NUD などの体部萎縮症例における酸分泌の回復は事実であり，体部胃炎や食道裂孔ヘルニアのある症例は，除菌後 GERD が起こる可能性が高く，除菌後の follow-up は慎重に行うべきと考えられた。

その他の除菌後 GERD の要因としては，胃液中のアンモニア濃度の低下により，食道でのアンモニアによる胃酸緩衝作用がなくなることが考えられている。また，日本人でも除菌後の体重増加が報告されており[5]，肥満や脂肪摂取が GERD の一因とすれば，除菌による肥満も除菌後 GERD の要因と考えられる。

2．除菌後 GERD の治療

上述のように，除菌後 GERD は酸分泌の回復が主要因と考えられるため，通常の GERD と同様酸分泌抑制剤が中心となる。しかしながら，除菌後 GERD は，通常の GERD と異なる点もあり，

図 1　除菌前後の胃液 pH の変化

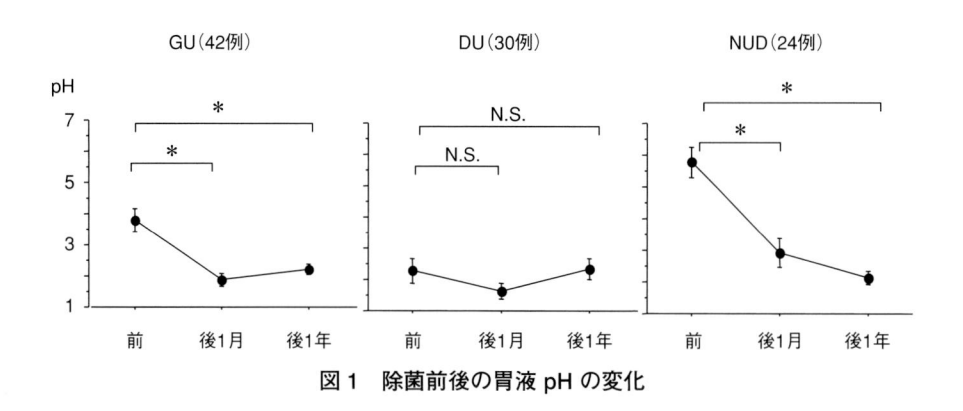

表 1　除菌後 GERD の有無と背景因子との関係

	GERD あり	GERD なし	
症例数	27	237	
年齢	57.0±11.3	54.8±12.3	N.S.
男：女	3.5：1	2.3：1	N.S.
多核球浸潤	1.00±0.89	1.03±0.93	N.S.
単核球浸潤	2.05±0.83	1.84±0.83	N.S.
萎縮	1.23±1.03	1.29±1.11	N.S.
PG I／II 比	3.76±1.47	3.54±1.61	N.S.
ヘルニアあり	11/27（40.7％）	37/237（15.6％）	p＜0.005

いくつかの注意点が必要である。

食道裂孔ヘルニアを有する例での胃酸逆流の原因は，一過性下部食道括約部弛緩（transient lower esophagieal sphincter relaxation：TLESR）のみならず，swallow-associated normal LES relaxation（SANLESR）や low LES pressure であり[6〜7]，胃酸逆流は日中の食後に起こる場合が多い。H_2受容体拮抗薬（H_2RA）は，夜間の酸分泌抑制効果は強いが，日中食後の酸分泌抑制効果は弱いのに対して，プロトンポンプインヒビター（PPI）は，日中食後の酸分泌抑制効果は強い。したがって，一番症例が多いと考えられる食道裂孔ヘルニアを伴った除菌後 GERD では，日中食後の胃酸逆流の症状を抑えるために，PPI を用いるほうがよいと考えられる。

その一方，われわれの報告も含め，除菌後 GERD は grade A〜B の軽症例が多く[3]，また除菌後早期に出現する GERD は，一過性の酸分泌回復による症状で長期間続かない場合もある。このような場合には，PPI の長期服用よりも，H_2RA の間欠投与が有効な場合が多い。PPI は酸分泌抑制効果は強力であるが，その効果発現には投与開始後かなりの時間がかかる。しかしながら，H_2RA は投与後 2〜3 時間で十分な酸分泌抑制効果が出現する。したがって，除菌後 GERD の症状がでたとき，間欠的に H_2RA を内服してもらうことは有用と考えられる。実際の臨床において，胃潰瘍あるいは十二指腸潰瘍患者は，潰瘍再発を心配しており，除菌治療前まで続けていた酸分泌抑制剤を中止することに抵抗を示すことがある。そのような不安の強い患者に対しては，除菌後 GERD の対応も含めて，H_2RA を頓服で処方する場合があり，除菌後早期の GERD 症状に有効であった症例を経験している。

われわれの施設で経験した除菌後 GERD 27 例のうち，13 例において 2 年以上の定期的な follow-up がされている。除菌後 GERD の重症度が grade B であった 5 例のうちでは 4 例が follow-up され，2 例は PPI 継続投与により grade A へと改善しているが，2 例は H_2RA 継続投与であるが grade B のままであった（**図 2**）。また，grade A であった 22 例のうちでは 9 例が follow-up され，そのうち 5 例（5/9 55.6％）は無投薬で症状も内視鏡所見も改善している。残りの 4 例のうち 2 例は PPI 継続投与，2 例は H_2RA 頓服投与（症状時のみ内服）がなされ，いずれも grade A のままであった。除菌後 GERD の重症度が grade B であった患者の脱落率が 20％（1/5）であるのに対して，grade A の脱落率が 59.1％（13/22）であることから，grade A で脱落した 13 例のうち何例かは症状が改善したために来院しなくなったものと考え，無投薬で症状が改善したものは 55.9％よりも多いと予測する。すべての症例において grade C や D に増悪したものはなかった。また，最長 5 年の経過観察を行った 2 例を含め，バレット食道になったものは認めなかった。

除菌後 GERD が grade B のものは，残念ながら PPI あるいは H_2RA の継続投与が必要となる可能性が高いが，その割合は除菌症例全体の 1.9％（5/264）とわずかであり，grade A のものは 7 割近くが無投薬で無症状になると予測された。

3．除菌後のバレット食道，食道腺癌

欧米ではバレット食道を背景とした食道腺癌の増加が報告されている[8]。スウェーデンの大規模な研究では，逆流症状のある患者は 7.7 倍の頻度で食道腺癌に罹りやすく，さらに重度の長期間に

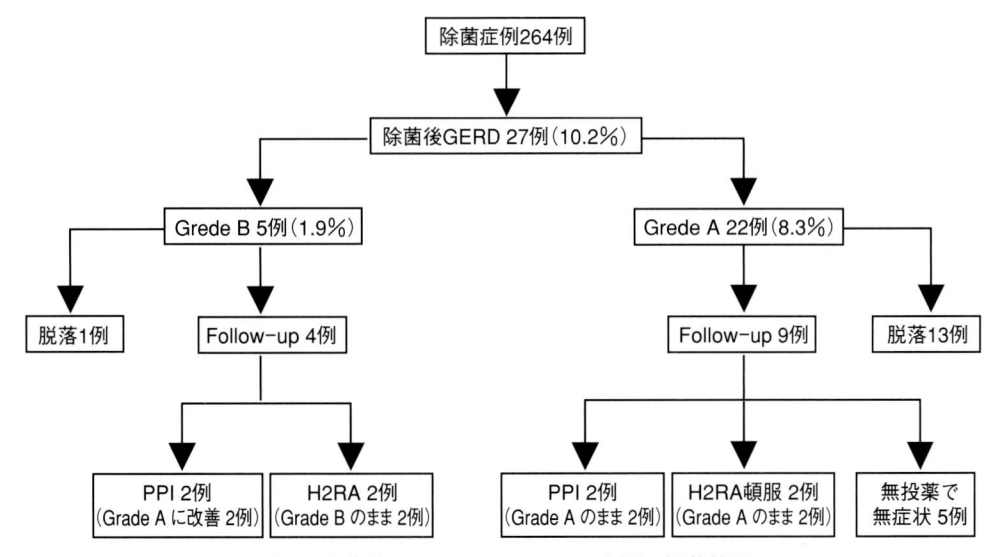

```
                        除菌症例264例
                             │
                             ▼
                  除菌後GERD 27例（10.2%）
                    ┌────────┴────────┐
                    ▼                 ▼
           Grede B 5例（1.9%）    Grede A 22例（8.3%）
           ┌────┴────┐            ┌────┴────┐
           ▼         ▼            ▼         ▼
        脱落1例   Follow-up 4例  Follow-up 9例  脱落13例
                 ┌──┴──┐        ┌───┼───┐
                 ▼     ▼        ▼   ▼   ▼
              PPI 2例 H2RA 2例  PPI 2例 H2RA頓服 2例 無投薬で
           (Grade Aに (Grade Bの (Grade Aの (Grade Aの  無症状 5例
            改善 2例)  まま 2例)  まま 2例)  まま 2例)
```

図2　除菌後 GERD の follow-up 症例の投薬状況

わたる逆流症状を有する患者では 43.5 倍に増加することが報告されている[9]。また，バレット食道のほとんどが逆流性食道炎の終末像であり[10]，GERD→バレット食道→dysplasia→食道腺癌のシークエンスが遺伝子変化のレベルで証明されている[11]。したがって，GERD は確かに食道腺癌の母地となり得る。

2000 年に出された日本ヘリコバクター学会が報告した診断と治療のガイドラインでは，「*H. pylori* 除菌により GERD の増悪，あるいはバレット食道の増加，それを背景に下部食道腺癌の増加の可能性も推測されているので，現時点では本疾患（GERD のこと）を除菌治療の対象とせず，その意義について今後の検討が必要である」となっていた[12]。それに対して，2003 年改訂版では，「*H. pylori* 除菌により GERD の増悪，バレット食道の増加，それを背景とした下部食道腺癌の増加が懸念されたが，現時点ではその可能性は低いと考えられる」と変更された[1]。また，統計学的な解析では除菌をしないことによる胃癌発生の危険性と，除菌による食道腺癌発生の危険性を比較し，死亡のリスクで除菌をしないほうが 15～30 倍高いと報告されている[13]。すなわち，除菌後 GERD は食道腺癌の発生母地にはなり得るが，その頻度は低いと考えられている。

4．除菌後の食道下部における組織学的変化

除菌後 GERD は症例は少なく，程度によるばらつきがあるので，除菌後 GERD を発生しなかった症例において，除菌後の下部食道における組織学的変化を検討した。*H. pylori* 陽性（172 例），除菌後 1 ヵ月（83 例），1 年（33 例），2 年（28 例），3 年（19 例），4 年（16 例），5 年（9 例）の症例を対象とし，食道扁平円柱上皮接合部の 2 cm 口側のびらんを除いた背景粘膜より 1 ヵ所生検を行い，逆流性食道炎の病理学的指標である基底細胞層（A）および乳頭（B）の重層扁平上皮（C）に対する割合を測定した。図 3 において，A/C が基底細胞層の割合で，15% 以下が正常であり，B/

Cが乳頭の割合で，50〜70％以下が正常とされている[14〜15]。基底細胞層は，除菌前と比べ除菌後1ヵ月において有意（$p<0.005$）に高値を示し，除菌後食道下部における炎症の存在が示唆された（図4）。しかしながら，除菌後1年以上では有意差を認めず，除菌後5年では除菌前とかわらない状態となった。さらに，同一症例において除菌前，除菌後1ヵ月，1年と連続して生検できた12例について検討した（図5）。乳頭および基底細胞層はどちらも除菌後1ヵ月において除菌前に比べて有意（$p<0.05$）に高値を示したが，1年では除菌前と差を認めなかった。高橋らも除菌後1ヵ月には，下部食道の病理組織学的な炎症所見は有意に上昇していたが，除菌後3ヵ月には下降し，除菌前と差を認めなかったと報告している[16]。これらは食道粘膜の酸に対するアダプテーション（適応）が起こったのではないかと考えている。高橋らも考察しているように，アルコールを投与するとはじめは胃粘膜傷害が起きるが，2回目以降は傷害が軽減されるアダプティブサイトプロテクションは広く知られている現象だが，それと同様の反応が除菌GERDでも起こっている可能性がある。すなわち除菌後の胃酸分泌回復により，除菌後1ヵ月では内視鏡的にはっきりしなくても食道炎が起こっているが，それらは一過性の変化であり，1年後には改善していると考えられた。

ただし，除菌後GERDの長期予後に関しては不明の点が多く今後さらなる検討が必要である。

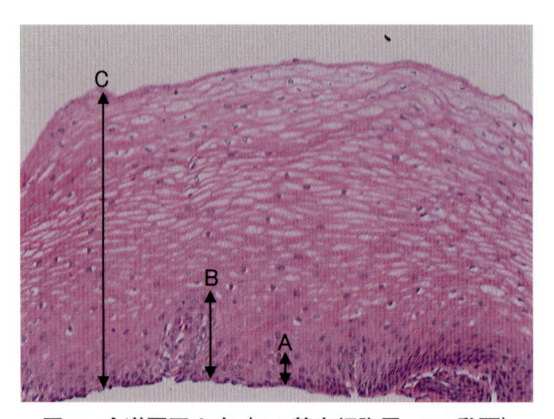

図3 食道扁平上皮（A：基底細胞層，B：乳頭）

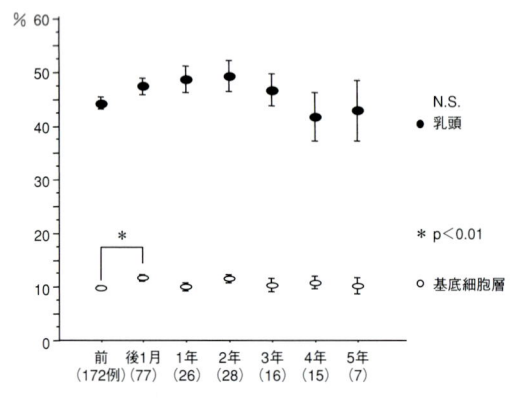

図4 除菌後GERDのない症例における乳頭および基底細胞層（対応なし）

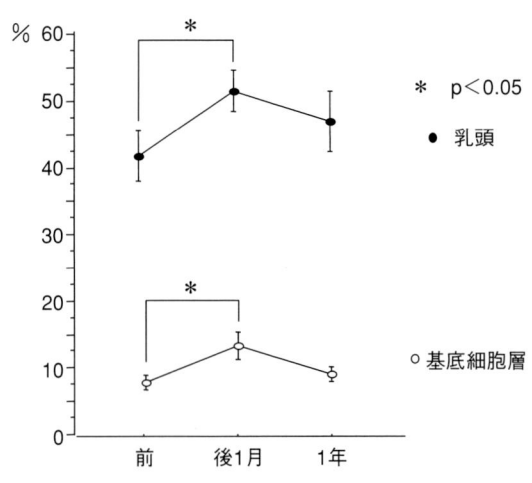

図5 除菌前後の GERD のない症例における乳頭および基底細胞層（対応あり N=12）

■参考文献
1） 日本ヘリコバクター学会ガイドライン作成委員会：*H. pylori* 感染の診断と治療のガイドライン 2003 年改訂版，日本ヘリコバクター学会誌，4；16，2003
2） Labenz J, Blum AL, Bayerdorffer E, et al：Curing *Helicobacter pylori* infection in patients with duodenal ulcer may provoke reflux esophagitis, Gastroenterology 112：1442-1447, 1997
3） Hamada H, Haruma K, Mihama M, et al：High incidence of reflux esophagitis after eradication therapy for *H. pylori*：impacts of hiatal hernia and corpus gastrins, Aliment Pharmacol Ther 14：729-735, 2000
4） Koike T, Ohara T, Sekine H, et al：Increased gastric acid secretion after *H. pylori* eradication may be a factor for developing reflux oesophagitis. Aliment Pharmacol Ther 15：813-820, 2001
5） Fujiwara Y, Higuchi K, Arafa UA, et al：Long-term effect of Helicobacter pylori eradication on quality of life, body mass index, and newly developed diseases in Japanese patients with peptic ulcer disease Hepatogastroenterology 49：1298-1302, 2002
6） Van Hermaarden MA, Samson M, Smout AJPM：Excess gastroesophageal reflux in patients with hiatus hernia is caused by mechanisms other than transient LES relaxation, Gastroenterology 119：1439-1446, 2000
7） Amano K, Adachi K, Kinoshita Y, et al：Role of hiatus hernia and gastric mucosal atrophy in the development of reflux esophagitis in the elderly. J Gastroenterol Hepatol 16：132-136, 2001
8） Para M, Cameron AJ, Trastek VF, et al：Increasing incidence of adenocarcinoma of the esophagus and esophagogastric junction. Gastroenterology 104：510-513, 1993
9） Lagergren J, Bergstrom R, Lindgren A, et al：Symptomatic gasroesophageal reflux as a risk factor for esophageal adenocarcinoma. N Engl J Med 340：825-831, 1999
10） Bremner CG, Lynch VP, Ellis FH Jr, et al：Barrett's esophagus：dongenital or acquired? An experimental study of esophageal mucosal regeneration in the dog. Surgery 68：209-516, 1970
11） 西巻　正，海部　勉，牧野成人，他：Barrett 食道．Surgery Frontier 7：7-13, 2000

12) 日本ヘリコバクター学会ガイドライン作成委員会：H. pylori 感染の診断と治療のガイドライン．日本ヘリコバクター学会誌 2：2-12, 2000
13) 中島滋美, 服部隆則, 馬場忠雄：H. pylori 除除菌後の逆流生食道炎の発生機序と食道腺癌のリスク, 日本ヘリコバクター学会誌 3：4-11, 2001
14) Brown LF, Goldman H, Antonioli DA：Intraepithelial eosinophils in endoscopic biopsies of adults with reflux esophagitis, Am J Surg Pathol 8：899-905, 1984
15) DiGiorgio CJ, Orenstein SR, Shalaby TM, et al：Quantitative computer-assisted image analysis of suction biopsy in pediatric gastroesophageal reflux, Pediatr Pathol 14：653-664, 1994
16) 高橋盛男, 高田博伸, 桑山 肇：H. pylori 除菌の下部食道に与える短期的影響と長期的影響．Helicobacter Research 5：358-362, 2001

白坂　大輔　神戸大学糖尿病消化器腎臓病学内科

III. 各　論―胃

1. 胃炎と発癌

ポイント

- *H. pylori* 感染は分化型胃癌と未分化型胃癌との両方に関与しているといわれており，より分化型腺癌と強い相関があるとされている。また，EMR 後の *H. pylori* の除菌により有意に異所性再発胃癌が抑制されることが報告されている。
- *H. pylori* が産生する CagA 蛋白が type 4 型分泌機構により，胃上皮細胞内に送り込まれたのち，チロシンリン酸化を受け細胞内の転写因子を活性化することで，細胞増殖作用を示すことが明らかとなった。しかし，*H. pylori* 由来因子により直接的に胃粘膜上皮細胞の癌抑制遺伝子の不活性化や癌遺伝子の活性化が起こっているのかは不明であり，今後の研究課題であると思われる。
- 胃癌と遺伝子異常に関する研究や発癌の risk factor としての種々のサイトカインの polymorphism や慢性萎縮性胃炎の中でも，特に胃癌の high risk group としてとらえることのできる内視鏡像の検討がこれからの課題と考えられる。

1983 年に Marshall と Warren らにより *Helicobacter pylori*（*H. pylori*）が発見されて以来，胃潰瘍，十二指腸潰瘍をはじめとする消化性潰瘍に対する治療も大きく変わった。現在では，これらの疾患に対する保険適応も認可され，難治性潰瘍に対する治療や再発予防に大きな効果をあげている。いまや消化性潰瘍は *H. pylori* ぬきでは語れなくなり，われわれの関心も，また医療を受ける側の関心も胃癌の risk factor として *H. pylori* をとらえ，どのようにこの細菌を治療すべきか，または，つきあっていくべきかという問題に移行しつつあるように思える。多くの *H. pylori* 陽性患者は臨床的には症状もなく，疫学的に *H. pylori* 陽性患者が多い地域で必ずしも胃癌が多発していないという報告もあり，このため，*H. pylori* 除菌の相対適応とされている，*H. pylori* 感染性胃炎に対する治療に関しては，検討すべき問題が数多く残されているのが実情である。というのも，慢性胃炎から胃癌までのシークエンスにはまだまだ多くのブラックボックスがあり，これらを埋める研究が現在も精力的になされているものの，不明な点も多く残されているためである。今回は，これらの研究報告をまとめ今後の研究の方向性について考えてみたい。

1. *H. pylori* 感染と胃癌について―臨床面より―

1991 年に疫学的に *H. pylori* 感染と胃癌の関与が報告されて以来，*H. pylori* の胃癌に対する関与がクローズアップされてきた。WHO のコンセンサス会議で carcinogen class I と認定されて以来，胃癌との関連についても活発に臨床面，基礎面の両面からの報告がなされている。

H. pylori は経口感染で伝搬していく，水系伝染病と同じ感染形態をとることが知られている。衛生事情のよいわが国の若年者の感染率は 10 歳代では 20％以下であると報告されている。わが国の年齢別の抗体保有率は萎縮性胃炎の進展とほぼ同じ傾向をとっており，胃粘膜の萎縮のマーカーで

ある pepsinogen I／II 比は H. pylori 抗体陰性者と陽性者とで比較検討すると明らかに抗体陽性者で低かったという，H. pylori 長期感染により胃粘膜の萎縮が発生することを示唆する報告が Asaka らによりなされている[1]。また，H. pylori 感染と胃粘膜萎縮の程度の相関関係を検証した報告によれば，H. pylori 感染の有無と萎縮性胃炎の発症率に対するオッズ比は若年者で高く，170 という値が報告されている[2]。これらの報告をみれば，萎縮性胃炎の進展に H. pylori 感染が深く関与していることがわかる。組織学的にみても，H. pylori 感染性胃粘膜では著しい白血球浸潤がみられている。これらは，H. pylori 感染性胃粘膜上皮より直接誘導される，あるいは持続炎症により侵入しやすくなった外来性抗原と粘膜内免疫担当細胞とが反応し（図1），誘導されたサイトカインが慢性炎症の主たる原因となっていると考えられている（表1）。

以前より，表層性胃炎から，胃癌の発生母地ともいわれている萎縮性胃炎に移行し，多段階のステップを踏み胃癌が生じるという Correa らの仮説（表層性胃炎?＞慢性萎縮性胃炎?＞腸上皮化生?＞分化型腺癌というシークエンスが存在する。）を支持する疫学的研究が，H. pylori 感染と胃癌の見地から Nomura らによってなされた[3]。

胃癌は組織学的に大きく二つの subtype に分類されている。Huang らの報告によれば，H. pylori 感染は分化型腺癌と未分化型腺癌との両方に関与していると報告されている[4]。分化型腺癌と未分化型腺癌とは，異なった分子生物学的背景をもっていると考えられている[5]。そして，H. pylori 感染は分化型と未分化型との両方に関与しているが，より分化型腺癌の発症と密接に関与していると報告されている[5]。

図1

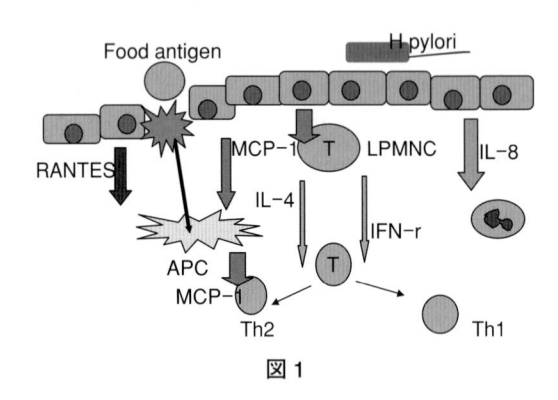

表1 Cytokine mediators implicated in H. pylori gastritis

Mediators	Usual actions	References
IL-8	neutrophile recruitment and activation	Crabtree et al. J Clin Pathol 1994
		Crowe et al. Gastroenterology 1995
RANTES	mononuclear cell recruitment and activation	Shimoyama et al. Gut 1997
GRO-α	neutrophile recruitment and activation	Yamaoka et al. Gastroenterology 1996
MIP-1α	mononuclear cell recruitment and activation	Shimoyama et al. Gut 1997
TNF-α	pro-inflammatory	Bodger et al. Gut 1997
IFN-γ	pro-inflammatory, especially cellular immunity	Kartrunen et al. Gut 1995
IL-7	T cell and B-cell regulation	Ohana et al. Gastroenterology 2002
IL-10	immune down-regulation	Bodger et al. Gut 1997
IL-12	stimulation of Th1 response	D'Elios et al. J Immunol 1997

これらの報告に加えて，Uemura らは H. pylori の除菌によりその後の胃癌発生が抑制されることを報告している[6,7]。内視鏡的粘膜切除術で治療した早期胃癌症例で H. pylori の除菌を行うと，その後の異所性再発胃癌の発生頻度が H. pylori 非除菌群に比べて有意に低下することを報告している。彼らは，内視鏡的粘膜切除術を行った，132 例中 65 例では，H. pylori 除菌を行い，67 例では H. pylori の除菌を施行しなかった。経過観察では H. pylori 除菌群では 1 例も胃癌の再発を認めなかったとしている。

2. H. pylori 感染と胃癌について―研究面より―

慢性萎縮性胃炎の主たる原因の多くは，H. pylori 感染によるものであると考えられるので，現在 H. pylori の慢性炎症の過程で生じる細胞回転の亢進により細胞 DNA の複製エラーが生じ，癌化のリスクを高めていると考えられている。また，慢性的に炎症が持続している粘膜局所では活性酸素代謝産物（Reactive oxygen species）の産生が増大しており，誘導された Reactive oxygen species（ROS）は DNA の修復作用も抑制するので，持続炎症が生じている局所においては，遺伝子異常が蓄積しやすい環境にあるといえる。また，in vitro および in vivo においては H. pylori が胃粘膜上皮細胞の apoptosis を誘導することが明らかにされており[8〜11]，H. pylori が直接細胞回転の亢進に拍車をかけている可能性が推測されている。さらに，H. pylori 自身も H. pylori が産生する CagA 蛋白を介して，胃粘膜上皮細胞内の情報伝達系と直接関係していることが明らかにされた。すなわち，CagA 蛋白は胃癌患者の血清中でその抗体価が高いことが報告されていたが[12]，CagA 蛋白が type 4 型分泌機構とよばれる細菌内の分子を細胞内に送り込む装置により，胃上皮細胞内に送り込まれたのち，チロシンリン酸化を受け細胞内の転写因子を活性化することで，細胞増殖作用を示すことが明らかとなった[13]。さらに，Higashi らによれば，4 型分泌機構を介して上皮細胞内に CagA 蛋白が挿入され，CagA 蛋白上のチロシン残基がリン酸化され，リン酸化チロシンと細胞内脱リン酸化酵素である SHP-2 が複合体を形成し，この複合体形成が細胞形態異常を起こすことが報告された[14]。こうした H. pylor 来因子により直接的に胃粘膜上皮細胞の癌抑制遺伝子の不活性化や癌遺伝子の活性化が起こっているのかは不明であり，これからの研究課題であるといえる。

また，前述した分化型胃癌の発生母地としての，慢性萎縮性胃炎や腸上皮化生の進んだ粘膜では遺伝子レベルでの変化も生じており，p53 の異常[15]や microsatellite instability[16]がみられると同時に DNA の低メチル化[17]なども生じるとされている。

3. 動物モデルを用いた胃炎と胃癌の研究

H. pylori 感染モデルとしては，Yokota らによって開発された Mongolian gerbil[18]が有名であり，H. pylori 感染成立によって非常に強い胃粘膜の炎症を生じることが特徴的である。Hirayama らは H. pylori 感染させた Mongolian gerbil では感染後，半年経過すると胃潰瘍が生じて腸上化生も進展してくると報告している[19]。われわれも Mongolian gerbil に H. pylori 感染を成立させた実験において，

同時に NSAID を経口投与し胃粘膜傷害を検討したが，残念ながら Mongolian gerbil は遺伝子検索や免疫学的追求には不向きであると思われた。

H. pylori 単独感染による胃癌の報告など，動物モデルも作成されている。Sugiyama らは化学発癌剤の一つである MNU と *H. pylori* 感染させた Mongolian gerbil を組み合わせ，発癌実験を行った。それによれば，*H. pylori* 感染後に MNU を投与しても，MNU 投与後に *H. pylori* 感染させても，ともに胃癌の発生が認められることを示した。彼らは *H. pylori* 感染はプロモーターとしてもイニシエーターとしても働きうることを報告している[20]。

4．食塩と胃癌

慢性萎縮性胃炎を進展させる因子は *H. pylori* 以外にもいくつかの因子が報告されているが，摂取食塩量もその一つであると考えられる。Mirvish らは胃内で nitrite と amide から nitrosamide が生成され，それが胃癌の成因になり得ると記載している。高濃度の食塩を持続的に摂取することは間接的に nitrosamide の前駆物質を含む調理魚や肉類の摂取をも反映し，これらの物質への曝露も胃癌発生に関わっている可能性を報告している[21]。疫学的にみても，世界各地の検討で高濃度の食塩摂取が胃癌発生における危険因子であることがいままでに報告されている[22]。Haenszel らの報告にみられるように，ハワイ在住の日系人を対象とした検討では，日系一世と日系二世の間における胃癌リスクの有意な差が認められ，その原因として，塩漬けの野菜や魚といった日常の塩分摂取量の差が指摘されている[23]。Fox らもまた，慢性的な食塩摂取は *H. pylori* 感染を助長し胃炎を悪化させ胃癌発生を助長する可能性があると報告している[24]。

実験動物モデルにおいても，高濃度の食塩の投与がラットにおける MNNG または 4-NQO による発癌を促進することが実験的に証明されている。高濃度の食塩による界面活性作用により胃内の粘液環境が変化して，胃粘膜の発癌物質による曝露の危険性が増加するのではないかと考察されている[25]。

5．今後の課題

1．胃癌と遺伝子異常

胃癌の発症にはさまざまな遺伝子異常が関与していると考えられる。しかしながら，胃癌の発症のプロセスに関与する遺伝子異常のシークエンスがまったく不明であることも，こうした研究の障害となっている。Wu らは，胃癌患者の病理標本を用いて，p53，c-erbB2，c-met の免疫染色や APC と DCC の loss of hetrozygosity を PCR 法を用いて検討を加えている[26]。胃炎から胃癌へ過程に存在するブラックボックスを解明するため，*H. pylori* 感染をはじめとする種々の因子が具体的に，いかにして胃粘膜細胞の増殖因子や増殖因子レセプターに影響を与えるのか，遺伝子レベルで癌抑制遺伝子やミスマッチ修復遺伝子にまで影響を与えるのか，前述の報告を基盤にして少しずつ解明

されることが期待される。これらの遺伝子異常が癌の早期発見や follow up に有効に活用できることが臨床的には大変重要であると思われる。

2. polymorphism と発癌

また，最近では El-Omar らの報告にあるように，各種サイトカインの遺伝子多型（polymorphism）が各個体の癌感受性に影響を与えているという可能性も論議されている[27]。胃癌に関し，IL-1β遺伝子多型の中で IL-1β 高産生型のものでは，*H. pylori* 感染の際，感染初期に胃酸分泌作用がより強く現れ，前庭部胃炎が胃体部に進展し，やがて低酸症，胃粘膜萎縮がより強く出現するとされる。こうした遺伝子多型を検討することで胃癌の risk group が判明すると考えられる。これらの polymorphism も日本人の胃癌発癌の risk factor としてとらえると，有効かつ興味深いところである。

3. High risk group の内視鏡像

Uemura らは，*H. pylori* 非感染者に比べて感染者では胃癌の risk は明らかに高いとしたうえで，自験例の追跡調査で胃粘膜の中でもっとも炎症の生じにくい胃体部大彎に好中球浸潤を伴う組織学的な活動性胃炎を認めるものには，前庭部優勢の胃炎パターンを有するものに比較して 20 倍以上の胃癌発生の危険性があるとしている。内視鏡的に観察される，このような *H. pylori* 感染性活動性胃炎像に対しては胃癌の high risk group と考え追跡することも重要であると思われる。

■参考文献

1) Asaka M, Kimura T, Kudo M, et al：Relationship of *Helicobacter pylori* to serum pepsinogens in an asymptomatic Japanese population. Gastroenterology 102：760-766, 1992
2) Asaka M, Kimura T, Kato M, et al：Possible role of *Helicobacter pylori* infection in early gastric cancer developmer. Cancer 73；2691-2694, 1994.
3) Nomura A, Stemmermann GN, Chyou PH, et al：*Helicobacter pylori* infection and gastric cancer among Japanese Americans Hawaii. N Engl J Med 325；1132-1136, 1991
4) Huang JQ, Sridhar S, Chen Y, et al：Meta-analysis of the relationship between *Helicobacter pylori* seropositivity a gastric cancer. Gastroenterology 114：1169-1179, 1998
5) Tahara E：Molecular mechanism of stomach carcinogenesis. Cancer Res Clin Oncol 119：265-272, 1993
6) Umeura N, Mukai T, Okamoto S, et al：Effect of *Helicobacter pylori* eradication on subsequent development of cancer after endoscopic resection of early gastric cancer. Cancer Epidemiol Biomarkers Prev 6：639-642, 1997
7) Umeura N, Okamoto S, Yamamoto S, et al：*Helicobacter pylori* infection and the development of gastric cancer. N Engl J Med 345：784-789, 2001
8) Chen G, Sordillo EM, Ramey WG, et al：Apoptosis in gastric epithelial cells is induced by *Helicobacter pylori* and accompanied by increased expression of BAK. Biochem Biophys Res Commun 239：626-632, 1997
9) Rudi J, Kuck D, Strand S, et al：Involvement of the CD95（APO-1/Fas）receptor and ligand system in *Helicobacter pylori*-induced gastric epithelial apoptoses. J Clin Invest 102：1506-1514, 1998

10) Moss SF, Calam J, Agarwal B, et al：Induction of gastric epithelial apoptosis by *Helicobacter pylori*. Gut 38：498-501, 1996

11) Leung WK：Apoptosis and proliferation in *Helicobacter pylori*-associated gastric intestinal metaplasia. Aliment Pharmacol Ther 15：1467-1472, 2001

12) Parsonnet J, Friedman GD, Orentreich N, et al：Risk for gastric cancer in people with CagA positive or CagA negative *Helicobacter pylori* infection. Gut 40：297-301, 1997

13) Odenbreit S, Puls J, Seedlmaier B, et al：Translocation of *Helicobacter pylori* CagA into gastric epithelial cells by typeIV secretion. Science 287：1497-1500, 2000

14) Higashe H, Tsutsumi R, Muto S, et al：SHP-2 tyrosine phosphatase as an intrancellular target of *Helicobacter pylori* CagA protein. Science 295：683-686, 2002

15) Murakami K, Fujioka T, Okimoto T, et al：Analysis of p53 gene mutations in *Helicobacter pylori*-associated gastritis mucosa in endoscopic biopsy specimens. Scand J Gastroenterol 34：474-477, 1999

16) Semba S, Yokozaki H, Yamamoto S, et al：Microsatellite instability in precancerous lesions and adenocarcinomas of the stomach. Cancer 77：1620-1627, 1996

17) Cravo M, Pinto R, Fidalgo P, et al：Global DNA hypomethylation occurs in the early stages of intestinal type gastric carcinoma. Gut 39：434-438, 1996

18) Yokota K, Kurebayashi Y, Takayama Y, et al：Colonization of *Helicobacter pylori* in the gastric mucosa of Mongolian gerbils. Microbiol Immunol 35：475-480, 1991

19) Hirayama F, Takagi S, Kusuhara H, et al：Induction of gastric ulcer and intestinal metaplasia in mongolian gerbils infected with *Helicobacter pylori*. J Gastroenterol 31：755-757, 1996

20) Sugiyama A, Maruta F, Ikeno T, et al：*Helicobacter pylori* infection enhances N-methyl-N-nitrosourea-induced stomach carcinogenesis in the Mongolian gerbil. Cancer Res 58：2067-2069, 1998

21) Mirvish SS：The etiology of gastric cancer. Intragastric nitrosamide formation and other theories. J Natl Cancer Inst 71：629-647, 1983

22) Kono S, Hirohata T：Nutrition and stomach cancer. Cancer Causes Control 7：41-55, 1996

23) Haenszel W：Stomach cancer among Japanese in Hawaii. J Natl Cancer Inst 49：969-988, 1972

24) Fox JG, Dangler CA, Taylor NS, et al：High-salt diet induces gastric epithelial hyperplasia and parietal cell loss, and enhances *Helicobacter pylori* colonization in C57BL/6 mice. Cancer Res 59：4823-4328, 1999

25) Tatematsu M：Effects in rats of sodium chloride on experimental gastric cancers induced by N-methyl-N-nitro-N-nitrosoguanidine or 4-nitroquinoline-1-oxide. J Natl Cancer Inst 55：101-106, 1975

二神　生爾，坂本　長逸　日本医科大学第三内科

2. 胃腸上皮化生と発癌──Barrett食道からみて

ポイント
- 胃の腸上皮化生粘膜は分化型癌の発生母地と考えられている。
- Barrett上皮はBarrett腺癌が高率に発生する。
- Barrett上皮の粘液形質発現から胃腸上皮化生をBarrett型腸上皮化生と非Barrett型腸上皮化生に分類した。
- 分化型胃癌の背景粘膜はBarrett型腸上皮化生であった。
- Barrett型腸上皮化生は非Barrett型腸上皮化生に比べKi-67labeling indexが優位に高値であった。
- Barrett型腸上皮化生が胃癌発生母地になる可能性が高いと考えられた。

　胃癌の組織発生は臨床病理学的にさまざまな検討がなされている。JarviとLaurenは形態的類似性と組織発生の立場から，胃癌をintestinal typeとdiffuse typeとに分類した[1,2]。Intestinal typeはその多くが刷子縁ないし酸性粘液などの腸上皮化生と同様の組織学的所見がみられることから，腸上皮化生粘膜から発生すると考えた。一方，中村らは微小癌の組織学的検討から胃癌を未分化型癌と分化型癌とに分け，未分化型癌は胃固有粘膜から発生し，分化型癌は腸上皮化生のある胃粘膜から発生するとしている[3]。以上のように，形態学的解析からは腸上皮化生が腺管を形成する癌と深い関わりがあると考えられていた。Hirotaらも，微小な胃管状腺癌の背景には94.5％に腸上皮化生が認められたと報告しており，胃の腸上皮化生粘膜は管状腺癌の発生母地（前癌病変）と考えている[4]。腸上皮化生は，パネート細胞の有無で完全型と不完全型に分けられるが，不完全型が癌発生により深く関連しているとされている[5]。しかし，明確な結論はいまのところ出されていない。

　一方，欧米に多くみられるBarrett食道が腺癌発生の母地であることは広く知られている。特に腸上皮化生を有する特殊円柱上皮（specilized columnar epithelium；SCE）が癌化と関係が深いと考えられている。その腸上皮化生は，形態学的には不完全型が多い。癌発生頻度の高いBarrett食道の腸上皮化生との比較から，胃の腸上皮化生と癌発生の関係をみることは，上記の問題点を解決するひとつの糸口である。近年，胃型・腸型の粘液形質が粘液組織学的手法を用いて検索できるようになり，形態学的解析より客観的な形質の判定が可能になってきている。Barrett上皮の腸上皮化生およびBarrett腺癌の粘液形質を検討し，さらに胃腸上皮化生と胃管状腺癌を検討することにより，どのような胃腸上皮化生が癌化の高危険因子になり得るかをみた。

1. 腸上皮化生

　腸上皮化生とは，本来の胃の粘膜が腸に類似した腺管に置き換わることである。腸上皮化生腺管は，腸型吸収上皮，杯細胞およびパネート細胞からなり，さらにパネート細胞の有無により完全型，不完全型に分類される。完全型は腸型吸収上皮細胞に刷子縁を認め腺底部にパネート細胞，腸型基

表1　腸上皮化生組織化学的特徴

組織化学的特徴			完全型 （小腸型） type I	不完全型 （大腸型） type II, III*
パネート細胞			＋	－
偽幽門腺			－	＋
杯細胞	シアロムチン	PAS 陽性 Alcian-blue pH 2.5 陽性 Alcian-blue pH 2.5 陰性	＋	＋
	スルホムチン	PAS 弱陽性 Alcian-blue pH 2.5 陽性 Alcian-blue pH 2.5 陰性	－	＋
吸収上皮		Secretory Component（SC）	＋	＋
		アルカリフォスファターゼ	＋	－
		γ-GTP	＋	－

*type III では type II とくらべスルホムチンの割合が多い

　底顆粒細胞が出現し，形質発現を含め小腸細胞に類似性を示す．不完全型ではパネート細胞は認められず，アルカリフォスファターゼなどの小腸型酵素の発現を欠く．その分布は，完全型が胃体部に小範囲でみられることが多いのに対し，不完全型は幽門部に多くみられる．

　完全型腸上皮化生を type I，不完全型腸上皮化生の中でシアロムチンを含む杯細胞が出現するものを type II，細胞質にスルフォムチンを含む高円柱上皮が出現するものを type III とする分類も用いられる（表1）．腸上皮化生と胃癌の発生との関連については，type III は軽度の腺管構築の乱れを有することがあり，腸型（分化型）の癌が高率に発生すると報告されている[5,6]．

　腸上皮化生は，加齢現象として成人胃粘膜に普遍的に認められる変化であり，形態学的に本来胃に存在しない腸型吸収上皮が出現することが特徴である．腸上皮化生の出現には，胃粘膜の障害により胃炎が起こり，胃固有上皮の破壊，萎縮，消失等の変化により発生してくると考えられている．現在では，1984年に発見された H. pylori により萎縮性胃炎が起こり，腸上皮化生に進展していくと考えられている．除菌療法によって胃粘膜の萎縮が回復することも報告されている[7,8]．

　腸上皮化生を背景粘膜として分化型の癌が出現してくることは広く知られている．正常粘膜が萎縮性胃炎をきたし，そこに生ずる腸上皮化生を背景として胃癌が出現してくるというシークエンスが考えられている（図1）．その過程には H. pylori の他に種々の遺伝子変化が関与していることが報告されている（図2）[9]．

2．胃型腺癌と腸型腺癌

　中村は，微小胃癌を組織発生学的見地から分化型癌と未分化型癌に分類している．そして前者を腸上皮化生から発生する腸型腺癌，後者を胃固有粘膜から発生する胃型腺癌としている．分化型胃癌は腺管を形成する癌が多く，未分化型癌は腺管形成のない癌が多いと述べている．その著書には未分化型癌にも腺管を形成する癌が認められるとの記述があるが，一般的には組織学的優勢像を

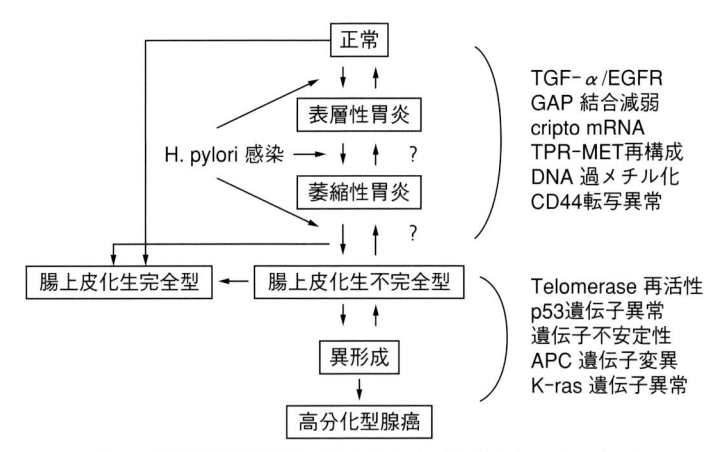

```
                     ┌──────┐
                     │ 正常 │ ──────────────────── TGF-α/EGFR
                     └──────┘                      GAP 結合減弱
                      ↑↓  ↑                        cripto mRNA
              ┌─ 表層性胃炎 ─┐                     TPR-MET再構成
  H. pylori 感染 →  ↑↓  ↑  ?                       DNA 過メチル化
              └─ 萎縮性胃炎 ─┘                     CD44転写異常
                      ↓↑  ?
       ┌──────────┐   ┌──────────────┐
       │腸上皮化生 │ ← │腸上皮化生    │ ──── Telomerase 再活性
       │完全型    │   │不完全型      │       p53遺伝子異常
       └──────────┘   └──────────────┘       遺伝子不安定性
                            ↓↑                APC 遺伝子変異
                         ┌──────┐             K-ras 遺伝子異常
                         │異形成│
                         └──────┘
                            ↓
                       ┌──────────┐
                       │高分化型腺癌│
                       └──────────┘
```

図1 慢性萎縮性胃炎-腸上皮化生-胃癌のシークエンス

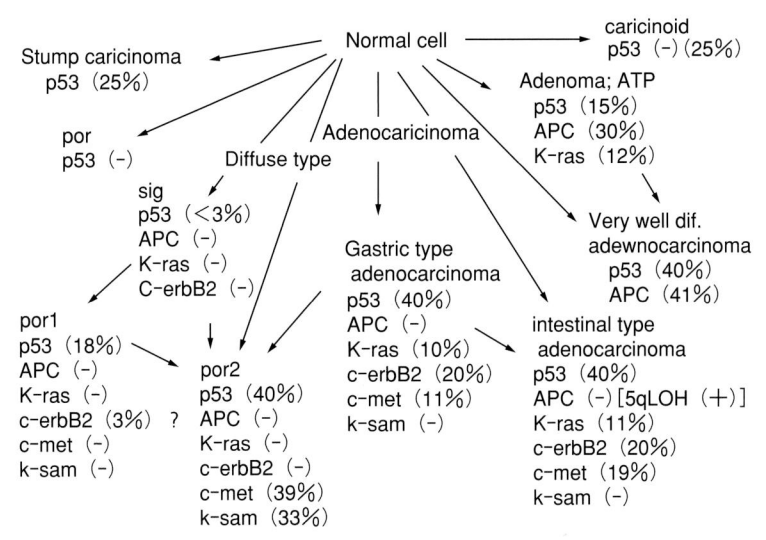

図2 細胞分化からみた胃癌の諸型と癌遺伝子異常の頻度

もって組織像は分類され，これらのことは組織発生の観点から微小癌を対象とした中村の分類とは異なるところもある。したがって進行癌を対象にしたとき腺管形成の有無だけで分類することの限界がある。乳頭状腺癌（pap），高・中分化型管状腺癌（tub1, tub2）を分化型癌，低分化型管状腺癌（por1, por2），印環細胞癌（sig）を未分化型癌と取扱っている。本稿では論文引用をする上で現在広く普及している腺管形成の有無によって分類した分化型・未分化型の用語の使い方にしたがっている。

胃型あるいは腸型の形質については，これまで正常組織との類似性，杯細胞の有無，PAS 染色による刷毛縁の有無，あるいは電子顕微鏡を用いた検討などが行われていた。しかし，近年さまざまな粘液染色による形質の検索が可能になり，形質の面からみた胃癌の性質が明らかにされつつある。消化管粘膜の粘液形質には以下のようなものがある。胃型形質の粘液染色としては，腺窩上皮の表層細胞を染色する GOS（Galactose oxidase-Schiff）染色と幽門腺あるいは副細胞を染色する ConA-Ⅲ（concanavalin A Ⅲ型）染色がある。それらは，勝山らによって開発された有用な粘液組織化学

表2 胃型・腸型の粘液形質を検索するための粘液染色並びに免疫染色

胃型形質	
GOS（Galactose oxidase-Schiff）染色	腺窩上皮細胞
ConA-III（concanavalin A III型）染色	副細胞，幽門腺細胞，噴門腺細胞
45 MI 抗体（human gastric mucin）	腺窩上皮細胞
MUC5AC 抗体	腺窩上皮細胞
M-GGMC-1 抗体（HIK-1083）	副細胞，幽門腺細胞，噴門腺細胞
MUC6 抗体	副細胞，幽門腺細胞，噴門腺細胞，頸部粘液細胞，Brunner 腺型上皮
腸型形質	
HID-AB（high iron diamine-alcian blue）染色	腸型粘液（小腸・大腸）
PAS（Periodic acid-Schiff）染色	刷子縁
MUC2 抗体	杯細胞
CD10 抗体	小腸吸収上皮の刷子縁

表3 MUC 遺伝子の局在と発現分布

遺伝子	染色体上の局在	消化器組織における主要な発現						
		唾液腺	食道	胃	小腸	大腸	膵臓	胆嚢
MUC1	1q21	+	+	+	+	+		
MUC2	11p15.5				+	+		
MUC3	7q22	+		+	+	+		+
MUC4	3q29		+	+	+	+		
MUC5AC	11p15.5			+				
MUC5B	11p15.5	+	+	+		+		
MUC6	11p15.5			+	+			+
MUC7	4q13-q21	+						
MUC11	7q22				+	+		
MUC12	7q22					+		

的手法であったが，現在ではモノクロナール抗体を用いた免疫染色が行われている。腺窩上皮の表層細胞を染色するものとしては，45 MI 抗体（human gastric mucin），MUC5AC 抗体があり，幽門腺あるいは副細胞を染色するものとしては，M-GGMC-1 抗体（HIK-1083），MUC6 抗体があり，MUC 抗体が一般的である。一方，腸型形質の粘液染色は，HID-AB（high iron diamine-alcian blue）染色，PAS（Periodic acid-Schiff）染色が用いられていた。現在では，杯細胞を染色する MUC2 抗体，あるいは刷毛縁を染色する CD10 抗体がある（表2）。

現在種々の粘液蛋白が同定されており，消化管に関しては 10 種類のムチン蛋白が知られている（表3）[10,11]。それらはペプチドの 1 次構造が解析され，アミノ酸配列が明らかにされている。胃の粘液形質を示すムチン蛋白としては MUC2，MUC5AC，MUC6 があり，いずれも染色体の 11p15 に位置する遺伝子である。MUC2 蛋白は杯細胞固有の粘液のコア蛋白であり，MUC5AC は腺窩上皮の表層細胞に特異的な粘液のコア蛋白であり，MUC6 は幽門腺，頸部粘液細胞（副細胞），Brunner 腺型上皮の細胞に特異的な粘液のコア蛋白である。一方で，CD10 は本来リンパ組織の胚中心の細胞に陽性で濾胞性リンパ腫のマーカーとして用いられていたが，小腸の刷子縁にも陽性であることが判明し，腸型の中でも完全型（小腸型）の判定に有用である。

胃の粘液形質が明らかされるようになり，形質からみた胃癌の解析も数多く行われてきている。

Tatematsu らは，65 症例の粘膜内癌のうち 43 症例（66％）が分化型腺癌であり，粘液染色で 13 症例（30.2％）が腸型形質，10 症例（23.2％）が胃型形質，20 症例（46.5％）が胃型腸型混合形質を示しており，組織像に比し胃型形質を示す分化型腺癌が多いと述べている[12]。また，早期癌の検討で，腫瘍径が 10 mm 以下の場合には，分化型腺癌の頻度が 77％，混合型が 11％で分化型腺癌の割合が多いが，10 mm を超すと分化型腺癌は 35％にすぎず，混合型が 35％であり，分化型腺癌の割合が減少傾向にあるとしている。粘液染色では，腫瘍径が 10 mm 以下では，腸型形質を示すのが 23％にすぎず，混合型が 58％認め，10 mm を超すと，腸型が 17％で混合型が 60％であり，腸型腺癌の頻度は腫瘍径の増大とともに減少しているとしている[13]。一方，進行癌の検討では，江頭は粘膜内が分化型胃癌である 79 症例に対する粘液染色を行ったところ，胃型胃癌が 30.4％，腸型胃癌が 19.0％，混合型胃癌 45.6％で混合型と胃型胃癌で合わせて 75.9％に胃型の形質発現が認められたと報告している[14]。また，粘膜内が分化型胃癌であった進行癌の 108 例中 48 症例（44.4％）に胃型形質の発現がみられたという報告もある[15]。

ごく早期の微小胃癌では分化型癌が 85％と多いのにもかかわらず，癌が大きくなるにつれて未分化型癌の頻度が増加し，早期癌全体では分化型と未分化型の頻度はほぼ同数である。一方，大きさ 10 mm 以下の早期胃癌の粘液形質を検討すると，組織学的には分化型癌であるが胃型形質を示す癌が稀ではない。その結果からは，胃型形質を示す分化型癌が発育，浸潤していく過程で低分化な形態に変化していくと考えられている。しかし，胃型の分化型腺癌の頻度はそれほど多くなく，胃癌の多くは胃腸混合型の形質発現である。われわれの胃 SM 癌の検討でも胃型形質優位の混合型を示す癌が多くみられている。立松は胃型から腸型への分化異常は一方通行のごとく進行し，分化型腺癌も未分化型腺癌も出現当初は胃型細胞によって構成され，時間の経過とともに胃型癌細胞より腸型癌細胞への変化が単クローン性の腫瘍内で発生すると述べている[16]。背景粘膜に腸上皮化生が高度に認められることが多いことから，分化型癌は腸型形質の癌と考えられていたが，立松は腸上皮化生と腸型癌細胞の出現は独立しており，腸上皮化生は腸型癌細胞の前癌変化ではないとしている。胃癌と腸上皮化生との間に関係があるのか，どのような腸上皮化生が問題になるのかを検討する必要がある。

3．Barrett 上皮の粘液形質

Barrett 上皮は，胃側から胃底腺型（fundic type），移行部型（junctional type），特殊円柱上皮型（specialized columnar type, SCE）を示すとされる。欧米では Barrett 腺癌の発生頻度は高く，そのほとんどが腸上皮化生のみられる SCE を背景にしていることから，SCE が前癌状態にあげられている。その腸上皮化生の粘液形質は，high iron diamine-Alcian blue pH 2.5（HID-AB）染色で陽性の酸性粘膜[17]や peiodic acid-Schiff（PAS）染色で陽性の中性粘液，Human gastric mucin（HGM）陽性の胃型粘液が種々の割合で含まれていることが報告されている。また，最近では Barrett 上皮は種々の程度で胃型・腸型の粘液形質発現を示しているといわれている。Barrett 上皮の粘膜は胃型が 71.4％と高く，Barrett 上皮が 2 cm 以下の場合は胃型形質で，2 cm を超えると腸型形質が出現する傾向にあった。これらのことから Barrett 上皮の初期では胃型形質を有し，進展とともに胃型形質を

有する腸型形質を発現すると述べられている[18]。われわれは Barrett 腺癌の背景粘膜の粘液形質を検討し，その特徴的な発現は MUC2 陽性，CD10 陰性と結論している。

4．Barrett 腺癌の粘液形質

　冨松らは，Barrett 腺癌部の粘液は腸型のみの発現は 37.5% であり，Barrett 腺癌と接する Barrett 上皮は胃型形質の頻度が 75.0% と高く，さらに Barrett 腺癌部が胃型形質であれば癌隣接非癌部上皮は全症例で胃型形質を示したと述べている。そして，Barrett 腺癌は一般に SCE から発生すると考えられているが，腸型のみならず胃型上皮からも発生する可能性を示唆している[18]。田嶋らは，SCE の組織学的な形態が杯細胞化生，不完全型腸上皮化生，腸上皮化生と腸型に近づくにつれ，腸型粘液が増加すること，Barrett 腺癌では全例で胃型・腸型の両形質を有していたが，胃型優位の症例が多いと報告している[19]。われわれの検討でも，Barrett 腺癌はすべて胃型優位の胃腸混合型の形質であったが，MUC2・MUC5AC は陽性で，MUC6 は陰性か若干の発現を認め，CD10 は陰性であった。HID-AB 染色ではシアロムチンとスルフォムチンはいずれも若干の発現を認めたが，スルフォムチンがシアロムチンよりも強く発現した。

　したがって，Barrett 腺癌は不完全型腸上皮化生から発生するか，あるいは腸上皮化生を伴うようになる胃粘膜化生から発生すると考えられる。これまでの報告では，Barrett 腺癌は，早期癌が含まれているものの大きさ 10 mm を超える症例がほとんどである。大きさ 10 mm 以下の小さな Barrett 腺癌の集積と解析が必要である。

5．Barrett 上皮からみた胃腸上皮化生と発癌

　Barrett 上皮の中で腸上皮化生のみられる SCE は腺癌発生の場と考えられている。Barrett 腺癌の背景粘膜である SCE の粘液形質は，MUC2 陽性，CD10 陰性が特徴である。そこで，胃癌と腸上皮化生との関係をみる上で，癌化がおこりやすい SCE と同じ形質を示す胃の腸上皮化生粘膜を Barrett 型腸上皮化生，それ以外の形質を示す胃の腸上皮化生粘膜を非 Barrett 型腸上皮化生と定義した。図 3 は胃腸上皮化生の粘液染色であり，上段は Barrett 型腸上皮化生，下段は非 Barrett 型腸上皮化生を示した。両者は CD10 発現の有無で区分している。

　胃分化型癌の背景粘膜の腸上皮化生を検討すると，粘液形質では約 60% が Barrett 型腸上皮化生であった。また，Ki-67 染色では Ki-67 labeling index は Barrett 型腸上皮化生（37.1%）が，非 Barrett 型腸上皮化生（27.3%）に比べ優位に高値を示した（図 4）。そのような結果からは，Barrett 型腸上皮化生が癌発生と関わりが深いと考えられた。一方，癌の粘液形質をみると，MUC5AC と MUC6 は陽性，MUC2 は若干の発現を認め，CD10 は陰性あるいは若干染色されるのみであった。また HID-AB 染色はシアロムチンとスルフォムチンはいずれも若干の発現を認めた。胃癌の粘液形質はいずれも胃型優位の胃腸混合型であり，食道の Barrett 腺癌と類似していた。CD10 の結果からは，背景粘膜に高頻度に認められた Barrett 型腸上皮化生と同様であった。以上のような結果から，胃分化型

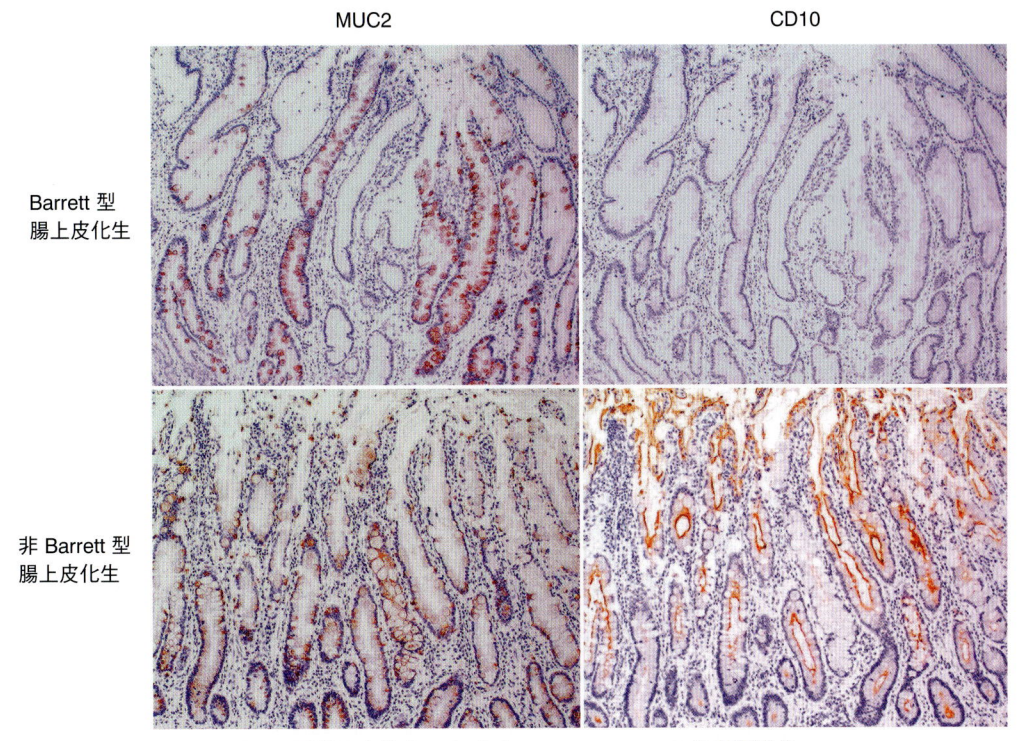

図3 胃腸上皮化生における CD10，MUC2 の免疫組織像

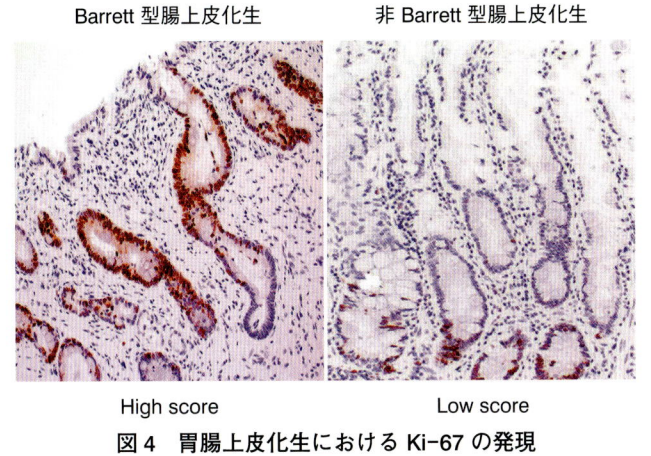

図4 胃腸上皮化生における Ki-67 の発現

癌は Barrett 型腸上皮化生を発生母地にすると考えられた。

6．まとめ

腸上皮化生を背景に発生する癌は組織学的に分化型癌が多いと考えられてきたが，消化管の粘液学的検討の進歩により胃型形質優位の癌が少なくないことが明らかになってきた。そのような結果

をふまえ，胃腸上皮化生と癌発生との関係をあらためて検討する必要が生じてきている．腸上皮化生は加齢現象のひとつと捉えられ，それとの関係が深い分化型癌は高齢化社会になるとともに頻度が増大すると思われる．癌発生の頻度が高い Barrett 上皮である SCE の腸上皮化生を基準として，胃腸上皮化生と分化型癌との関係を検討すると，SCE に類似した形質発現を示す腸上皮化生が発生母地になる可能性が高いと考えられた．今後は小さな癌について同様の検討が必要である．さらには腸上皮化生と関わりの深い *H. pylori* との関係についてもみていく必要がある．

■参考文献

1) Jarvi O and Lauren P：On the role of hetero-topias of the intestinal epithelium in the pathogenesis of gastric cancer. Acta Pathol. Microbiol. Scand 29：26-44, 1951
2) Lauren P：The two histological main types of gastric carcinoma：diffuse and so-called intestinal type carcinoma-An attempt at a histo-clinical classification. Acta Pathol Mirobiol Scand 64：31-29, 1965
3) 中村恭一：胃癌の構造．医学書院，東京．7-30，1982
4) Hirota T, Okada M, Itabashi M, et al：Significance of intestinal metaplasia as a precancerous condition of the stomach. In Ming, SC（ed）Precursors of the gastric cancer, Praeger, New York, 179-183, 1984
5) Jass J：Role of intestinal metaplasia in the histogenesis of gastric carcinoma. J Clin Pathol 33：801-810, 1985
6) Filipe MI, Potet F, Bogomoletz WV, et al：Incomplete sulphomucin-secreting intestinal metaplasia for gastric cancer：Preliminary data from a prospective study from three centres. Gut 26：1319-1326, 1985
7) Genta RM, Lew GM and Graham DY：Changes in the gastric mucosa following eradication of Helicobacter pylori. Mod. Pathol. 6：281-289, 1993
8) 上村直実，向井俊一，岡本志朗，他：除菌による胃癌の予防は可能か？ GI Research 5：48-53, 1997
9) 服部隆則，久嶋亮次，杉原洋行，他．胃型並びに腸型腺癌の遺伝子変化：組織発生と進展を考慮して．胃と腸 34：527-537, 1999
10) Williams SJ, McGuckin MA, Gotley DC, Eyre HJ, Sutherland GR, Antalis TM：Two novel mucin genes down-regulated in colorectal cancer identified by differential display. Cancer Res 59：4083-4089, 1999
11) Corfield AP, Myerscough N, Longman R, Sylverster P, Arul S, Pignatelli M：Mucins and mucosal protection in the gastrointestinal tract：new prospects for mucins in the pathology of gastrointestinal disease. Gut 47：589-594, 2000
12) Tatematsu M, Ichinose M, Miki K, et al：Gastric and intestinal phenotypic expression of human stomach cancers as revealed by pepsinogen immunochemistry and mucinhistochemistry. Acta Pathol Jpn 40：494-504, 1990
13) Saito A, Shimoda T, Nakanishi Y, et al：Histrogic heterogeneity and mucin phenotype expression in early gastric cancer. Pathol Int 51：165-171, 2001
14) 江頭由太郎：胃型分化型腺癌の粘液組織化学的検討．日消誌 91：839-848, 1994
15) 下田忠和，松岡美佳，杉坂宏明，他：胃底腺内に存在する分化型腺癌の病理学的特徴．胃と腸 29：997-1007, 1994
16) 立松正衛：胃癌の発生・進展・修飾要因．日本病理学会会誌 91：23-40, 2002

17) Jass JR：Mucin histochemistry of the columnar epithelium of the esophagus：A retrospective study. J Clin Pathol 34：866-870, 1981
18) 冨松久信, 加藤　洋, 二宮康郎, 他：Barrett 食道の特殊円柱上皮と粘液. GI Research 8：100-109, 2000
19) 田嶋勇介, 下田忠和, 中西幸浩, 他. Barrett 上皮並びに Barrett 腺癌の組織学的・粘液および免疫組織化学的検討. 胃と腸：34 141-153, 1999

知花　洋子[*1*2], 藤田　幹夫[*1], 市川　一仁[*1], 大倉　康男[*1], 寺野　彰[*2], 藤盛　孝博[*1]
[*1]獨協医科大学病理学（人体分子）　[*2]同消化器内科

Ⅲ. 各　論―胃

3. *Helicobacter pylori* 菌除菌と発癌

ポイント

- 疫学的，実験的研究により，*H. pylori* 感染と胃癌には密接な関連があることが明らかとなってきた。
- 近年の分子生物学的手法の導入により，*H. pylori* が及ぼす宿主への遺伝子異常と胃発癌との関連性について解析が進められている。
- *H. pylori* 除菌による介入試験が報告されているが，除菌療法により胃発癌を完全に阻止できるか否かについては，いまだ結論がでていない。

　Helicobacter pylori（*H. pylori*）は，1983年に Marshall と Warren により発見された胃に生息する微好気性グラム陰性らせん桿菌である。その発見以来急速に研究がすすめられ，*H. pylori* は胃・十二指腸潰瘍の発生や再発の主要因子のひとつであり，胃 MALT リンパ腫の重要な危険因子のひとつであることが明らかとなっている。本稿では，*H. pylori* 感染と胃癌に関するこれまでの知見に加え，*H. pylori* 除菌が胃発癌に及ぼす影響について概説する。

1. *H. pylori* 感染と胃癌との関連性

1）疫学的検討

　H. pylori が発見される以前より，慢性胃炎，特に慢性萎縮性胃炎が胃癌発生の母地になりうると考えられていたが，その詳細は不明であった。ヒトにおける *H. pylori* と胃癌との関わりについては，1991年に相次いで報告されている。Nomura らはハワイに在住する米国日系男性 5908 名を対象に，血清を採取してから約 20 年間に病理学的に胃癌と診断された 109 例と，年齢，出生国，既婚率，アルコール摂取，BMI，拡張期血圧，血清コレステロール値，血糖値をマッチさせた同数の非胃癌患者を対照として選択し，血清採取時の *H. pylori* 感染と，その後の胃発癌との関連性について検討した。その結果，胃癌患者では 94％が，対照群では 76％が *H. pylori* に感染しており，そのオッズ比は 6.0（95％信頼区間 2.1～17.3）であった。また，*H. pylori* 血清抗体価が高い群ほどオッズ比の上昇が認められた[1]。さらに，128992 名を対象にした Parsonnet らの報告でも，血清採取後約 20 年間の追跡調査を行い，病理学的に胃癌（胃食道接合部癌を除く）と診断された 109 例と年齢，性別，人種をマッチさせた同数の非胃癌者を対照群として検討しており，胃癌患者では 84％が，対照群では 61％が *H. pylori* に感染しており，そのオッズ比は 3.6（95％信頼区間 1.8～7.3）を示した。中でも女性（オッズ比 18）および黒色人種（オッズ比 9）の胃癌において *H. pylori* が高い危険因子となることを示した[2]。Forman らが 22691 名の男性を対象に行った検討でも，胃癌患者では 69％が，対照群では 47％が *H. pylori* に感染しており，オッズ比は 2.77（95％信頼区間 1.04～7.97）であった[3]。このように，大規模母集団を対象にしたこれらの報告から，胃癌発生と *H. pylori* 感染が深く

関与していることが示唆されたのである。これらの報告をもとに，1994年にはWHOの関連機構である IARC (International Agency for Research on Cancer)が，H. pyloriを明らかに発癌と関わりのあるGroup 1 (definite carcinogen)に指定したため[4]，世界的に注目を集めるようになった。

一方，本邦における疫学的な大規模調査としては，2001年に報告されたUemuraら[5]の報告がある。すなわち，H. pylori感染を組織学的検査，迅速ウレアーゼ検査，および血清学的検査の三者により判定し，胃癌との関連をみた前向き研究である。この報告では，平均7.8年間の経過観察期間中，H. pylori感染者1246名中36名（2.9％）に胃癌が発生しているのに対し，280名のH. pylori非感染者には胃癌の発生が認められなかった。この研究から，H. pylori感染者では10年間で約5％に胃癌が発生する危険性が推定されている。本邦における1年間の推定胃癌発生者数は約30万人であり，この数字は約6000万人と推計されるH. pylori陽性者の約0.5％に当たり，10年あたりに換算するとH. pylori陽性者の約5％に胃癌が発生することになり，Uemuraらの推定値に非常に近いものであった。諸外国も含めた種々の疫学的報告からすると，胃癌患者からみたH. pylori陽性率は，ほぼ100％であるといえるかもしれない。しかし，観察期間中に発癌しなかった大多数のH. pylori陽性者が，すべて将来的に胃発癌するに至るかという命題に対して，結論づけ得る報告は現時点で存在しない。したがって，H. pylori感染は胃発癌の危険因子のひとつであるかもしれないが，その感染のみが一義的・絶対的要因ではないことも事実であろう。

2）動物感染モデルにおける検討

動物実験においては，1996年にスナネズミのH. pylori感染モデルが報告され[6]，感染の安定性と発生する胃粘膜病変がヒトのそれに類似していることから，多くの施設でこの系を用いて研究が進められている。SugiyamaらはH. pylori感染が，N-methyl-N-nitrosourea (MNU；化学発癌剤)誘発腺胃癌発生に及ぼす影響について検討した[7]。それによると，H. pylori感染後にMNUを投与した群およびMNU投与後にH. pyloriを感染させた群において胃癌が発生したが，H. pylori感染のみ，あるいはMNUのみ投与した群では癌は発生しなかったのである。その一方で，WatanabeらはH. pylori感染のみで胃粘膜の変化を62週間観察したところ，37％に胃癌が発生したと報告している[8]。上記を含め，H. pylori感染スナネズミによる胃発癌の報告をまとめてみた（表1）。これらの報告では，使用した発癌物質，H. pylori菌株，観察期間等が異なっており，このことが発癌率や胃癌の組織型の違いにつながっている可能性が示唆される。また，H. pylori感染のみによる発癌に関しては，Hirayamaらの印環細胞癌の1例を除いては高分化型腺癌の報告しか見られず，高分化型腺癌との鑑別が非常に困難である高度の炎症による再生性変化（腫瘍様病変）である可能性も示唆されてい

表1 H. pylori感染スナネズミを用いた胃発癌についての検討

報告者	H. pylori 菌株	化学発癌剤	観察期間（週）	有効動物数	担癌個体数（％）	発生腺癌数		
						分化型	低分化型	印環細胞癌
Sugiyama[7]	ATCC 43504	MNU	40	37	13 (35)	5	2	6
Watanabe[8]	TN2GF4	—	62	27	10 (37)	10	0	0
Honda[9]	ATCC 43504	—	72	5	2 (40)	2	0	0
Hirayama[10]	ATCC 43504	—	96	56	1 (1.8)	0	0	1
Tokieda[11]	ATCC 43504	MNNG	52	6	4 (67)	4	0	0

る[12]。以上より，動物感染モデルにおいても，H. pylori 感染は胃における発癌に密接に関与する因子のひとつではあるが，その主因か否かについては今後さらなる検討が必要である。

2．H. pylori 感染による癌化の機序

H. pylori 感染による胃癌発生に関しては，H. pylori が胃粘膜上皮細胞に与える直接的作用と，H. pylori 感染によって惹起される慢性的・持続的炎症によりもたらされる，種々の生理活性物質の間接的作用の二つの機序が想定されている。

1）H. pylori の胃粘膜上皮細胞に対する直接的作用

1997 年に H. pylori の全ゲノムが解析されたことにより[13]，H. pylori 菌の病原性因子に対する検討が行われ，H. pylori 由来物質の胃粘膜上皮細胞に対する直接的な作用が解明されはじめている。その代表的なものとして cag pasogenicity island（cagPAI）が挙げられる。cagPAI とは cagA をはじめとする H. pylori の病原因子を集中的に含む DNA 領域であり，IV 型分泌機構を構成している。CagA 蛋白および effector protein は IV 型分泌機構を介して胃粘膜上皮細胞に注入され，その上皮細胞内でチロシンリン酸化をうける。つぎに細胞内のチロシンフォスファターゼ（SHP-2）と結合することにより，SHP-2 の活性を亢進させ，増殖因子刺激様の細胞形態変化を起こすことが明らかとなっている[14,15]。SHP-2 はリン酸化されると，古典的 MAP キナーゼカスケードを活性化する。MAP キナーゼカスケードは細胞の分化・増殖やアポトーシスの制御に重要な役割を果たす細胞内情報伝達機構の主要経路のひとつであり，最近では古典的 MAP キナーゼの活性化が，癌抑制遺伝子産物の活性を抑制することや，MAP キナーゼキナーゼを恒常的に活性化することで細胞が癌化することが報告されている[16]。以上のことより H. pylori の病原性因子が宿主の細胞内情報伝達系に直接影響を与え，宿主すなわちヒト胃粘膜上皮細胞を癌化に導く可能性が示唆されている。

2）H. pylori 惹起性胃炎を介した間接的作用

各種臓器・組織での炎症と癌化との関連性については，古くから研究がなされ，一般的に漠然と認識されている。消化器領域においても例外ではなく，食道炎，胆嚢炎，ウイルス肝炎に関連した発癌などがそれである。H. pylori 感染と癌化について論ずる際にも同様で，胃粘膜組織において展開される炎症反応を抜きにしては成り立たない。H. pylori 持続感染により，炎症過程の結果として，胃粘膜萎縮や腸上皮化生が惹起され，H. pylori 感染者の中でも，高度の胃粘膜萎縮および腸上皮化生への変化が認められた患者では，胃癌のリスクが上昇しているとの報告[5]は，H. pylori 感染惹起性胃炎を介した発癌機序を想定させるに値するものであろう。

H. pylori 感染による慢性炎症胃粘膜組織では，interleukin（IL）や tumor necrosis factor などのサイトカインが誘導される。これらのサイトカインが，あるいはサイトカインによりさらに誘導された増殖因子が，胃粘膜細胞，特に上皮細胞における細胞回転の亢進をもたらし，その亢進が時に細胞 DNA の複製エラーの増大に繋がる可能性が報告されている。また，炎症過程の中でもたらされる酸化的ストレスにより，酸化的 DNA 損傷の代表的マーカーである 8-hydroxydoxy guanosine（8-

OHdG）が H. pylori 感染者胃粘膜において上昇していること[17,18]や，炎症細胞由来の活性酸素種および誘導型一酸化窒素合成酵素（iNOS）由来の NO との間で産生される peroxynitrite などによる DNA 損傷などもその機序を支持するものである。しかし，これらは炎症組織において非特異的な反応の一部ともいえる。一方，H. pylori 惹起性胃炎に特異的なものとしては，胃粘膜萎縮により酸分泌が低下した胃内において，亜硝酸塩還元能を有する細菌の増殖がもたらされ，食物中の亜硝酸塩と反応することにより産生されるニトロソ化合物による DNA 損傷の機序が知られている。そのほかにも，H. pylori が有するウレアーゼ活性により産生されるアンモニアと，H. pylori 感染により活性化された多核白血球由来の次亜塩素酸により産生されるモノクロラミンによる細胞傷害性が報告されている[19]。

一方で，遺伝子レベルでの影響についてはどうだろうか。たとえば，p53 は代表的な癌抑制遺伝子のひとつであるが，ヒト非癌部胃粘膜での検討においても，H. pylori 非感染者では p53 遺伝子変異が見られないのに対し，感染者では 52.4％ に変異が認められており，H. pylori 感染により胃粘膜局所での癌抑制作用の破綻がもたらされることが示唆されている[20]。また，細胞回転が亢進している臓器あるいはその構成細胞において活性化しているテロメラーゼが，大部分の癌細胞内においても活性化亢進していることが報告されている[21]。テロメラーゼの RNA コンポーネントであるヒトテロメラーゼ RNA（hTR）の過剰発現は，癌化の初期段階にもみられるが，H. pylori 感染者の非癌部胃粘膜においても，胃炎の進行度に比例して hTR の発現が増強していることが報告されている[22]。これらのことからも，H. pylori 感染者，さらにそのなかでも胃炎の高度な症例ほど胃全体としての malignant potential が高くなっている可能性が考えられる。これらは，炎症に不可欠とされる非特異的各種生理活性物質や，H. pylori 感染特異的に産生される物質がもたらす胃粘膜上皮細胞に対する傷害作用を意味し，元来修復機能の高い胃粘膜上皮細胞における修復機能の破綻を介した癌化への一機序と想定されている。胃の発癌において正常粘膜上皮細胞からいわゆる臨床癌に変換する多段階の過程で，複数の遺伝子異常の蓄積が必要であることからも理解される。

これまでの疫学的，実験的解析から示された両者間の密接な関連性や，H. pylori の直接的・間接的機序の詳細なる解明からだけでは，先ほどの項でも述べたように"H. pylori 感染単独で，胃癌が発症するのか？"という疑問は解決されていない。すなわち，いずれの疫学的報告においても，大部分の H. pylori 感染者は胃癌を必ずしも発症しておらず，胃発癌には H. pylori に加えて他の因子が関与している可能性が容易に推測される。El-Omar らは，IL-1 の遺伝子多型性が胃癌や H. pylori 惹起性低酸症のリスクに関連していることを報告した[23]。また，Hwang らは IL-1 の遺伝子多型性が H. pylori 感染ヒト胃粘膜での炎症性サイトカインの一種である IL-1β の産生量に影響することを報告している[24]。すなわち，IL-1 には複数の遺伝子型が存在し，IL-1β の産生量の多い遺伝子型もあれば少ないものもあることが判明した。IL-1β 産生量の多い遺伝子型を持つ H. pylori 感染宿主においては胃炎や胃粘膜萎縮の程度が強いことも示されており[24]，このような IL-1 遺伝子型は胃発癌のリスクを高める宿主因子のひとつと考えられる。また，前述の Parsonnet らの報告[2]からは，性や人種に由来する宿主の遺伝的因子が影響している可能性が示唆される。一方，環境因子の中では食事性要因も重要とされている。日本での胃癌の有病率は地方によって異なるが，日本で感染している H. pylori 株はほぼ同じ株と考えられ，ホスト側の要因としても同人種であると考えられる。それにもかかわらず，なぜ地方によって胃癌の有病率が異なるかという疑問に対する答えは，環境

因子，特に食事性因子の違いによるところが大きいと考えられている。この点に関しては，*H. pylori* が云々される前から疫学的，実験的に研究がなされている。Tsugane らは，日本の地域別における胃癌の死亡率と尿中塩分排泄量との関係を調査し，尿中塩分排泄量と胃癌リスクの間に有意な相関が見られること[25]や，塩漬けの頻繁な摂取と血清 *H. pylori* 抗体価の間における有意な相関関係[26]を報告し，過剰な塩分の消費は胃癌リスクを増大させる可能性があることを示した。われわれは，*H. pylori* 感染スナネズミに，通常食と魚粉添加食を与え，胃粘膜における炎症強度について検討した。その結果，魚粉添加食群においては，*H. pylori* 惹起性胃炎をさらに増悪させることが判明した[27]。さらに，疫学的調査から *H. pylori* 感染者における萎縮性胃炎の程度は，本邦古来からの食事である米飯，味噌汁や魚卵の摂取により，進展することも示してきた[28]。高度の胃炎や胃粘膜萎縮が胃発癌の母地になっていることを考え合わせると，これらの食事性因子も *H. pylori* 感染のみでは説明できない胃発癌過程に一役買っていることは疑う余地のないところである。*H. pylori* 感染に世の中が着目することに異論を唱えることはないが，胃発癌は，*H. pylori* の細菌側の要因と，宿主であるヒト側の要因とが複雑に絡み合って成し遂げられるものであることを忘れてはならない。

3．*H. pylori* 菌除菌と発癌

1）*H. pylori* 除菌による介入試験

以上述べてきた両者の関連性のみならず因果関係をより明らかにするためには，*H. pylori* 除菌による介入試験が必要である。スナネズミ感染モデルを用いて，*H. pylori* 除菌が MNU 誘発腺胃癌発生に及ぼす影響を検討した報告によると，*H. pylori* 感染後に MNU を投与した群および MNU 投与後に *H. pylori* を感染させた群における胃癌発生率は，*H. pylori* 除菌によりいずれも有意に減少している[29]。また，分化型早期胃癌に対し内視鏡的胃粘膜切除術を施行した *H. pylori* 感染者 132 名を対象に，*H. pylori* 除菌の有無による異時性他部位発癌の発生を検討した報告がある。それによると，*H. pylori* 除菌群（65 名）と *H. pylori* 非除菌群（67 名）に分けて 4 年間観察した結果，*H. pylori* 除菌群では新たな胃癌病変が見られなかったのに対し，*H. pylori* 非除菌群では 6 名（9％）に新たな分化型早期胃癌が見られた[30]。これらのことは，*H. pylori* が担う発癌サイクルの一部分を除菌治療により排除したことを意味するのか，あるいは新たなる発癌の抑制に繋がるものなのか，それとも元来担癌患者が有している遺伝子，あるいは環境要因をも含めた malignant potential を除菌治療が凌駕したのかは断定できない。遺伝子レベルにおける胃癌の発生から，肉眼的に診断される臨床的早期胃癌までの発育に要する期間を考慮すると，*H. pylori* 除菌が胃発癌過程におけるイニシエーションを抑制すると断定することはできないが，少なくとも胃癌発生のごく初期の段階でのプロモーションを抑制している可能性が考えられる。

2）*H. pylori* 除菌の適応について

これまで述べてきたように，*H. pylori* 感染のある胃粘膜では少なからず組織学的胃炎が生じており，これを共通のベースとして胃癌を含む各種の病態が惹起されると考えられている。2000 年の

European H. pylori Study Group によるマーストリヒト・コンセンサス会議（マーストリヒト・コンセンサス-2）では，H. pylori 惹起性の萎縮性胃炎は胃・十二指腸潰瘍と並び「除菌が強く推奨される疾患」とされている[31]。しかし，一方で2003年2月に改定された日本ヘリコバクター学会の「H. pylori 感染の診断と治療のガイドライン」において，H. pylori 惹起性の萎縮性胃炎は「将来的に除菌が望ましい疾患」であるにすぎない．その理由として，①H. pylori 感染により惹起される慢性活動性胃炎が除菌により消失すること[32]は広く知られているが，進行した萎縮性胃炎や腸上皮化生が除菌により改善するか否かは明らかではないこと[33,34]，②現時点では萎縮性胃炎患者の H. pylori 除菌により胃癌発生が明らかに減少したという報告は見られないことが挙げられている．したがって除菌により胃粘膜萎縮の進展阻止，あるいは正常粘膜への再構築が可能であるならば，胃発癌を予防できる可能性は高いと考えられるが，現時点ではその結論は得られていない．

まとめ

胃癌は H. pylori 感染に加え，宿主，環境さらには未知なる細菌などさまざまな要因のうえに成り立っていることは否めない事実である．その中で H. pylori 感染が注目を浴びていることもまた事実である．若年者の H. pylori 感染率の低下，さらには近年発表された「胃潰瘍診療ガイドライン」に則った除菌者の増加に応じて，本邦における胃癌発生率の顕著な低下あるいは消失が近未来的に証明された時に初めて，H. pylori 除菌治療の胃癌に対する発生抑制意義が示されるのかもしれない．今後のさらなる検討が待たれるところである．

■参考文献

1) Nomura A, Stemmermann GN, Chyou PH, et al：Helicobacter pylori infection and gastric carcinoma among Japanese Americans in Hawaii. N Engl J Med 325：1132-1136, 1991
2) Parsonnet J, Friedman GD, Vandersteen DP, et al：Helicobacter pylori infection and the risk of gastric carcinoma. N Engl J Med 325：1127-1131, 1991
3) Forman D, Newell DG, Fullerton F, et al：Association between infection with Helicobacter pylori and risk of gastric cancer：evidence from a prospective investigation. BMJ. 302：1302-1305, 1991.
4) Schistosomes, liver flukes and Helicobacter pylori. IARC Working Group on the Evaluation of Carcinogenic Risks to Humans. Lyon, 7-14 June 1994. IARC Monogr Eval Carcinog Risks Hum 61：1-241, 1994
5) Uemura N, Okamoto S, Yamamoto S, et al：Helicobacter pylori infection and the development of gastric cancer. N Engl J Med 345：784-789, 2001
6) Hirayama F, Takagi S, Yokoyama Y, et al：Establishment of gastric Helicobacter pylori infection in Mongolian gerbils. J Gastroenterol 31（Suppl 9）：24-28, 1996
7) Sugiyama A, Maruta F, Ikeno T, et al：Helicobacter pylori infection enhances N-methyl-N-nitrosourea-induced stomach carcinogenesis in the Mongolian gerbil. Cancer Res. 58：2067-2069, 1998.
8) Watanabe T, Tada M, Nagai H, et al：Helicobacter pylori infection induces gastric cancer in mongolian gerbils. Gastroenterology. 115：642-648, 1998.
9) Honda S, Fujioka T, Tokieda M, et al：Development of Helicobacter pylori-induced gastric carcinoma in

Mongolian gerbils. Cancer Res 58：4255-4259, 1998

10) Hirayama F, Takagi S, Iwao E, et al：Development of poorly differentiated adenocarcinoma and carcinoid due to long-term Helicobacter pylori colonization in Mongolian gerbils. J Gastroenterol. 34：450-454, 1999

11) Tokieda M, Honda S, Fujioka T, et al：Effect of Helicobacter pylori infection on the N-methyl-N'-nitro-N-nitrosoguanidine-induced gastric carcinogenesis in mongolian gerbils. Carcinogenesis 20：1261-1266, 1999

12) Nozaki K, Shimizu N, Tsukamoto T, et al：Reversibility of Heterotopic Proliferative Glands in Glandular Stomach of Helicobacter pylori-infected Mongolian Gerbils on Eradication. Jpn J Cancer Res. 93：374-381, 2002

13) Tomb JF, White O, Kerlavage AR, et al：The complete genome sequence of the gastric pathogen Helicobacter pylori. Nature 388：539-547, 1997

14) Odenbreit S, Puls J, Sedlmaier B, et al：Translocation of Helicobacter pylori CagA into gastric epithelial cells by typeIV secretion. Science 287：1497-1500, 2000.

15) Higashi H, Tsutsumi R, Muto S, et al：SHP-2 tyrosine phosphatase as an intracellular target of Helicobacter pylori CagA protein. Science 295：683-686, 2002.

16) 森口徹生：MAPキナーゼカスケードの制御と役割．実験医学 21：44-51, 2003

17) Baik SC, Youn HS, Chung MH, et al：Increased oxidative DNA damage in Helicobacter pylori-infected human gastric mucosa. Cancer Res. 56：1279-1282, 1996.

18) Hahm KB, Lee KJ, Choi SY, et al：Possibility of chemoprevention by the eradication of Helicobacter pylori：oxidative DNA damage and apoptosis in *H. pylori* infection. Am J Gastroenterol. 92：1853-1857, 1997.

19) Suzuki H, Mori M, Suzuki M, et al：Extensive DNA damage induced by monochloramine in gastric cells. Cancer Lett. 115：243-248, 1997.

20) Murakami K, Fujioka T, Kodama M, et al：Analysis of p53 mutations and Helicobacter pylori infection in human and animal models. J Gastroenterol 37（Suppl 13）：1-5, 2002

21) Kim NW, Piatyszek MA, Prowse KR, et al：Specific association of human telomerase activity with immortal cells and cancer. Science 266：2011-2015, 1994

22) Hur K, Gazdar AF, Rathi A, et al：Overexpression of human telomerase RNA in Helicobacter pylori-infected human gastric mucosa. Jpn J Cancer Res 91：1148-1153, 2000

23) El-Omar EM, Carrington M, Chow WH, et al：Interleukin-1 polymorphisms associated with increased risk of gastric cancer. Nature 404：398-402, 2000

24) Hwang IR, Kodama T, Kikuchi S, et al：Effect of interleukin 1 polymorphisms on gastric mucosal interleukin 1beta production in Helicobacter pylori infection. Gastroenterology 123：1793-1803, 2002

25) Tsugane S, Akabane M, Inami T, et al：Urinary salt excretion and stomach cancer mortality among four Japanese populations. Cancer Causes Control 2：165-168, 1991

26) Tsugane S, Tei Y, Takahashi T, et al：Salty food intake and risk of Helicobacter pylori infection. Jpn J Cancer Res 85：474-478, 1994

27) Tanigawa T, Kawamori T, Iimuro M, et al : Marked enhancement by fish meal of Helicobacter pylori-induced gastritis in Mongolian gerbils. Jpn J Cancer Res 91 : 769-773, 2000

28) Montani A, Sasazuki S, Inoue M, et al : Food/nutrient intake and risk of atrophic gastritis among the Helicobacter pylori-infected population of northeastern Japan. Cancer sci 94 : 372-377, 2003

29) Shimizu N, Ikehara Y, Inada K, et al : Eradication diminishes enhancing effects of Helicobacter pylori infection on glandular stomach carcinogenesis in Mongolian gerbils. Cancer Res 60 (6) : 1512-1514, 2000

30) Uemura N, Mukai T, Okamoto S, et al : Effect of Helicobacter pylori eradication on subsequent development of cancer after endoscopic resection of early gastric cancer. Cancer Epidemiol Biomarkers Prev 6 : 639-642, 1997

31) Malfertheiner P, Megraud F, O'Morain C, et al : Current concepts in the management of Helicobacter pylori infection--the Maastricht 2-2000 Consensus Report. Aliment Pharmacol Ther. 16 : 167-180, 2002.

32) Satoh K, Kimura K, Takimoto T, et al : A follow-up study of atrophic gastritis and intestinal metaplasia after eradication of Helicobacter pylori. Helicobacter 3 : 236-240, 1998

33) Ohkusa T, Fujiki K, Takashimizu I, et al : Improvement in atrophic gastritis and intestinal metaplasia in patients in whom Helicobacter pylori was eradicated. Ann Intern Med 134 : 380-386, 2001

34) Annibale B, Aprile MR, D'ambra G, et al : Cure of Helicobacter pylori infection in atrophic body gastritis patients does not improve mucosal atrophy but reduces hypergastrinemia and its related effects on body ECL-cell hyperplasia. Aliment Pharmacol Ther 14 : 625-634, 2000

佐々木　英二，富永　和作，高島　隆，浜口　正輝，谷川　徹也，斯波　将次，渡辺　俊雄，藤原　靖弘，樋口　和秀，荒川　哲男　大阪市立大学大学院　消化器器官制御内科学

Ⅲ. 各　論―胃

4．ヘリコバクター・ピロリ再除菌治療のあり方：
5剤併用療法(PPI plus bismuth-based quintuple therapy)の有効性の検討

ポイント

- 保険適用のHP初回除菌治療レジメ：LAC400 vs LAC800の無作為群間での除菌率（PP解析）は78.5％（295/376）vs 76.7％（254/331）であり，両群には有意差はない．この成績から，わが国でのHP除菌の初回治療にはLAC400がより強く勧められる．
- 初回治療にLAC400ないし800を使う限り，およそ80％は除菌成功であり，20％は除菌不成功である．この20％が再除菌候補となる．
- 再除菌治療レジメLAM250（LPZ 30 mg，AMPC 750 mgおよびMNZ 250 mg，1日2回，7日間）とLBATM（LPZ 30 mg, bismuth subnitrate 1 g, AMPC 750 mg, MINO 100 mgおよびMNZ 250 mg，1日2回，7日間）との有効性・忍容性について，無作為群間比較を行った．対象はLAC400あるいはLAC800によるHP除菌初回治療に失敗した消化性潰瘍患者で，無作為割付けのLAM群：45例 vs LBATM群：50例である．
- LAM群 vs LBATM群の除菌率（PP解析）は，83.3％（30/36）（95％CI：67.2-93.6）vs 100％（46/46）（95％CI：92.3-100）であり，両群間に$p<0.01$の有意差を認めた．副作用：LAM，LBATMともに副作用は軽微で，重篤な副作用は認められず，服薬中止例は皆無であった．忍容性も良好で，服薬遵守率は100％であった．
- 再除菌レジメLAMおよびLBATMの除菌率は83.3％および100％と優れており，ともに副作用も軽微であり，再除菌治療に相応しいレジメとして推薦できる．就中，LBATM（PPI plus bismuth-based bid 1 week quintuple therapy）はLAC first-line therapy失敗後のsecond-line therapy，さらには，それに続くsalvage therapyとして強く推奨される．

　去る2000年11月1日に消化性潰瘍患者におけるヘリコバクター・ピロリ（H. pylori）感染の診断と治療の保険適用が認可されて以来既に丸2年が経過した．その間，各施設において，かなりの数の症例とかなりの量の経験が蓄積されるなかで，診断と治療の上で，いくつかの問題点も浮かび上ってきている．これらの問題点の具体的な指摘とその改善策の提起も既に数多く報告されているが，今回，欧米とわれわれの施設（平塚胃腸病院および附属予防生態研究所）のデータを交えながら，表題のH. pylori再除菌療法の在り方とその戦略に関する―私見―を述べ，ご批判を仰ぎたい．

1．H. pylori 初回除菌治療の自験例の成績

　2000年11月1日よりほぼ2年間でわれわれの施設（平塚胃腸病院および附属予防生態研究所）でのH. pylori初回除菌治療（first-line therapy）の総症例数はおよそ2500例に達している．
　そのうち，HP陽性の消化性潰瘍706例をLAC400とLAC800の2群に無作為割付を行い，両群の除菌率を検討した．除菌判定は尿素呼気試験^{13}C-UBT（Ubit大塚製薬）にて行い，陰性のとき，除菌成功と判定した．ちなみに，^{13}C-UBTのcut off値は2.5‰であり，それ以上は，HP陽性であり，除菌不成功と判定した．
　初回除菌治療の成功率は，LAC400群で78.5％（295/376），LAC800群で76.7％（254/331）で

あった。両群の除菌率には推計学的に有意の差は認められない。なお，LAC400〜800 はランソプラゾール（LPZ）30 mg，アモキシシリン（AMPC）750 mg，およびクラリスロマイシン（CAM）200 mg，または 400 mg であり，これを 1 日 2 回，朝夕，7 日間投与した[1]。

　この除菌率の成績の評価であるが，驚いたことに，わが国の LAC400，LAC800 による除菌成績のデータは，保険適用の前後ともにきわめて少なく，特に適用後においてはほぼ皆無に等しいことであった。したがって，初回除菌療法でのわれわれの除菌率 LAC400：78.5％と LAC800：76.7％は果たして妥当なものか比べる術が無い。

　この点，保険適用前の三輪らの論文[2]は貴重である。対象は NUD・消化性潰瘍の HP 陽性者であり，LAC400・LAC800 の 2 群への無作為割付である。その除菌率は，PP 解析で，LAC400：81.9％，LAC800：80.0％であり。なんと，二つの成績は驚くほど一致している。ちなみに，この臨床試験での除菌判定は，同じく ^{13}C-UBT である。しかし，^{13}C 分析計はわが国で一般的な大塚 Ubit ではなく，automatic ^{13}C analyzer（ABCA-NT；Europe Scientific, Crewe；UK）であり，Δ^{13}C＜5 ‰を HP 陰性，5 ‰≦Δ^{13}C＜10 ‰を境界領域，10 ‰≦Δ^{13}C を HP 陽性と定義している。境界領域のとき，1〜2 ヵ月後再検し，Δ^{13}C＜5 ‰のとき，HP 陰性・除菌成功としている。

　鏡検・培養・その他の検査法と併せた総合的判定が必要となろうが，現実に問題となるのは UBT が偽陽性の時であろう。これは，^{13}C-UBT の測定法の精度に関することであるが，臨床的にきわめて重要な問題である。

　もう一つ，新薬の効能効果の追加申請のために施行された LAC400 と LAC800 の多施設二重盲検試験の結果が目安となる。その結果は，PP 解析（per protocol analysis）にて，除菌率は胃潰瘍・十二指腸潰瘍全体で，LAC400 が 89％（95％CI：84.3-93.7％），LAC800 が 85.3％（95％CI：80.1-90.5％）であった[3]。この除菌率の高さには改めて驚かされる。先の 2 施設の成績をおよそ 10 ポイント凌駕している。ちなみに，この治験での HP 除菌判定の手法は培養と鏡検であり，ともに生検を共通手段としており，互いに補完し合う二つの手法とはなり得ない。起こりうる sampling error も考慮すると，なおさらである。当時，^{13}C-UBT が *HP* 感染の診断法として認可されていなかったことが ^{13}C-UBT を選択しなかった理由であろうが，除菌判定に偽陰性が混入することは必定である。いま，除菌判定のおける ^{13}C-UBT の偽陽性が問題化しており[1]，除菌判定も必ずしも万全ではない。要するに，gold standard は存在しないのである。

　いずれにせよ，この除菌率との比較では，われわれの UBT 判定による除菌率は若干下回っている。この成績からみると，2003 年の現在で，わが国では，*HP* 除菌の初回治療を受けたとき約 80％が成功し，残る 20％が失敗である。この 20％が再除菌治療の対象となる勘定である。

　さて，問題は初回の除菌治療に続く，再除菌治療である。再除菌が必要な患者割合は，初回 *H. pylori* 除菌治療を受けた患者のおよそ 20％と概算できる。この数は無視できない大きさであり，結論的になるが，焦眉の急は Second-line therapy と呼ばれている再除菌治療レジメの開発と確立であろう。現在，保険適用のレジメ（LAC400，LAC800，OAC800）を見る限り 3 剤併用療法のうち，プロトンポンプ阻害剤（PPI）の他の抗菌剤 2 剤はいずれもペニシリン（AMPC）およびクラリスロマイシン（CAM）であり，異なるのは CAM の用量のみである。初回の除菌療法を CAM400 で失敗した時，再除菌を CAM800 で試みてもあまり大きな期待はできない。初回の服薬遵守状況が悪かった症例では再除菌は成功するであろうが，多くの症例においては失敗の繰り返しであろう。

そもそも除菌治療は first-line therapy で終わるものではない。ときには，second-line から，third-line を経て，数回 salvage therapy に及ぶ可能性は決して否定できない。

いま，H. pylori 除菌治療の first-line therapy でもっとも効果的とされるレジメは PPI-based triple therapy であるが，これら3剤療法でもその初回除菌治療の成功率は80%程度である。つまり，first-line therapy を受けた者の20%は second line therpay の予定者であり，さらにそのうちのいくらかは salvage therapy の潜在対象となるが，その多寡は再除菌治療の有効性に左右される。したがって，除菌治療を施行するに際して，再除菌治療，さらには再々除菌治療（third-line therapy, salvage therapy）のレジメの内容も考慮に入れた戦略・戦術が要求されて然るべきであろう。

2．H. pylori 感染の治療の変遷

In vitro で H. pylori は多くの抗菌剤に感受性がある。しかし，in vivo では単独で投与されたとき，これら薬剤はほとんど無効である。ビスマス（bismuth）こそ，in vivo で H. pylori に対して有効であることが発見された初めての抗菌剤である。その契機は，ビスマスを使用して治療した十二指腸潰瘍は，他の薬剤に比較し再発率が低いという経験的事実であった。また，この事実が，H. pylori の除菌が潰瘍の再発を防ぐという認識に繋がったことはよく知られているところである。ビスマスを単独で用いたときの除菌率は10～30%に過ぎないが，3剤・4剤併用療法では重要な薬剤であり，特にメトロニダゾール（metronidazole）に対する耐性の発現防止の役割を果たしているとされている。H. pylori の除菌に使用する用量では便の暗色化以外に重篤な副作用はみられず，長年にわたっての服用にも問題がなく，保証つきの薬剤として使用されている（Anthony Axon）。まさに貴重な薬剤である。特に，H. pylori 除菌併用療法においては神秘的な作用を発揮している。

3剤併用療法（triple therapy）は，そもそもビスマス，テトラサイクリン，メトロニダゾールの併用で始まり，1980年代後半から90年初めにかけては除菌レジメの中心であった。これらの3剤併用療法は90%前後の除菌率を挙げ，当時の first-line therapy の代表であった。このレジメは，今から振り返って，古典的，あるいは伝統的 classic triple therapy と呼ばれ，それに続く，PPI-based triple therapy は新3剤併用療法（new triple therapy）と呼ばれて，これらを便宜的に区別をしている。しかし，この古典的レジメには問題もあった。薬剤の組み合わせと用法・用量が煩雑であり，投与期間が2週間と長く，かつ副作用も少なからずあって，その結果，服薬遵守率（compliance）の低下を招き兼ねない問題児でもあったのである。

この頃，PPI のオメプラゾールが開発され，本剤の H. pylori に対する抗菌作用が報告されたことから，酸の分泌抑制効果と相俟って，併用薬剤の中心に位置し，ビスマスにとって変わるのである。まず，1990年頃からオメプラゾールとアモキシシリンの2剤併用療法（dual therapy）が始まり，Labenz, Unge, Bayerdorffer らの目覚しい活躍があった。"High dose omeprazole treatment combined with amoxicillin eradicates H. pylori[4]" では，オメプラゾールの服用量は6錠（120 mg）にまで跳ね上がったのを記憶している。「一体どこまで上げ続けるつもりですか」と演者に座長の筆者が質問すると会場は爆笑の渦であった。米国ヒューストンで変則的に行われた欧州ヘリコ学会（1994）での一コマである。

Dual therapy から triple therapy へ移ったのもこの頃であり，主役は PPI（オメプラゾール）であった。Bismuth-based から PPI-based triple therapy に主役の座は完全に移り，敢えて New triple therapy と接頭語をつけて呼び，古典的なビスマス 3 剤療法と判然と区別したのである。ITT（intention to treat）/PP 解析で 95.4%（62/65）/98.4%（62/63）と驚異的な除菌率をあげた Bazzoli のイタリアン・レジメの論文が掲載されたのも 1994 年であり[5]，MACH 1 Study が学会で旋風を巻き起こしたのもそれに続いている。その除菌成功率も驚異的であり，PP 解析で，OAC250：85.1%，OAC500：98.0%，OMC250：94.3%，OMC500：92.5%，OAM：81.6%，OP：0.9%（O：オメプラゾール，M：メトロニダゾール）[6]であり，まさに PPI-based triple therapy の全盛時代であった。

これら，bismuth，PPI-based という用語を眺めると，*H. pylori* 除菌併用療法が変遷していく歴史のなかで，どの薬剤がそのとき主役的役割を果たしたのか，さらにその主な役割は何かということが，自ずと理解できて楽しい。しかし，ビスマスは依然としてその主役の座を手放しはしなかったのである。

1994 年，de Boer らは，古典的 3 剤併用療法に H_2 receptor antagonist（H_2RA）を加えて，4 剤併用療法とし，さらに従来の 2 週間投与を 1 週間投与に縮め，1 週間投与と 2 週間投与の除菌成績の比較を無作為に，群間で比較した。それらの除菌率は，1 週間で 53/56 95%（95%CI：89-100%），2 週間で 50/53 94%（95%CI：88-100%）と発表し，H_2RA plus bismuth-based quadruple therapy は除菌効果において 1 週間で充分であり，2 週間投与には最早それ以上の効果は期待できないと結論し，これを聞き分けのよい従順な患者には格好の fisrt-line anti-Helicobacter treatment であると推薦している[7]。de Boer は，1996 年，さらに，H2RA を omeprazole に変え，続いて同じ年 omeprazole を lansoprazole に変えた lansoprazole-quadruple therapy の臨床治験の鏡検判定で，ITT/PP 解析：89%（31/35）/100%（31/31）と驚異的な数字の除菌成功率をあげている[8]。ちなみに，このレジメも，PPI plus bismuth-based quadruple therapy に分類されるのであろう。

3．問題は Second-line therapy!!

de Boer の PPI plus bismuth-based quadruple therapy での成績は驚異的であるが，何れも初回除菌療法での成績である。問題は，この PPI plus bismuth quadruple therapy が再除菌治療で果たしてどれ程の成績を発揮するのか，これが知りたいのである。

Boixeda D らは PBTM（pantoprazole 40 mg bid, colloidal bismuth subcitrate CBS 120 mg qid, tetracycline 500 mg qid, metronidazole 500 mg tid for 7 days：PBTM）を，初回除菌療法で PPI-based triple therapy（PPI, AMPC, CAM）に失敗した症例への再除菌療法に試みて，ITT/PP 解析で，82%（95%CI：75-88%）/85%（95%CI：79-91%）の除菌率を出し，標準の triple therapy に失敗した場合の優れた再除菌療法レジメと結論している[9]。PPI plus bismuth-based quadruple therapy の除菌率の成績が，初回治療と再除菌治療で，かくも異なるものなのか，また，85%程度が再除菌治療での達成目標として妥当なところなのだろうか。

最後に Graham D も加わった地中海サルヂニア島（Sardinia 島，Sassari 大学）からのしごとを紹介する。Dore MP et al[10]. らは，Colloidal bismuth subcitrate-based twice-a-day quadruple therapy as primary or salvage therapy for *Hp* infection 2 週間投与を試みた成績である．この島での PPI と抗菌剤 2 剤の triple therapy の初回除菌率は 60％程度であるが，この 1 日 2 回・2 週投与の Quadruple therapy が，1 回以上の除菌失敗経験者 42（38％）を含む 118 例（NUD：103，PUD：15）において，primary therapy そして salvage therapy として，どれほど期待できるかの，大胆ではあるが，しかしきわめて理に叶った挑戦である．omeprazole 20 mg, tetracycline 500 mg, metronidazole 500 mg, そして bismuth subcitrate caplets 240 mg のレジメで，1 日 2 回の 14 日投与である．除菌率は ITT：95％（110/116），PP：98％であった．そして，この quadruple therapy は優れた primary and salvage therapy であり，同時に，first-line therapy として位置付けらる，と結んでいる．

再除菌のレジメは依然として確立していないが，どうやら PPI plus bismuth-based quadruple therapy が主役のようである．各レジメで，その用量・用法が異なり，投与期間が 1～2 週と異なるが，主役は古典的 triple therapy に PPI を加えたもののようである．PPI, bismuth, tetracycline, そして metronidazole である．この原則に沿った Second-line，そして Salvage therapy の多くの優れてデザインされた臨床研究の蓄積が強く望まれるところである．そして，優れた salvage therapy は取りも直さず優れた initial therapy 足りうるのである．

4．再除菌療法の戦略―私見

Dual therapy, PPI-based triple therapy, PPI plus bismuth-based quadruple therapy の体験を経た現時点での，*H. pylori* 感染における除菌治療に対する筆者らの個人的な戦略は，まず除菌回数においては，初回除菌治療（first line therapy），そして，それに失敗した際は再除菌治療（second line therapy）までで終りとし，それ以上の挑戦は行わないことを原則としている．なぜなら，これ以上の効果的な薬剤の組み合わせが現存しないからである．例外的にその必要に迫られる可能性もあろうが，その治療はもはや系統的ではなく，case by case の療法に終始するのである．それは，成功するかもしれないが，そこには恐らく成功への的確な展望はない．

したがって，筆者らは再除菌治療には，現在ではもっとも強力な（有効性・安全性および忍容性において）レジメをあてている．要するに，初回治療で 80％を除菌し，これに失敗した 20％の全てに再除菌での成功を狙うのである．したがって，除菌治療を受ける患者のすべては，初回除菌と再除菌の 2 回の治療までで終りとしたいのである．Salvage therapy, あるいは rescue therapy という用語もあるが，この用語は，もっとも有効な，かつ系統的なレジメを再除菌治療（second line therapy）で試みてもなお成功しなかったきわめてわずかな症例に，各症例に応じて実施する例外的な除菌治療レジメに対する呼称と理解している．もし，salvage therapy に，系統的で，安全性・忍容性（tolerability）において問題がなく，そのうえ，ほぼ 100％の除菌率をもつ優れたレジメが存在するなら，筆者らはそのレジメを再除菌治療（second-line therapy）のレジメとして迷わずに，そして，さらには初回除菌治療（first-line therapy, primary あるいは initial therapy）のレジメとして定着させるであろう．

この戦略にも残念ながら大きな問題点がある．最強のレジメをなぜ初回除菌治療でなく，再除菌治療に位置付けるのか．この本質的な疑問は当分問い続けられるであろう．要するに，*H. pylori* 感

染の除菌治療は，柔道の団体戦競技ではなく，先鋒にまずもっとも強い大将をあてる戦略が理に叶っているのである．

しかし，反論もあろう．旧厚生省認可の保険適用レジメである LAC400 も LAC800 も立派な new triple therapy である．事実，新薬の効能効果の追加申請のために施行された LAC400 と LAC800 の多施設二重盲検試験での除菌率（PP 解析）は，胃潰瘍・十二指腸潰瘍全体で，LAC400 が 89％（95％CI：84.3-93.7％），LAC800 が 85.3％（95％CI：80.1-90.5％）である．さらに，これら二つのレジメはいずれも初回除菌治療の成績であるが，中堅レジメとしては立派な除菌率を示している．

LAC400，および LAC800 は，本邦初の新 3 剤治療レジメである．いささか色褪せた感も否めないが，中堅である．昨年，新たに認可されたオメプラゾール OAC800 も，LAC と本質的になんら変わるところがない．PPI-based triple therapy の範疇であり，さらに併用される 2 つの抗菌剤は，AMPC1500 mg と CAM 800 mg であって，先行の LAC 800 とまったく同じである．この三つのレジメを消化性潰瘍患者の初回除菌治療に用い，まず潰瘍患者の 80％を潰瘍症から離脱せしめ，潰瘍の再発を防止する．同時に，萎縮性胃炎の進展を抑制し，胃癌の発生を防止する．これがわが国における H. pylori 感染治療における画期的な進歩である．平成 12 年 10 月 31 日の保険発第 180 号の通達「ヘリコバクター・ピロリ感染の診断および治療に関する取り扱いについて」は，適用疾患・再除菌の HP 診断と治療において不備・不適切はあるものの，H. pylori 感染の診断と治療に関するわが国で初めての通達として，その意義は大きい．

5．5 剤併用治療レジメ（PPI plus bismuth-based quintuple therapy）の有効性の無作為群間比較

さて，われわれは再除菌治療でのレジメの除菌成功率は 95％以上のものであって欲しいと思っている．要するに，再除菌をもって H. pylori 除菌治療の終りとしたいのである．これ以上の挑戦はないのである．従って，再除菌には現時点で最高の除菌率をもつレジメで対応したいのであり，それが H. pylori 除菌治療に対するわれわれの基本的スタンスである．PPI plus bismuth-based quadruple therapy は，初回除菌治療では 95％以上の優れた除菌成績を上げているが，これが再除菌となると 80 から 85％と 10 ポイント以上の低下を示すのである．この辺りが quadruple therapy の限界とすると，これを遥かに凌駕するレジメが望まれるのであって，それこそが再除菌に相応しいレジメとして位置付けたいのである．ここで登場するのが，PPI plus bismuth-based quintuple therapy である．これについては最終集計を急いでおり，詳細は次の機会に譲るが，骨子にはなんら変わるところはないので簡単に紹介する．

1）目　的

再除菌治療レジメ LAM250（LPZ 30 mg，AMPC 750 mg および MNZ 250 mg，1 日 2 回，7 日間）と LBATM（LPZ 30 mg, bismuth subnitrate 1 g, AMPC 750 mg, MINO 100 mg および MNZ 250 mg，1 日 2 回，7 日間）との有効性・安全性・忍容性について，無作為群間比較を行った．

2）対　象

平塚胃腸病院にて，LAC400 或は LAC800 による *H. pylori* 除菌初回治療に失敗した消化性潰瘍患者を無作為に割付けた LAM 群：45 例 vs LBATM 群：50 例である。

3）成　績

^{13}C-UBT および鏡検で除菌判定を行った LAM 群 vs LBATM 群の除菌率は，ITT 解析で，66.7%（30/45）（95%CI：51.1-80.0%）vs 92.0%（46/50）（95%CI：80.8-98.7%）であり，両群間に p=0.0039 の有意差を認めた。

また PP 解析では，83.3%（30/36）（95%CI：67.2-93.6）vs 100%（46/46）（95%CI：92.3-100）であり，両群間に p=0.0056 の有意差を認めた。

副作用：LBATM，LAM ともに副作用は軽微で，重篤な副作用は認められず，服薬中止例は皆無であった。忍容性も良好で，服薬遵守率は 100% であった。

4）結　論

除菌率は PP 解析にて，LAM vs LBATM はそれぞれ 83.3%（30/36 例）vs 100%（46/46 例）であり，両群とも優れた成績を示した。さらに，LBATM は LAM を有意に凌駕する有効性を示した（p<0.01）。

両レジメ共に副作用も軽微で，かつ忍容性にも優れ，再除菌治療に相応しいレジメとして推薦できる。就中，LBATM（PPI plus bismuth-based bid 1 week Quintuple therapy）は LAC first-line therapy 失敗後の second-line therapy，さらには，それに続く salvage therapy として強く推奨される（図 1，表 1）。

まとめ

この小文の執筆にあたって，一番に驚いたことは，わが国の LAC400，LAC800 による除菌成績のデータはきわめて少なく，ほぼ皆無に等しいことであった。したがって，初回除菌療法でのわれわれの除菌率 LAC400：78% と LAC800：77% は果たして妥当なものか比べる術がない。今後，クラリスロマイシンへの耐性菌の増加とともに，初回除菌治療の除菌成功率は徐々に，しかし確実に低下するものと思われるが，なおさらのこと再除菌治療レジメの確立が焦眉の急であると確信している。

不思議な作用を発揮するビスマスを芯に抗菌剤が加わって併用療法は古典的 Classic triple therapy に発展，他方，歴史的な酸泌抑制剤の PPI と抗菌剤の併用から始った併用療法は，dual therapy を経て New triple therapy に発展，そして，これらが合体した quadruple therapy は PPI plus bismuth-based quadruple therapy，さらには quintuple therapy へと留まることなく展開している。

H. pylori 除菌治療が変遷してきた歴史を振り返ってみて，また，現在の除菌治療の有効性を検討した文献を検索してみると，過去・現在を通じて最も有効な除菌治療の併用薬剤の中でも，常に主役を演じているのは，やはりメトロニダゾールであると改めて認識を新たにした次第である。わが国において，メトロニダゾールが *H. pylori* 感染の除菌治療に関しての追加効能を承認されることの

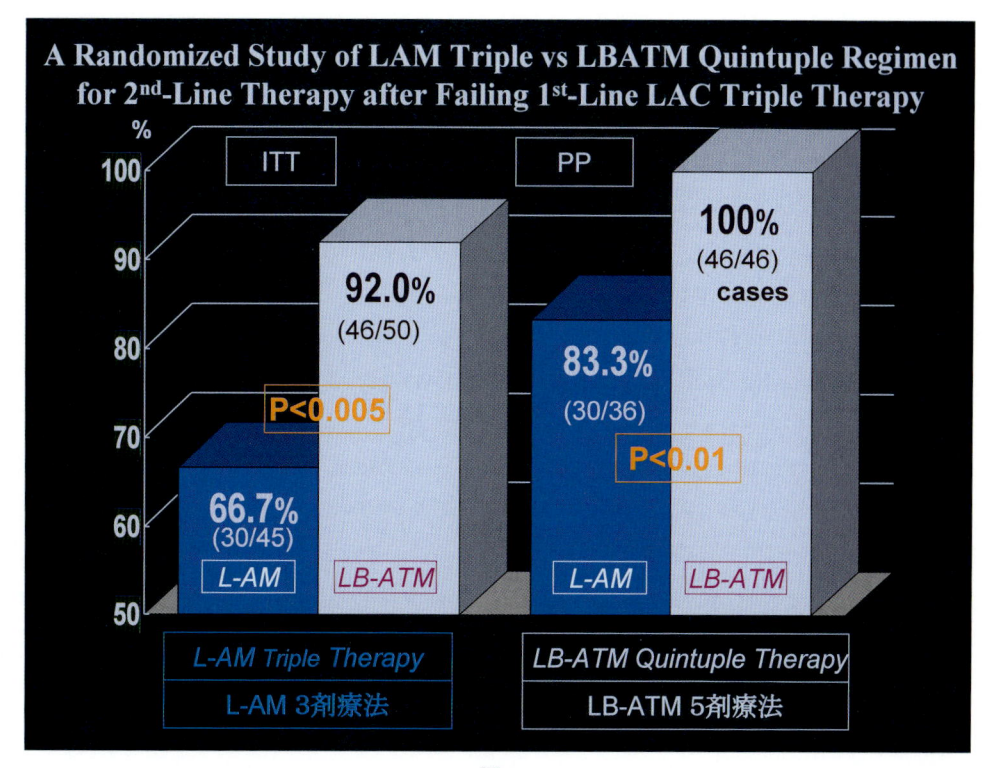

A Randomized Study of LAM Triple vs LBATM Quintuple Regimen for 2nd-Line Therapy after Failing 1st-Line LAC Triple Therapy

ITT
- L-AM: 66.7% (30/45)
- LB-ATM: 92.0% (46/50)
- $P<0.005$

PP
- L-AM: 83.3% (30/36)
- LB-ATM: 100% (46/46) cases
- $P<0.01$

L-AM Triple Therapy / L-AM 3剤療法
LB-ATM Quintuple Therapy / LB-ATM 5剤療法

図1

表1 HP 再除菌治療レジメ LAM250 (LPZ 30 mg, AMPC 250 mg, および MNZ 250 mg, 1日2回, 7日) と LBATM (LPZ 30 mg, bismuth subnitrate 1 g, AMPC 250 mg, MINO 100 mg, および MNZ 250 mg, 1日2回, 7日) における除菌率の無作為群間比較での成績

2nd-Line Therapy failing 1st-Line LAC Triple Therapy		
Randomized n=95n	L-AM Triple Therapy	LB-ATM Quintuple Therapy
ITT analysis	n=45 (30/45) $P<0.005$ 66.7% (51.1-80.0)	n=50 (46/50) 92.0% (80.8-98.7)
Discontinued Protocol Violations	0 9	1 3
PP analysis	n=36 (30/36) $P<0.01$ 83.3% (67.2-93.6)	n=46 (46/46) 100% (92.3-100)

(95% Confidence Intervals)

早やからんことを念じて筆を擱く．

■参考文献

1) 平塚卓，木村健，田村君英，小山雅章，加藤洋，平塚秀雄：H. pylori 初回除菌治療レジメ LAC400 と LAC800 の有効性，及び Hp 感染検査法[13]C-UBT の信頼性の検討．第9回日本ヘリコバクター学会プログラム抄録集 77 頁，2003

2) Miwa H, Murai T, Sato K, Ohkura R, Yamada T, Nagahara A, et al : Comparison of the efficacy of 400 mg and 800 mg of clarithromycin used with lansoprazole and amoxicillin in eradication regimens for *Helicobacter pylori* infection in a Japanese population. J Gastroenterol 35 : 536-539, 2000

3) Asaka M, Sugiyama T, Kato M, Sato K, Kuwayama H, Fukuda Y, Fujioka T, Takemoto T, Kimura K, Shimoyama T, Shimizu K and Kobayashi S : A multicenter, double-blind study on triple therapy with lansoprazole, amoxicillin and clarithromycin for eradicationg of Helicobacter pylori in Japanese peptic ulcer patients. Helicobacter 6 : 254-261, 2001

4) Bayerdoerffer E, Mannes GA, Sommer A, Hoechter W, Weingart J, Hatz R, et al : High dose omeprazole treatment combined with amoxicillin eradicates Helicobacter pylori. Gastroenterology 102 (4) : A38, 1992

5) Bazzoli F, Zagari RM, Fossi S, Pozzato P, Alampi G, Simoni P, et al : Short-term low-dose triple therapy for the eradication of Helicobacter pylori. Eur J Gastroenterol Hepatol 6 : 773-777, 1994

6) Lind T, van Zanten SV, Unge P, Spiller R, Bayerdoerffer E, O'Morain C, et al : Eradication of *Helicobacter pylori* using one-week triple therapy combining omeprazole with two antimicrobials : The MACH 1 Study. Helicobacter 1 : 138-144, 1996

7) de Boer WA, Driessen WMM, Potters HVPJ, et al : Randomized study comparing 1 with 2 weeks of quadruple therapy for eradicating *Helicobacter pylori*. Am J Gastroenterol 89 : 1993-1997, 1994

8) de Boer WA, van Etten RJXM, Lai JYL, Schneeberger PM, van de Wouw BAM, Driessen WMM. Effectiveness of quadruple therapy using lansoprazole, instead of omeprazole, in curing *Helicobacter pylori* infection. Helicobacter 1 : 145-150, 1996

9) Boixeda D, Bermejo F, Martin-De-Argila C, Lopez-Sanroman A, Defarges V, Hernandez-Ranz F, et al : Efficacy of quadruple therapy with pantoprazole, bismuth, tetracycline and metronidazole as rescue treatment for *Helicobacter pylori* infection. Aliment Pharmacol ther 16 : 1457-1460, 2002

10) Dore MP, Graham DY, Mele R, Marras L, Nieddu S, Manca A, et al : Colloidal bismuth subcitrate-based twice-a-day quadruple therapy as primary or salvage therapy for Helicobacter pylori infection. Am L Gastroenterol 97 : 857-860, 2002

木村　健[1], 平塚　卓[2], 田村　君英[3], 小山　雅章[2], 加藤　洋[4], 平塚　秀雄[2]
1) 平塚胃腸病院附属予防生態研究所　2) 平塚胃腸病院
3) 平塚胃腸病院検査部　4) 癌研附属病院・病理部

5. 食道胃接合部癌の診断と治療

> ポイント
> ●食道胃接合部は狭く，内視鏡観察が困難である。
> ●深吸期に良い視野が得られるので，深呼吸を利用する。
> ●接合部癌には胃噴門腺，食道噴門腺，固有食道腺，バレット上皮，扁平上皮由来がある。
> ●十分な病理学的検索を行うために，一括切除が重要である。
> ●切開剥離 EMR は接合部癌の一括切除に有用である。

食道胃接合部は明確に定義されておらず，研究者によってその見解が異なる。本邦では西らの定義「食道胃境界線から噴門腺の存在する上下 2 cm の領域を噴門部とする」が広く用いられている[1]。一方，欧米では Siewert らの定義「食道胃境界部から食道側 1 cm，胃側 2 cm に癌の中心をおくものを食道胃境界部癌とする」が用いられている[2]。

そもそも，食道胃境界線 Esophago-Gastric Junction（以下 EGJ）はどこなのか？ 組織学的には固有食道腺のある範囲が食道と定義されるが，固有食道腺は粘膜下層にあるため臨床側は術前にその分布を正確に知ることはできない。内視鏡にて扁平上皮腺上皮境界部 Squamo-Columnar Junction（以下 SCH）は容易に認識可能であるが，EGJ は明確には分からない。そこで，本稿では星原らが提唱する柵上血管網の下端を EGJ と定義し，その口側 2 cm，肛門側 2 cm の範囲を食道胃接合部と定義した。

1. 食道胃接合部癌の特徴

食道胃接合部は狭く内視鏡観察が困難であるため，早期癌の発見が困難な部位のひとつである。同部位は解剖学的に粘膜下層が薄いため，粘膜下に浸潤した癌は容易に固有筋層に到達する。食道胃接合部に進行癌が多いのはこれらの理由が考えられる。

食道胃接合部には胃噴門腺，食道噴門腺，固有食道腺，バレット上皮，食道扁平上皮が存在するため，多彩な癌が発生する。しかし，大きな進行癌ではその発生母地を突き止めることは困難である。これらの発生母地を明らかにするには小癌のうちに発見しなければならない。

2. 食道胃接合部癌発見のコツ

上述のように食道胃接合部は狭く，内視鏡観察が難しい。食道裂孔ヘルニアを合併している場合は比較的容易に観察することができるが，ヘルニア合併がない場合には観察しづらい。

1) 食道側からの観察

胃内に空気が入ると SCJ が肛門側へ移動し食道側からの観察が困難になる。そこで，胃内へ送気する前に SCJ 近傍を食道側から観察する必要がある。また，SCJ は深吸気時に口側へ移動するため，食道側から接合部を観察する際には患者に深呼吸してもらい，深吸気時に呼吸を停止してもらうとよい。（図1，図2）

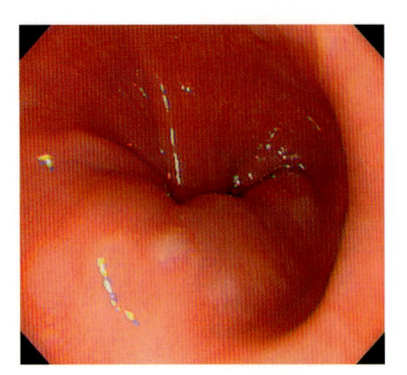

図1 通常時の食道胃接合部
括約筋収縮のため接合部はよく見えない。

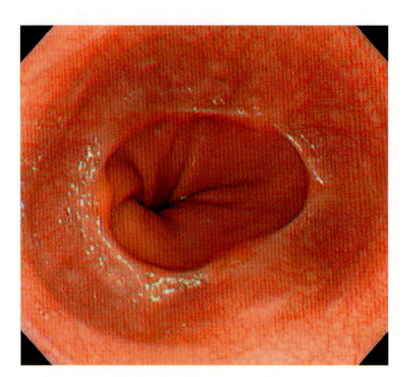

図2 深吸気時の食道胃接合部
Squamo-Columunal junction が口側へ移動するため，同部の観察は容易になる。このように，食道胃接合部の内視鏡観察には呼吸を利用することが大切である。

2) 胃側からの観察

反転観察には少なくとも 210 度までの先端屈曲を要する。スコープが古くなると 180 度程度までしか屈曲せず，同部の観察は困難になる。接合部を詳細に観察するためにはスコープのメインテナンスが重要である。210 度まで up しても十分に観察できない場合は左右アングルを同時に用いると 240 度まで屈曲させることができ，より観察が容易になる。

送気により，胃を十分に拡張させることで接合部の観察はより容易になる。壁外性の圧排等により観察が困難な場合は先端透明フードを装着し視野を確保するとよい。

3. 食道胃接合部癌の EMR

食道胃接合部は狭く，病変を把持鉗子で引くだけの十分な距離が取れないためストリップバイオプシー法での EMR は困難である。吸引法を用いると EMR は可能であるが，切除面積に制限があるため，多くの場合で分割切除が施行される。前述のように，食道胃接合部には胃噴門腺，食道噴門腺，固有食道腺，バレット上皮，扁平上皮と多くの発生母地があるため，その発生母地を明らかにするためには一括切除が不可欠である。切開・剥離法[3]は食道胃接合部の病変も安全に一括切除

を施行することができ，同部位の EMR にもっとも適した手技である。

4．症例呈示

バレット腺癌は本書の他項に譲り，他の接合部癌の代表例を供覧する。

1) IIc 型接合部癌

症例は 80 歳男性，定期健診目的の内視鏡検査にて噴門部小弯に不整形の陥凹性病変を認めた。病変の口側は SCJ に接し，反転観察では口側進展範囲を明瞭に観察することはできなかった（図 3，図 4）。また，見下ろし観察では接線方向となり病変の観察は不可能であった（図 5）。このように食道胃接合部は狭いため，見下ろし観察でも見上げ観察でも病変の全体像が分かりにくい。

このため，一方向からのアプローチで EMR を行うストリップバイオプシー法や吸引法では一括切除が困難であり，多くの症例で分割切除が施行されてきた。切開・剥離法では病変の口側を見下ろしで，肛門側は見上げで粘膜を切開し，粘膜下層の剥離も両方向からのアプローチが可能であるため，食道胃接合部病変でも一括切除が可能である。

病変の進展範囲を正確に診断するために先端透明フードを装着し，口側進展範囲を確認する。病変は蝶の羽様に口側へ進展していたため，同部を含めてマーキングした（図 6）。粘膜下局注後に針状ナイフを用いて粘膜切開を施行し，Hook ナイフにて粘膜下層を剥離して一括切除を施行した（図 7，図 8）。切除標本では境界明瞭な不整形陥凹性病変で一部は SCJ に接していた。Adenocarcinoma, tub1, T1（M）, ly0, v0, 20×8 mm, LM（−）, 根治度 EA であった（図 9）。

2) 広範な IIa 型接合部癌

【症　例】71 歳，男性。

定期健診目的の内視鏡検査にて噴門部に IIa 型病変を認めた。病変は小弯を中心に前壁から後壁へ広がり，大弯側の一部のみ非腫瘍性粘膜を残す亜全周性病変であった（図 10，図 11）。肛門側境界は明瞭であったが，ほぼ平坦な病変で側方進展範囲が不明瞭であった。食道胃接合部は常に接線方向からの観察になるため，特に前壁，小弯方向の観察が難しい。インジゴカルミン散布や拡大内視鏡観察を併用し慎重に進展範囲を確認した。

口側は SCJ を超えて一部扁平上皮下に進展していたため十分な安全域を確保し，食道扁平上皮にマーキングを施行した。グリセオール局注後に針状ナイフと Hook ナイフにて病巣周囲の粘膜切開を施行し（図 12，図 13），Hook ナイフ，IT ナイフにて粘膜下剥離を施行した（図 14）。

切除標本は 57×32 mm，病変は 45×25 mm, adenocarcinoma, tub1, sm1, ly0, v0, IIc type, LM（−）, 根治度 EA であった（図 15）。病変は境界明瞭な平坦な隆起であり，口側は SCJ を越えて扁平上皮下に進展していた。病変の肛門側は最長でも SCJ から 20 mm の範囲に存在することから，接合部癌と診断した。

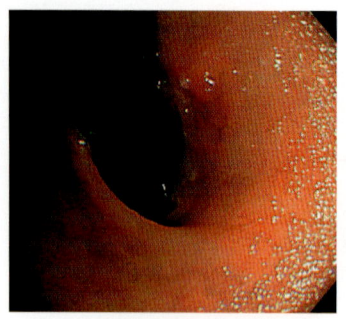

図3 食道胃接合部の不整形陥凹性病変

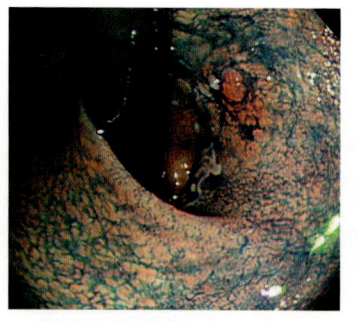

図4 インジゴカルミン撒布にて境界は明瞭であったが，口側の観察は困難であった。

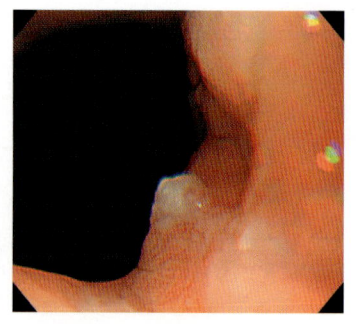

図5 見下ろしでは接線方向かつ近接となり，十分な観察は不可能であった。

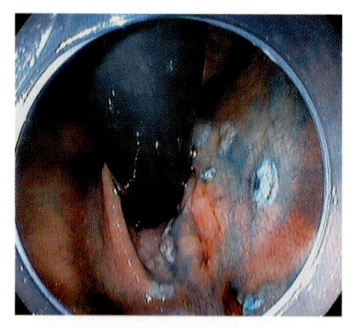

図6 EMR 施行時の内視鏡像
病変周囲にマーキングを施行した。

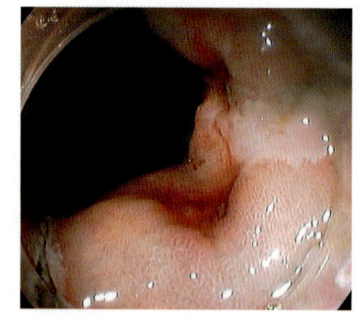

図7 先端透明 Hood を装着すると見下ろしでも良い視野を確保できた。粘膜下局注後にマーキングに沿って粘膜切開を施行する。

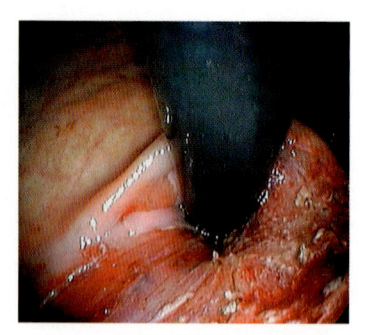

図8 EMR 終了時の内視鏡像
病変は SCJ に接していたので下部食道から噴門部に至る EMR となった。

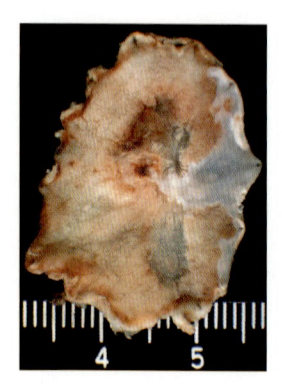

図9 切除標本
境界明瞭な平坦陥凹性病変で口側の一部は扁平上皮に接していた。Adenocarcino-ma, tub1, T1 (M), ly0, v0, IIc type, 20×8 mm, LM (−), 根治度 EA であった。

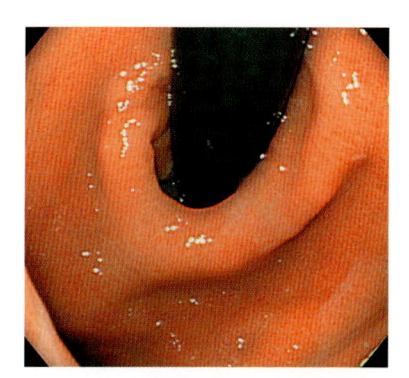

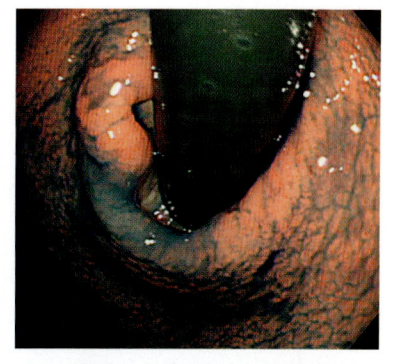

図 10，図 11　噴門部小弯から前・後壁にひろがる Ⅱa 型病変

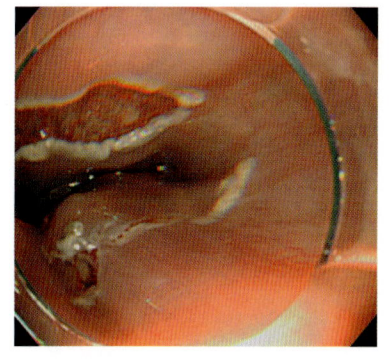

図 12
腫瘍口側は SCJ を超え，扁平上皮下へ進展していたため，十分な安全域を確保し食道扁平上皮を切開した。

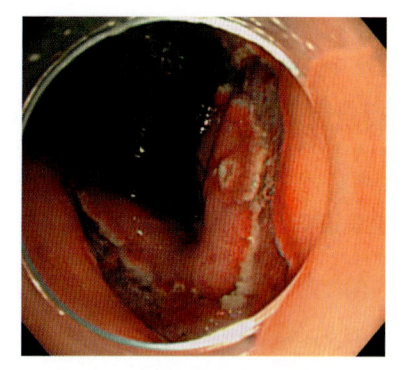

図 13　全周切開後の内視鏡像

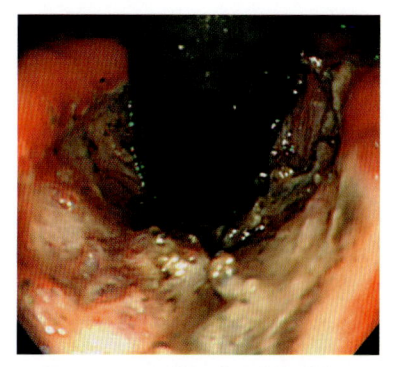

図 14　EMR 終了時の内視鏡像
Hook ナイフ，IT ナイフで剥離を行い，一括切除を施行した。

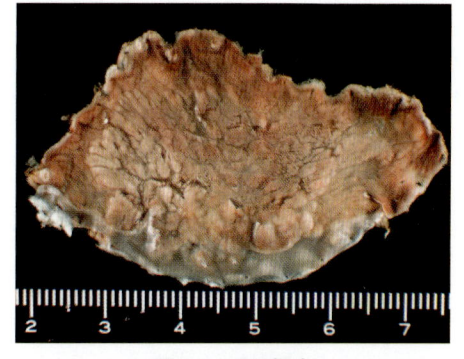

図 15　切除標本
境界明瞭な平坦隆起性病変で口側は扁平上皮下に進展していた。Adenocarcinoma，tub1，sm1，ly0，v0，Ⅱa type，45×25 mm，LM（−），根治度 EA であった。

3）食道噴門腺由来の食道胃接合部癌

【症　例】84歳，女性。

　定期健診目的の内視鏡検査にて腹部食道に2個の病変が発見された。ともにSCJ口側の境界明瞭な扁平隆起であった。その表面は比較的整で辺縁部はSMT様に扁平上皮で覆われていた（図16）。ヨード染色では病変の口側にヨードで染色される非腫瘍性の扁平上皮があり，噴門部癌の食道浸潤ではなく，下部食道の扁平上皮下からの発生が推察された（図17）。

　食道噴門腺由来の多発腺癌を疑い，Hookナイフを用いた切開・剥離法にてそれぞれを一括切除した（図18）。ともに粘膜内に限局した高分化型腺癌でly0, v0, Ⅱa type, 15×12 mm, 7×5 mm, LM（－），根治度EAであった。周囲に非腫瘍性の露出型食道噴門腺を認めたことから食道噴門腺由来の腺癌と診断した（図19，図20）。

5．接合部癌と鑑別を要する疾患

1）露出型食道噴門腺

　SCJの口側に認める発赤調の類円形病変で多発することが多い。よく見ると辺縁部は扁平上皮を持ち上げており，扁平上皮下に主座があることがわかる。拡大観察を行うと表面には規則正しいpit構造が認められる。同腺由来の腺癌では表面構造が乱れ，irregularなpitを呈することから鑑別が可能である。

2）逆流性食道炎

　高度な逆流性食道炎では表面構造がirregularとなり，狭窄をきたすため接合部癌との鑑別を要することがある。扁平上皮癌では病変の食道側に認められる領域の追える発赤，陥凹の有無，およびヨード染色時の不染帯の有無が鑑別の要点になる。腺癌の場合は病変の胃側に認められる陥凹，発赤局面の有無が鑑別のポイントになる。炎症所見が強く，鑑別が困難な場合は生検でも再生異型が強く鑑別が困難な場合がある。この場合はPPI（Proton Pump Inhibitor）を投与後に再検する。

3）炎症性polyp

　逆流性食道炎には時に炎症性polypを伴うことがある。発赤調の隆起性病変であるため，癌との鑑別を要する（図21，図22）。発赤調の隆起だが，その表面は比較的整であり，しばしば白苔を有する。ヨード染色では表面の扁平上皮部分がまだら状に染色される。

　この時期の生検標本は炎症性異型，再生異型が強く癌と再生上皮との鑑別が難しい，この場合はPPIを2月投与し再検するとよい。炎症性polypであれば2月後には縮小ないし消失しているが，癌は不変ないし軽度増大する。PPI投与後は炎症異型の影響が減少するため，生検診断も容易となる。本症例はbiopsyにて食道癌と診断の上，紹介された。内視鏡的には表面やや不整な発赤隆起であり一部は扁平上皮で覆われていた。Mucosal breakはなかったが腹部食道上皮は肥厚し血管透見も

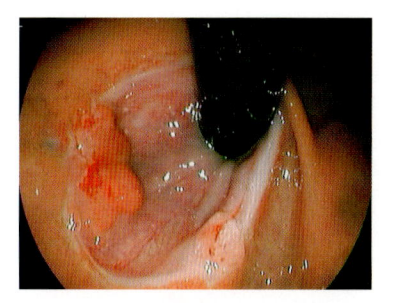

図 16
SCJ の口側に発赤調の扁平隆起性病変を 2 個認める。

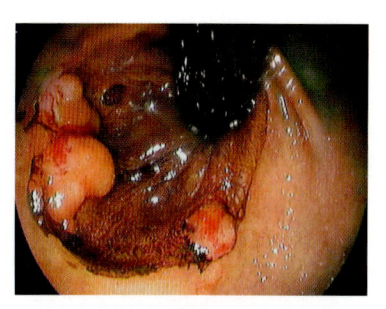

図 17
ヨード染色にて同病変不染を呈し，ともに扁平上皮に囲まれていた。

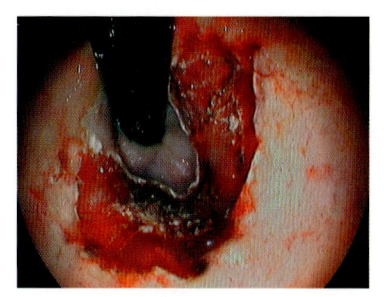

図 18
切開・剝離法にてともに一括切除を施行した。

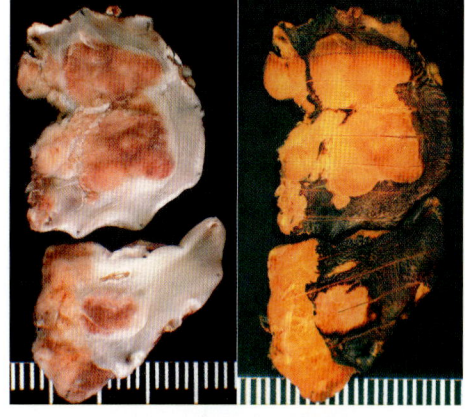

図 19，図 20　切除標本
平坦な隆起性病変で辺縁部では扁平上皮を持ち上げように粘膜固有層を進展していた。ともに Adenocarcinoma, tub1, m, ly0, v0, Ⅱa type, LM（−），根治度 EA で，大きさは 15×12 mm，7×5 mm であった。周辺部で扁平上皮を押し上げる発育様式，周囲に食道噴門腺を認めたことから食道噴門腺由来の腺癌と診断した。

不明瞭になっていたため，逆流性食道炎に伴う炎症性 polyp と診断した。

　PPI を 2 月投与後に再検したところ，同隆起は消失し平坦になっていた（**図 23**）。同部からの生検にて腫瘍細胞は認められなかった。また周囲の食道上皮も正常化し，血管透見も良好となっていた。

　逆流性食道炎に伴う炎症性 polyp では炎症異型や再生異型を伴うことから生検診断が困難なことがある。しかし，PPI 投与にて炎症の影響を取ると組織学的診断が容易になる上に，polyp そのものが消失することが多い。生検にて異型上皮が認められた場合は PPI 投与後の再検が望まれる。

図 21

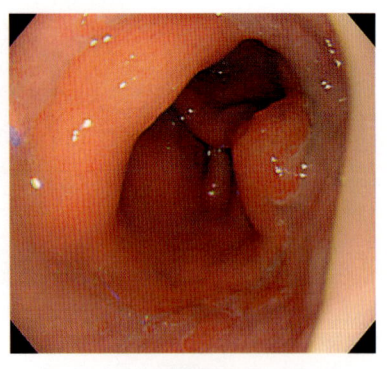

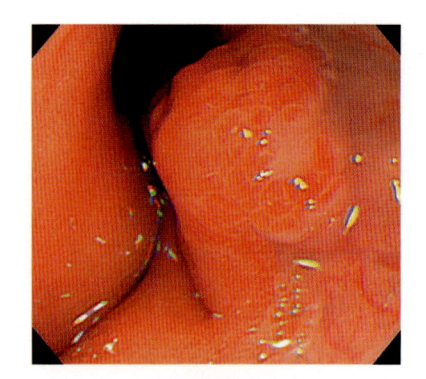

図 22

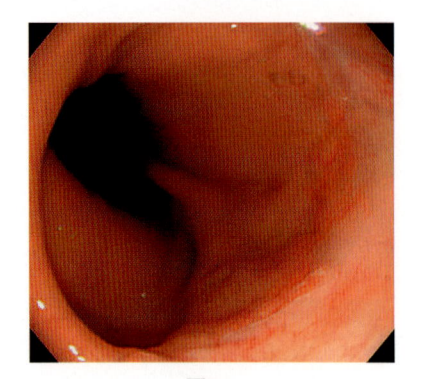

図 23

■参考文献

1) 西　満正, 他：噴門癌について―食道胃境界部癌の提唱―. 外科診療 15：1328-1338, 1973
2) Siewert JR, et al：Carcinoma of the cardia：Carcinoma of the gastroesophageal junction―classification, pathology and extent of resection. Dis Esophagus 9：173-182, 1996
3) 小山恒男：Endoscopic Surgery 切開・剥離 EMR Hook ナイフを中心に, 日本メディカルセンター, 2003

小山　恒男　佐久総合病院　胃腸科

6. 胃癌の内視鏡的治療の適応拡大

> **ポイント**
> ● 過去12年間に当科で内視鏡的粘膜切除術（EMR）が施行された574症例（662病変）を対象に，適応症例（大きさ2cm以下のUL（－）分化型m癌）とこの適応を外れる非適応症例について，遺残再発率，予後等を検討した。
> ● 非適応病変では適応病変に比較し有意に遺残再発率が高く，その要件としては深達度の頻度が高かった。
> ● また，切除法では分割切除となっている症例の遺残再発率が高かった。
> ● 相対的治療適応の下にEMR施行され，脈管侵襲が陽性でありながら経過観察されている27症例においては，1例でSMT様形態を呈する局所再発を認めた。

早期胃癌に対する内視鏡的治療が広く世間に認知され，治療を受ける側からも極力内視鏡的に治療を受けたいとする希望が高まっている。一方，医療の側も遺残再発のより少ない治療法の開発やリンパ節転移・遠隔転移の可能性の低い癌の発見に日夜努めている。そうした中で，今後EMR可能な症例の適応がより厳密化されることにより，現在の適応は少しづつ拡大され，EMRと外科手術との間に存在する適応のグレーゾーンは狭まるものと予想される。

1. 対　象

1983年以降2001年3月末までの間に当科でEMRが施行され2年以上経過観察された574症例（663病変）を対象に検討を行った。

2. 成　績

662病変中適応病変は503病変（76％），非適応病変は159病変（24％）であり，非適応理由としての大きさ・深達度・組織型はそれぞれ累計57, 67, 64病変で，特に有意差を認めなかった。このうち，非適応の理由が1項目だけのもの130病変，2項目に渡るもの25病変，3項目全部にわたるもの2病変であった。

適応病変と非適応病変とで初回EMR後の遺残再発率を比較すると，適応病変で81病変（16.1％）に対し，非適応病変で47病変（29.6％）と有意に高かった。遺残再発を来した非適応病変でその理由に大きさが含まれるもの14病変，深達度が含まれるもの29病変，組織型が含まれるもの19病変であり，深達度が非適応となっているものの割合が多かった。

一括切除と分割切除での遺残再発を検討すると，662病変中549病変が一括切除され，そのうち90病変（16.4％）に遺残再発を認めた。また，662病変中113病変が分割切除となり，そのうち34

図1 分割切除数と遺残率

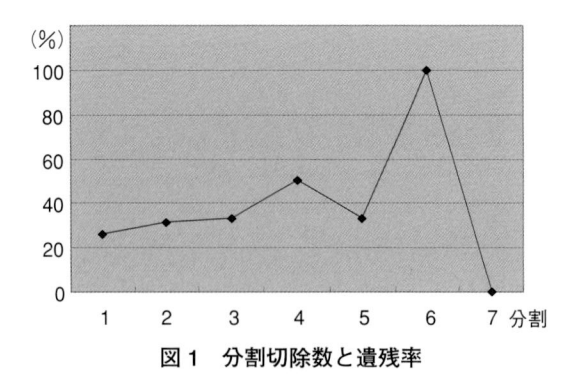

病変（30.1％）に遺残再発を認めた。分割数と遺残再発率とを検討すると分割数が増えるにしたがって遺残再発率が増加する傾向を認めた（図1）。

深達度について見てみると，sm1 を 58 症例，sm2 を 5 症例に認め，sm1 の 21 症例（36.2％）（うち未分化型 5 例）に遺残再発を認め，5 例に対し外科手術がなされ，残りの症例は全て追加内視鏡治療により根治が得られている。sm2 の 5 症例では 2 例（40％）（うち未分化型 1 例）に遺残再発を認め，いずれも追加内視鏡治療により根治が得られている。そのうちの 1 例を症例（**症例 1**）に呈示する。

組織型について見てみると，未分化型癌を 29 症例（por 15 例，sig 13 例，muc 1 例）に認め，m 癌 19 例，sm1 癌 9 例，sm2 癌 1 例であった。このうち遺残再発をきたした症例は por 5 例（33.3％）（sm1 癌 4 例，sm2 癌 1 例），sig 4 例（30.8％）（m 癌 3 例，sm1 癌 1 例）であり，うち 3 例に対し外科手術が施行され，残りの 6 例は追加内視鏡治療で根治が得られている。

次に ly，v 因子について検討すると，ly1（うち v1 を 3 症例含む）を 22 症例（m 癌 6 例，sm1 癌 12 例，sm2 癌 4 例），ly2 を 3 症例（m 癌 1 例，sm1 癌 2 例），v1 を 5 例（m 癌 1 例，sm1 癌 2 例，sm2 癌 2 例）に認め，そのうち ly2，v0，深達度 sm1，組織型 por，切除断端（−）の 1 症例のみに局所再発を認め，外科手術となっている（**症例 2**）。その他の症例はいずれも EMR 後 2 年以上を経過して局所再発，遠隔転移を認めていない。

3．症　例

【症　例 1】 症例は 69 歳男性

検診で胃角前壁大弯寄りに IIa＋IIc 病変を認め，精査加療目的にて当科紹介された。術前 EUS で sm2 であり，外科手術を強く勧めたが，患者の強い意志のもと EMR が施行された。EMR 組織所見（**図 2a，b**）では，IIa＋IIc 型，2.2×1.8 cm，sm2，tub1，LM（−），VM（−），Ly1，V1 であった。現在術後 5 年を経過し（**図 2c**），局所再発，リンパ節転移，遠隔転移を認めていない。

【症　例 2】 症例は 71 歳男性

検診で胃前底部前壁に隆起性病変を指摘され（**図 3a**），生検で未分化型腺癌と診断された。精査加療目的に当科紹介され，術前 EUS で sm1 と診断されたが患者が EMR を強く希望されたため，

図2

図3

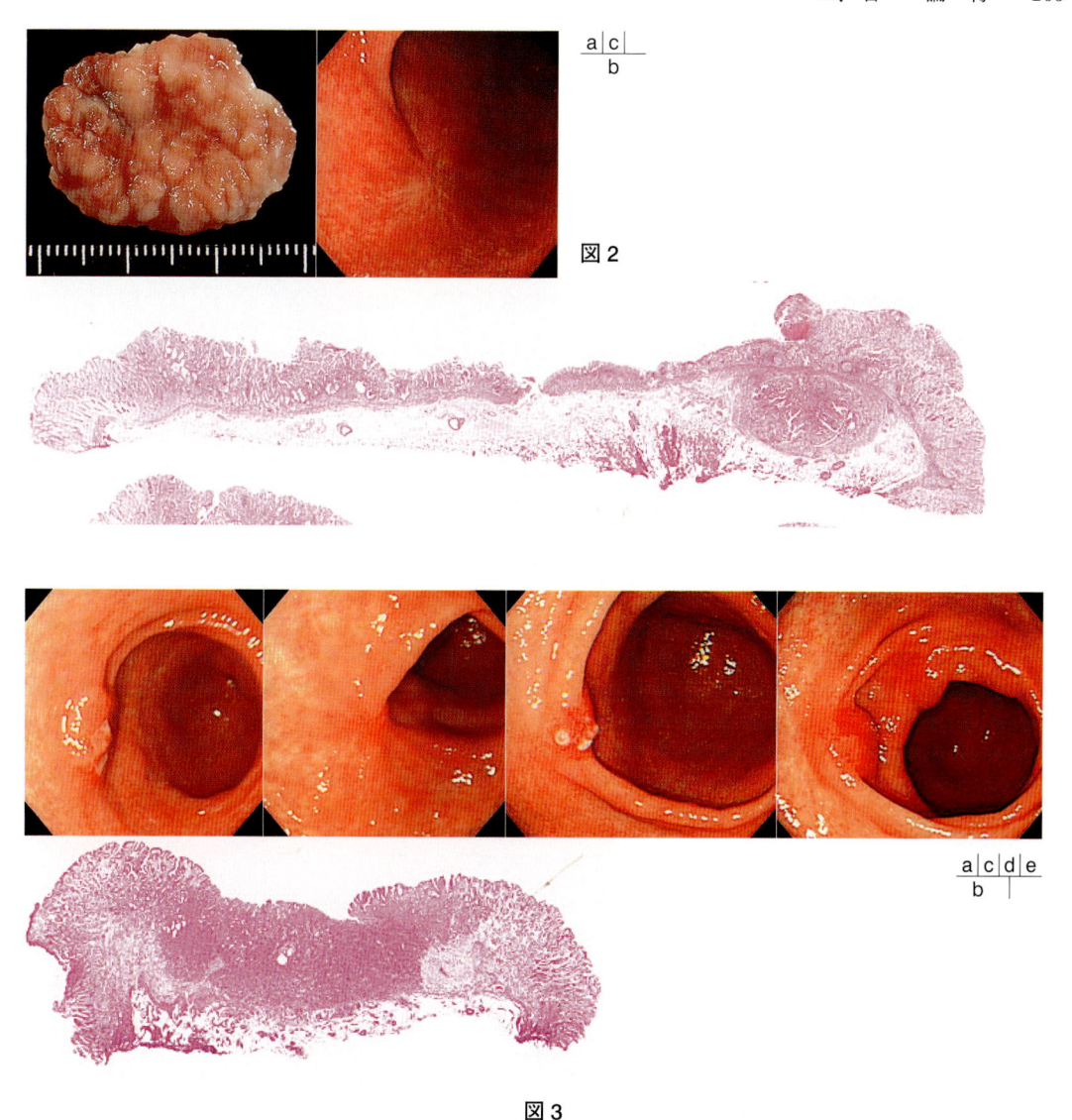

　十分なインフォームドコンセントのもとに EMR を施行した。EMR 組織所見（**図3b**）では，IIa＋IIc 型，1.2×1.2 cm，sm1，por，LM（−），VM（−），Ly2，V0 であった。ここでも局所再発やリンパ節転移の危険性について十分説明した上で経過観察となり，EMR 6 ヵ月後の所見（**図3c**）では局所は綺麗な瘢痕で生検でも悪性所見を認めなかった。1 年後の内視鏡所見で瘢痕部に小隆起を認め（**図3d**），再発を疑い生検施行したが過形成性変化のみで悪性所見は認めなかった。さらに 6 ヵ月後内視鏡検査（**図3e**）では隆起は粘膜下腫瘍様となっており boring biopsy で悪性細胞を認めたため，外科手術となった。

4. 考　按

われわれは原則として胃癌学会の取り決めに従って，早期胃癌に対する EMR の適応を決めている。胃癌学会の適応基準はこれまで早期癌に対し行われてきた外科手術成績の詳細な検討を基に決められたものであるが，この適応を外れる適応外病変に対しても相対的治療適応病変として EMR が施行される症例が増えている。生体への侵襲がほとんどない EMR 症例においては，相対的治療適応の症例においても外科手術成績にない予後が期待される可能性もあり，今後，このような症例が蓄積されることで適応拡大の可能性が明らかにされていくことと考えられる。以下に現段階における各施設の適応拡大基準を総括する。

1）大きさ

大きさに対する適応は，病理組織学的検証が可能な一括切除された標本である必要から，2 cm 以下の病変とされてきた。しかし，最近は EMR における切開剥離法の導入に伴い，これまで分割切除でなければ到底切除不可能な，かなりの大きさの病変に対しても一括切除が可能となり，十分な病理的評価の下でその予後が検討されつつある。その結果，切開剥離法を導入している多くの施設で UL（−）の分化型 m 癌であれば大きさに基準は設けないとする適応の拡大が図られることが多くなってきている。

2）組織型

組織型に対する適応は，基本的には分化型としている施設が多いが，UL（−）の未分化型 m 癌に限って，大きさが 1.0〜1.5 cm 以下であれば適応に加えるとする施設もある。われわれの成績では，未分化型癌の sm 癌で遺残再発をきたす頻度が高くなるが，印鑑細胞癌においては m 癌であっても遺残再発を認めており，印鑑細胞癌において境界診断が不十分になりやすいことを示唆していると考えられる。したがって，十分な境界診断のもとに十分な安全域を含む EMR を施行した際には，未分化型癌であっても m 癌であれば一部に適応拡大の可能性は残されていると考えられる。

3）深達度

深達度の適応も基本的には m 癌とする施設が多いが，大きさが 2.0〜3.0 cm 以下の UL（−）分化型癌であれば，粘膜筋板からの浸潤が 500 μm 以下の sm1 癌に対し適応の拡大を図るとする施設が多い。

4）脈管侵襲

脈管侵襲については当然のことながら，どの施設も陰性を基本としている。脈管侵襲に関するわれわれの成績では，これまで ly あるいは v の侵襲を認めた 27 症例中，遺残再発をきたした症例は 1 例のみであるが，その 1 例の局所再発様式が明らかに粘膜下層以下からの SMT 様腫瘍として再発したことを考えると十分な経過観察の必要性を痛感させられる。一方，リンパ節転移や遠隔転移も含め再発が 27 症例中 1 例のみであったことを考えると，脈管侵襲を認めた癌においても宿主と

癌との生物学的様態を詳細に検討することで，今後，追加外科手術を要するものと経過観察可能なものとの識別が可能になる可能性はあると考えられる。

5. 結　論

現段階での適応拡大の可能性については，諸家の報告にもあるようにUL（－）分化型m癌における大きさの制限に対する適応の拡大と深達度が粘膜筋板より500μm未満で大きさを2.0～3.0cm以下に限定したUL（－）分化型sm1癌に対する適応の拡大である。

組織型については，現段階では分化型を基本とするが未分化型についても今後一定の条件の下に適応の拡大が図られる可能性はあると考えられる。

脈管侵襲についても陰性が基本であるが，われわれの成績で述べたように相対的治療適応でEMRが施行された症例のなかには脈管侵襲陽性のものが含まれており，このような症例が今後検討されていくなかで，EMR後脈管侵襲陽性であっても内科的に経過観察可能な症例が呈示される可能性はあると考えられる。いずれにしても脈管侵襲に関する適応拡大の可能性は，相対的治療適応のもとにEMR施行された適応外症例のさらなる蓄積とリンパ節転移や遠隔転移の可能性を病理組織学的に検討可能な新たな手法が加味されることで可能になっていくと考えられる。

光永　篤[1]，潮　靖子[2]，桂　英之[2]，星野　容子[2]，中村　真一[2]，大井　至[1]，白鳥　敬子[2]
1) 東京女子医科大学消化器内視鏡科，2) 同　消化器内科

III. 各論—胃

7. 早期胃癌 EMR 後のサーベイランス

ポイント

- 早期胃癌 EMR 後のサーベイランスのあり方を探るため，局所遺残再発および異時性異所多発について検討した．
- 絶対完全切除と判定された場合，EMR 後 3, 6, 12 ヵ月後に，その後は 1 年ごとの内視鏡検査で十分と考えられた．
- 相対完全切除の場合，最初の 1 年間は 3, 6, (9), 12 ヵ月後，次の 1 年間は 6 ヵ月ごとの生検を併用した内視鏡検査，その後は 1 年ごとの経過観察が必要と考えられた．
- 異時性異所多発も念頭におき，胃癌 EMR 症例においては 2 年を経た後も 1 年ごとの経過観察が必要と考えられた．

1. 早期胃癌に対する内視鏡的粘膜切除術

Endoscopic Mucosal Resection（以下 EMR）は，その適応病変において標準的治療[1]としての地位を確立している．しかし，EMR 後のサーベイランスの仕方に関しては一定の見解は得られていない．本稿では，当センターでの適応を示し，2 チャンネルスコープ法を用いて施行した早期胃癌 EMR 後の局所遺残再発および異時性異所多発例の検討から，EMR 後サーベイランスのあり方について考察する．

2. 当センターにおける EMR の適応

われわれは，諸家の報告[2〜7]を踏まえてリンパ節転移陰性胃癌の条件を再検討[8]し，EMR の手技的制限，数百 μm の SM 浸潤は術前診断困難[9,10]であることなどを考慮し，当センターにおける EMR の拡大適応を定めている（表 1）．すなわち術前診断 M 癌で，分化型は，大きさ 20 mm 以下の I 型，40 mm 以下の IIa 型，20 mm 以下の UL(−) IIc 型，20 mm 以下の浅い UL-II を伴う IIc 型，未分化型は，15 mm 以下の UL(−) IIc 型である．

表 1 当センターにおける早期胃癌 EMR の適応

組織型	術前診断 M 癌		
	肉眼型	大きさ	UI の深さ
分化型	I	20 mm 以下	
	IIa	40 mm 以下	
	UL(−) IIc	20 mm 以下	
	UL(+) IIc	20 mm 以下	UL-IIs 浅
未分化型	UL(−) IIc	15 mm 以下	

3. 対象・方法

　対象は，上記の適応に相当し，過去6年間に当センターで2チャンネルスコープ法にてEMRがなされ，経過観察された早期胃癌251病変（経過観察期間は2〜67ヵ月，平均20.3ヵ月）である。これらにおいて局所遺残再発率，局所遺残再発の要因，局所遺残再発発見までの経過を検討した。また異時性異所多発例について，その特徴，再発までの経過を検討した。

　完全切除の基準については，一括切除または構築が十分可能な二分割切除例のうち，水平断端陰性（癌と側方断端の間に健常腺管が5腺管以上介在する病巣），かつ垂直断端陰性（粘膜下層断面に癌がみられず，癌浸潤がpSM1までにとどまる脈管侵襲陰性病巣）のものを絶対完全切除，組織学的には評価困難であるが内視鏡的に全マークを含め病変がとりきれていると考えられるものを相対完全切除とし，それ以外を非完全切除とした。なお，本検討において，相対完全切除はすべてLM(＋)として扱った。

4. 成　績

1) 局所遺残再発の検討

(1) 全体の局所遺残再発率（表2）
　全体の局所遺残再発率は3.2%（8/251）であった。

(2) 肉眼型別局所遺残再発率（表3）
　Ⅰ型は6.7%（1/15），Ⅱa型は2.6%（2/76），UL(－)Ⅱc型は3.3%（5/150），UL(＋)Ⅱc型は0%（0/10）であった。肉眼型別では局所遺残再発率に有意差はなかった。

(3) 部位別局所遺残再発率（表4）
　U領域小彎の16%（4/25），M領域後壁の5%（1/20），L領域小彎の5.3%（2/38），L領域後壁の4.8%（1/21）に局所遺残再発を認めた。局所遺残再発率はU領域小彎で特に高い傾向にあった。

(4) 大きさ別局所遺残再発率（表5）
　10mm未満の89病変には局所遺残再発を認めなかった。10〜19mmの3.3%（4/121），20mm以上の9.8%（4/41）に局所遺残再発を認め，10mm未満と20mm以上の間に有意差を認めた。

表2　全体の局所遺残再発率

3.2%（8/251）

表3　肉眼型別局所遺残再発率

Ⅰ	6.7%（1/15）	
Ⅱa	2.6%（2/76）	N.S.
UL(－)Ⅱc	3.3%（5/150）	
UL(＋)Ⅱc	0%（0/10）	

表4　部位別局所遺残再発率

	U領域	M領域	L領域
前壁	0%（0/2）	0%（0/18）	0%（0/34）
小彎	16%（4/25）	0%（0/37）	5.3%（2/38）
後壁	0%（0/24）	5%（1/20）	4.8%（1/21）
大彎	—	0%（0/9）	0%（0/23）

表5 大きさ別局所遺残再発率

～9 mm	0%	(0/89)
10～19 mm	3.3%	(4/121)
20 mm～	9.8%	(4/41)

p＜0.05

表6 切除断端別局所遺残再発率

LM(−)/VM(−)	0%	(0/138)
LM(＋)/VM(−)	7.2%	(8/111)
LM(−)/VM(＋)	0%	(0/1)
LM(＋)/VM(＋)	0%	(0/1)

p＜0.01

表7 切除判定別局所遺残再発率

絶対完全切除	0%	(0/138)
相対完全切除	5.7%	(6/105)
非完全切除非	25%	(2/8)

＊：p＜0.01

表8 切除回数別局所遺残再発率

一括切除	0%	(0/99)
2分割	0%	(0/55)
3分割以上	6.6%	(6/93)
部分切除＋MW	50%	(2/4)

MW：マイクロ波焼灼術　＊：p＜0.05　＊＊：p＜0.01

表9 局所遺残再発症例の内訳

	肉眼型	部位	大きさ	組織型	深達度	LM/VM	再発までの期間（月）
1.	I	L領域小彎	20	tub1	pM	＋/−	3
2.	IIa	U領域小彎	20	tub1	pM	＋/−	4
3.	IIa	L領域後壁	23	tub2	pM	＋/−	13
4.	UL(−)IIc	U領域小彎	15	tub1	pM	＋/−	18
5.	UL(−)IIc	U領域小彎	16	tub1	pM	＋/−	19
6.	UL(−)IIc	U領域小彎	17	tub1	pSM1	＋/−	11
7.	UL(−)IIc	M領域後壁	10	tub1	pM	＋/−	24
8.	UL(−)IIc	L領域小彎	20	tub1	pSM1	＋/−	12

（5）切除断端別局所遺残再発率（表6）

　絶対完全切除であるLM(−)/VM(−)の138病変に局所遺残再発を認めなかった。局所遺残再発8病変はすべてLM(＋)/VM(−)症例で，局所遺残再発率7.2%とLM(−)/VM(−)症例に比べ有意に高かった。

（6）切除判定別局所遺残再発率（表7）

　上述のように，絶対完全切除138病変に局所遺残再発を認めなかった。相対完全切除の5.7%（6/105），非完全切除の25%（2/8）に局所遺残再発を認め，絶対完全切除との間に有意差を認めた。

（7）切除回数別局所遺残再発率（表8）

　一括切除の99病変，2分割の55病変に局所遺残再発は認めなかった。3分割以上の6.6%（6/93），部分切除＋マイクロ波焼灼となった50%（2/4）に局所遺残再発を認め，局所遺残再発率は有意に高かった。

（8）局所遺残再発病変の内訳

　表9に局所遺残再発病変の内訳を示す。初回EMRから局所遺残再発までの期間は6ヵ月以内が2病変，1年以内が2病変，2年以内が4病変であった。

2）異時性異所多発の検討

　表10に異時性異所多発病変の内訳を示す。異時性異所多発病変の割合は，2.8（7/251）%であっ

表10 異時性異所多発症例の内訳
全体の異時性多発率：2.8%（7/251）

	EMRから発見までの期間（月）	部位	肉眼型	組織型	深達度	最終検査から発見までの期間（月）	治療法
1.	25	M領域前壁	IIa	tub1	m	8	EMR
2.	27	M領域小彎	IIa	tub1	m	4	EMR
3.	32	L領域前壁	UL(−)IIc	tub1	m	12	EMR
4.	36	L領域小彎	UL(−)IIc	tub1	m	6	EMR
5.	30	M領域後壁	UL(+)IIc	tub2	m	24	手術
6.	31	L領域小彎	UL(−)IIc	tub2	m	26	手術
7.	48	M領域後壁	type 3	por	ss	36	手術

た．EMRから病変発見までの期間は25～48ヵ月，平均32.7ヵ月であった．4例にEMR，3例に外科手術を施行した．EMRとなった4例は，1年以内の密な間隔で経過観察を行っていたが，外科手術となった3例は，途中2～3年検査を受けていなかった．

3）まとめ

局所遺残再発に関して，
　①局所遺残再発率は251例中8例，3.2%であった．
　②U領域小彎，大きさ20 mm以上，相対完全切除または非完全切除，3分割切除以上または部分切除＋マイクロ波焼灼の病変に多くみられた．
　③初回EMRから局所遺残再発までの期間は全例2年以内であった．
異時性異所多発に関して，
　①異時性異所多発率は251例中7例，2.8%であった．
　②EMRとなった4例は，1年以内の密な間隔で経過観察を行っていた．
　③外科手術となった3例は，途中2～3年検査を受けていなかった．

5．考　察

　早期胃癌EMR後のサーベイランスについて論じるため，EMR後局所遺残再発および異時性異所多発について検討した．
　まず，局所遺残再発についてみてみる．肉眼型別局所遺残再発率は，これまでの報告[11,12]と同様に，本検討でも差はみられなかった．
　次に部位別にみてみる．中村ら[12]はU領域，小彎に，谷ら[13]はU領域に，小野ら[14]は小彎，後壁に，荒川ら[15]はU，M領域の小彎に局所遺残再発が多かったと報告している．本検討でもU領域小彎に多かったが，これは同部では，病変の把持挙上が難しい，病変との距離がとりにくいなどの技術的問題があるためとおもわれる．
　大きさ別にみると，20 mm以上もしくは30 mm以上の病変に局所遺残再発が多いとの報告が多

表 11 各報告における局所遺残再発発見までの経過

	6ヵ月以内	1年以内	2年以内	3年以内	4年以内
荒川ら[15] (n=26)		18*	4	2	2
田辺ら[18] (n=12)	3	3	1	3	2
井田ら[19] (n=27)		11*			
光永ら[20] (n=11)	13	8	6		
本検討 (n=8)	2	2	4		

＊：EMR 後から 1 年以内

い[11,12,14,15]。本検討でも 20 mm 以上の病変に多かった。これは，部位的な問題とともに，病変が大きくなるにつれて分割切除になる割合が増加し，完全切除率が低下するためと考えられる。実際，分割切除例に局所遺残再発が多いと報告され[11,14]，病理組織学的に完全切除と判定された症例には局所遺残再発は認められていない[11,15〜17]。この結果は本検討でも同様である。すなわち，術後の詳細な病理組織学的検索により，完全切除と判定されるか否かによって，EMR 後サーベイランスの仕方は自ずと変わってくるとおもわれる。

ここで EMR から局所遺残再発発見までの経過についてみてみる。表 11 に各報告例の局所遺残再発発見までの期間をまとめた。多くの局所遺残再発が，6ヵ月以内，1年以内，2年以内に発見されている。しかし少数ながら 2 年以上 4 年以内に発見された症例も存在する。症例によっては検査間隔があいてしまい，遺残再発が遅れて発見された可能性も否定できない。一方，EMR された病変の深達度が pM であれば，再発時の病変の深達度も pM であると報告されている[11,19]。すなわち密な経過観察により，内視鏡治療が可能である早期に遺残再発病変を発見することは重要である。

以上を踏まえ，EMR 後サーベイランスの間隔についてみてみると，井田ら[19]は分割切除例や非完全切除例においては，EMR 後 1，2，3，6，(9)，12 ヵ月後の，完全切除例では術後 3，12 ヵ月後の内視鏡検査を行うのでよいと述べ，コントラスト法併用の有用性についても言及している。光永ら[20]は EMR 後 1 年間は 3 ヵ月ごと，次の 1 年間は 6 ヵ月ごと，その後は 1 年ごとの内視鏡検査を行うのが合理的であると述べている。われわれは，完全切除例においては術後 3，6，12 ヵ月後，その後は 1 年ごと，完全切除例以外では術後 3，6，12，18，24 ヵ月後，その後は 1 年ごとの内視鏡検査を行っている。この際，内視鏡的には局所遺残再発の同定が困難でも生検で確認されることもある[12]ため，少なくとも 2 年間は生検の併用が必要であると考えている。

次に，異時性異所多発についてみてみる。諸家の報告[20〜22]をみると，異時性異所多発率は 2.7〜5.6％，EMR から発見までの期間は平均 30〜38.5 ヵ月であった。本検討でも異時性異所多発率は 2.8％，EMR から発見までの期間は平均 32.7 ヵ月と，他の報告と差はなかった。しかし，1 年以内の密な間隔で検査を受けていた 4 例は内視鏡的に治療可能であり，2 年以上検査を受けていなかった 3 例は外科手術となっている。このことより，EMR 後は異時性異所多発も念頭に置き，少なくとも 1 年ごとの内視鏡検査が必要と考えられた。

6. 結　　論

　EMR後局所遺残再発および異時性異所多発について検討し，早期胃癌EMR後のサーベイランスに関して以下の結論を得た．

①絶対完全切除と判定された場合，EMR後3，6，12ヵ月後に，その後は1年ごとの内視鏡検査で十分と考えられた．

②相対完全切除の場合，最初の1年間は3，6，(9)，12ヵ月後，次の1年間は6ヵ月ごとの生検を併用した内視鏡検査，その後は1年ごとの経過観察が必要と考えられた．

③異時性異所多発も念頭におき，胃癌EMR症例においては2年を経た後も1年ごとの経過観察が必要と考えられた．

■参考文献

1) 胃癌治療ガイドライン：日本胃癌学会編，2001
2) 大柴三郎，芦田　潔，田中雅也，他：切除材料からみた早期胃癌内視鏡的切除の適応拡大の可能性．多施設集計による検討．胃と腸 28：1421-1426，1993
3) 細川浩一，白尾国昭，斉藤大三，他：早期胃癌における内視鏡的粘膜切除術―適応の再検討―．消化器内視鏡の進歩 42：11-15，1993
4) 小黒八七郎：胃癌の内視鏡治療．適応と限界．総合臨牀 37：79-83，1988
5) 藤崎順子，池上雅博，新井弥生，他：早期胃癌粘膜切除の適応拡大の限界．病理の立場から．胃と腸 31：1091-1100，1996
6) 谷　雅夫，林　政澤，神戸文雄，他：sm早期胃癌の臨床病理学的検討．日臨外医会誌 57：2902-2909，1996
7) 小池則道，田中信治，春間　賢，他：未分化型早期胃癌の根治的内視鏡治療適応基準に関する検討．Gstroenterol Endosc 39：1582-1590，1997
8) 三島利之，長南明道，安藤正夫，他：早期胃癌のリンパ節転移陰性条件の再検討―内視鏡的粘膜切除術の適応拡大を求めて―．Gstroenterol Endosc 43：1257-1267，2001
9) 長南明道，藤田直孝，望月福治，他：超音波内視鏡による深達度診断．早期胃癌内視鏡ハンドブック（藤野雅之，多田正大，編）．中外医学社，東京，66-75，1995
10) 長南明道，三島利之，安藤正夫，他：消化管癌の深達度診断．2．胃癌の深達度診断．3）超音波内視鏡からみた深達度診断．胃と腸 36：341-350，2001
11) 長南明道，望月福治，安藤正夫，他：早期胃癌EMR後の遺残再発病変の肉眼所見と深達度診断．胃と腸 33：1705-1710，1998
12) 中村　直，赤松泰次，横山太郎，他：胃EMR後の遺残再発に対する治療―内視鏡的再治療の限界．胃と腸 37：1195-1200，2002
13) 谷　雅夫，竹下公矢，岩井武尚：遺残なき胃のEMR―EMRC法と計画的分割切除．消化器内視鏡 11：667-674，1999
14) 小野裕之，後藤田卓志，山口　肇，他：ITナイフを用いたEMR―適応拡大に工夫．消化器内視鏡

11：675-681，1999
15) 荒川丈夫，榊　信廣：遺残再発病変の内視鏡診断―通常観察，色素法，生検の要点．消化器内視鏡 11：711-716，1999
16) 鳥居惠雄，藤田真也，津村剛彦，他：内視鏡的粘膜切除術における完全切除の臨床的判定と術後のサーベイランス．消化器内視鏡 11：683-694，1999
17) 川口　実，小熊一豪，三坂亮一，他：EMR 後遺残再発病変の治療．胃と腸 36：1647-1655，2001
18) 田辺　聡，嶋尾　仁，国東幹夫，他：胃癌 EMR 後の遺残・再発に対する追加治療―内視鏡治療と外科的治療―．消化器内視鏡 11：723-729，1999
19) 井田和徳，加藤隆弘，内山和彦，他：胃癌 EMR 後のサーベイランス―遺残再発の実態とその診断．胃と腸 33：1687-1693，1998
20) 光永　篤，岸野真衣子，小西洋之，他：早期胃癌 EMR 後のサーベイランス―遺残再発の早期発見．胃と腸 33：1695-1703，1998
21) 吉汲宏毅，峯　徹哉：EMR 後の胃内多発癌―異時性再発．消化器内視鏡 11：705-709，1999
22) 富松久信：多発早期胃癌―内視鏡治療の立場から．胃と腸 29：667-681，1994

　　　　　　　　　　　　　　　　　　　　三島　利之，長南　明道　JR 仙台病院消化器内視鏡センター

8. MALToma の診断と治療；最近の考え方

ポイント

- MALT リンパ腫の名称はびまん性大細胞型 B リンパ腫を併存しない症例に限定されて用いられる。
- 胃 MALT リンパ腫には，t (11；18)(q21；q21) 染色体転座および API2-MALT1 キメラ遺伝子を有する症例群とそれの検出されない症例群である。後者は，H. pylori 感染との関連が示唆され，除菌療法が奏効する。
- これら 2 群は腫瘍の発生の分子基盤のみならず，肉眼像，病理組織像がそれぞれで異なる。
- 除菌効果が期待できる MALT リンパ腫は，①Stage EI1（進達度が粘膜下層までの表層型病変），②H. pylori 感染が証明できること，③びまん性大細胞型 B リンパ腫が併存しないこと，があげられる。
- 除菌が有効な MALT リンパ腫はびまん性大細胞型 B リンパ腫に進展し得る。びまん性大細胞性 B リンパ腫の併存は小さな生検材料では指摘が困難なことがあり，病変全体の把握には超音波内視鏡などを含めた総合的な評価が必要である。

　Isaacson と Wright によって記載されたリンパ節外臓器の粘膜関連リンパ装置（Mucosa associated lymphoid tissue；MALT）を母地として発生する低悪性度 B 細胞リンパ腫であり，俗に MALT リンパ腫といわれる[1]。腫瘍細胞の起源はリンパ濾胞の最外側に分布する辺縁帯 B 細胞と考えられており，WHO 分類では辺縁帯 B 細胞リンパ腫の名称が与えられている[2]。MALT リンパ腫の経過中に種々の程度に高悪性度病変（大細胞型 B リンパ腫）が形成されることはよく知られており，高悪性度 MALT リンパ腫の名称が提唱された[3]。高悪性度 MALT リンパ腫と低悪性度病変がまったく確認されない純粋なびまん性大細胞型 B 細胞リンパ腫との間に予後の差がないことから胃に原発する B 細胞リンパ腫すべてを MALT リンパ腫の範疇に含めようとした時期もあった[4,5]。しかし，① MALT リンパ腫を高悪性度と低悪性度に分類する明確な病理組織学的な基準が存在しないこと[3,5]，②高悪性度病変を多く含む症例には H. pylori に対する除菌療法が無効なこと[3,6]，③低悪性度病変がまったく確認されない大細胞型 B リンパ腫の中には免疫組織学的に CD10 陽性でリンパ濾胞の胚中心細胞に由来すると考えられる症例が少なからず存在することが示唆された[7]。このような経緯から WHO 分類では，大細胞リンパ腫を含まないもののみを MALT リンパ腫と定義している[2]。したがって本稿では MALT リンパ腫の名称は大細胞型リンパ腫を含まないものに限定して用いる。

　1993 年に Watherspoon らが H. pylori の除菌によって MALT リンパ腫が消退すると報告して以来[8]，治療の第 1 選択は除菌療法になりつつある。MALT リンパ腫に除菌を行った場合，反応性の違いにより完全寛解，部分寛解，および無効の 3 群に分類し得る。これらの除菌に対する反応性の相違は，MALT リンパ腫が発生臓器に限局し，良好な予後をたどる事実とあわせ，除菌後の治療の指針となりうる[9]。しかし，生検標本で MALT リンパ腫と診断されてきたすべての症例で除菌が有効であるわけではない。ここでは，①除菌が有効な MALT リンパ腫と無効例の相違，②大細胞型 B リンパ腫の併存例，③MALT リンパ腫と鑑別を要する悪性リンパ腫について記載する。

1. H. pylori 除菌が有効な MALT リンパ腫

　除菌効果が期待できる MALT リンパ腫は，①Stage EI1（進達度が粘膜下層までの表層型病変）[10]，②H. pylori 感染が証明できること[8,9]，③びまん性大細胞型 B リンパ腫が併存しないこと[11]，があげられる。胃の MALT リンパ腫の大多数を占める典型的な肉眼型で，びらんや潰瘍形成を伴う平坦な表層浸潤性病変である（図1）。胃角から前庭部に分布することが多い。病理組織学的その組織像は H. pylori 感染胃炎を類似の組織像を呈する[8]。反応性リンパ濾胞の形成がみられ，腫瘍細胞は濾胞を温存し，発生母地である濾胞辺縁帯を模倣するかのようにマントル層外に分布する（図2）。形質細胞や，好酸球などの反応性細胞も混在し細胞構成は多彩であるがゆえに MALT リンパ腫の診断にあたっては濾胞間のリンパ球系細胞の異型性を評価することが重要である。典型的な腫瘍細胞は比較的小型あるいは中間型で不正形の核を有する胚中心細胞類似細胞（centrocyte-like cell）で，淡明で豊富な細胞質を有する淡明細胞や大型の芽球が混在する（図3）。腫瘍細胞が個々の腺窩上皮細胞間に侵入し形成される病変であるリンパ上皮性病変（lymphoepithelial lesion）（図4）や腫瘍細胞の胚中心内への浸潤所見（follicular colonization）（図2）やリンパ上皮性病変が容易に見出され生検材料では胚中心細胞様細胞とならんで胃の MALT リンパ腫の診断の指標の一つとなっている[1,2,8]。

　除菌有効例では t（11；18）(q21；q21) 染色体転座あるいはそれに基づく API2-MALT1 キメラ遺伝子の異常は検出されない[12,13]。さらに最近，これらの症例群は 3q26.2-27 領域（BCL-6 locus）の増幅，5p21（APC gene loss），9q21（INK4A/ARF），13q14（RB），17p13（p53）領域の欠失などが明らかにされ，同時にびまん性大細胞型 B リンパ腫への進展の可能性が示唆された[13]。

2. H. pylori 除菌が期待できない MALT リンパ腫

1）ポリポイド型 MALT リンパ腫

　肉眼的に粘膜下腫瘤様の隆起性病変で時に多発する（図4）。H. pylori 感染は陽性と陰性の場合がある。腫瘍組織は腫瘍細胞が粘膜深部（筋板側）を中心に比較的均一に増殖し，粘膜下層の浸潤部位には硝子化が目立つ（図5）。腫瘍細胞は細胞質に乏しい中間型細胞で，淡明細胞や大型の芽球は認められ難い。好酸球，好中球，形質細胞などの反応性要素にも乏しく単調な印象を与える（図6）。腫瘍組織内にリンパ濾胞の形成はしばしば見られるが（図5），リンパ上皮性病変は目立たないことの方が多い[14]。びまん性大細胞型 B リンパ腫へ進展することはない。これらの組織所見は肺，結腸などに発生する MALT リンパ腫と共通する組織所見と考えられ，多くの場合 t（11；18）(q21；q21) 染色体転座あるいはそれに基づく API2-MALT1 キメラ遺伝子の異常が検出される[12,13]。

　この型は t（11；18）(q21；q21) 染色体転座陰性例（言い換えれば除菌有効例）と以下の2点で明らかに異なる。①病変の広がりが除菌有効例にに比し広いのが特徴である。Liu らはリンパ節転移，多臓器浸潤例では 80％が t（11；18）(q21；q21) 陽性であるのに対し，胃に限局性の症例では t（11；18）(q21；q21) 陽性は 10％しか見られないとしている[15]。②除菌有効例はびまん性大細

表1 H. pylori 除菌の有効な MALT リンパ腫，ポリポイド型 MALT リンパ腫

	有効例	ポリポイド型 MALT リンパ腫
H. pylori 感染	陽性	陽性/陰性
病変の主座	粘膜内	粘膜深部―粘膜下層
内視鏡像	表在浸潤病変（IIc 類似）	粘膜下腫瘤様，多発病変
病理組織像	H. pylori 感染に類似の多彩な組織像。	反応性要素に乏しい単調な腫瘍細胞の増殖。
大細胞型 B リンパ腫の併存	あり	なし
t（11：18）（q21：21）転座	なし	あり
API2-MALT1 キメラ型遺伝子	なし	あり

細胞型 B リンパ腫に進展し得るのに対しこの群は進展しない[13,15]。ポリポイド型 MALT リンパ腫は除菌有効例と別個の一群を形成すると考えられ，予後的にも今後の検討が必要である。

表1に除菌有効例とポリポイド型 MALT リンパ腫の相違をまとめた[8,12-15]。

2) 形質細胞への分化傾向の強い MALT リンパ腫

胃の MALT リンパ腫は 1/3 程度が形質細胞への分化傾向があることが指摘されてきたが[1]，最近，腫瘍細胞自体が強い形質細胞への分化傾向を示す症例は除菌抵抗性であることが知られている。さらに MALT 臓器に発生した髄外性形質細胞腫は予後がよく，多発性骨髄腫へ進展しないこと，病理学的に胚中心細胞類似細胞や反応性リンパ濾胞，リンパ上皮性病変も見られることから極端に形質細胞に分化した MALT リンパ腫する考え方も提唱されている[16]。胃の髄外性形質細胞腫を含む形質細胞への分化傾向の強い MALT リンパ腫とポリポイド型 MALT リンパ腫との関連は今後の検討が必要である。筆者が経験した胃の形質細胞腫は肉眼的に粘膜下腫瘍様の隆起性病変を呈し（図7），組織学的には，病変の主座は粘膜深部以下にあり，反応性要素に乏しい形質細胞の単調な増殖からなり，少数のリンパ上皮性病変が認められた（図8）。

3) びまん性大細胞型 B リンパ腫が併存する場合

MALT リンパ腫の一部にびまん性大細胞型 B 細胞リンパ腫が含まれていたことが明らかにされて以来，びまん性大細胞型 B 細胞リンパ腫が併存しないことが除菌の適応のひとつとされる[11]。

しかしながら生検材料でどの程度大型の腫瘍細胞が認められればびまん性大細胞型 B リンパ腫が併存していると診断する定義や基準が必ずしも明瞭でないことが診断上の問題である（図9）。Isaacson は follicular colonization の部分を除いて大型の芽球化細胞の集簇が多少なりとも認められればびまん性大細胞型 B 細胞リンパ腫が併存するとしている[5]。しかし生検材料で follicular colonization の判定は困難な場合もある。免疫組織学的にびまん性大細胞型 B リンパ腫には bcl-6 や p53 が陽性になる頻度が高いため免疫染色は有用な手段かもしれない[17]。WHO 分類の試案では 20 個以上の大型芽球化細胞がシート状に増殖する場合あるいは，5％以上大型芽球細胞が混在すればびまん性大細胞型 B 細胞リンパ腫が併存するとしている[6]。しかし，2001 年に刊行された WHO 分類ではこの項目は削除された。小さな生検材料でのびまん性大細胞型 B 細胞リンパ腫の併存を診断することの難しさを如実に示していると思われる。さらにびまん性大細胞型リンパ腫が併存すると診断されても深達度が浅い早期病変では大型細胞が散在性，小集簇巣を形成していても除菌療法は相当

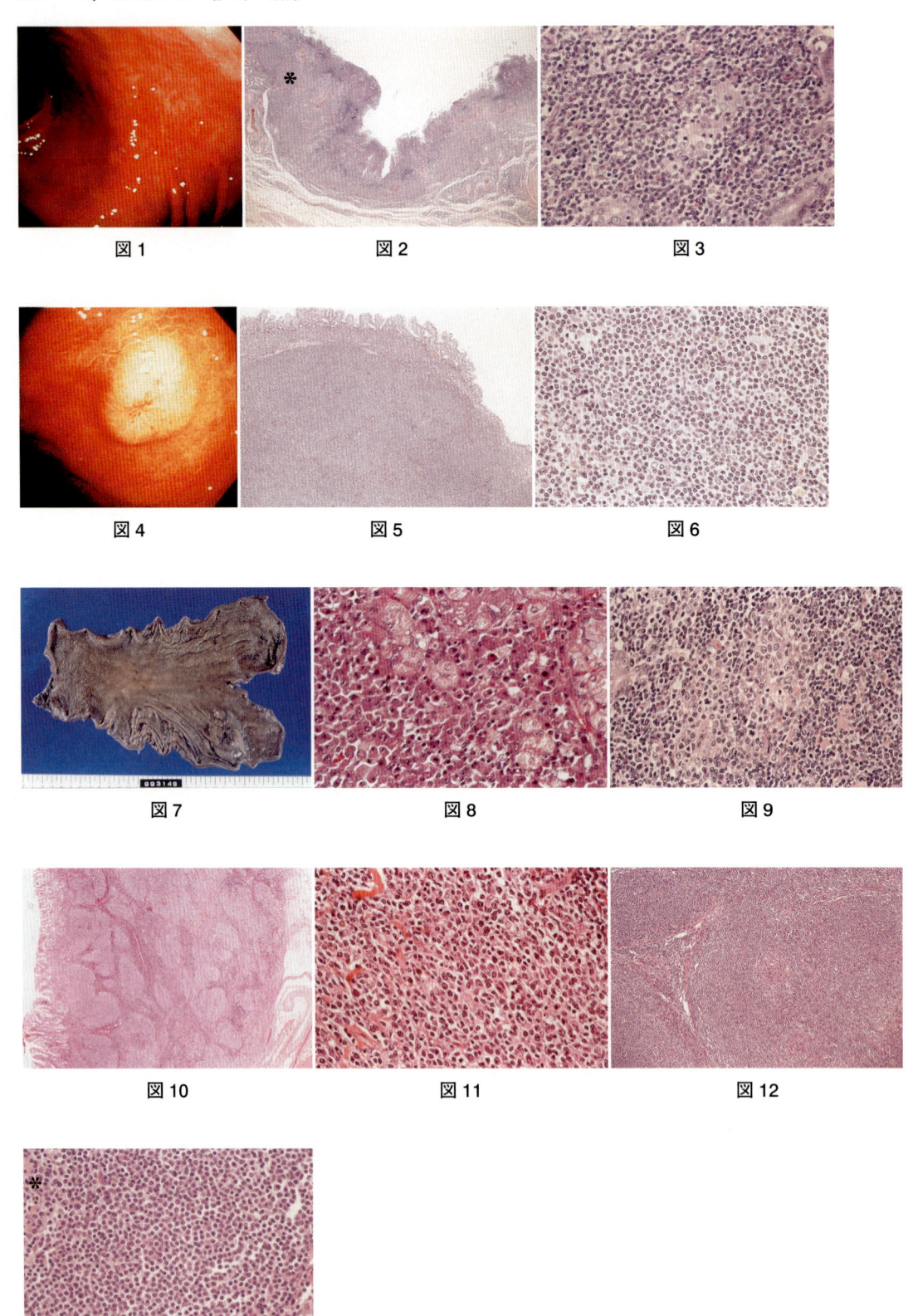

122　8. MALTomaの診断と治療

図1　　　　　　　　　図2　　　　　　　　　図3

図4　　　　　　　　　図5　　　　　　　　　図6

図7　　　　　　　　　図8　　　　　　　　　図9

図10　　　　　　　　図11　　　　　　　　図12

図13

88002-627

図1　MALTリンパ腫内視鏡像
胃角部のIIc様病変（群馬県がんセンターがんセンター秋谷寿一博士のご好意による）。
図2　MALTリンパ腫
弱拡大標本ではリンパ濾胞を温存し，粘膜固有層を中心にリンパ球系細胞の浸潤があり，follicular colonizationが見られる（＊）。HE×10。(愛知県がんセンター中村栄男博士のご好意による)。
図3　MALTリンパ腫
比較的小型あるいは中間型で不正形の核を有する胚中心細胞類似細胞（centrocyte-like cell）を認める。腫瘍細胞が腺窩上皮細胞間に侵入し，リンパ上皮性病変（lymphoepithelial lesion）形成している。HE×200。(愛知県がんセンター中村栄男博士のご好意による)。

図4　ポリポイドMALTリンパ腫の内視鏡像
胃角部の隆起性病変。(愛知県がんセンター中村常哉博士のご好意による)。
図5　ポリポイドMALTリンパ腫
弱拡大では腫瘍細胞は粘膜の下方から粘膜下層に主として分布し，ぼんやりとした結節性の単調な印象を受ける。HE×10（愛知県がんセンター中村栄男博士のご好意による）。
図6　ポリポイドMALTリンパ腫
強拡大では反応性要素に乏しい中間型細胞の単調な増殖を認める。HE×100。(愛知県がんセンター中村栄男博士のご好意による)。

図7　形質細胞腫
体上部後壁の潰瘍を伴う隆起性病変（足利赤十字病院清水和彦部長のご好意による）。
図8　形質細胞腫
成熟した形質細胞がシート状に出現し，中央にはリンパ上皮性病変が認められる。HE×100。(足利赤十字病院　清水和彦部長のご好意による)。
図9　MALTリンパ腫
大型の芽球のシート状の増殖巣が見られる。この程度からびまん性大細胞型Bリンパ腫が併存すると診断する病理医もある。

図10　濾胞性リンパ腫
胃壁には多数の腫瘍性濾胞が見られる。HE×10（群馬大学　柏原賢治助教授のご好意による）。
図11　濾胞性リンパ腫
腫瘍細胞は中型で核にくびれのある細胞と，大型類円形の核を持つものが混在している。HE×100（群馬大学　柏原賢治助教授のご好意による）。
図12　マントル細胞リンパ腫
弱拡大標本では多数の結節性病変を胃壁に認める。HE×25

図13　マントル細胞リンパ腫
強拡大標本では萎縮した胚中心（＊）を囲んで中型で核に不正のある腫瘍細胞が浸潤している。HE×100

程度に有効であるなどの治療上の問題もある[18]。

4）MALT リンパ腫と鑑別を要する他のリンパ腫である場合

　濾胞状の増殖を示すリンパ腫が鑑別の対象となり得るが特に中型の細胞を主とする濾胞性リンパ腫（図10，図11）とマントル細胞リンパ腫の浸潤が鑑別の対象となる（図12，図13）[19〜21]。前者は経過は緩慢であるが治癒が望めないし，特に後者は長期予後がきわめて不良な（5年生存率約25％）やっかいなリンパ腫である。マントル細胞リンパ腫が消化管に発生した場合は多発性ポリポージスの肉眼形を示すことが多いがポリポイド型 MALT リンパ腫も胃内に多発性病変を形成する[14]。組織学的にもマントル細胞リンパ腫が非腫瘍性胚中心を取り囲んで増殖すると濾胞様の構造を呈し（図13），中間型細胞の単調な増殖を示すポリポイド型 MALT リンパ腫と類似した所見を示す（図6）。除菌が有効な MALT リンパ腫は時に濾胞性リンパ腫と見誤るような follicular colonization が見られることがある。MALT リンパ腫，中型の細胞を主とする濾胞性リンパ腫，マントル細胞リンパ腫の核はいずれも切れ込みないしくびれを認め小さな生検材料では検体の挫滅もあり，鑑別が困難なことが少なくない。パラフィン切片で染色可能な CD10 は濾胞性リンパ腫の診断には有用なマーカーであるが必ずしも全例に陽性とはならない。マントル細胞リンパ腫の診断には cyclinD1 や CD5 の免疫染色が有用である（表2）。臨床所見も重要で MALT リンパ腫の多くは限局性病変（臨床病期Ⅰ，Ⅱ期）であるのに対し，濾胞性リンパ腫やマントル細胞リンパ腫の多くはⅢ，Ⅳ期である。臨床医は病理診断が MALT リンパ腫であっても表在性リンパ節腫脹があったり脾腫が見られたりしたら病理医に標本を再検討してもらうなり，リンパ節の生検を施行するべきである。

まとめ―生検材料で MALT リンパ腫と診断されてきたら

①報告用紙をみて MALT リンパ腫は除菌すればよいと短絡的に考えてはいけない。

②胃の MALT リンパ腫にはt（11；18）（q21；q21）染色体転座および API2-MALT1 キメラ遺伝子を有し，H. pylori 除菌不応の症例群と，それの検出されない H. pylori 除菌有効群の症例群の少なくとも2群が存在する。前者は本邦の胃 MALT リンパ腫の10％程度を占めると思われる。

③除菌が有効な MALT リンパ腫は大細胞型 B リンパ腫へ進展することがありうる。さらに大細胞型 B リンパ腫が併存していた場合それを指摘することは小さな生検材料では困難であることを知っておく。固有筋層より深く浸潤しているような症例では表在病変は MALT リンパ腫であっても，深部の病変はびまん性大細胞型 B リンパ腫であることもあり，超音波内視鏡などの各種臨床所見とあわせた総合的な評価が必要である。

④濾胞性リンパ腫，マントル細胞リンパ腫などは時に MALT リンパ腫に類似の組織像を示すこと

表2　MALT リンパ腫，マントル層リンパ腫，濾胞性リンパ腫の免疫学的な相違

	CD5	CD10	Cyclin D1
MALT リンパ腫	－＊	－	－
マントル層リンパ腫	＋	－	＋
濾胞性リンパ腫	－	＋	－

＊症例によっては稀に陽性（文献[22]参照）　　　　　　　　　　（文献[19]より改変）

もあり，鑑別すべき疾患として頭に入れておく必要がある。

■**参考文献**

1) Isaacson PG, Spencer J：Malignant lymphoma of mucosa-associated lymphoid tissue. Histopathology 11：445-462, 1987
2) Isaacson PG, Müller-Hermelink HK, Piris MA, et al：Extranodal marginal zone B-cell lymphoma of mucosa-associated lymphoid tissue（MALT lymphoma）. In：Jaffe ES, Harris NL, Stein H, Vardiman JW（Eds）Pathology & genetics of tumours of haematopoietic and lymphoid tissues. IARCPress, Lyon, pp.157-160, 2001
3) Chan JKC, Ng CS, Peter G：Relationship between high-grade lymphoma and low-grade B-cell mucosa-associated lymphoid tissue lymphoma（MALToma）of the stomach. Am J Pathol 136：1153-1164, 1990
4) Akaza K, Motoori T, Nakamura S, et al：Clinocopathologic study of primary gastric lymphoma of B cell phenotype with special reference to low-grade B cell lymphoma of mucosa-associated lymphoid tissue among Japanese. Pathology International；45：825-831, 1995
5) Isaacson PG：Gastrointestinal lymphoma. Hum Pathol 25：1020-1029, 1994
6) Harris NL, Jaffe ES, Diebold J, et al：The World Health Organization classification of neoplastic diseases of the haematopoetic and lymphoid tissues：report of the clinical advisory committee meeting；Airlie House, Virginia, November, 1997. Histopathology 36：69-87, 2000
7) Takeshita M, Iwashita A, Kurihara K, et al：Histologic and immunohistologic findings and prognosis of 40 cases of gastric large B-cell lymphoma. Am J Surg Pathol 24：1641-1649, 1999
8) Wotherspoon AC, Doglioni C, Diss TC, et al：Regression of primary low-grade B-cell gastric lymphoma of mucosa-associated lymphoid tissue type after eradication of *Helicobacter pylori*. Lancet 342：575-577, 1993
9) Nakamura T, Nakamura S, Yonezumi M, et al：*Hericobacter pylori* and the t（11；18）（q21；q21）translocation in gastric low-grade B-cell lymphoma of mucosa-associated lymphoid tissue type. Jpn J Cancer Res 91：301-309, 2000
10) Sackmann M, Morgner A, Rudolph B, et al：Regression of gastric MALT lymphoma after eradiation of *Hericobacter pylori* is predicted by endosonographic staging. MALT lymphoma Study Group. Gastroenterology 113：1087-1090, 1997
11) Bayerdörffer E, Neubauer A, Rudolph B, et al：Regression of primary gastric lymphoma of mucosa-associated lymphoid tiissue type after cure of *Helicobacter pylori* infection. MALT Lymphoma Study Group. Lancet 345：1591-1594, 1995
12) Nakamura T, Nakamura S, Yonezumi Y, et al：The t（11；18）（q21；q21）translocation in *H. pylori*-negative low-grade gastric MALT lymphoma. Am J Gastroenterol 11：3314-3315, 2000
13) Starostik P, Patzner J, Greiner A, et al：Gastric marginal zone B-cell lymphomas of MALT type develop along 2 distinct pathogenetic pathways. Blood 99：3-9, 2002
14) Yokoi T, Nakamura T, Kasugai K, et al：Primary low-grade gastric mucosa-associated lymphoid tissue

(MALT) lymphoma with polypoid appearance：Polypoid gastric MALT lymphoma. a clinicopathologic study of eight cases. Pathology International 49：702-709, 1999

15) Liu H, Ye H, Ruskone-Fourmestraux A, et al：T（11；18）is a marker for all stage gastric MALT lymphomas that will not respond to *H. pylori* eradication. Gastroenterelogy 122：1286-1294, 2002

16) Hussong JW, Perkins SL, Schnitzer B, et al：Extramedullary plasmacytoma. A form of marginal zone cell lymphoma? Am J Clin Pathol 111：111-116, 1999

17) Omonishi K, Yoshino T, Sakuma I, et al：Bcl-6 protein is identified in high-grade but not low-grade mucosa-associated lymphoid tissue lymphomas of the stomach. Mod Pathol 11：181-185, 1998

18) 鈴木達彦，加藤勝章，一迫 玲，他：胃MALTリンパ腫の*Hericobacter pylori*除菌後の経過．内視鏡像・病理組織像と治療後の変化．胃と腸 34：1367-1379，1999

19) Isaacson PG：Malignant lymphomas with a follicular growth pattern. Histopathology 28：487-495, 1996

20) Yatabe Y, Suzuki R, Matsuno Y, et al：Morphological spectrum of cyclin D1-positive mantle cell lymphoma：study of 168 cases. Pathology International 51：747-761, 2001

21) Anagnostopoulos I, Foss H-D, Hummel G, et al：Extranodal mantle cell lymphoma mimicking marginal zone cell lymphoma. Histopathology 39：561-565, 2001

22) Ferry JA, Yang W-I, Zukerberg LR, et al：CD5＋ extranodal marginal zone B-cell（MALT）lymphoma：a low grade neoplasm with a propensity for bone marrow involevement and relapse. Am J Clin Pathol 105：31-37, 1996

小島　勝　群馬県立がんセンター　臨床検査部，獨協医科大学　病理（形態）

9. GIST の診断と治療

ポイント
- GIST は KIT 陽性の間葉系腫瘍と定義される。
- 画像診断による診断確定は困難で,免疫組織化学的診断を要する。
- 原発性 GIST は大きさや性状によって切除手術の適応となり,腹腔鏡手術もよく用いられる。
- 転移・再発に対する治療には,イマティニブが効果的である。

消化管間葉系腫瘍(gastrointestinal mesenchymal tumor;GIMT)は,胃,小腸,大腸の腸管壁,その他,大網,小網,腸間膜など,主に腹腔内より発生する間葉系腫瘍の総称である。消化管間質腫瘍(gastrointestinal stromal tumor;GIST)は,従来,平滑筋腫,平滑筋肉腫,神経鞘腫,神経線維腫などに分類されていた紡錘形細胞を中心とした GIMT("広義の GIST")に,平滑筋型,神経型のいずれにも分類されない uncomitted type("狭義の GIST")があることから導入された概念である[1]。従来,GIMT の大部分を占めるとされた平滑筋型腫瘍の多くが,この"狭義の GIST"に分類されることが判明し,通常"狭義の GIST"を GIST,"広義の GIST"は GIMT と呼称されることが多くなった。本稿でも,GIMT は"広義の GIST"の意味で用いることとし,その他の稀な間葉系腫瘍はあえて取り上げていない。しかし,GIST の定義に関しては,近年さらに大きく変化し,従来の"狭義の GIST"イコール GIST の概念が崩れているにもかかわらず,この概念が既に浸透しているがゆえに,かえって誤解や混同を生むことになっている。したがって,まず現在の GIST の定義を明確にして,その診断・治療に関して概説することにする。

1. GIST の定義(診断の基礎)

1990 年代半ばより,GIMT,特に"狭義の GIST"において,間葉系マーカーである CD34 が多く染色されることが判明し,さらに 1998 年には,c-kit の遺伝子産物 KIT(c-kit 蛋白,CD117,stem cell factor receptor)が GIMT のある一群に発現していることが明らかにされた[2]。一方,消化管で唯一存在する KIT 陽性細胞がカハールの介在細胞(Interstitial cell of Cajal;ICC)であること[3]から,近年,GIST は,「カハールの介在細胞より発生したもの」,もしくは「未分化な幹細胞 stem cell より発生し,ICC への分化を示すもの」と考えられるようになった[4]。したがって,exon 11 を主に,exon 9,13,17 などに起こっている c-kit 遺伝子の機能獲得性変異やその遺伝子産物 KIT の発現が GIST の発生や増殖に重要な意味を持ち[5],GIST は KIT の発現が認められるものと定義されるようになった。したがって WHO 診断基準では,GIST は KIT または CD34 が陽性である間葉系腫瘍とされている。現在のところ,GIST の定義は,「消化管,大・小網,腸間膜などを原発とする間葉系の紡錘形細胞,上皮様,時に多様な形態を示す腫瘍で,免疫組織化学的に KIT の発現が認められるもの」とするのが,最も consensus を得ている考え方である[4]。

GIST の細かい病理学的特徴に関して詳説はしないが、このような定義から GIST の病理学的診断には、KIT 染色が不可欠である。しかし、KIT 陽性のみで GIST を定義すると、KIT 陰性かつ CD34 陽性の腫瘍が分類不能となるため、WHO 分類に準じて KIT 陽性または CD34 陽性の腫瘍を GIST と診断するべきとの意見もある。KIT はびまん性に染色されるため、染色の状態や陽性の判定の問題もあると考えられ、原発巣のホルマリン固定標本では KIT 陰性で、再発腫瘍の新鮮標本では KIT 陽性であった症例も経験している。KIT 陰性、CD34 陽性の腫瘍は実際はさらに少ない可能性もある。

いずれにせよ、多くの誤解や混同を生じているように、KIT 発現の有無での分類と、従来の Rosai[1] の分類との間に discrepancy がある感は否めない。しかし、明らかな筋原性、神経原性の腫瘍を厳密に除外することで、KIT 陽性の腫瘍は非分類型 (uncommitted type)、筋・神経混合型にほとんど分類されることから、両者の分類にはわずかな解離しかないことも示されている[6]。これに対して、GIMT はあくまで筋原性腫瘍が中心であり、平滑筋マーカーが少しでも陽性なら平滑筋型に分類するという立場もある[7]。しかし、ICC は胎生期、筋・神経と同じ部位にあり、いずれも KIT を発現しており、次第に分化していくと筋・神経ともに KIT は消失し、ICC のみに KIT が発現するようになるといわれている[3]。したがって、GIST が、ICC から発生して脱分化する過程、もしくは stem cell から ICC へと分化する過程で、平滑筋成分がわずかに混入して発現することは十分考えられる。また、cDNA array を用いた解析で、KIT 変異を有する GIST と他の紡錘形細胞を呈する腫瘍 spindle cell tumor の遺伝子発現パターンは明らかに異なり、GIST は 113 個の cDNA の subset を用いて均質で特異的な発現パターンを示す一つのグループとして分類されることが示されている[8]。このようなことからも、KIT 陽性から定義された GIST は、独立した疾患群としての entity を確立したといえる。

以上より、GIST は、決して uncommitted type などと除外診断すべき疾患でなく、KIT 陽性の腫瘍 (c-kitoma) として積極的に診断すべき疾患である。したがって、広義や狭義の GIST といった呼称に固執せず、これらの疾患群の総称としての GIMT、KIT 陽性の GIST という呼称を用いた方が誤解が少ないと考えている。

2. 診 断

間葉系腫瘍の画像診断法に関する報告は比較的少ない。近年、KIT 陽性で定義された GIST の特徴について次第に検討されるようになってきた。また GIST を含む GIMT のほとんどは良性であるが、10〜30％は悪性であり、GIMT にせよ GIST にせよ悪性であるか診断することも重要な問題である。

1) 上部消化管造影

上部消化管造影では、隆起の形態、隆起の表面の性状（潰瘍の状態を含め）、隆起基部の壁伸展性、病変の周囲粘膜の状態 (bridging fold など) などを読影できる。その所見は、GIMT と癌腫との鑑別、腫瘍の性状や発育形態（壁外発育性か管腔内発育性かなど）の判定に有用であるとされてい

る．しかし，渕上ら[9]は消化管造影検査ではGIMT内の細分類やGISTの同定は不能としている．

2）内視鏡検査

GISTの内視鏡所見は，一般に健常粘膜に被覆された粘膜下腫瘍（submucosal tumor；SMT）の形態を取り，bridging foldを伴うことが多い．しかし，壁外性発育型では，圧排所見を呈したり，ほとんど認識できないこともある．これに対して，管腔内発育型や両者の混合型は，立ち上がりが比較的急峻で，くびれを呈するSMTの所見を呈し，壁内発育型は立ち上がりが比較的緩やかなSMTの所見となる．これらのSMTの所見に伴う随伴所見としては，潰瘍・びらん形成の有無，腫瘍形状が単結節か多結節状かなどが重要となる．

GISTと他の間葉系腫瘍の鑑別に関しては，平滑筋腫では単結節病変がほぼ半数であるが，GIST，平滑筋肉腫，神経鞘腫では，その多くが多結節病変を呈していること，また潰瘍形成は，神経鞘腫に多く（75％），GISTでは30％に認められるが，平滑筋肉腫，平滑筋腫では頻度が少ないことが確認されている[10]．

GISTの良・悪性の鑑別に関しては，後述のように切除例の検討から判断されることが多いが，内視鏡的にも同様の基準があてはまる．通常，①腫瘍径が5 cm以上で，②辺縁が結節状を呈し，③出血・壊死を伴い，④急速に増大するような所見が認められれば，悪性のGISTを疑うようにしている．

3）超音波検査（US）・内視鏡超音波検査（EUS）

体表からの超音波検査（US）でも，条件がよければ内視鏡超音波検査（EUS）と同様の検査が可能であるが，詳細な胃壁や腫瘍内構造の検対はEUSの方が優れているのは確かである．EUSでは，GIMTは超音波像から第4層（筋層）と連続する腫瘍として，診断は可能であるとされている[11〜14]．その質的診断では，GISTは内部の低エコーを示す特徴があるものの，神経原性・筋原性腫瘍との鑑別は画像上困難であると村田ら[14]は指摘している．これに対して，Okaiら[15]は，腫瘍周囲のハローがGISTや神経鞘腫に多く認められるが，平滑筋腫には認められないこと，GISTの内部エコーは低エコーであるが，正常固有筋層の低エコー（第4層）よりも高く，平滑筋腫や神経鞘腫の内部エコーは筋層よりも通常低いことを指摘している．また腫瘍表面の分葉化所見もGISTにしか認められないとしている．

GISTの悪性所見については，内部エコーが不均一な低エコーで，低エコー内部に不整形の無エコー像が存在するとする報告がある[14]．さらに腫瘍表面の分葉化所見は，悪性症例にも多いことが指摘されている[15]．

4）CT検査・MRI検査

CT・MRIは，GISTの全体像を把握し，原発臓器を同定するために重要な検査である．GISTは肝転移，腹膜播種が多いため，CT・MRIはこれらの診断，評価にも有用である．原発巣の同定は，内腔発育型，壁内型，混合型の発育形式では比較的容易であるが，壁外発育型では腸管壁と連続する茎部が小さいため，由来臓器の同定が難しいことも多い．CTによる栄養血管の同定も，原発臓器の同定に有用である．

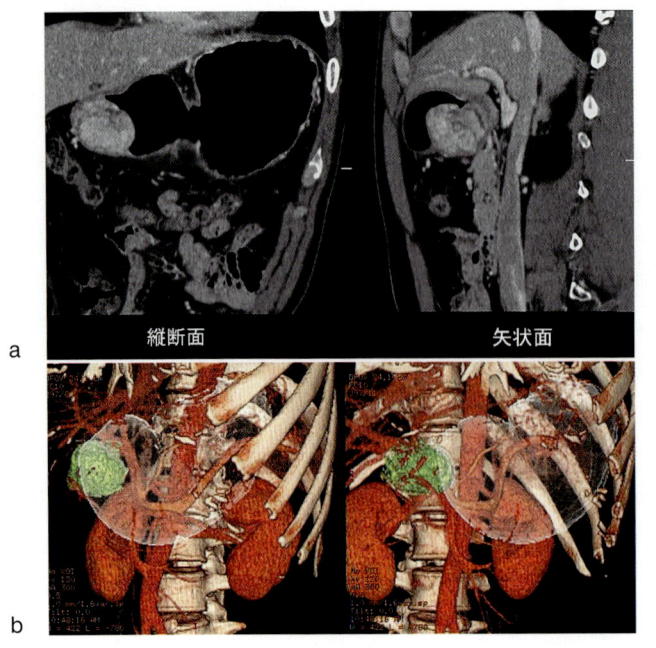

図1 GIST に対する CT 診断
胃幽門部の後壁大弯に管腔内・壁外混合型発育を示す粘膜下腫瘍が存在する。
a．Multislice CT の導入によって，横断面のみならずあらゆる面（ここでは縦断面と矢状断面）の検討が可能となった。内部の density は，造影によって増強され，やや不均一である。
b．多断面再構成像から，腫瘍の部位，栄養血管との関係などが virtual reality 画像として描出される（腫瘍は緑色で示されている）。

　近年，特に Multislice CT の導入によって，多断面再構成像（multiplanar reconstruction；MPR）が容易に作成できるようになった。腫瘍の部位に応じた断面での観察や血管の走行を追うことが可能となり，GIST の診断に与えた貢献度は高い（図1）。MRI は multislice CT に比較すると空間分解能に劣り，撮像範囲も限られる。GIST の頻度は少ないが，骨盤内に病変がある場合は，CT よりも MRI の方が，腫瘍の進展範囲，周囲臓器浸潤の有無の評価に有用である。MRI は高い組織コントラストを生かした性状診断に有用であり，腫瘍内部の壊死や囊胞変性の検出率は CT よりも高い（図2）。壊死，囊胞変性部は T1 強調像で低信号，T2 強調像で高信号を示し，造影後 T1 強調像で造影効果のない領域として描出される。検出力は造影後 T1 強調像がもっとも高い[16]。出血を含む場合は，T1 強調像で高信号を示し，液面形成を伴うこともある。

　CT・MRI 所見による GIST の鑑別診断としては，GIST の 18 病変中 13 病変（72％），また平滑筋肉腫は 8 病変中 4 病変（50％）に内部の変性所見が認められることが特徴的で，平滑筋腫では認められないことが報告されている[10]。このような変性所見は，GIST では散在性の分布を示すことが多く，一方，平滑筋肉腫ではすべて中心性の変性を呈していることが特徴的である。

　GIST の CT 所見は，大きさによって異なることも示されている[17]。5 cm より小さい小 GIST の場合は，腫瘍の境界が明瞭で，造影により均一な density を示し，内腔への増殖を呈することが多い。5 cm 以上 10 cm 以下の中 GIST の場合は，不整な境界，造影によって不均一な density を示し，内腔または壁外性に発育し，周囲臓器への浸潤傾向を示すことが多い。さらに 10 cm より大きい大 GIST の場合は，不整な境界，不均一な density，浸潤性，遠隔転移・腹膜転移などの悪性徴候を示すことが多い。再発の場合は，小さくとも大きな GIST に似た所見を呈する。このような所見からも，腫瘍のサイズは悪性度と相関することが分かる。

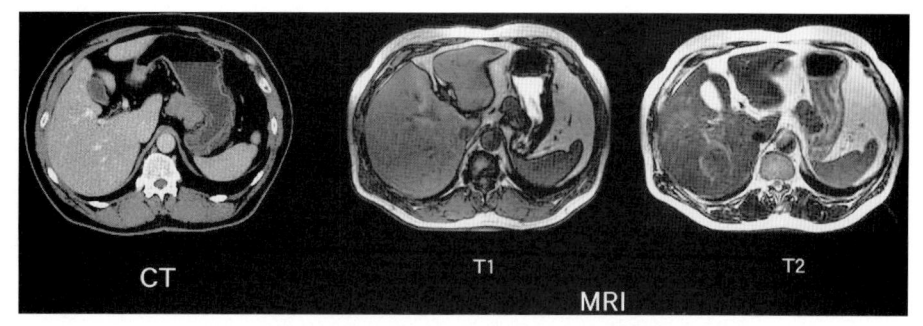

図2　GISTに対するCTおよびMRI診断
胃体上部小弯の壁外性発育を呈する腫瘍で，腫瘍は境界明瞭で，腫瘍表面は分葉し，多結節性である。CTの方が，MRIより，胃壁との関係がとらえられやすい。しかし，CTでは腫瘍内部は均一な造影densityを示すにもかかわらず，MRIでは腫瘍内部の微小な変性所見がわずかにとらえられている。

5）他の診断法

診断法としては，これらの他にdynamic MRI，^{18}F-fluordeoxyglucose-PET scan（FDP-PET）による腫瘍のviabilityを確認することが，後述のチロシン・キナーゼ阻害剤による治療の効果判定に有用であることも示されている[26,27]。GISTの原発巣や転移巣の検出，治療効果測定に有用である可能性はあるが，GISTの診断能に関するまとまった報告はまだなされていない。

6）生検法の工夫

上記のように種々の検査によって，GISTの診断や他の間葉系腫瘍との鑑別はある程度の予測はつくが，正確な診断は極めて困難といえる。結局，定義からいってもGISTの診断には免疫組織学的検討が不可欠であり，KITおよび筋・神経マーカーなどの染色結果から診断する必要がある。したがって，診断を確定する生検法にさまざまな工夫がなされている。

①内視鏡下生検

GISTの多くは粘膜下腫瘍の形態を呈するため，潰瘍形成がなければ生検によって腫瘍組織を採取すること自体難しいことが多い。したがって，同じところを何度も生検するboring生検を施行したり，エタノールやNd-YAGレーザーを用いて人工潰瘍を形成した後に生検を試みる方法なども行われている。

②内視鏡超音波下針生検（EUS-FNA）

近年，内視鏡超音波検査（EUS）下に施行する針生検（Fine Needle Aspiration；FNA）（EUS-guided FNA, EUS-FNA）が施行されるようになってきたが，多くは粘膜下腫瘍の形態を呈する間葉系腫瘍の診断に応用され，その有用性が報告されている[14,18～22]。なかでも，今井ら[21]は，消化管粘膜下腫瘍全57症例では検体採取率が93％，切除例25例では検体採取率が96％，正診率100％ときわめて良好な成績を報告している。しかし，症例をGISTに限局してしまうと，EUS-FNAを用いることでGISTの診断率が80％という報告[23]と，良・悪性診断がsensitivity 50％，specificity 100％，正診率86％という報告[24]がある。しかも，検体採取率については77.1％[23]，88％[25]という報告も認められ，診断としては決して満足いくものではない。特に噴門近くなど穿刺が難しい部位の場合，壁

との固定がわずかで可動性があって穿刺しにくかったり，また腫瘍細胞が少なく線維成分が多い腫瘍の場合などでは，検体採取が十分にできないことがある．また FNA は一つの情報源とはなるものの，腫瘍全体をみているわけではなく，臨床的に最も重要である良悪性の判定を腫瘍の一部分の核分裂像などから行うことには問題が残る．Boggino ら[18]は，FNA の他に core biopsy を施行し，免疫染色によって診断を行っている．これも，十分な検体を取ることで，GIST と他の GIMT の鑑別には良いが，決して良悪性の鑑別に十分となるわけではない．また，出血，破裂，ひいては播種や転移の危険性が増加する可能性があり，積極的に施行すべきとは考えないが，今後の FNA による診断成績によっては考慮すべき手法の一つである．

3．治 療

1）内視鏡治療

粘膜下腫瘍に対する内視鏡治療は，基本的に良性腫瘍に限られるが，術前に確定診断がついていないことが多いため，平滑筋腫のみならず GIMT 全体に適応が広がっている．一般には，穿孔や出血などの合併症の少ない，粘膜筋板由来の腫瘍，悪性の頻度の少ない 2 cm 以下の症例に限って行うこととしている．しかし，食道の粘膜下腫瘍では，良性の平滑筋腫の頻度が高いため適応がやや拡大されており，筋腫の核出が治療の中心となる．したがって，粘膜筋板由来の平滑筋腫に対しては内視鏡的核出もしくはポリペクトミーが施行され，固有筋層由来のものは手術の適応となり，胸腔鏡下核出術が行われるようになっている[28]．また腫瘍が固有筋層由来であっても，内輪筋にあって外輪筋にない場合は，内視鏡的に核出する試みもなされている[29]．この方法は胃の粘膜下腫瘍にも施行されている[30]．しかし，胃では食道と比較すると筋腫の頻度は少なく，GIST の頻度が高いことが問題となる．また小さい GIST といえども核分裂像の多い悪性の可能性がある腫瘍もあるため，断端が陽性とならないように注意し，摘出後も十分な follow-up が必要である．

2）外科手術

（1）手術法

GIST を含め GIMT では，リンパ節転移の頻度が低いこと，再発の多くは血行性転移と播種性転移であることなどから，手術術式としてはリンパ節郭清を伴わない局所切除や部分切除で充分と考えられている．また，Kwon ら[31]は，GIMT 症例においては，楔状切除群が他の胃切除群や胃全摘群に比較して平均生存期間に差がないことを実際に示しており，GIMT に対する局所切除の妥当性を支持するものといえる．ただし，系統的なリンパ節郭清は不要であるが，5 cm を越える腫瘍では，リンパ節転移が 9.8％に認められるとする報告もあり[32]，大きな腫瘍では周辺にリンパ節転移様並存病変があるかどうか注意する必要がある．

近年，鏡視下手術の発展は目覚ましく，GIMT の手術への応用もさかんになされており，その手術適応も従来経過観察されているような比較的小さな GIST にまで広がってきている[33]．大谷ら[34]は，胃粘膜下腫瘍で大きさが 2 cm 以上 5 cm 未満のものを腹腔鏡下胃局所切除の適応とし，60 症例に

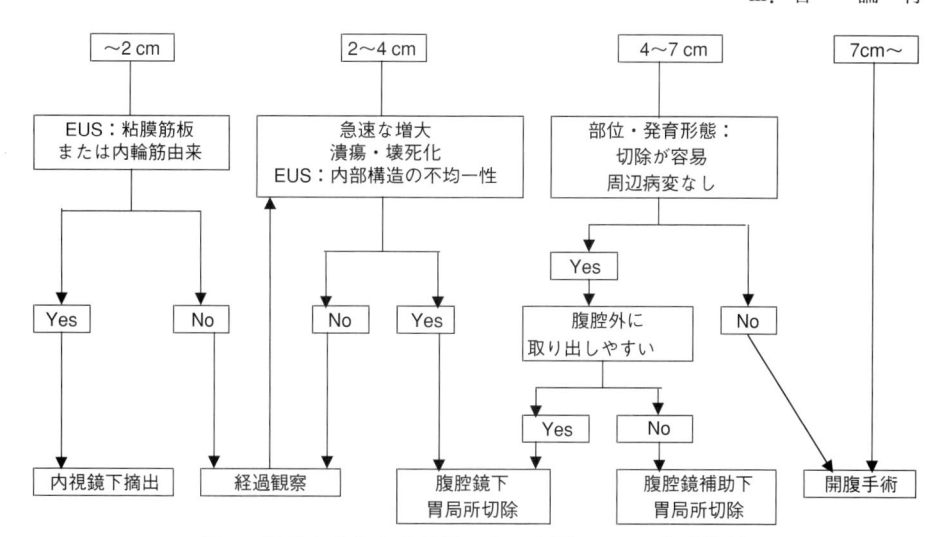

図3 腫瘍の大きさと性状からみた胃GISTの治療指針

施行した結果，病理組織学的にGIMTは40例（67%），うちGISTが27例（45%）であり，再発例を経験していないことを報告している．この他にも，胃粘膜下腫瘍に対する腹腔鏡手術に関しては，この数年いくつか報告されているが，症例数が少なく，観察期間も不十分な報告が多い[35〜37]．また，腹腔鏡下局所切除手術は，腫瘍が大きい場合は困難であり，これらの報告の平均腫瘍径は2.8〜4.2 cmと比較的小さい．やや大きくとも，通常の開腹手術ではなく，小開腹下の腹腔鏡補助手術も可能と考えるが，いずれにしても局所再発や破裂による腹膜播種の可能性もあり，術中の取扱いには慎重な操作を要する．しかし，いかに腹腔鏡下であっても，無症状の2，3 cm大の小さな腫瘍をすべて外科手術によって摘出することには抵抗があり，原則的には経過観察すべきと考えている．われわれはその大きさや性状などから，胃GIMTに対して，図3のような治療方針を取っている[33]．

(2) 切除成績と予後因子

近年になって，GISTとしての手術成績に関した報告がなされるようになってきた．DeMatteoら[38]は，200例のGISTについて検討を行い，原発巣を肉眼的に遺残なく切除した患者80症例（40%）の5年生存率は54%であることを示した．再発部位は腹腔内で，原発部位，腹膜，肝であった．Pierieら[39]は，GIST69例では，59%の治癒切除率であったが，5年生存率は42%であった．これらの成績に比較すると，本邦におけるGISTの切除成績は非常に良好である．梨本ら[40]によると，胃悪性GIST 50症例の5年生存率は83%であり，さらに片井ら[41]は，c-kit陽性GIST切除例103例の5年生存率が93.0%，10年生存率は88.2%であると報告しており，きわめて良好な切除成績が示されている．当院におけるKIT陽性GIST 62切除例の累積5年生存率も同様に90%を超えている．

GISTの切除成績を解析することによって，予後因子の検討も多くなされている．原発・局所再発・転移の別，大きさ，切除断端の有無，転移の発現，腫瘍の部位，発育形態（壁外性など），大きさ，潰瘍形成，粘膜浸潤，筋浸潤，細胞分裂像，細胞密度，核異型，免疫組織型マーカー染色態度（KIT, CD34, Smooth-muscle actinなど），Ki67 analog（MIB1, Ki-S5），遺伝子欠失，DNA copy number, テロメラーゼ活性, *c-kit* 変異などが予後因子としてあげられている。Miettinen ら[42]は, 予後因子の多くの検討を review した結果, 大きさ, 核分裂像を組み合わせたものが予後予測因子として広く認知されていることを指摘した。なお, Ki67 analog は予後因子として有用だとする報告もあるがまだ異論があること, DNA copy number の変化は有用である可能性があること, また新しいチロシン・キナーゼ抑制剤の効果もふまえ, *c-kit* 変異の検討も必要なことなども指摘している。

(3) 肝転移に対する肝切除

肉腫の肝転移に対して肝切除を施行した 56 症例の検討では, 切除後の生存率は, 1 年 88%, 3 年 50%, 5 年 30% であり, 平均生存期間は 39 ヵ月であることが報告されている[43]。これは, 非切除例の 5 年生存率 4% より有意に良好であり, また, 原発巣切除から肝転移出現まで 2 年以上あることが, 予後良好である因子として有用とされている。さらに, これを GIST34 症例に限ると, 1 年生存率 90%, 3 年生存率 58% となっている[44]。したがって, GIST, もしくは平滑筋肉腫の異時性肝転移に対しては, 肝切除が治療法としてある程度のコンセンサスが得られているといえよう。一方, 同時性肝転移の切除は決して禁忌ではなく, 機を逸さずに何度でも核出を繰り返すことによって, 長期生存が得られている症例もあることから, 常に切除の可能性を念頭においておくことも忘れてはならない。また次項で述べるチロシン・キナーゼ阻害剤と, 肝切除との組み合わせも今後考慮すべき治療法の一つである。

3) チロシン・キナーゼ阻害剤による治療

(1) 作用機序

GIST に対する新しい治療として *c-kit* の遺伝子産物である KIT を target とした治療が, 用いられるようになってきた。GIST の経口治療薬として, 脚光を浴びているメシル酸イマティニブ imatinib mesylate (STI571; Glivec™) は, 慢性骨髄性白血病 (chronic myeloid leukemia; CML) の Philadelphia 染色体異常によって産生される異常チロシン・キナーゼである Bcr/Abl チロシン・キナーゼを抑制するチロシン・キナーゼ阻害剤であり[45], CML に対する治療薬として, 2001 年 5 月 10 日に米国 FDA に認可されている。

この STI571 は, Bcr/Abl の他, PDGF 受容体と KIT のチロシン・キナーゼを選択的に阻害することから[45,46], GIST の治療薬に応用されるようになった。GIST では, *c-kit* の変異によって, KIT は自動的に二量体を形成し (あるいは単量体のまま), リン酸化して活性型となり, SCF と無関係に増殖シグナルが細胞内に入っていくと考えられている[47~49]。STI571 は, この受容体キナーゼの ATP 結合部位に競合的に結合し, リン酸化を阻害し, 増殖シグナルをブロックすることから, 腫瘍細胞のアポトーシス (apoptosis) を起こすと考えられる。

(2) メシル酸イマティニブ (STI571) の治療成績

2000 年 2 月フィンランドで, STI571 が GIST 患者に初めて投与された。この症例は, 2001 年 4 月, GIST に対する STI571 の著効例として New England Journal of Medicine に報告された[26]。症例は 50 歳女性で, 噴門側胃切除, 大網・結腸間膜の腹膜播種摘出を施行後に再発した肝転移, 腹膜転移などに対して, 3 度の手術, 2 種の化学療法を繰り返してきたが, 転移巣をコントロールできないため, 原発巣切除後 3 年 5 ヵ月後に STI571 400 mg を 1 日 1 回投与を開始した。MRI における効果判定では, 大きな転移は投与後次第に縮小し, 28 個のうち 6 個が消失, 新たに出現した転移

は認められなかった。また dynamic MRI や FDP-PET で検査すると，viable な腫瘍は消失したと考えられた。STI571 投与 2 ヵ月後の肝転移の針生検では，腫瘍細胞の密度が著明に減少し，炎症反応や壊死はなく，粘液変性と瘢痕化が認められた。免疫染色でも，Ki67 はほとんど染色されず，KIT は少数細胞にわずかに染色される程度となった。副作用もわずかで，ほとんど問題とはならなかった。

2000 年 6 月には，米国においても GIST に対して STI571 がはじめて用いられている。2001 年 5 月 14 日，米国臨床腫瘍学会（American Society of Clinical Oncology；ASCO）の prenary session で，米国とフィンランドのグループ the GIST Working Group とヨーロッパのグループ the European Organization for Research and Treatment of Cancer（EORTC）Soft Tissue and Bone Sarcoma Group の二つの大きな study group が発表を行ったことから，GIST の新しい治療法として STI571 は一躍注目の的となった。その後，これらのグループの報告がなされているが，Demetri らの the GIST Working Group では，Phase II 臨床治験 147 症例において，完全寛解 complete response（CR）は認められなかったものの，partial response（PR）が 79 例（54％）に認められ，さらに 41 例（28％）が発育を停止していることを示し，82％の GIST 症例に効果があったとしている[50]。288 日の中間経過観察期間の現在，1 年生存率は 88％となっている。なお，主な副作用は下肢，眼瞼の浮腫，腫瘍の出血等であったが，軽度であり問題ないと考えられた。一方，Oosterom ら EORTC Soft Tissue and Bone Sarcoma Group の Phase I study の報告[51,52]では，GIST 35 症例中うち 19 例（54％）は PR，13 例（37％）は増大が認められないことが確認された。さらに，臨床症状が存在した GIST 27 症例中 24 症例で症状が軽減している。また，500 mg 1 日 2 回投与を行った 5 症例では，dose-limiting toxic effect として，重症の嘔気，嘔吐，浮腫，発疹などが認められたが，400 mg 1 日 2 回投与以下の症例では，重度の副作用は少なく，8 週間の投与が可能であった。その後，最低 10 ヵ月の経過観察期間であるが，投与を継続することによって，眼瞼浮腫 40％，末梢浮腫 37.5％，倦怠感 30％，皮膚発赤 30％，悪心・嘔吐 25％などが認められている。また 18 例（51％）は PR，11 例（31％）は変化がなく，82％の症例は継続して効果が認められている。なお 2 症例は，STI571 投与後，腫瘍を摘出し，現在，投与なしで，健在である。

2001 年の ASCO における発表後，2002 年 2 月 1 日，米国 Food and Drug Administration（FDA）は，STI571 を GIST の切除不能例，転移再発例に対する治療薬として認可した。EC においても 5 月に認可が得られており，STI571 は GIST の新しい標的治療薬としての地位を確立した。本邦においても，2001 年以来，治験使用例が散見され，学会，論文などに報告もなされている[12]。当科においても，2001 年 8 月より胃 GIST に対する使用例が数例あるが，いずれも著明な効果をあげている（図 4）。2003 年 7 月 17 日，本邦においても KIT 陽性 GIST の転移・再発例に対する適応の認可がなされ，今後，再発例・転移例に対して積極的に用いられることとなるであろう。

STI571 は従来の抗がん剤と比較して，target とするものが限られたチロシン・キナーゼであり，副作用が軽微であることと，経口薬であることが大きな利点である。STI571 の登場によって，GIST 非切除例や再発例に対する治療法，さらには GIST そのものの治療法も大きく変ってくる。現在，STI571 は切除不能もしくは転移再発をきたした GIST に適応が限られている。さらに，手術に代わって GIST に対する first line の治療法となる可能性，経過観察されている小さい GIST への治療，転移・再発予防として，大きな腫瘍径を有する GIST や核分裂像の多い症例へ投与なども考えられ

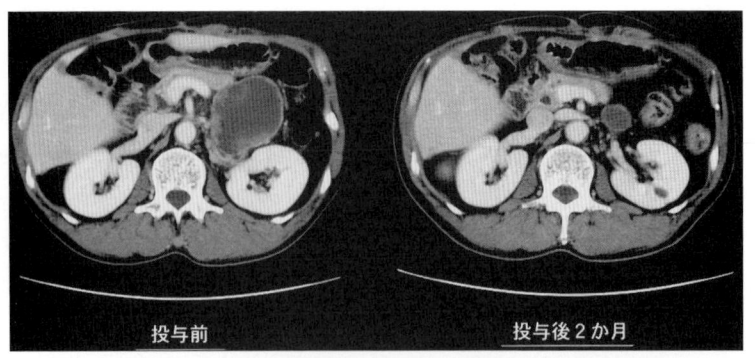

図4 イマティニブ投与が著効した空腸 GIST 再発例
症例は 57 歳，男性。空腸腫瘍摘出後に，肝転移および腹腔内再発が出現し，初回手術後半年間に，2 度の手術とラジオ波焼灼を施行した。しかし，肝転移，腹腔内再発が再度認められたため，イマティニブを投与開始した。投与 2 ヵ月後には CT によって著明な腫瘍の縮小が認められた。

る。実際，米国においては補助療法としての臨床治験が，American College of Surgeons Oncology Group（ACOSOG）を中心にして施行されてきた。腫瘍の大きさが 10 cm 以上，破裂，出血，多発などのハイリスク症例に対して，遺残なく切除した後，1 年間 STI571 400 mg を 1 年間投与する phase Ⅱ trial，3 cm 以上の GIST を遺残なく切除した後，STI571 400 mg を 1 年間投与する群と placebo を投与する群で再発，生存などの比較を行う phase Ⅲ trial，さらに術前・術後に投与する neoadjuvant および adjuvant therapy の trial などがなされており，その結果を興味深く待ちたい。

しかし，魔法の薬イマティニブ（STI571）にも，いくつか問題点があげられている[27,53]。まず CR 例が少なく，完全に消失してしまうことがほとんどないことがあげられる。しかし，CT，MRI，超音波などの検査で，囊胞様の液状変性を呈し，dynamic MRI や，FDP-PET で viable な組織がほとんどないことも確認され，PR 症例の多くが，実質的には CR である可能性も十分考えられる。実際，われわれは肝腫瘍を摘出して，腫瘍組織が完全に消失している症例も経験している。とはいうものの，現在のところ STI571 投与のみでこれらの転移・再発巣が治癒しているという確証が得られる症例は少なく，投与中止に踏み切れず長期にわたって投与を継続しなくてはならない事態も起こっている。この際，長期使用による副作用，費用などもまた問題となる。治療抵抗性の GIST，KIT 陽性でない GIST（CD34 陽性症例）も存在することや，GIST 以外の GIMT の多くは KIT 陰性であること，また治療を継続していくうちに，効果のない腫瘍に変化する可能性があることが指摘され，これらに対しては，従来通りの手術や doxorubicin を中心とした化学療法を繰り返し施行するしかない。したがって，非切除例も含めた GIST 全体の大きな治療の流れは図 5 のようになると予測している。

いずれにせよ，GIMT の転移・再発の大部分を占める GIST の転移・再発に対する治療としては，STI571 をまず選択することには異論はないが，著効例でも投与の中止時期や維持をどうするか，従来の治療法，特に手術といかに組み合わせるかが今後の重要な検討課題である。

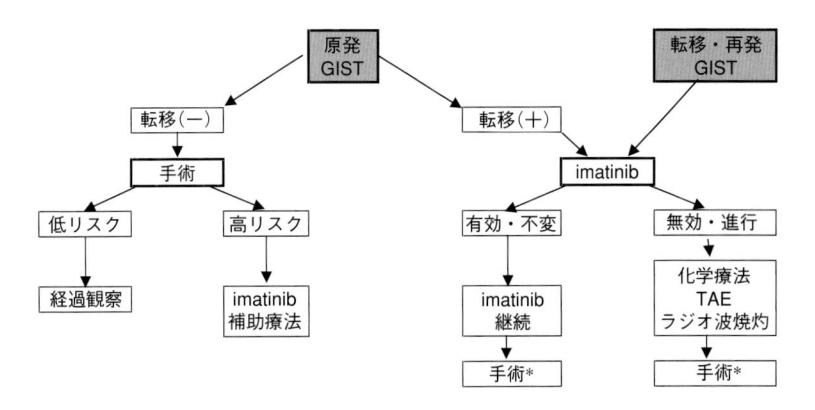

図5 イマティニブを含めた GIST の治療指針（予測）

まとめ

　この数年で，GIST ほど疾患概念，診断法，治療法のいずれにおいても大きな変化が認められた疾患はない．今後，研究が進展することによって，いずれもどのように発展していくか目が離せない状況である．いずれにせよ，この大きな前進によって，従来，頻回の手術や無効な化学療法を施行されていたり，諦められていた患者が救われるようになったことは事実である．

■参考文献

1) Rosai J：Stromal tumors. In Ackerman's Surgical Pathology, 8th ed., Mosby, St. Louis, Chicago, p.645-647, 1996
2) Hirota S, Isozaki K, Yasuhiro M, et al：Gain-of-function mutation of *c-kit* in human gastrointestinal stromal tumors. Science 279：577-580, 1998
3) 鳥橋茂子：カハールの介在細胞の形態と機能．病理と臨床 20：148-154, 2002
4) Miettinen M, Lasota J：Gastrointestinal stromal tumors—definition, clinical, histological, immunohistochemical, and molecular genetic features and differential diagnosis. Virchows Arch 438：1-12, 2001
5) 大橋明子，廣田誠一：GIST における c-kit 遺伝子の異常．病理と臨床 20：155-159, 2002
6) 真船健一，高澤　豊，上西紀夫：胃間葉系腫瘍の分類と臨床病理．消化器科 34：283-290, 2002
7) 岩下明徳，大重要人，原岡誠司：Gastrointestinal stromal tumor（GIST）の臨床病理．消化管間葉系腫瘍の概念の変遷と GIST の定義．臓器特異性を中心に．胃と腸 36：1113-1127, 2001
8) Allander SV, Nupponen NN, Ringner M, et al：Gastrointestinal stromal tumors with *KIT* mutation exhibit a remarkably homogeneous gene expression profile. Cancer Res 61：8624-8628, 2001
9) 渕上忠彦，大田恭弘，小林広幸，他：胃 GIST の X 線診断とその有用性．胃と腸 38：863-871, 2003
10) 今井　裕，渡邊芽美，杉野吉則，他：胃間葉系腫瘍の画像診断　特に狭義の GIST の特徴像について．胃と腸 36：1163-1168, 2001
11) Rosch T：Endoscopic ultrasonography in upper gastrointestinal submucosal tumors：a literature review. Gastrointest Endosc Clin N Am 5（3）：609-614, 1995

12) Chak A, Canto MI, Rosch T, Dittler HJ, Hawes RH, Tio TL, Lightdale CJ, Boyce HW, Scheiman J, Carpenter SL, Van Dam J, Kochman ML, Sivak MV Jr.：Endosonographic differentiation of benign and malignant stromal cell tumors. Gastrointest Endosc 45（6）：468-473, 1997

13) Palazzo L, Landi B, Cellier C, Cuillerier E, Roseau G, Barbier JP：Endosonographic features predictive of benign and malignant gastrointestinal stromal cell tumours. Gut 46（1）：88-92, 2000

14) 村田洋子，遠藤昭彦，小熊英俊，他：超音波，超音波穿刺細胞診によるGISTの鑑別診断．胃と腸 36：1157-1162, 2001

15) Okai T, Minamoto T, Ohtsubo K, et al：Endosonographic evaluation of c-kit-positive gastrointestinal stromal tumor. Abdom Imaging 28：301-307, 2003

16) Hasegawa S, Semelka RC, Noone TC, Woosley JT, Marcos HB, Kermey PJ, Siegelman ES. Gastric stromal sarcomas：Correlation of MR imaging and histopathologic findings in nine patients. Radiology 208：591-595, 1998

17) Ghanem N, Altehoefer C, Furtwangler A, et al：Computed tomography in gastrointestinal stromal tumors. Eur Radiol 13：1669-1678, 2003

18) Boggino HE, Fernandez MP, Logrono R：Cytomorphology of gastrointestinal stromal tumor：diagnostic role of aspiration cytology, core biopsy, and immunochemistry. Diagn Cytophathol 23：156-160, 2000

19) Gu M, Chafari S, Nguyen PT, et al：Cytologic diagnosis of gastrointestinal stromal tumors of the stomach by endoscopic ultrasound-guided fine-needle aspiration biopsy. Cytomorphologic and immunohistochemical study of 12 cases. Diagn Cytopathol 25：343-350, 2001

20) Li SQ, O'Leary TJ, Buchner SB, et al：Fine-needle aspiration of gastrointestinal stromal tumors. Acta Cytol 45：9-17, 2001

21) 今井奈緒子，大橋計彦，山緒健次，他：超音波内視鏡下穿刺吸引法による消化管粘膜下腫瘍の診断．臨床消化器内科 16：239-299, 2001

22) 小澤壯治，北川雄光，岡本信彦，他：食道超音波内視鏡下穿刺生検法を用いた食道粘膜下腫瘍の診断・治療体系の確立．消化器科 34：322-327, 2002

23) 荒木正雄，木田光広，菊地秀彦，他：超音波内視鏡下穿刺の検討―その適応と問題点を含めて．Gastrointestinal Endosc 44（Suppl. 1）；495, 2002

24) 安藤伸浩，廣田芳樹，丹羽康正，他：超音波内視鏡下穿刺生検材料を用いたGastrointestinal stromal tumor（GIST）の診断．J Med Ultrasonics 27：577, 2000

25) 安藤伸浩，丹羽康正，後藤秀実：超音波内視鏡下穿刺吸引生検（EUS-FNAB）を用いたGastrointestinal stromal tumor（GIST）の術前診断．日消会誌 98：A352, 2001

26) Joensuu H, Roberts PJ, Sarlomo-Rikala M, et al：Effect of the tyrosine kinase inhibitor STI571 in a patient with a metastatic gastrointestinal stromal tumor. N Engl J Med 344（14）：1052-1056, 2001

27) 真船健一：転移・再発の治療―新しい治療法も含めて（上西紀夫，編）．消化器セミナー・88．消化管間葉系腫瘍．へるす出版．東京 135-143, 2002

28) Mafune K, Tanaka Y. Thoracoscopic enucleation of an esophageal leiomyoma with balloon dilator assistance. Surg Today 27：189-192, 1997

29) Oyama T, Togoh A, Yamada S：Endoscopic enucleation of esophageal stromal tumors derived from

proper muscle. Can J Gastroenterol 12：128, 1998

30) 小山恒男, 宮田佳典, 友利彰寿：内視鏡的核出術を施行した胃 GIST の 1 例. 消化器内視鏡 12：1281-1285, 2000
31) Kwon SJ, Members of the Korean Gastric Cancer Study Group：Surgery and prognostic factors for gastric stromal tumor. World J Surg 25：290-295, 2001
32) 大山繁和, 太田惠一郎, 山口年晴, 他：胃 GIST のリンパ節転移例. 胃と腸 36：1183-1186, 2001
33) 真船健一, 上西紀夫. GIST—経過観察から腹腔鏡手術へ. 消化器内視鏡 15：851-857, 2003
34) 大谷吉彦, 古川俊治, 久保田哲郎, 他：GIST (gastrointestinal stromal tumor) の治療. 胃と腸 36：1169-1175, 2001
35) Choi YB, Oh ST：Laparoscopsy in the management of gastric submucosal tumors. Surg Endosc 14：741-745, 2000
36) 青儀健二郎, 平井敏弘, 吉田和弘, 他：腹腔鏡下胃粘膜下腫瘍切除術における術式の改良. 日臨外会誌 61：614-617, 2000
37) Walsh RM, Heniford BT：Laparoscopic treatment of gastric stromal tumors. Semin Laparo Surg 8 (suppl)：189-194, 2001
38) DeMatteo RP, Lewis JJ, Leung D, et al：Two hundred gastrointestinal stromal tumors. Recrrence patterns and prognostic factors for survival. Ann Surg 231：51-58, 2000
39) Pierie J-P EN, Choudry U, Muzikansky A, et al：The effect of surgery and grade on outcome of gastrointestinal stromal tumors. Arch Surg 136：383-389, 2001
40) 梨本 篤, 薮崎 裕, 田中乙雄, 他：胃 GIST の診断と治療—悪性 GIST を中心に—. 外科 63：1051-1057, 2001
41) 片井 均, 佐野 武, 笹子三津留：GIST の外科的治療法と予後. 病理と臨床 20：172-174, 2002
42) Miettinen M, El-Rifai W, Sobin LH, et al：Evaluation of malignancy and prognosis of gastrointestinal stromal tumors：A review. Hum Pathol 33：478-483, 2002
43) DeMatteo RP, Shah A, Fong Y, et al：Results of hepatic resection for sarcoma metastatic to liver. Ann Surg 234：540-548, 2001
44) DeMatteo RP：The GIST of targeted cancer therapy：a tumor (gastrointestinal stromal tumor), a mutate gene (c-kit), and a molecular inhibitor (STI571). Ann Surg Oncol 9：831-839, 2002
45) Druker BJ, Lydon NB：Lessons learned from the development of an Abl tyrosine kinase inhibitor for chronic myelogenous leukemia. J Clin Invest 105：3-7, 2000
46) Heinrich MC, Blanke CD, Druker BJ, et al：Inhibition of KIT tyrosine kinase activity：a novel molecular approach to the treatment of KIT-positive malignancies. J Clin Oncol 20：1692-1703, 2002
47) 大橋明子, 廣田誠一：GIST における c-kit 遺伝子の異常. 病理と臨床 20：155-159, 2002
48) 西田俊朗：消化管間葉系腫瘍における *c-kit* 遺伝子変異の意義. 消化器科 34：291-298, 2002
49) Heinrich MC, Rubin BP, Longley J, et al：Biology and genetic aspects of gastrointestinal stromal tumors：KIT activation and cytogenetic alteration. Hum Pathol 33：484-495, 2002
50) Demetri GD, von Mehren M, Blanke CD, et al：Efficacy and safety of imatinib mesylate in advanced gastrointestinal stromal tumors. New Engl J Med 347：472-480, 2002

51) van Oosterom AT, Judson I, Verweij J, et al：Safety and efficacy of imatinib（STI571）in metastatic gastrointestinal stromal tumors：phase I study. Lancet 358：1421-1423, 2001
52) van Oosterom AT, Judson IR, Verweij J, et al：Update of phase I study of imatinib（STI571）in advanced soft tissue sarcomas and gastrointestinal stromal tumors：a report of the EORTC Soft Tissue and Bone Sarcoma Group. Eur J Cancer 38：S83-87, 2002
53) Dematteo RP, Heinrich MC, El-Rifai, et al：Clinical management of gastrointestinal stromal tumors：Before and after STI-571. Hum Pathol 33：466-477, 2002

真船　健一　東京大学大学院医学系研究科消化管外科学
／東京大学医学部附属病院胃・食道外科

III. 各論—大腸

1. 大腸癌の内視鏡的サーベイランス
National Polyp Study（NPS）と Japan Polyp Study（JPS）の結果から

ポイント
- 大腸癌の予防
- サーベイランスプログラム
- Japan Polyp Study（JPS）
- National Polyp Study（NPS）

　大腸内視鏡検査によるサーベイランスに関わる問題点として，①Total colonoscopy（TCS）による精密検査処理能の物理的限界，②異時性腫瘍の発生予防に対する適正なフォローアップ期間，③5 mm 未満の腺腫性ポリープに対する切除の必要性，または内視鏡的治療が大腸癌罹患率に及ぼす効果[1~4]，などいくつかの疑問ならびに問題点が残されている。

　米国では 1970 年代に医療体制の再建がはかられ，患者側が治療を選択できる医療環境の確立が重要視された。このようななか informed consent の重要性が論じられるようになり，消化器病学の分野でも evidence に基づいた大腸内視鏡プログラムの確立が急務となり，1977 年 2 月大腸内視鏡プログラムの確立に向けた prospective study protcol（原案）が作成，1980 年には多施設共同の National Polyp Study（NPS）が開始された。1993 年，NPS Group は大腸腺腫性ポリープをすべて切除することによって 76~90％に大腸癌抑制効果が得られること，また Index lesions（大腸癌や前癌病変）の発生を考慮した場合の至適大腸内視鏡フォローアップ検査間隔は 3 年後でよいと結論した。一方，日本ではこのような研究・動向は少なく統一化された大腸内視鏡プログラムは確立されていない。さて，欧米では，腺腫性ポリープから大腸癌へ移行する腺腫癌化説が圧倒的に支持されている現状の中，わが国においては，各種の臨床病理学的検討から全ての腺腫性ポリープが浸潤癌へ移行する非連続性が指摘され，表面陥凹型に代表される微小浸潤癌の診断学の確立がなされてきた[5~8]。これらの多くは腺腫性ポリープとまったく異なる平坦な形態を示しており，腺腫成分を伴わず *de novo* 型癌と考えられることから，わが国では浸潤癌のメインルートは腺腫性ポリープではなく，むしろこれらの微小浸潤癌であろうとの見解も示されるに至った[9~20]。これらの存在を考慮した場合，至適大腸内視鏡フォローアップ検査間隔に関して NPS と同様の結果が導かれるとは限らず，この分野での日本独自の研究が必要と考えられる。さらに，医療経済面を含め，より効果的・効率的なポリペクトミーの適応，経過観察法を求めることが急務となっている。そこで本稿では NPS の結果を基に作成された米国の大腸癌のサーベイランスを紹介するとともに，現在進行中の Japan Polyp Study（JPS）の概要について述べる。

1．米国での大腸癌サーベイランスについて

1）Average-risk と High-risk 患者（図1）

まず本稿で述べる Average-risk と High-risk 患者の分別の意義は，あくまで無症状患者のスクリーニングを効率よく行うことが前提であり，有症状患者に対しては精査を行うべきである．1997年に出された米国消化器病学会（American Gastrointestinal Association）の大腸癌スクリーニングに関するガイドライン[4]によれば，Average-risk と High-risk 患者は以下のように定義されている．

（1）High risk 患者

無症状だが既往として大腸癌・腺腫を有するもの，家族歴として第一親等（親・兄弟・子）に大腸癌・腺腫を有するもの（15～20％），Hereditary nonpolyposis colorectal cancer（HNPCC）（5％），Familial adenomatous polyposis（FAP）（1％），その他 IBD・Peutz-Jeghers syndrome・familial juvenile polyposis など（1％）は High-risk 患者と定義されている．

（2）Average risk 患者

一般的に 40 歳を超えると大腸癌の罹患頻度が上昇するが（図2），このうち 50 歳以上，無症状かつ上述の大腸癌のリスク因子を有さない患者は Average-risk 患者と定義されている．これは米国の大腸癌患者の 75％を占める[4]．

以上をもとに図3に示すアルゴリズムでスクリーニングおよびその後のサーベイランスを行うことが推薦されている．以下に Average-risk，High-risk 患者別の具体的な検査間隔および検査法，その根拠となった evidence について述べる．

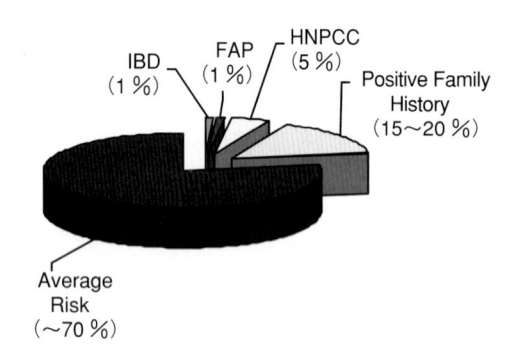

図1　大腸癌患者背景

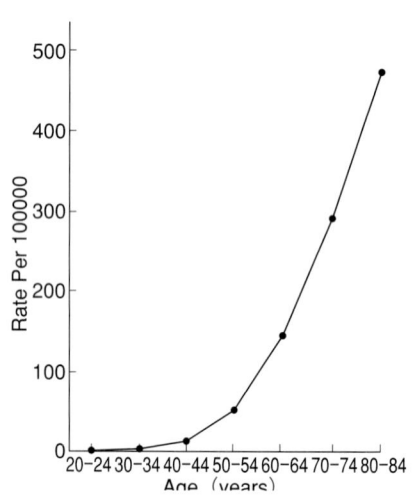

図2　年齢別大腸癌罹患率
Age-specific incidence of CRC in the general population；SEER Program（total, male and female, all races, colon and rectum, 1988-1992）[5]．

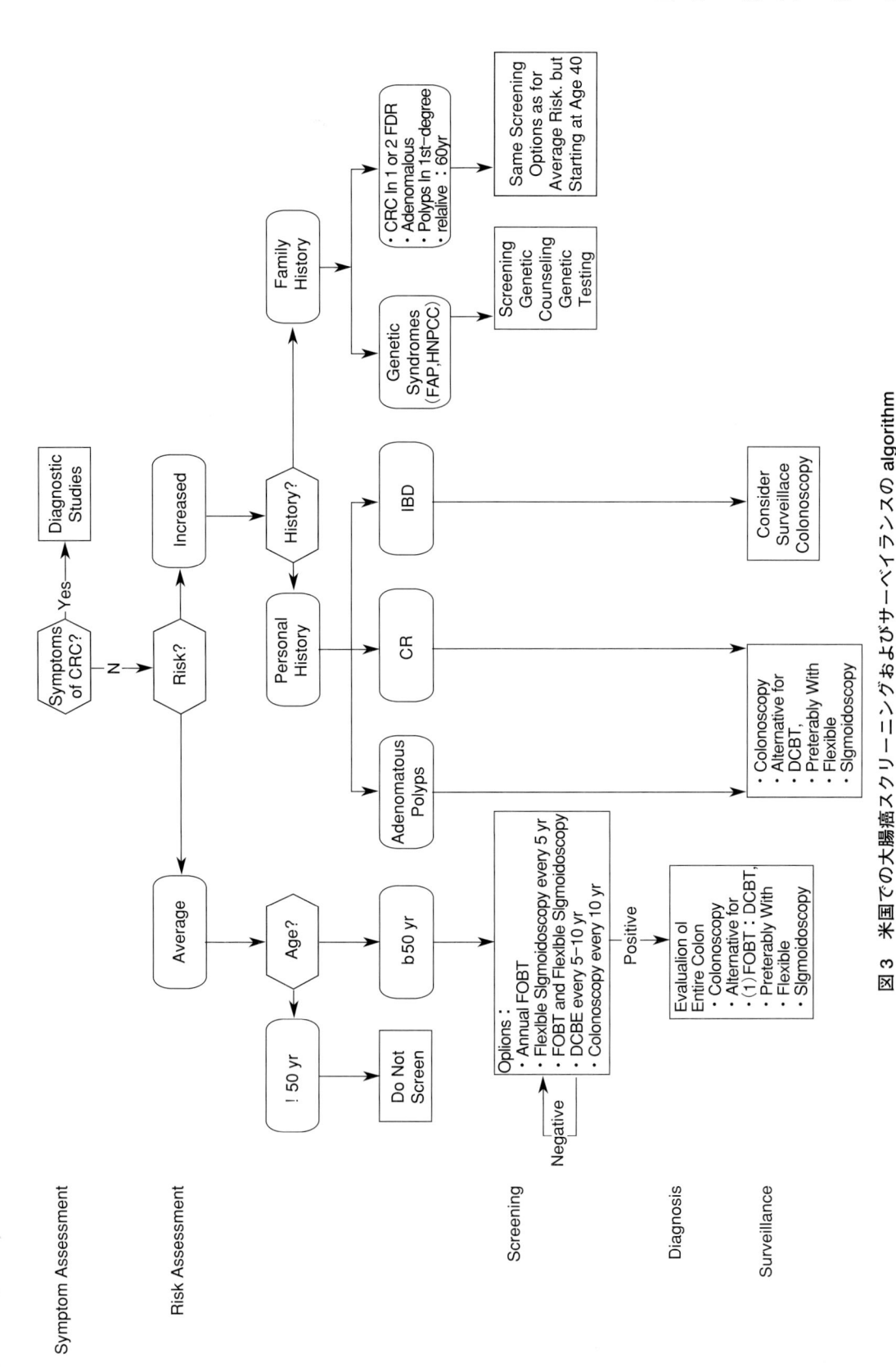

図 3 米国での大腸癌スクリーニングおよびサーベイランスの algorithm

Algorithm for CRC screening and surveillance in average-risk and increased-risk populations. Consult the text for more complete information on the screening strategies given in each cell. Note that the strength of evidence for screening options and their overall performance varies[4].

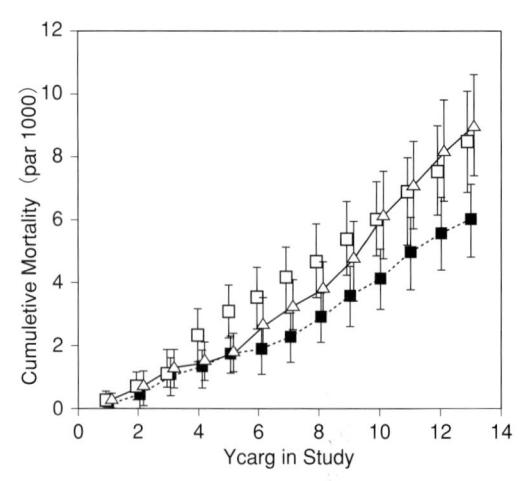

図4 FOBTスクリーニングと大腸癌死亡
■逐年FOBT (n=15570), □隔年FOBT (n=15587), △コントロール (n=15394)
FOBT screening and CRC mortality[6].

2) Average-risk患者に対する大腸癌スクリーニング

Average-risk患者に対しては便潜血検査 (Fecal Occult Blood Testing：FOBT), Flexible Sigmoidoscopy, 注腸検査, Total Colonoscopyが以下のように推薦されている。患者側はこれらのいずれかを選択することになる。

(1) 逐年FOBT検査

40～80歳の46551人の無症状患者を対象に行われたMinnesota Colon Cancer Control Studyによれば逐年FOBT, 隔年FOBT, コントロールに無作為割付された患者の大腸癌死亡率は13年後におのおの 5.88×10^{-3}, 8.33×10^{-3}, 8.83×10^{-3}であり、逐年FOBTが33%死亡率を抑制したことなどが根拠となっている。

(2) 5年ごとのFlexible Sigmoidoscopy (FS)

FSの大腸癌死亡率の抑制効果に関しては大腸癌診断前に1回でもFSを受けている患者のうち、FSで観察可能な大腸内ではcontrolと比較して大腸癌の罹患リスクをOdds ratioで0.41 (CI：0.25-0.69) に抑えた、SelbyらのCase-control studyを有力な根拠としている[7]。5年ごとの検査間隔に関しては、MullerらのCase-control studyではFSの効果は少なくとも6年は認められるという報告[8]、Rexらの報告では初回検査から平均3.4年にFlexible Sigmoidoscopy検査を行ったところ6%の患者に腺腫が認められたが、癌は発生しなかったという報告[9]などからおおよそ5年ごとのFSに妥当性を求めている。

(3) 5～10年ごとの注腸検査 (Double-Contrast Barium Enema：DCBE)

決定的な根拠には乏しいが、正常粘膜から癌が発生するには約10年を要すると考えられており、見逃しの可能性を考慮して5-10年が妥当であろうとしている。近年のNPSによるProspective studyの結果によればDCBEの精度はColonoscopyと比較して劣ったと報告している[10]。以前のguidelineにおいても見落としの可能性があること、rapid progressiveのtumorの存在の可能性によ

表1 大腸癌の家族歴と大腸癌の発生リスク

Familial setting	Approximate lifetime risk of Colon cancer
General population risk in the U.S.	6%
One 1st-degree relative with colon cancer	2〜3 folds
Two 1st-degree relative with colon cancer	3〜4 folds
1st-degree relatives with colon cancer diagnosed at≦50 yr	3〜4 folds
One 2nd- or 3rd-degree relative with colon cancer	1.5 folds
Two 2nd-degree relatives with colon cancer	2〜3 folds
One first-degree relative with an adenomatous polyp	2 folds

(Burt, et al : Gastroenterology 119 : 837-853, 2000)

り5〜10年がreasonable とされてきたが，最近，出されたUpdated guidelineでは，DCBEのcostが安いこと，精度がcolonoscopyより劣っていることもあって検査間隔が5年に短縮された．

(4) 10年ごとのTotal Colonoscopy (TCS)

　無症状Average risk患者にTCSを行うことが大腸癌死亡率を下げるかの決定的な根拠には乏しいが，正常粘膜から癌が発生するには約10年を要すると考えられており，FSが上述のように大腸癌死亡率を下げること，National Polyp Studyによる結果によればTCSによるポリペクトミーが大腸癌の発生を抑制することなどが根拠となっている[1〜3]．

　過去のコホートスタディやケースコントロールスタディによれば，大腸癌の家族歴がある人は大腸癌の高危険度群であり，家族歴のない人に比べ早い時期から大腸癌が出現することが報告されている（表1）．すなわち第1親等内では，大腸癌の罹患率は家族歴のある群の40歳時と家族歴のない群の50歳時で同等であることを根拠にしている[11]．また，兄弟が60歳未満で腺腫性ポリープを指摘されている場合は60歳以上で指摘された場合に比して大腸癌の罹患リスクはRelative risk 2.59 (CI : 1.49-4.58) と高くなることがNPSから報告されており[12]，家族歴の慎重な聴取とそれをもとにした検査計画への配慮が必要であるとしている．

(5) 大腸腺腫の既往がある患者の場合

　10mm以上の腺腫性ポリープ，もしくは，多数（3個以上）の大腸腺腫を指摘され，内視鏡的ポリープ切除術を受けたことのある場合，初回検査の3年後に何らかの大腸検査を受けるべきである．それ以降の検査は，指摘されたポリープの種類によって決まってくる．初回フォローアップ検査でポリープが見つからなかった，もしくは，見つかったものが小さい（10mm未満），腺腫2個以下であれば，その次の検査は5年後となる．浸潤癌を含んだポリープや大きい無茎性型腺腫，非常に多くのポリープが見つかった場合は，検査医の判断と患者の希望に沿ってより短い検査間隔を設定すべきとしている．

　ポリペクトミーが大腸癌罹患率を抑制することは冒頭のNPSですでに示されている．すなわち，clean colon後にAdvanced pathological features（10mm以上の腺腫，High-grade dysplasiaあるいは癌）を有するポリープが出現する確率は，切除後数年は低く，また，1，3年後両方に検査を行った

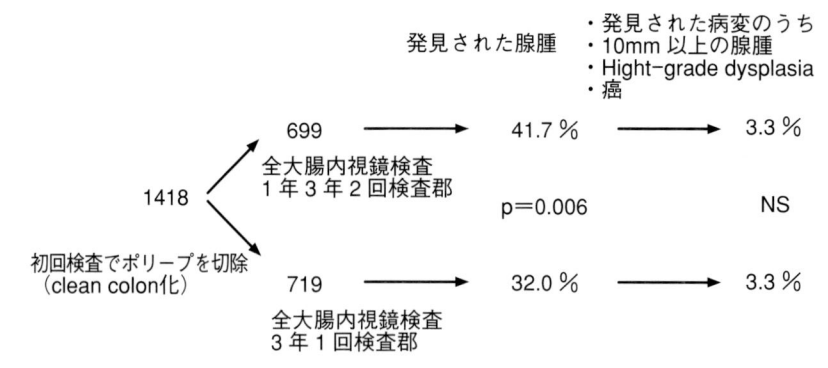

図5 NPS の Randomized Control Trial 結果[3)]
Surveillance Intervals After Colonoscopic Removal

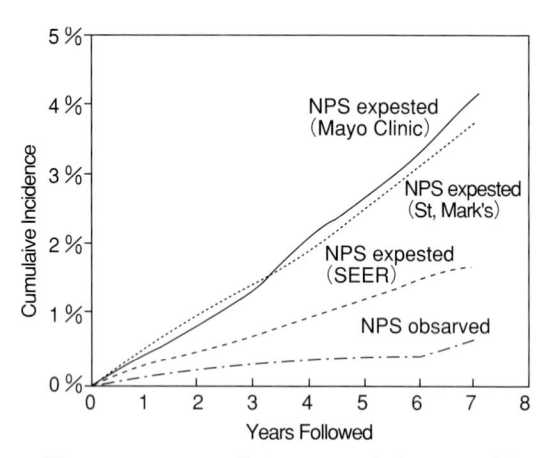

図6 clean colon 後の NPS による cohort 調査[2)]
Observed and expected CRC incidence in National Polyp Study cohort after colonoscopic polypectomy.
Mayo Clinic, St. Mark's, SEER の過去の大腸癌罹患率と比較して大腸癌罹患率を 76〜90％抑制

場合と3年後のみに検査を行った場合で差はないこと（図5），その後の cohort 調査で大腸癌罹患率を 76〜90％抑制したということが根拠になっている（図6)[1〜3)]。

3）High risk 患者（非遺伝性）に対する大腸癌スクリーニング

（1）家族歴で大腸腺腫や大腸癌罹患者がいる場合

　この部分は 2003 年の Updated guideline で改変された（図7）。すなわち HNPCC，FAP 患者がいる場合は遺伝子検索を含めたカウンセリングとそれに応じたスクリーニングが必要となる（HNPCC，FAP のスクリーニングにおいては他稿に譲る）。第1等親の家族（兄弟や親，子ども）に腺腫や大腸癌を指摘された人が2人以上あるいは 60 歳未満で診断された患者がいる場合，40 歳からか，もっとも若く腺腫や大腸癌と診断された患者の歳の 10 歳若い年齢から大腸内視鏡検査を

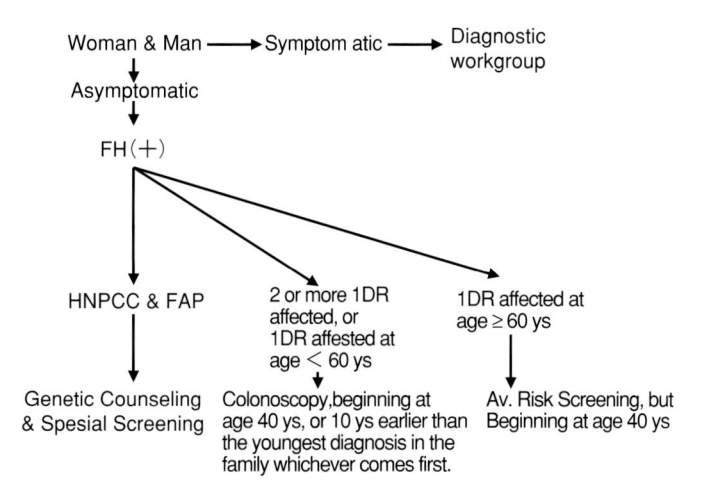

```
Woman & Man ──→ Symptomatic ──→ Diagnostic
     │                              workgroup
  Asymptomatic
     │
   FH(+)
   ┌──┼────────────┬──────────────┐
   ↓  ↓            ↓              ↓
HNPCC & FAP  2 or more 1DR    1DR affected at
             affected, or     age ≥ 60 ys
             1DR affested at
             age ＜ 60 ys
   ↓              ↓              ↓
Genetic Counseling  Colonoscopy,beginning at   Av. Risk Screening, but
& Spesial Screening age 40 ys, or 10 ys earlier than  Beginning at age 40 ys
                    the youngest diagnosis in the
                    family whichever comes first.
```

図 7　家族歴で大腸腺腫や大腸癌罹患者
(Gastroenterology 124（2）：544-560, 2003 より改変のうえ引用)

行うことを，60 歳以上の場合は 40 歳から Average-risk 患者と同様のスクリーニング検査を推薦している。

（2）大腸癌の既往のある患者の場合

　外科的根治手術を受けている場合，術前に充分な大腸内視鏡検査を受けていなければ，術後 1 年以内に全大腸の検査を受けることを推薦している。術前に全大腸の検査が十分に行われていた場合，もしくは，術後 1 年以内に行った検査で異常が無かった場合は，次回検査は 3 年後に行い，さらに 3 年後の検査で問題がなければ，それ以後は 5 年ごとに行うことを推薦している。

　初めて大腸癌ができた後は，初発癌の再発とは別に，大腸癌の発生率は高くなるというのが根拠となっているが，フォローアップを大腸内視鏡で行うか，大腸二重造影法で行うかどうかは，この二つの検査方法の異なった診断的特徴や，治療的特徴に基づいて決定されるとしている。大腸二重造影法に S 状結腸内視鏡を追加すると，検査感度は上昇するが，その実施は難しく，付加的な検査精度の臨床的な重要性は明らかではない。

　以上，米国での大腸癌のサーベイランスについてまとめた。このガイドラインのほとんどが実験的研究であるランダム化対照試験と観察的研究であるコホート研究，ケースコントロール研究の結果から作成されている。詳細は http：//www.gastro.org/phys-sci/colcancer/のアドレスでインターネット上で閲覧可能である。

　以下は，1993 年に提案された Agency for Health Care Policy and Research（AHCPR）による臨床医学研究の研究タイプによる妥当性の階層 Hierarchy である。

- Ⅰa　複数の RCT のメタアナリシスによる。
- Ⅰb　少なくとも一つの，RCT による。
- Ⅱa　少なくとも一つの，よくデザインされた非ランダム化対照試験による。
- Ⅱb　少なくとも一つの，他のタイプのよくデザインされた準実験的研究による。
- Ⅲ　比較研究や相関研究，ケースコントロール研究など，よくデザインされた観察的研究に

◆IV　専門委員会の報告や意見，あるいは権威者の臨床経験．

　このように，従来主体をなしてきた観察的研究では，バイアスや交絡の影響を完全に排除するのが困難であり，大腸癌のサーベイランスの分野においても同様の方法でevidenceを示していく必要性があると考えられる．

2．大腸癌サーベイランスの標準化を目的とした多施設合同によるJapan Polyp Studyの概容について

1）JPSに向けた遡及的検討と解析結果

（1）目　的

　日本でも米国のNPSと同様のランダム化比較試験が遂行可能かどうかを多施設共同の遡及的検討結果から下記内容について評価すること，すなわち「NPSでは，クリーンコロンとした後に1回検査（3年後にTCS）と2回検査群（1年，3年後にTCS）に割付を行っているが，JPSにおいてもNPSと同様に1回検査群を3年後とする場合の倫理的安全性に問題がないかどうかを遡及的検討より評価する」ことである．

（2）対　象

　本班研究参加施設6施設（国立がんセンター中央病院，秋田赤十字病院，大阪成人病センター，熊本地域医療センター，北里大学，国立がんセンター東病院）からなる多施設共同研究グループを組織した．遡及的検討の患者登録基準としては40歳以上，1990～1995年（国立がんセンター東病院は，1992.7～1997.6）までの初回検査例のうち3年以上の経過が追跡Total colonoscopy（TCS）により確認された5309症例とした．また，除外基準としては，大腸腸管切除や大腸上皮性腫瘍に対する内視鏡切除の既往，家族性大腸腺腫症や遺伝性非ポリポージス大腸癌，炎症性腸疾患，有茎性以外の3 cm以上の広基性腫瘍，大腸sm以深癌，盲腸まで到達しなかった大腸内視鏡検査などである．また，その他の基準として，初回検査で発見した病変を6ヵ月以内に内視鏡治療を行った場合には1回検査とみなした．他臓器癌の存在は除外基準とせず，家族歴・既往歴についても問わないものとした．

（3）方　法

　「10 mm以上の上皮性腫瘍，癌腫」をIndex lesion（以下，IL）として，対象症例における累積IL推定発生率をKaplan-Meier法によって求めた．対象は初回検査時の所見に従って，A）pure-NAD群（no abnormality detected）：上皮性腫瘍をまったく認めなかったもの（2006例），B）NAD群：5 mm以下の腺腫のみを認め，切除の有無を問わないもの（1655例），C）腺腫群：5 mm以下を除いて6 mm以上の腺腫はすべて切除したもの（1123例），D）m癌群内視鏡的切除により粘膜内癌と診断されたもの（525例）に分けたうえで4群間でのIL推定発生率の差について解析した．

（4）結　果

　A～D群間でのIL発見症例数とその頻度は，A群：2.6%（52/2006），B群：6.7%（111/1655），

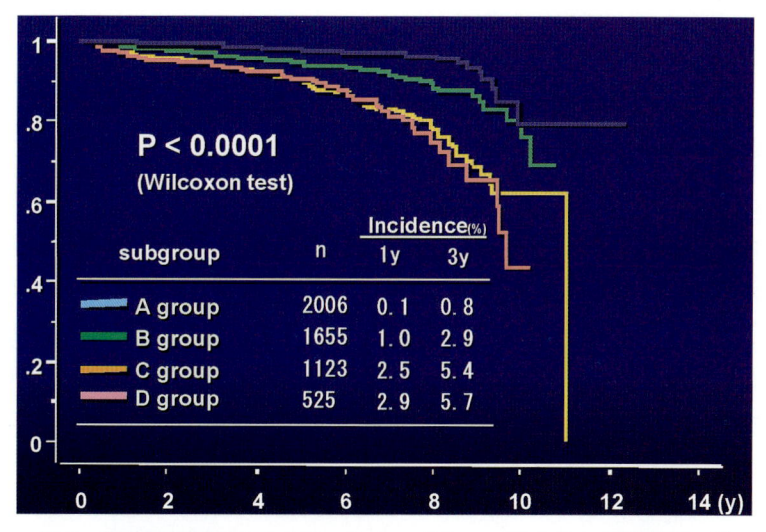

図8 遡及的検討による Index lesion（10 mm 以上の上皮性腫瘍，がん腫）の各群での累積発生率

	subgroup	n	Incidence(%) 1y	3y
	A group	2006	0.1	0.8
	B group	1655	1.0	2.9
	C group	1123	2.5	5.4
	D group	525	2.9	5.7

$p < 0.0001$ (Wilcoxon test)

表2 各 Group における初回検査からの期間（年）と sm 癌の累積発生数

	1y<	2y<	3y<	4y<	5y<	≥5y	Total
A・B group	1	2	3	4	5	5	20
C・D group	6	1	1	2	5	4	19
Total	7	3	4	6	10	9	39

C群：13.3%（150/1123），D群：12.6%（66/525）であり，C・D群の大きな腺腫または m 癌を有した症例では，A・B群に比べて経過観察中に IL の発生割合が高い傾向に有った。これら各群の IL 推定発生率について，IL 発見を event として横軸に時間（年）をとった Kaplan-Meire 曲線を描いてみると，A＜B＜C＜D の順にその曲線の傾斜は急な降下を示していることからも，A〜D の順に IL 発生の危険度は高く，期間的にもより短期間で IL が発生・発見される傾向にあった。これらの IL 推定発生率は，A＋B群（5%）＜C＋D群（13%）と後者が有意差をもって高率であった（p＜0.0001）。IL の発生割合を仮に 5% 以内を許容範囲とした場合の適性な検査間隔は，A群は 10 年を超えるものの B 群では 6 年，C・D 群で 3 年という結果である。さらに，IL のうち sm 以深癌の発見数を期間別に見てみると，1 年以内でのそれは A・B群が 1 症例のみであるのに対し，C・D群では 6 症例を認めた。しかし，この 7 症例中 4 症例は 6 ヵ月以内に発見されたものであり，これを 2 回目の検査で発見された IL としてみなすかどうかは疑問が残る。しかしながら，本検討の規定に従うと検査間隔が 6 月以内の場合には 1 回検査とみなすこととしているものの，これは内視鏡治療を目的とした場合のことであり，この 4 症例はその規定に相当しないものとして IL に登録された症例である。

2) 多施設合同の前向き研究 JPS（介入試験）のプロトコール作成について

「介入試験」とは人が何らかの介入（コントロール）を行う試験のことで，研究者等が研究対象者の集団を複数（2群以上）のグループに分け，それぞれに異なる治療方法，予防方法その他の健康に影響を与えると考えられる要因に関する作為または不作為の割付けを行って，結果を比較する手法による試験をさす．介入試験を行ううえで重要なこととして，以下の項目があげられている．すなわちA-1）研究者が対象者に与える要因には，疾病を予防するか，病気の予後を改善すると期待されるものに限られる．A-2）比較対照郡に対する要因も，現段階で容認できるもの．A-3）研究の途中で，本人に有益と考えられる治療や行動を本人に許さないということがあってはならない．さらに介入試験の効果を正確に評価するためには，B-1）優れた研究計画，B-2）計画に基づいた実施，B-3）適切な妥当性のある解釈，評価が必要である．これらの設定にはC-1）群間の比較性が良いこと，C-2）比較対照群が設定されていること，C-2）標本数が適切であることなどがあげられている．

5 mm 以下の腺腫性ポリープを切除することが大腸癌罹患の抑制に効果を及ぼすか否かの検討は，医療費削減のためにも重要な課題である．このことを証明するには 5 mm 以下の腺腫を放置した群と，切除した群で Index lesion の発生頻度を比較することになる．しかし，5 mm 以下の腺腫を切除せずに経過を観ることの絶対的安全性の科学的証明がなされていない現状では A-1～3）のすべての基準に反することになり実施不可能である．したがって NPS 同様に全検査を通じて clean colon とすることを条件としなければならない．次に，JPS のプロトコール作成において NPS の study design を基にした検査間隔が倫理的に問題がないかを検証することが必要であった．すなわち，NPS と同様に初回検査で clean colon かし3年後1回検査群と，1年・3年後の2回検査群にわけた介入試験が，日本でも同様に行えるかの検証である．しかし JPS の遡及的検討からは C・D 群において Index lesion の発生頻度が約4%にあること，1年以内に sm 以深癌が7症例発見された結果から，検査間隔を3年後に設定することの倫理上の問題（安全性）をクリアできないことが明らかとなった（図9）．したがって A-1, 2）の条件を満足させるためにも JPS のプロトコールでは初回 clean colon 化後（1次 TCS），1年後に再度 clean colon 化（2次 TCS）を確認しランダム化を行うこととしている．これらの rationale をもとに図10 に示す protocol design で 2003 年 3 月より全国で 3000 人の登録を開始している．

JPS より得られる結果として，NPS 同様に clean colon 後から3年後の1回検査群と2回検査群の Index lesion の発生頻度に有意差は得られず，3年後でよいという結果が予想される．JPS の独創性としては，ポリープを有さない Low～Averrage-risk 群患者の設定にある．米国においては無症状患者に対する colonoscopy によるスクリーニングが困難なことから NPS ではポリープを有さない患者は除外規定となっている．JPS ではこの群を設けることによりポリープを有する群にたいする内部コントロール群として評価可能とすることに加えて，ポリープを有さない Low～Averrage-risk 群患者の適切な検査間隔を設定されることが期待できる．また JPS では陥凹型大腸腫瘍の発見頻度についても明らかにされることが期待される．

III. 各論—大腸

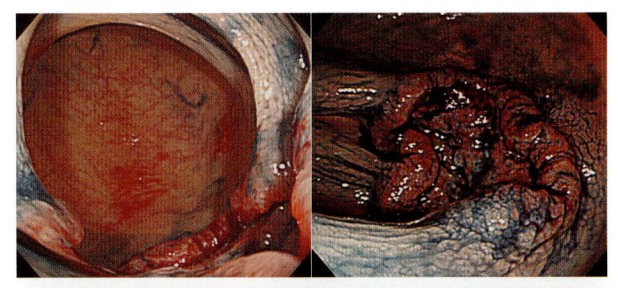

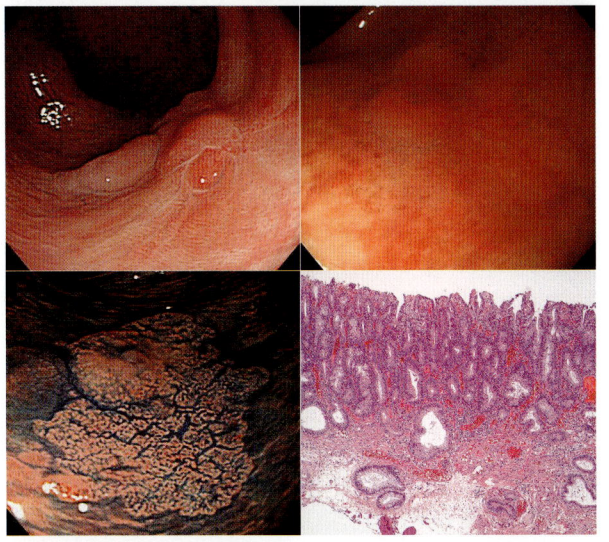

Follow-up 検査で Rb に認めた進行癌

1999.10 に便潜血にて大腸内視鏡されたが異常を指摘されず経過観察。2002 年、便潜血検査陽性であったが放置。2003.8 のフォローアップ検査で直腸（Rb）歯状線より 4 cm に易出血性の陥凹病変を認めた（a）。インジゴカルミン撒布にて直径 25 mm 大の NPG type の小型 Type 2 と診断した。本症例からも 3 年以上の検査間隔をあけることの安全性については問題があることが伺える。

短期 Follow-up 検査で発見された IIa（LST-NG）型 sm 癌

初回検査で横行結腸（c）に IIa（LST-NG）型の粘膜内癌を EMR したがその際には本病変に気づいておらず、3 ヵ月後の Follow-up 検査にてその口側に境界不明瞭な腫瘍をみとめた（d）。色素撒布で境界は明瞭になり大きさ 20 mm 大の IIa（LST-NG）と診断した（e）。病理組織診断は高分化腺癌、sm1、800 ミクロンであった（f）。本症例の様に、周辺との色調差がない表面型大腸腫瘍の場合は、その認識がなければ容易に見逃してしまうことが伺われ、Follow-up 検査の質が重要であることが言える。

短期期間で形態変化した sm massive 浸潤を伴う IIa＋IIc 型低分化腺癌

既往歴に胃癌、大腸癌を有する 78 歳の女性。術後 Follow-up 検査で横行結腸に Is 様隆起性病変を認めたが（g）、ポリープが多発しており、他のポリープ切除のみで様子観察となった。5 ヵ月後の内視鏡では同病変は明瞭な陥凹局面を有する大きさ 15 mm の IIa＋IIc 型病変に形態変化していた（h、i）。高齢である理由と患者の希望があり EMR を施行した。病理組織診断は低分化腺癌、sm3 であった（j、k）。経過観察中であるが再発はしていない。本症例ではポリープが多発していたために短期間の間、経過観察となった。このような High-risk 患者において、ポリープを放置した場合の Follow-up 検査間隔は明確にされていない。患者の大腸癌に対するリスクを最小限に抑えることを目的とした場合は clean colon 化と、適切な surveilance colonoscopy が必要であったと考えられる。

図 9

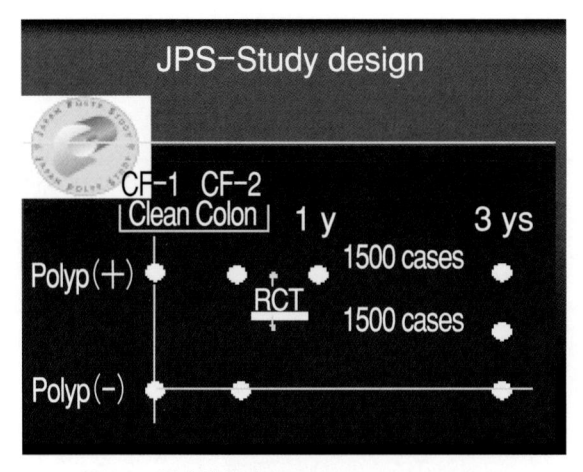

図10 現在進行中の JPS の study design

まとめ

　NPS の結果を基に作成された米国の大腸癌のサーベイランスを紹介するとともに，現在進行中の Japan Polyp Study（JPS）の概容について述べた．2003 年 3 月より JPS のエントリーが開始された．今後これらの結果が，日本独自のスクリーニングおよびその後のサーベイランスプログラム確立にむけての basic evidence になることを期待している．なお，JPS の患者登録に関する問い合わせは，事務局（国立がんセンター東病院・内視鏡部，研究代表者：佐野　寧）に直接ご連絡いただければ幸いである．

　謝辞：Japan Polyp Study は，平成 13 年度厚生科学研究費補助金による 21 世紀型医療開拓推進研究事業，大腸癌罹患抑制効果に対する大腸ポリープ切除の評価と適正な内視鏡サーベイランスプログラムの確立に向けた研究 1-②-（ウ））難治癌の総合的な対策に関する研究の分担研究「ポリープ切除の大腸癌予防に及ぼす効果の評価と内視鏡検査間隔の適正化に関する前向き臨床試験（H13-21 世紀（がん）-8）」によるものであり，JPS の班員である大阪府立成人病センター：飯石浩康　北里大学東病院内科：五十嵐正広，服部胃腸科：尾田　恭，昭和大学病院消化器内科：金子和弘，昭和大学横浜市北部病院消化器センター：工藤進英，栃木がんセンター：傳　光義，JA 長野厚生連佐久総合病院，堀田欣一，国立がんセンター中央病院内視鏡部：松田尚久，静岡県立静岡がんセンター：吉野孝之，兵庫医科大学先端医学研究所家族性腫瘍部門：石川秀樹，国立がんセンター中央病院臨床検査部：下田忠和，獨協医科大学病理：藤盛孝博，新潟大学医学部第一病理：味岡洋一，国立環境研究所環境健康研究領域疫学・国際保健研究室：村上義孝の諸先生方，またプロトコール作成にあたり多大な協力を得た国立がんセンターの諸氏に厚く深謝します．

■参考文献

1) Winawer SJ, Zauber AG, O'Brien MJ, et al：The National Polyp Study. Design, methods, and characteristics of patients with newly diagnosed polyps. The National Polyp Study Workgroup. Cancer 70（5 Suppl）：1236-1245, 1992
2) Winawer SJ, Zauber AG, Ho MN, et al：Prevention of colorectal cancer by colonoscopic polypectomy.

The National Polyp Study Workgroup. N Engl J Med 329 (27) : 1977-1981, 1993

3) Winawer SJ, Zauber AG, O'Brien MJ, et al : Randomized comparison of surveillance intervals after colonoscopic removal of newly diagnosed adenomatous polyps. The National Polyp Study Workgroup. N Engl J Med 328 (13) : 901-906, 1993

4) Winawer SJ, Fletcher RH, Miller L, Godlee F, Stolar MH, Mulrow CD, Woolf SH, Glick SN, Ganiats TG, Bond JH, Rosen L, Zapka JG, Olsen SJ, Giardiello FM, Sisk JE, Van Antwerp R, Brown-Davis C, Marciniak DA, Mayer RJ : Colorectal cancer screening : clinical guidelines and rationale. Gastroenterology 112 (2) : 594-642, 1997

5) Surveillance, Epidemiology, and End Results (SEER) Program, 1973-1992

6) Mandel JS, Bond JH, Church TR, Snover DC, Bradley GM, Schuman LM, Ederer F : Reducing mortality from colorectal cancer by screening for fecal occult blood. Minnesota Colon Cancer Control Study. N Engl J Med 328 : 1365-1371, 1993

7) Selby JV, Friedman GD, Quesenberry CP Jr, Weiss NS : Effect of fecal occult blood testing on mortality from colorectal cancer. A case-control study. Ann Intern Med 118 : 1-6, 1993

8) Muller AD, Sonnenberg A : Prevention of colorectal cancer by flexible endoscopy and polypectomy. A case-control study of 32,702 veterans. Ann Intern Med 123 : 904-910, 1995

9) Rex DK, Lehman GA, Ulbright TM, Smith JJ, Pound DC, Hawes RH, Helper DJ, Wiersema MJ, Langefeld CD, Li W : Colonic neo-plasia in asymptomatic persons with negative fecal occult blood tests : influence of age, gender, and family history. Am J Gastroenterol 88 : 825-831, 1993

10) Winawer SJ, Stewart ET, Zauber AG, Bond JH, Ansel H, Waye JD, Hall D, Hamlin JA, Schapiro M, O'Brien MJ, Sternberg SS, Gottlieb LS : A comparison of colonoscopy and double-contrast barium enema for surveillance after polypectomy. National Polyp Study Work Group. N Engl J Med 342 (24) : 1766-1772, 2000

11) Fuch CS, Giovannucci EL, Colditz GA, Hunter DJ, Speizer FE, Willet WC : A prospective study of family history and risk of colorectal cancer. New Engl J Med 331 : 1669-1674, 1994

12) Winawer SJ, Zauber AG, Gerdes H, O'Brien MJ, Gottlieb LS, Sternberg SS, Bond JH, Waye JD, Schapiro M, Panish JF, Kurtz RC, Shike M, Ackroyd FW, Stewart ET, Skolnick M, Bishop DT : Risk of colorectal cancer in the families of patients with adenomatous polyps. New Engl J Med 334 ; 82-87, 1996

13) Burt RW : Colon cancer screening. Gastroenterology 119 (3) : 837-853, 2000

14) Powell SM, Petersen GM, Krush AJ, Booker S, Jen J, Giardiello FM, Hamilton SR, Vogelstein B, Kinzler KW : Molecular diagnosis of familial adenomatous polyposis. N Engl J Med 329 : 1982-1987, 1993

15) Vasen HFA, Mecklin JP, Kahn PM, Lynch HT : The International Collaborative Group on Hereditary Non-Polyposis Colon Cancer (ICG-HNPCC). Dis Colon Rectum 34 : 424-425, 1991

16) Jass JR : Pathology of hereditary non-polyposis colorectal cancer. Anticancer Res 14 : 1631-1634, 1994 Jarvinen HJ, Mecklin JP, Sistonen P. Screening reduces colorectal cancer rate in families with hereditary non-polyposis colorectal cancer. Gastroenterology 108 : 1405-1411, 1995

17) Vansen HFA, Nagengast FM, Khan PM : Interval cancers in hereditary non-polyposis colorectal cancer

(Lynch syndrome). Lancet 35:1183-1184, 1995

18) Lennard-Jones JE, Melville DM, Morson BC, Ritenie, JK, Williams CB:Precancer and cancer in extensive ulcerative colitis:findings among 401 patients over 22 years. Gut 31:800-806, 1990

19) Provenzale D, Kowdley KV, Arora S, Wong JB:Prophylactic colectomy or surveillance for chronic ulcerative colitis? A decision analysis. Gastroenterology 109:1188-1196, 1995

20) Axon ATR:Cancer surveillance in ulcerative colitis―a time for reappraisal. Gut 34:587-588, 1994

佐野　寧[1], 藤井　隆広[2], 吉田　茂昭[1]
1) 国立がんセンター東病院　内視鏡部　2) 藤井隆広クリニック

Ⅲ. 各 論―大 腸

2. 大腸癌のスクリーニング（健常人，high risk 群）

ポイント

- 大腸癌スクリーニングを成功させるためには，医師の知識と技術，受検者の理解，医療経済面でのバックアップが必要．
- 健常人のスクリーニングには免疫学的便潜血検査（IFOBT）による逐年検査を行うのが一般的．
- 医療施設，対象者，企業などによっては全大腸内視鏡による1次スクリーニングが行われている．
- 現在使うことができるスクリーニング方法の中では全大腸内視鏡が最終検査法となっているので，内視鏡医はその精度向上に心掛けねばならない．
- 将来的にはスクリーニングは遺伝子学的検査，virtual colonoscopy などの新技術で行い，絞り込まれた症例に対して拡大観察用スコープを用いた全大腸内視鏡による精査・治療を行うのが理想．

1. スクリーニングのための必要事項

大腸癌のスクリーニングを成功させるためには，①医師が検査を勧め，②受検者がそのアドバイスを受け入れ，③保険者が検査費用を支払う，というアプローチが不可欠である[1]。言い換えれば，医師の知識と技術，受検者の理解，医療経済面でのバックアップの3要素のバランスの上に，現行の医療として成り立つ大腸癌スクリーニングが行われているのであって，医療施設，対象，行政機関や企業などの状況によって方法は異なっている．

2. Screening modalities （表1）

わが国では，多数の集団を対象とする住民検診や企業の健康診断の場合，スクリーニングは免疫学的便潜血検査（IFOBT）で行い，陽性例に対し，あるいは人間ドックのような個人健診として大腸内視鏡が行われることが多い．一方，米国では政府保険の Medicare が 2001 年7月から，50歳以上であれば，無症候であっても10年に1回の全大腸内視鏡を保険でカバーする方法[3]が始まり，遺伝子検査，virtual colonoscopy などが近未来に向けて開発中である．

1) 問 診

high risk 群を問診でチェックし，リスクが高い例には直接，大腸内視鏡を行えば，スクリーニングの効率を高めることができる．

(1) 自覚症状

既に下血を自覚している受検者も少なからず存在し，痔核・裂肛などからの出血と鑑別を要す．また，稀に排便時の腫瘍片排出に気付いていた者もいる．便秘・下痢といった排便異常の有無につ

表1 大腸癌 screening modalities

1．問診
    1）自覚症状
    2）生活歴
    3）既往歴・家族歴
2．肛門直腸指診
3．検体検査
    1）糞便検査
        a）便潜血検査（FOBT）
            化学法
            免疫法（IFOBT）
                定性法：1日法，2日法
                定量法（便中Hb濃度）
        b）便中腫瘍マーカー測定
        c）便中遺伝子検査
    2）血液検査
        a）腫瘍マーカー測定
        b）遺伝子検査
4．X線検査（画像診断）
    1）注腸X線二重造影
    2）virtual colonoscopy
5．内視鏡
    1）直腸鏡
    2）S状結腸鏡
    3）全大腸内視鏡
        a）通常スコープ
        b）細径スコープ
        c）拡大観察用スコープ
    4）カプセル内視鏡

いても詳細に問診し，判定の参考にしたいが，わが国の低医療費下では数をこなす必要があり，困難な場合が多い。

（2）生活歴

　脂肪の過剰摂取により，胆汁酸や特定の腸内細菌が相互作用し，大腸上皮の細胞増殖を亢進させて大腸癌のリスクを高める[3]といわれ，同様に，運動不足[4]や食物繊維の摂取不足は便秘の原因となり，腸内容の腸内停滞時間を延長するので，胆汁酸や腸内細菌の作用を長時間受けることになる。これらは明らかな大腸癌の high risk 要件ではないが，リスクを高めるのは確かであり，若干の注意を要す。

（3）既往歴・家族歴

　大腸癌，高度異型を伴う管状腺腫や絨毛腺腫の手術歴や内視鏡治療歴，遺伝性非ポリポーシス大腸癌（HNPCC），家族性大腸腺腫症（FAP），潰瘍性大腸炎（UC）などの既往歴や家族歴があれば，後述の high risk 群に属するので，直接，内視鏡による精査とサーベイランスあるいは遺伝子検査を行う。

2）肛門直腸指診

　低費用でRb～Raの主として進行直腸癌をスクリーニングできるため，施設によっては健康診断

の項目として採用している。大腸内視鏡に際しては，スコープ挿入直前，潤滑剤の肛門塗布と同時に肛門直腸指診が行われ，直腸横ひだや肛門の裏といった内視鏡の盲点をカバーできるという意味がある。しかし，術者の指の長さや技量に大きく左右されるので，信頼性には問題がある。

3）検体検査

（1）糞便検査

a）便潜血検査（fecal occult blood test：FOBT）

糞便中に混入した微量の血液，すなわち潜血を検出し，消化管における出血の有無を調べようとするもので，本法による1次スクリーニングは，欧米の三つの無作偽臨床試験[5,6,7]で大腸癌死亡の減少効果が証明されている。

①化学法[8]

ヘモグロビン（Hb）のペルオキシダーゼ様反応を利用したもので，オルトトリジン法，グアヤック法がある。肉類・魚類・貝類・生野菜などを検査3日前より制限する必要があり，鉄・銅・クロロフィルを含む薬剤，ヨウ化カリウム剤などで偽陽性を，ビタミンCなどの還元剤作用を有するもので偽陰性を呈す。さらに上部消化管出血でも陽性になるため，わが国では大腸癌のスクリーニングとしては用いられなくなってきた。

②免疫学的便潜血検査（immunologial fecal occult blood test：IFOBT）

ヘモグロビン（Hb）が胃液などの消化液により容易に変性して抗原性を失うため，多量・急速な上部消化管出血を除き，下部消化管における出血で陽性になることを利用してヒトHbに対する免疫学的検査を行うものである。多くの改良が加えられた結果，感度が向上し，わが国ではIFOBT 2日法[9]による逐年検診を行う施設が多い。何らかの臨床症状を有して来院した有症状者に比べ，IFOBT陽性で発見された無症状者の大腸癌は早期癌が圧倒的に多い[10]などの特長があるが，右側結腸の小型の病変に陰性例が多いこと[11]，10 mm以下の早期癌の多くや一部の直腸癌で偽陰性になることがあり得る。

現在，定性法が主流であるが，定量法として便中Hb濃度を測定し[12]，逐年検査で濃度の上昇を認めれば精密検査を勧める施設もある。

b）便中腫瘍マーカー測定

便を用い，膜性補体制禦因子のひとつであるdecay-accelerating factor（DAF/CD55）[13]を測定したり，便中ST-439[14]を測定する方法が開発中である。

c）便中遺伝子検査

便中に脱落した腫瘍細胞からヒトDNAを分離し，*APC*，*p53*，K-*ras*；BAT26などの多数のマーカーを用いて高率に大腸腫瘍を発見しようとする試み[15]，乾燥糞便スポットからのK-*ras*突然変異の検索[16]などがある。

（2）血液検査

a）腫瘍マーカー測定

CEA（癌胎児性抗原），CA19-9，CYFRA，NCC-ST-439などがあるが，大腸癌における陽性率は低く，スクリーニングとしてよりも，主として進行癌の治療モニタリングとして用いられている。

b）遺伝子検査

近年の遺伝子技術の進歩は目覚しく，DNA チップやマイクロアレイを用い，多数のマーカー（血中の可溶性蛋白）を一度に廉価で解析しスクリーニングしようとする試み[17]，抗 $p53$ 抗体測定[14]などが検討されている。将来，スクリーニング法の主流となることが期待される。

4）X 線検査（画像診断）

（1）注腸 X 線二重造影（double-contrast barium enema）

大腸癌の 1 次スクリーニングとして行うには，手間がかかる割に腸管の重なりなどのために S 状結腸や盲腸・上行結腸を主に見落しが多いが，多くの医療機関で幅広く行われているため，大腸内視鏡の代替検査として勧められている[1]。

（2）virtual colonoscopy

現時点では便塊と腫瘍性病変の鑑別は難しいとされている[18]が，機器や手技の改良によって精度が向上すると，高齢者時代における安全なスクリーニング法として採用される可能性もある。そうなれば，virtual colonoscopy で指摘された病変に的を絞った効率のよい大腸内視鏡検査・治療が計画できる。

5）内視鏡

内視鏡は病変を直接しかも詳しく視て，生検および治療もできるので，大腸癌スクリーニングにおいて全大腸内視鏡以上の検査はないと評価されてきた[19,20,21]。CT スキャナーなどの画像診断装置と比べ，内視鏡装置の価格は格段に安く，技術料も米国などに比べて比較にならないほど低い。

（1）直腸鏡（proctoscopy）

現在の大腸癌スクリーニングは，盲腸・上行結腸などの深部大腸もカバーできる方法が求められているので，硬性鏡（直達鏡）をこの目的で積極的に行っている施設は少ない。ただし，後述の家族性大腸腺腫症（FAP）などで結腸全摘・回腸直腸吻合術を行った症例に対しては，硬性鏡か軟性大腸スコープを用いた年 1 回の直腸鏡をサーベイランスとして行うことが勧められている。

（2）S 状結腸鏡（sigmoidoscopy）

主に受検者のコンプライアンスを高める目的で，S 状結腸鏡による 1 次スクリーニングを行う施設もある。しかし，盲腸・上行結腸などの近位大腸に 10 mm 以上の腺腫や絨毛腺腫，高度異型を伴う腺腫（日本では早期癌）や癌が発見された症例の 46％には S 状結腸・直腸などの遠位大腸の病変がなかったという報告[22]，便潜血検査（FOBT）と S 状結腸鏡の併用では 10 mm 以上の腺腫，絨毛腺腫，高度異型を伴う腺腫（早期癌）や癌の 24％が見逃されていたという報告[23]もあるように，可能なら全大腸内視鏡を行うか，少なくとも注腸 X 線二重造影を併用すべきである。

（3）全大腸内視鏡（total colonoscopy）

便潜血検査（FOBT）の陽性者や注腸 X 線二重造影の有所見者に対する精査として行われるほか，初めから全大腸内視鏡によるスクリーニングを希望する健康診断や人間ドックの受検者，大腸癌の既往歴・家族歴のある者などの high risk 群も対象になる。特に，わが国の大腸内視鏡医の技術が高く，欧米と比べると要する医療費が格段に安いこともあり，施設によってはベテラン医師を多数擁し，一次スクリーニングからサーベイランスまですべて全大腸内視鏡で行っている。

a）通常スコープ

　健常人であれ high risk 群であれ，見逃しは極力避けたい。前処置が良好であったにもかかわらず，大きなポリープの5％が見逃されている[24)]との指摘は，術者や機器，被検者により差はあるものの事実である。特に腺腫の再発が多いといわれる盲腸・上行結腸[25,26,27)]は半月ひだが高く，脾彎曲や肝彎曲部の屈側と同様，盲点となることが多いので，スコープ先端に透明フードを装着[28)]したり，反転観察を駆使するなどの工夫を要す。

　発見されたポリープを内視鏡切除することにより，大腸癌の発生を明らかに抑制できた[29)]と報告されているように，ポリープ切除の有用性から大腸内視鏡の予約と同時に治療内視鏡としての IC (informed consent) を予め確認する施設もある。

b）細径スコープ

　苦痛と偶発症への対策として，細径スコープ[30)]を用いる施設もある。しかし，電子内視鏡の場合，一般に細径化のためにスコープ先端に組込む CCD (charge coupled device) は小型で画素数の少ないものにされるため，画質が低下する。同様に，鉗子チャンネル径も細径な機種が多く，残渣の吸引除去に手間取ったり，ポリープ切除などの処置を追加する際に処置具によっては使用できないこと，切除標本の吸引回収が困難なことがある。

c）拡大観察用スコープ

　内視鏡が精密検査である以上，より精度の高い診断を目指し，ルーチンに拡大観察用スコープを用いて全大腸内視鏡を行う内視鏡医がいる。著者もそのひとりで，拡大観察によりとくに小病変[31)]で非腫瘍性病変（図1，図2）と腫瘍性病変（図3，図4）をある程度鑑別できる。ただし，拡大観察には手間と時間を要すので，将来はスクリーニングは遺伝子技術を応用した便や血液の検体検査，あるいは virtual colonoscopy のような画像診断で行い，絞り込まれた症例に対して透明フード[28)]を装着した拡大観察用スコープによる精査・治療を行うというのが理想である。

（4）カプセル内視鏡

　2000年5月，イスラエルのギブンイメージング社が27×11 mm という錠剤サイズのカプセル内視鏡：M2A を発表，新世紀の内視鏡を予測するものとして世界中から注目された。M2A は電池をエネルギー源としているため，人体内に残留した場合，電池の中の化学物質が溶け出す危険性があり，電池の寿命に限界があること，解像度が低いことなどの多くの問題を含んでいた。現在の内視鏡の水準の精度で観察できて組織などのサンプルを採取できるような機器になるには相当の年月を要すと思われる。

3．健常人に対するスクリーニング

　健常人を定義することは難しい。確かに長年にわたって何回も全大腸内視鏡を行っても，腺腫以上の腫瘍性病変がひとつも発見されない例も数は少ないが存在するので，このような症例を健常人とするのが妥当かも知れない。しかし，健常人の反対の「病人」の定義は時代によって医学水準，社会状況，個人の考え方が異なるため，常にある程度の変貌をとげてきている。したがって，ここでいう健常人とは，大腸癌のリスク因子を有していないかいまだ判明していない者で，いわゆる平

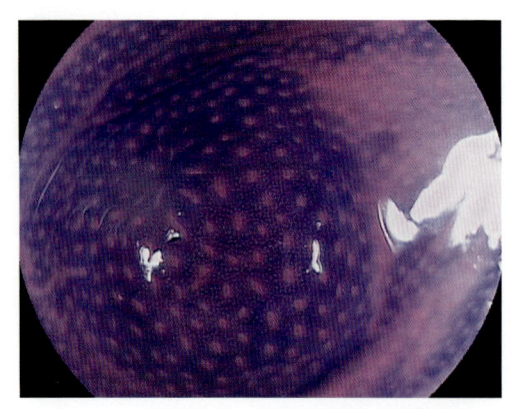

図1　上行結腸の約 1.5 mm，円形・類円形の腺口形態を示す非腫瘍性病変

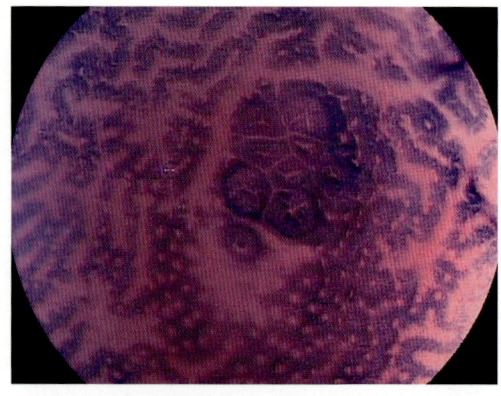

図2　S 状結腸の約 0.5 mm，星芒状の腺口形態を示す非腫瘍性病変

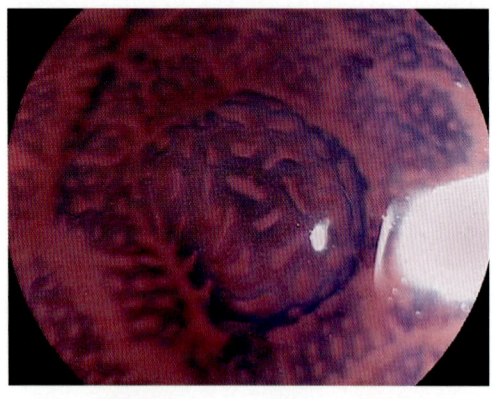

図3　直腸の約 1 mm，管状，一部類円形の腺口形態を示す軽度異型を伴う管状腺腫

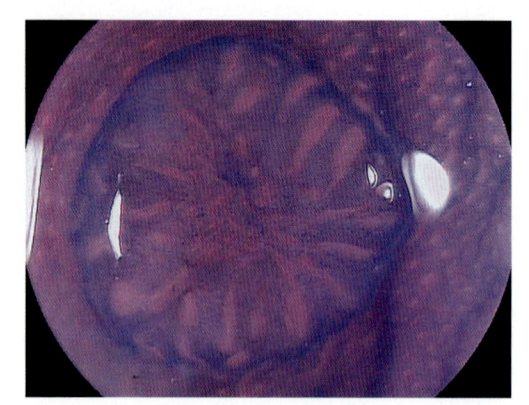

図4　直腸の約 1.5 mm，管状の腺口に囲まれて，小型の管状腺口形態を示す中等度〜高度異型を伴う管状腺腫とされた病変

均的危険群（average risk 群）のことである。

　具体的には，問診で大腸癌を示唆する自覚症状・生活歴・既往歴・家族歴がなく，便潜血検査（FOBT）などの検体検査，注腸 X 線二重造影などの X 線・画像診断，内視鏡などを未だに受けていないかクリアした例のことである。健常人は，大腸癌患者の 75％を占める[32]といわれるように，集団として圧倒的多数で構成されていると同時にもっとも多くの大腸癌症例を含んでいる。

　したがって，健常人に対する大腸癌スクリーニングは，わが国では免疫学的便潜血検査（IFOBT）の 2 日法か 1 日法による逐年検査が主流であるが，米国のように 50 歳以上になれば 10 年に 1 回の全大腸内視鏡を行政が経済的に支援するという方法[3]はより合理的と考えられる。そして将来，遺伝子検査により，その個人は絶対に大腸癌にならないという判定ができるようになれば，このような健常人に対するスクリーニングは遺伝子検査だけで済み，他の検査は不要となる。

表 2　High risk 群

1. 高齢者
2. 大腸癌・腺腫の既往
   大腸癌の手術歴・内視鏡治療歴
   腺腫，特に高度異型を伴うもの
   絨毛腺腫
3. 家族歴のある大腸癌
   遺伝性非ポリポーシス大腸癌（HNPCC）
   家族性大腸腺腫症（FAP）
   Peutz-Jeghers 症候群
   家族性若年性ポリポーシス
4. 炎症性腸疾患
   潰瘍性大腸炎（UC）
   Crohn 病
5. その他

4．High risk 群に対するスクリーニング（サーベイランス）（表2）

1）高齢者

　加齢に伴って盲腸・上行結腸の腺腫が増加する[33,34]といわれているように，高齢者は癌の high risk 者であるが，同時に大腸内視鏡による穿孔・出血などの偶発症の high risk 者でもあり，高齢者の扱いには注意を要す．

2）大腸癌・腺腫の既往

　大腸癌の手術歴や内視鏡治療歴のある者には，健常人より高率に第2癌が発生するので high risk 群に入る[35,36]．なかでも大腸癌術後で，術前に癌の口側が狭窄などのために検査できなかった症例に対しては，前処置不良例と同様，早めに術後のサーベイランス内視鏡を行う必要がある．なお，転移が判明している症例では，余命が限られていることが多く，サーベイランスの意義は小さい．

　腺腫が高度異型を伴っていたり，多発していたり[37]，10 mm 以上であること，絨毛腺腫[38]だったりすることは大腸癌のリスク因子と考えられている．内視鏡切除後は，切除時の状況によっては近い日程で再検や再切除をしなければならないが，逆に遅くて済むこともある．一般には，初回は見逃し病変の存在も考慮して1年後，次からは5 mm 以上の病変が存在しなくなったら2～3年ごとの大腸内視鏡を行うのが妥当[39]と考えられる．

　逆に，初回内視鏡で低から中等度異型を伴う単発腺腫症例では発癌の可能性は低く，2年毎よりも長い間隔でのサーベイランスが可能[40]といわれている．同様に，5 mm 以下の腺腫の担癌率はきわめて低率で，より長い間隔でのサーベイランスが可能であろうが，あくまでも大きな見逃しがなかった場合という制限がつく．野崎[41]は，初回内視鏡で癌がなければ，5年間検査間隔をあけても担癌リスクは変わらないと述べている．なお，5 mm 以下の病変でも頻度は少ないが癌の場合もあり，現実にはその病変を経過観察することは不可能なので，内視鏡切除できそうなものは切除する方が効率が良く，被検者の理解も得やすい．

3）家族歴のある大腸癌

遺伝性非ポリポーシス大腸癌（hereditary non-polyposis colorectal cancer：HNPCC），家族性大腸腺腫症（familial adenomatous polyposis：FAP），Peutz-Jeghers 症候群，家族性若年性ポリポーシス（familial juvenile polyposis），などがあり，血縁者を含めた若年期からの厳重な内視鏡検査や遺伝子検査，場合によっては大腸全摘術などの治療が必要である。

4）炎症性腸疾患

潰瘍性大腸炎（ulcerative colitis：UC），Crohn 病（CD）といった炎症性腸疾患（inflammatory bowel disease：IBD）は健常者に比べて大腸癌を高率に，しかも低分化型癌を発生するので厳重なサーベイランス，症例によっては大腸全摘術などの治療が必要である。

■参考文献

1) Winawer S, Fletcher R, Rex D, et al：Colorectal cancer screening and surveillance：clinical guaidelines and rationale-update based on new evidence. Gastroenterology 124（2）：544-560, 2003
2) 尾田　恭，吉田元樹，明石隆吉，他：大腸癌検査計画―米国と日本の違い．消化器内視鏡 14（4）：423-428, 2002
3) Morotomi M, Guillem JG, LoGerfo P, et al：Production of diacylglycerol, an activator of protein kinase C, by human intestinal microflora. Cancer Res 15（12）：3595-3599, 1990
4) Giovannucci E, Ascherio A, Rimm EB, et al：Physical activity, obesity, and risk for colon cancer and adenoma in men. Ann Intern Med 122（5）：327-334, 1995
5) Mandel JS, Bond JH, Church TR, et al：Reducing mortality from colorectal cancer by screening for fecal occult blood. Minnesota Colon Cancer Control Study. N Engl J Med 328（19）：1365-1371, 1993
6) Kronborg O, Fenger C, Olsen J, et al：Randomised study of screening for colorectal cancer with faecal-occult-blood test. Lancet 348（9040）：1467-1471, 1996
7) Hardcastle JD, Chamberlain JO, Robinson MH, et al；Randomised controlled trial of faecal-occult-blood screening for colorectal cancer. Lancet 348（9040）：1472-1477, 1996
8) 吉沢梨津好：便潜血反応．Medical Technology 28（10）：1094-1095, 2000
9) 高橋秀理，豊田利男，石川恵子，他：大腸癌検診（平塚秀雄，編）．大腸検査の正しいマネジメント．医薬ジャーナル社，大阪，p28-38, 2002
10) 五十嵐正広，若林健司，勝又伴栄：腸疾患診療のノウハウ　診断のための検査法　大腸癌スクリーニング．Medicina 39（5）：788-789, 2002
11) 山地　裕，光島　徹：大腸癌のスクリーニング　二次スクリーニング法発見大腸癌の特徴　便潜血検査陽性癌と陰性癌の特徴．早期大腸癌 5（2）：149-156, 2001
12) Kiyoshima K, Tajika A, Kawashima T, et al：Patterns of fecal occult blood density characteristic of colonic cancer and adenoma. HEP 29（4）：778-785, 2002
13) 水野元夫：便中補体制御因子 Decay-accelerating factor（DAF/CD55）測定による大腸癌診断．日大腸検会誌 19（1）：216-217, 2002

14) 西村元一, 三輪晃一, 村 俊成:腫瘍マーカーによる大腸癌スクリーニングの可能性について. 日消集検誌 40 (5):87, 2002

15) Ahlquist DA, Skoletsky JE, Boynton KA, et al:Colorectal cancer screening by detection of altered human DNA in stool:feasibility of a multitarget assay panel. Gastroenterology 119 (5):1219-1227, 2000

16) Yamaguchi A, Hashimoto N, Tsutae W, et al:Dried feces spots as an alternative DNA source:detection of K-ras mutations in colorectal cancer screening. Tumor Res 36:7-13, 2001

17) 馬場正三:遺伝子診断からみた大腸癌のサーベイランス. 消化器内視鏡 14 (4):467-473, 2002

18) Fenlon HM, Ferrucci JT:First international symposium on virtual colonoscopy. AJR 173 (3):565-569, 1999

19) Sonnenberg A, Delco F, Inadomi JM:Cost-effectiveness of colonoscopy in screening for colorectal cancer. Ann Intern Med 133 (8):573-584, 2000

20) Frazier AL, Colditz GA, Fuchs CS, et al:Cost-effectiveness of screening for colorectal cancer in the general population. JAMA 284 (15):1954-1961, 2000

21) Vijan S, Hwang EW, Hofer TP, et al:Which colon cancer screening test? A comparison of costs, effectiveness, and compliance. Am J Med 111 (1):593-601, 2001

22) Imperiale TF, Wagner DR, Lin CY, et al:Risk of advanced proximal neoplasms in asymptomatic adults according to the distal colorectal findings. N Engl J Med 343 (3):169-174, 2000

23) Lieberman DA, Weiss DG:One-time screening for colorectal cancer with combined fecal occult-blood testing and examination of the distal colon. N Engl J Med 345 (8):555-560, 2001

24) Hixson LJ, Fennerty MB, Sampliner RE, et al:Prospective blinded trial of the colonoscopic miss-rate of large colorectal polyps. Gastrointest Endosc 37 (2):125-127, 1991

25) Hofstad B, Vatn MH, Andersen SN, et al:Growth of colorectal polyps:redetection and evaluation of unresected polyps for a period of three years. Gut 39 (3):449-456, 1996

26) Schatzkin A, Lanza E, Corle D, et al:Lack of effect of a low-fat, high-fiber diet on the reccurence of colorectal adenomas. Polyp Prevention Trial Study Group. N Engl J Med 342 (16):1149-1155, 2000

27) Martinez ME, Sampliner R, Marshall JR, et al:Adenoma characteristics as risk factors for reccurence of advanced adenomas. Gastroenterology 120 (5):1077-1083, 2001

28) 片山 修, 並木 薫, 廣多康光:内視鏡処置具の選び方 A to Z 下部消化管 内視鏡挿入法 先端透明フード. 消化器内視鏡 14 (9):1467-1468, 2000

29) Mandel JS, Church TR, Bond JH, et al:The effect of fecal occult-blood screening on the incidence of colorectal cancer. N Engl J Med 343 (22):1603-1607, 2000

30) Uno Y, Morita T:Colonic perforation and serosal tears associated with colonoscopy. Lancet 349 (9069):1888, 1997

31) Katayama O, Namiki K, Iwakoshi K, et al:Magnified examination of small colorectal polyps using a prototype electronic endoscope:preliminary experience. Diag Ther Endosc 6 (2):77-82, 2000

32) Winawer SJ, Fletcher RH, Miller L, et al:Colorectal cancer screening:clinical guidelines and rationale. Gastroenterology 112 (2):594-642, 1997

33) Cooper GS, Yuan Z, Landefeld CS, et al：A national population-based study of incidence of colorectal cancer and age. Implications for screening in older Americans. Cancer 73（3）：775-781, 1995

34) Slattery ML, Friedman GD, Potter JD, et al：A description of age, sex, and site distributions of colon carcinoma in three geographic areas. Cancer 78（8）：1666-1670, 1996

35) Enblad P, Adami HO, Glimelius B, et al：The risk of subsequent primary malignant diseases after cancers of the colon and rectum. A nationwide cohort study. Cancer 65（9）：2091-2100, 1990

36) Cali RL, Pitsch RM, Thorson AG, et al：Cumulative incidence of metachronous colorectal cancer. Dis Colon Rectum 36（4）：388-393, 1993

37) Bertario L, Russo A, Sala P, et al：Risk of colorectal cancer following colonoscopic polypectomy. Tumori 85（3）：157-162, 1999

38) van Stolk RU, Beck GJ, Baron JA, et al：Adenoma characteristics at first colonoscopy as predictors of adenoma reccurrence and characteristics at follow-up. The Polyp Prevention Study Group. Gastroenterology 115（1）：13-18, 1998

39) 五十嵐正広, 佐田美和, 小林清典, 他：大腸浸潤癌の見落とし予防を含めた効率的な内視鏡検査計画. 消化器内視鏡 14（4）：459-465, 2002

40) 須藤一郎, 髙垣信一, 石川尚之, 他：大腸ポリープに対する内視鏡サーベイランスの効率化. Gastroenterol Endosc 41：1613, 2001

41) Nozaki R, Sasaki T, Morita N, et al：Surveillance interval of endoscopic examinations for colorectal cancer screening. Dig Endosc 14（1）：1-4, 2002

片山　修, 石川　雅枝, 並木　薫, 廣多　康光　埼玉県済生会栗橋病院　内視鏡科

Ⅲ. 各　論―大　腸

3．大腸腫瘍内視鏡的治療後のサーベイランス

ポイント

- 癌の局所再発や遺残に対するサーベイランスは，日本消化器内視鏡学会のガイダンスのとおり，切除後，1，3，6，12ヵ月目の内視鏡検査が望ましい。自験例から中等度以上の異型を示す陥凹型腺腫や，高度異型の隆起型腺腫も，サーベイランスも厳しく行うほうがよいと考えている。
- 平坦陥凹型早期大腸癌は，発生後平均約1年でsmに浸潤し，sm浸潤後約6ヵ月でmpに浸潤する。隆起型早期大腸癌は，発生後平均約7年でsmに浸潤する。
- 目的を100％の開腹手術回避としたときの，医学的に最善のサーベイランスの方法は，年1回，ハイリスク群については年2回の内視鏡によるクリーンコロン化である。特に，平坦陥凹型腫瘍を見落とさないことが大切である。
- 異所性かつ異時性に再発する大腸腫瘍のサーベイランスは目的（リスク）とコストにより，選択される方法は異なる。不況の経済情勢の中で，コストを下げるさまざまな簡略なサーベイランス法が行われている。コストを下げて生じるリスクについて，あらかじめ被検診者のインフォームドコンセントを得ておくべきである。
- 利潤を追求する企業が保険組合を運営して，保険者になる現行の制度は，終身雇用制度が崩壊し，企業の経営が厳しくなった現状を考えると，国民の命を守るには問題点が多い。

1．局所再発や遺残に対するサーベイランス──自験例からの考察

1987年から2003年までに，約1300個の大腸癌と約900個の高度異型腺腫を内視鏡的に切除してきた。そのうち，局所再発が明らかであった症例は3例3病変である。

3例のうち，1例目はS状結腸14 mm Isp型m癌切除後，8ヵ月目に内視鏡検査を行い同部に，20 mm大のsm癌（ly＋）を認めて外科的に腸切を行った。2例目はS状結腸に10 mm Isp型の高度異型腺腫をみとめて内視鏡的に切除後，3ヵ月目に内視鏡を行い，同部に15 mm大のIsp型のm癌を認めて内視鏡的に切除した。3例目は，Is型m癌切除後，4年目に同部に約12 mm Ⅱa型の高度異型腺腫を認めて内視鏡的に切除した。

内視鏡学会のガイドラインによると，内視鏡的に癌を切除した後のサーベイランスは，1，3，6，12ヵ月後である。1例目は，患者がガイドラインに従わず，切除後8カ月目に初めて，大腸内視鏡検査をおこなった。予め，ガイドラインの説明をしておいたので，再発に怒ることもなく，「先生の指示に従っておくべきでした。」と反省していたが，もし，きちんと説明していなかったら，「先生が下手でうまく癌を切りとれなかったうえに，説明不足で，命を危険にさらされ，余計な開腹手術をする羽目になった。」といって，訴訟を起こされていたかもしれない（**イラスト1**）。

2例目は，高度異型腺腫切除後の癌の再発である。高周波できり残された部分が切断により活性化されて癌に変化したか，炎症による修飾が高度異型腺腫を癌のようにみせたか，あるいは，高度異型腺腫は間違いで，はじめから癌であったかである。ポリープを診断するときは3-4スライスしかきらない。連続切片をつくると，腺腫の約10％に巣状の癌が見つかったという論文もある。高度異型腺腫は，はじめから癌であった可能性が強いと考えている。この症例を経験してから，私は高

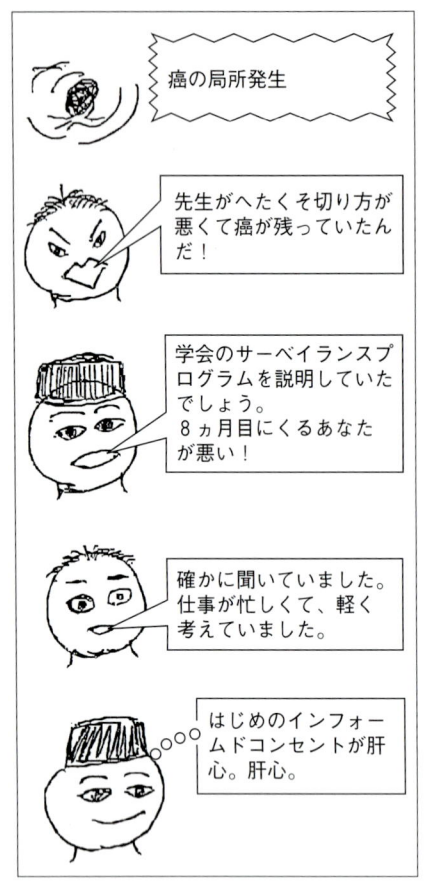

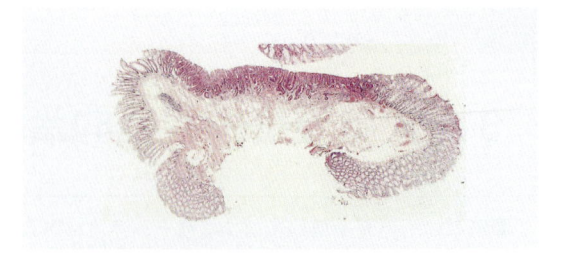

図1 This pure depressed neoplastic lesion was resected with EMR in 1989（M. Tabuchi）

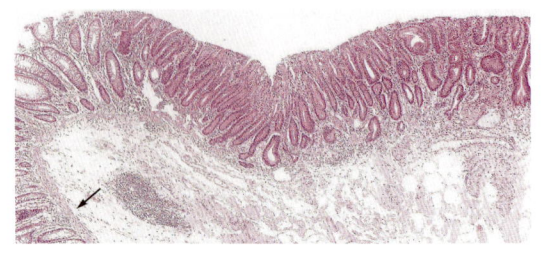

図2 At first examination, three famous pathologists (Kino, Katoh, and Nagasako) diagnosed this lesion as tubular adenoma with moderate atypia

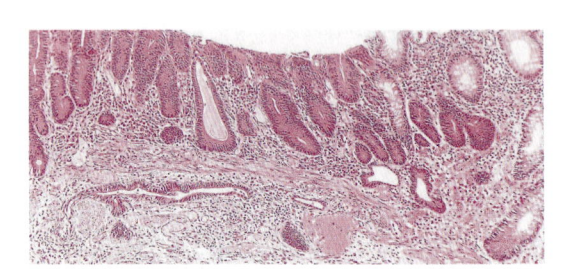

図3 Their final diagnosis as cancer was made after they discovered the invaded glands

イラスト1

度異型腺腫を癌に準じて取り扱っている。

 ところで，陥凹型腫瘍のなかには，粘膜内では中等度異型の腺腫像を示しながら，sm浸潤し，なかにはリンパ管浸潤をしている病変群がある（**図1，図2，図3**）。中等度異型陥凹型腫瘍の一部は外見が腺腫であっても振る舞いは癌である。私はこの症例の経験から中等度異型腺腫であっても陥凹型のものは癌に準拠した扱いをするようにしている。

 増殖・浸潤といった癌の性質は，一般には病理画像からわかるのであるが，こと大腸腫瘍については良悪の境界の診断が難しいのである。さらに，日・米・欧で，同じ所見でも用語が異なり，良悪の基準の混迷に拍車をかけている（**表1**）。

表1 大腸腺腫と大腸癌の用語の国際的比較

		日本	欧	米
mucosal lesion	adenoma	mild atypia	mild dysplasia	mild dysplasia
		moderate atypia	moderate dyplasia	moderate dysplasia
		severe atypia	severe dysplasia	severe dysplasia（ときに intra mucosal cancer）
		cancer	cancer	

adenoma と cancer の境界は病理医によって少しずつことなる。	米国では大きな腫瘍を進行癌になりやすい腫瘍という意味でMalignane Adenoma と呼ぶ 米国の cancer という用語は日本の Sm 癌と進行癌に相当する

表2 大腸腫瘍の多発性（2回以上全大腸内視鏡検査をうけた患者について）

	男	女	計
単発（平均年齢）	414例（51.3歳）	309例（52.3歳）	723例
多発（平均年齢）	3329例（56.4歳）	1031例（57.7歳）	4360例

《大腸腺腫は多発する病変である。》

2．異所性大腸腫瘍のサーベイランス

　では，はじめに，サーベイランスの基礎となる医学的真実について述べたい．ひとつは，大腸腫瘍の多発性であり，もうひとつは，大腸癌の時間学（特に，m癌やsm癌）の問題である．1回出たきりで，疾患が出ないとすると，サーベイランスそのものが必要ない．また，時間学すなわち自然史がわからなければ，検査間隔の価値を判定することができない．．

1）大腸腫瘍の多発性について

　大腸腺腫は，きわめて，多発しやすい病変である．私のデータベースから（2回以上全大腸内視鏡検査をおこない，病理標本で大腸腫瘍を認めた，連続5083症例）を集計すると，**表2**のようになった．腫瘍が単発であったものは，723症例で初診時の平均年齢は51.7歳．一方，腫瘍が多発した症例は4360症例で，平均年齢56.7歳であった．それら症例の平均腫瘍数は6.4個であった．
　すなわち，大腸腺腫症例のうち約86％が腺腫多発症例であり，腫瘍は単発であることがむしろ珍しいのである．「ポリープが1個あれば，2個-3個と多発していると思え！」という由縁である．平均年齢が多発性は，単発例よりも約5歳大きかった．これは，腺腫の数は年齢とともに増えることを示している．大腸癌についても，多発性が指摘されている．腺腫―癌理論（大腸癌は腺腫から発生するという理論）からすると，大腸腺腫が多発するなら，大腸癌も多発しやすいはずである．私のデータベースから，2回以上全大腸内視鏡検査を行い，病理標本で癌を認めた連続902症例中，151例（16.7％）は多発病変であった（**表2**参照）．

表3 大腸癌の多発性

	男	女	計
単発	518例	139例	751例 (57.3歳)
多発	135例	16例	151例 (58.7歳)

多発の内訳
- 2個―129例
- 3個― 20例
- 4個― 9例
- 5個― 3例
- 6個― 1例
- 46個― 1例 ← 直腸にカルチノイドが多発した極めて稀な症例

《大腸癌の6例に1例は2個以上の癌をもつ》

　大腸癌を一つ見つけたら，その約6症例に1例は，異時性もしくは異所性に大腸癌があるということである。この1/6という数字は，低くない数値である。また，大腸癌については，多発性と単発性で平均年齢にほとんど隔たりはなかった。大腸癌は，年齢が高いほど有病率が高くなる。したがって，多発症例は高齢ほど多いのではと予想されるが，私のデータでは違う結果となっている。これは，私のデータが，平均的に1-2年に1回，腫瘍（腺腫）をすべて内視鏡的に切除して，（クリーンコロン*）にしているために，異時性の大腸癌が抑制されているものと考えられる。

2）大腸腫瘍の異時性多発について

　大腸腫瘍の累積曲線をかくと，はじめの数回の内視鏡ですべての腺腫と癌を切除して，クリーンコロンとなるとその後は一定の割合で，腺腫と癌が発生してくることがわかる。その傾きからは，約6-7年放置すると，はじめとほぼ同じ個数の腺腫と癌ができてくることがわかる。異時性発生の大腸腫瘍中の癌の割合が少ない。これは腺腫―癌理論が正しいことの傍証でもある（図4参照）。

3．大腸早期癌の時間学

　大腸癌の自然史の研究方法は，思いのほか難しい。一番正確な方法は，癌が見つかれば，そのまま放置して，どういう経過をたどるかを見ればよいのである。それを prospective に連続100例ほどおこなえば，大腸癌の自然史はきれいに解明されるであろう。しかし，そんなことは倫理に反する。
　そこで，見落とし例を対象にして，いくつかの研究が行われてきたが，この方法には大きな問題

脚注）*クリーンコロンとは，腫瘍のない大腸のことである。内視鏡により，すべての大腸腫瘍を切除することにより得られる。一回の全大腸内視鏡検査による見落とし率が10％とすれば，2回したときの見落とし率は（0.1×0.1）＝0.01，すなわち1％となる。私の見落とし率は約10％（全部とりきったつもりでも，2-3日で下血して見直す機会が時にあるが，10個に1つぐらい残っている。）。自験例では「短期間（半年以内）に2回以上の，全大腸内視鏡検査と全腫瘍内視鏡的切除をおこなった場合」を，「クリーンコロン」と定義している。

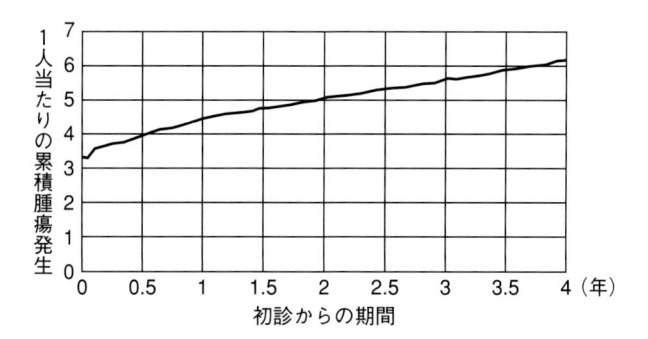

図4 大腸腺腫の累積個数曲線
対象は4年以上にわたって延べ2818回の内視鏡検査で，腫瘍の再発の観察と切除を繰り返した458例（男性391例，女性67例，初診時の平均年齢55.2歳）である[1]。

点があった．すなわち，選択のバイアスである．すばやく進展する症例や，見落としにくいものは対象から外れてしまうことが推定される．見落としやすい病変で検査の間隔にあった病変しか見つかってこなくなるのである．また，ひとつの問題点は，はじめの病変の同定である．見落とし例の研究はバリウム注腸造影検査を対象とするので，はじめに見つかった病変が，腺腫か癌かわからないのである．これでは，癌の発育進展を研究していますといっても，説得力がない．癌化する前の腺腫の段階も含めての発育進展を観察していることになってしまうからである．

このように考えてくると，癌の自然史，時間学を探るのに，経過観察的な方法だけでは難しいことがご理解いただけると思う．私が採用する方法は，「有病数＝∫（単位時間当たりの発生数）dt」という原理の応用である．この方法によれば，倫理に反することなく，全体の平均像をつかむことができる．深達度がm・smの早期大腸癌に応用するならば，ワイルド状態（早期大腸癌を治療しない状態）にある集団での早期大腸癌の有病数をもとめ，同時に年間の大腸癌発生数，（ワイルド状態では，進行癌の発生数と同じになる）を観測すれば，早期癌である期間が計算できる．しかし，ワイルド状態が確保できているというのも証明が難しいことであり，有病数を正確に求めるというのも全例に大腸内視鏡を行うということが必要であり，そう簡単なことでない．そこで，私のこれまでの研究では，バイアスをできるだけ除去する目的で隆起型と平坦陥凹型の対比の形でデータ処理を試みた．

さて，次に問題になってくるのは，発育ルートによる発育進展時間の違いである．平坦陥凹型大腸癌は，隆起型に比べて，小さなサイズでsm浸潤する．平坦陥凹型大腸早期癌は隆起型大腸早期癌よりも進展が早いと予想される．発癌に至る遺伝子変位経路も隆起型とは異なっている．大腸癌の自然史について隆起型と平坦陥凹型を分けない研究が多いが，それらは真実を語っていない．

1）方法

形態は平坦陥凹型，中間型，隆起型に分類した．Ⅱc，Ⅱc＋Ⅱa，Ⅱa＋Ⅱcを陥凹型とした．頂部に平坦な部分がない5mm以下の高さが直径の1/5以下の病変を中間型とした．本項では中間型を隆起型に含めて処理した．病理分類は1985年の大腸癌取扱い規約に準じた．

（1）測定理論

ワイルド状態での癌の発生率（X 個/人年）と進行癌になるまでの期間（T 年）とワイルド状態の早期癌有病率（y 個/人）の間には，$y=\int_{-T}^{0} x(t) dt$…①の関係がある。前提（1）「発生率が一定」すなわち，$x(t)=x(0)$ とすれば，①は $y=x(0) \times T$…②となる。T について求めると，$T=y/x(0)$…②'となる。有病率と発生率を同時に同じ集団から求められるとは限らない。対象集団が違うときでも，癌の発育速度と発育経路の割合が同じと考えられる場合は，式②より癌の発生から進行状態になるまでの期間の比は，以下の式で得られる。

「$t1/t2=y1/x1：y2/x2$」（ただし，1 隆起型，2 平坦陥凹型…③

また，平坦陥凹型 m・sm 癌，隆起型 m・sm 癌について陥 m 癌有病率＝陥 m 癌発生率×陥 m 癌病悩期間，隆 m 癌有病率＝隆 m 癌発生率×隆 m 癌病悩期間，陥 Sm 癌有病率＝陥 Sm 癌発生率×陥 Sm 癌病悩期間，隆 Sm 癌有病率＝隆 Sm 癌発生率×隆 Sm 癌病悩期間が成立する。前提 1 のとき，定常状態では②より消失率も一定となる。m 癌消失とは sm 癌発生のことであるから，m 癌発生率＝m 癌消失率＝sm 癌発生率となる。すなわち，陥 m 癌発生率＝陥 Sm 癌発生率＝陥癌発生率，隆 m 癌発生率＝隆 sm 癌発生率＝隆癌発生率である。以上から，以下の 2 式が成立する。陥 sm 癌有病率＝陥癌発生率×陥 sm 癌病悩期間，隆 sm 癌有病率＝隆癌発生率×隆 Sm 癌病悩期間。

ここで，平坦陥凹型 sm 癌が，隆起型 sm 癌の n 倍のスピードで mp 層に至り，ワイルド状態での隆起型大腸癌と平坦陥凹型大腸癌の発生率比を R とおくと，n＝隆 sm 癌病悩期間/陥 sm 癌病悩期間＝（隆 sm 癌有病率/陥 sm 癌有病率）/R となる。

（2）ワイルド状態の大腸癌の発生率とクリーンコロン後 1 年目の発生率の関係

ワイルド状態の大腸癌の発生（x）は，A）腺腫として発生し 1 年以内に癌になるか，もしくは初めから癌として発生してくる A 群（xa）と，B）1 年までは腺腫で，その後に癌に進展する B 群（xb）に分けることができる。1 年ごとに，発生したすべての腫瘍（腺腫と癌）を切除していく過程では，Xa が測定される。

$x1=x1a+x1b$（1 は隆起を示す）

$x2=x2a+x2b$（2 は平坦陥凹型を示す）

ここで，A 群に対すると B 群の比率をそれぞれ R1，R2 とおくと

$x1=x1a(1+R1)$

$x2=x2a(1+R2)$

平坦陥凹型大腸癌は隆起型大腸癌に比べて，腺腫を伴わない癌の比率が多く，de-novo 癌の割合が多いと考えられており，$R1>R2$ と予測される。よって，③は $t1：t2<y1/x1a：y2/x2a$…④となる。隆起型大腸癌と平坦陥凹型大腸癌の発生率比は $R=x1/x2=x1a(1+R1)/x2a(1+R2)>x1a(1+R2)/x2a(1+R2)=x1a/x2a$。すなわち，ワイルド状態の隆起・陥凹の発生率比は，観測できるクリーンコロン後に隆起・陥凹の発生率の比よりも大きいことがわかった。したがって平坦陥凹型癌の割合は $x2/(x1+x2)<x2a/(x1a+x2a)$ となる。

（3）ワイルド状態の大腸癌の存在率

ワイルド状態の大腸癌の存在率（y）を求めるためには，形態によって発見能に違いがある手段（注腸や便潜血反応）を用いるべきでない。癌の拾上げ診断には，平坦陥凹型病変発見に不利な便潜

III. 各　論―大　腸

表4　ワイルド状態の大腸癌の有病数

	平坦陥凹型	中間型	隆起型	合計
進行癌				3
早期癌	4	3	55	62

職域検診（1991-1996）

表5　クリーンコロン後の大腸癌の発生数

	平坦陥凹型	中間型	隆起型	合計
進行癌				0
早期癌	4	1	6	11

（1989-2003）
初診より1年以上たっていて，内視鏡の回数が4回目以上の条件

血反応・注腸は用いず，はじめから直接 total colonoscopy を行った職域検診症例を対象とした。ワイルド状態での sm 癌の有病率は，ワイルド状態の早期癌の有病率に，これまでに経験した（sm 癌/早期癌）比を掛けて求めた。

（4）クリーンコロンの条件

クリーンコロン後の毎年1回の大腸内視鏡検査で発見される早期癌数，すなわち，(X_a）を求めるためのクリーンコロンの条件を以下のごとくとした。

①total colonoscopy を3回以上行って，発見した腫瘍をすべて切除していること，

②初回検査より365日以上経過していること，

（5）平坦陥凹型大腸癌の発育速度

クリーンコロン後に新生した腫瘍の時間的散布状態は，理論上，t＝0を通る腫瘍の発育曲線とt軸に囲まれた部分に均等に分布する。腫瘍の発育曲線は散布図の嶺の部分をつないで類推される。

（6）m癌，sm癌の病悩期間

ワイルド状態では隆m癌病悩期間/陥m癌病悩期間＝（隆m癌有病率/隆m癌発生率）/（陥m癌有病率/陥m癌発生率）＝（隆m癌有病率/陥m癌有病率）/R…⑤であり，sm癌の病悩期間＝sm癌の有病率/sm癌発生率＝m癌有病率×（sm癌有病率/m癌有病率）/癌発生率＝m癌病悩期間×（sm癌有病率/m癌有病率）。これが平坦陥凹型と隆起型のそれぞれについて成り立つ。

2）対象

1）ワイルド状態を求める対象は，全大腸内視鏡検査による職域検診初診例とした。

2）sm癌/早期癌の比の対象は，大腸内視鏡検査で発見されて全切除標本で組織診断の得られた早期癌905病変（うちsm癌87病変）である。

3）結果

1）大腸癌の内訳は表4のごとくであった。ワイルド状態の早期癌有病率比は，隆起型/平坦陥凹型＝58/4＝14.5であった。クリーンコロン後に新生した大腸癌の内訳は，表5のごとくであった。

表6 The Number of Early Colorectal adenocarcinoma and rate of sm invasion experienced in 32462 consecutive colonoscopy

M. Tabuchi (1987-2003)

	0-	5-	10-	15-	20-	total
Ⅱc	1/8	4/8	1/3	0/1	2/8	8/28
Ⅱc+Ⅱa						
Ⅱa+Ⅱc	0/7	2/9	6/20	4/9	2/9	14/34
Ⅱa	0/1	2/19	1/22	0/11	1/20	4/73
Ⅰs, Ⅰsp, Ⅰp	0/18	8/199	25/284	12/147	16/122	61/770

すなわち，新生早期癌は隆起型 7, 平坦陥凹型 4 であった．以上より，式④から，t (隆起型)/t (平坦陥凹型)<(58/4)/(7/4)=8.285．平坦陥凹型の発生率比<4/(4+7)=36.36%．隆起型 vs 平坦陥凹型の癌発生率比を R とすると，R>7/4=1.75・・・ワイルド状態では進行癌の由来は平坦陥凹型約 36.4%以下，隆起型約 64.6%以上であった．

sm 癌/早期癌の結果は(**表6**)のごとくであった．平坦陥凹型では，sm/(m+sm)=22/62 (35.5%)，隆起型では，sm/(m+sm)=65/843 (7.71%)であった．

n=隆起型 sm 癌病悩期間/平坦陥凹型 sm 癌病悩期間=隆 vs 表 sm 癌の有病率比/R=((58×7.71)/(4×35.5))/R=3.15/R<1.80．(なぜなら，R>1.75)．平坦陥凹型 sm 癌は隆起型 sm 癌の 1.80 倍以下の速さで mp 層まで至ることがわかった．

隆 vs 表の sm 浸潤までの時間の比は式 (5) より，隆 m 癌病悩期間/表 m 癌病悩期間=(58×(1-0.0771)/(4×(1-0.355))/R=20.75/R<11.9

隆起型 m 癌の sm 浸潤までの時間は，平坦陥凹型の 11.9 倍未満であった．

以上を平坦陥凹型 m 癌の病悩期間を Tlm (日) としてまとめると，

病悩期間	隆起型	平坦陥凹型
m	T1m×20.7/R	T1 m
sm	T1m×1.73/R	T1m×0.55

また，隆起型 Sm 癌の病悩期間は平坦陥凹型の sm 癌の病悩期間よりも長いと考えられるから，T1m×1.73/R>T1m×0.55 ∴ 3.15/R>1 となる．1.75<R<3.15．すなわち，ワイルド状態において，平坦陥凹型ルートは 24.1%以上 36.4%未満となった．

〈平坦陥凹型大腸癌の発育速度〉

前提 (1) と (2) の条件を満たす平坦陥凹型早期大腸癌を，これまでに 20 病変経験した．それらの，クリーンコロン確認後の期間 (日) と大きさと形態の散布図 (**図5**) を示した．一般に腫瘍の増殖は sigmoid 曲線に従うと考えられている．しかし，今回の散布図からは，早期大腸癌の最大径は 3 mm から 16 mm 程度の大きさの範囲では直線的に大きくなると仮定してもよいと思われる．

図6，**図7**，**図8**は，83 歳女性，7 ヵ月目のサーベイランス大腸内視鏡検査で見つかった直腸前壁よりの平坦陥凹型 sm 癌である．病変は 3 mm と小さいが，sm 浸潤した癌は嚢腫を形成して，一見 sm 腫瘍様である．半年前の内視鏡の画像を見たが，同部に病変は確認されなかった．

直線的に成長するとすれば，腫瘍の成長スピードは回帰直線の傾きの 2 倍となる．散布図から得られる回帰直線は，size=a×t (day)+b, a=0.46 (mm/month), b=1.56 (mm) である．平坦陥凹

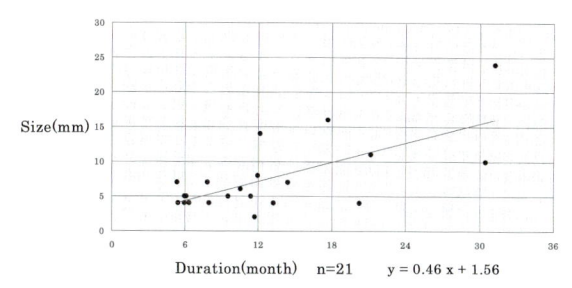

図5 The Size and Duration of Flat and Depressed Cancer after Clean Colon State

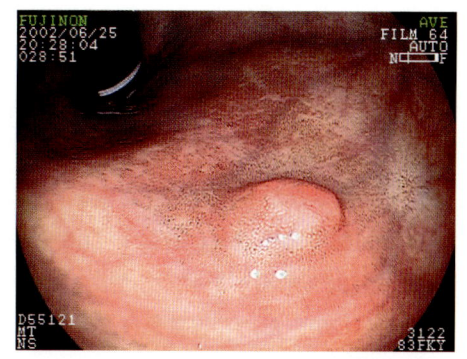

図6 sm2 cancer, 3 mm in size, was detected in the surveillance colonoscopy 7 months after the last

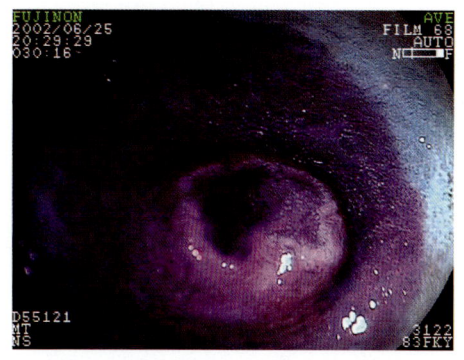

図7 Crystal violet was scattered to delineate the depressed area

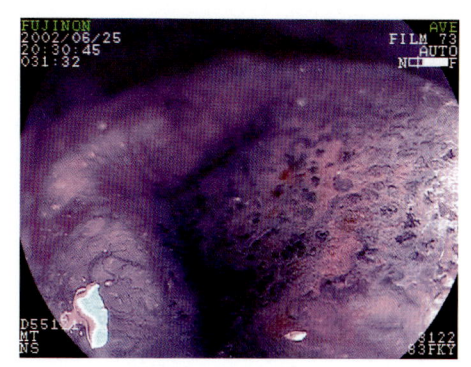

図8 Magnified chromo-endoscopy revealed irregular structure of the glands

型大腸早期癌の平均的発育スピードは 0.92 mm/month と推定された。平坦陥凹型 sm 癌の平均の大きさは 13 mm であった。大きさが 13 mm に達するのは，すなわち，平坦陥凹型大腸 m 癌の平均病悩期間は，$(13-1.56)/0.92=12.4$ カ月=373 日となった。Tlm=373 とすると，

病悩期間（日）	隆起型	平坦陥凹型
m	7721/R	373
sm	645/R	205

$1.75 < R < 3.15$ であるから，

病悩期間（日）	隆起型	平坦陥凹型
m	2451-4412	373
sm	205-369	205

年表示をすると

病悩期間（年）	隆起型	平坦陥凹型
m	6.71-12.1	1.03
sm	0.56-1.01	0.56

4）考察

　有病率＝病悩期間×発生率という公式を用いて，癌の自然史を解明する試みとしては胃癌についての西沢のレポート[1]がある。今回はその方法に準拠したが，有病率と発生率を厳密に同一の集団では測定できなかったので，比率をとってバイアスの除去に努めた。この方法で，平坦陥凹型早期癌は隆起型早期癌の 6.6 倍以上 11.8 倍以内のスピードで sm へ浸潤し，野生状態では進行癌の約 24％以上 36％未満が平坦陥凹型由来であり，約 64％以上 76％未満が隆起型および中間型由来であることがわかった。この数値は諸家の報告とほぼ同じであり，野生状態では大腸癌のメインルートは隆起型優勢と考えられる。しかし，クリーンコロン後の癌発生は平坦陥凹型と隆起型で大きな差がないものの，平坦陥凹型ルートが優勢なことがわかった。さらに，平坦陥凹型大腸癌の Sm 浸潤までの平均時間が，373 日と早かった。諸家の経過観察[2]でも，同じ程度の平坦陥凹型癌の発育スピードが報告されている。クリーンコロン後のサーベイランスには，平坦陥凹型病変の発見がポイントになる。平坦陥凹型に強い高解像能の内視鏡が望ましいことがわかる。また，サーベイランスの間隔は最低 1 年に 1 回が必要とわかった。100％の開服手術回避のためには，100％の信頼度のある検査（時間を十分とった色素内視鏡検査）なら，年 1 回の検査が勧められる。しかし，精度が低くなる条件（前処置不良，色素不散布，不十分な検査時間など）が加わった内視鏡検査では，年に 2 回の検査が勧められる。目的が高くなれば，費用もかかる。

　隆起型癌の sm 浸潤までの平均時間は，6.7 年以上 12.1 年未満であり，これまでの諸家の経過観察の報告[3]とほぼ同じ数値であった。平坦陥凹型に比べると，隆起型は sm 浸潤までの時間的ゆとりがあった。平坦陥凹型 sm 癌の平均病悩期間はわずか 205 日とかなり短い値であった。この数値から，平坦陥凹型由来であれば 1.5 年目に進行癌が出現することも十分ありうることが予想された。サーベイランスにおける癌の早期予防には，浸潤の速い平坦陥凹型の発見がポイントといえる。

4．医療としての大腸癌サーベイランス

　マイクロソフト社ワードの英和辞典によれば，サーベイランス（surveillance）の訳は「監視，見張り，監督」である。大腸腫瘍に関していうと，「病変切除後の再発を見張る」ことを意味する。類語として，スクリーニングという言葉がある。これは，「1．審査，選抜，選考，2．集団検診」の意とある。大腸腫瘍に関していうと，集団から，病変を見つけ出すことを意味する。両者は，病変を治した後か，前か，対象が個人か集団かという違いがあるが，病変の発生を見つけ出すという点で，現実問題としては，同じような手段を用いることになる。

　医学は，学問であるから，そこには真実がある。真実とは，たとえば，「精子と卵子の結合により受精卵ができる」とか，「p53 の異常により，細胞はアポトーシスを起こさなくなる。」といったことである。一方，医療は社会的なことである。医療とは「医学で解明された真実を現在の社会にいかにうまく応用するか」ということである。医療では患者の経済環境，人生観，生きがいなどなど，さまざまなファクターがあって，普遍的な真実はない。ケースバイケースでの正解があるだけである。

サーベイランスは，患者という人間が対象であるので，明らかに医療である。したがって，サーベイランスはこうしなさいという普遍的真実は原理的にない。サーベイランスをどうするのが妥当だと言う結論は，目的と費用による。目的は，大腸癌死の回避，開腹手術の回避，癌の発生の回避といった各種段階がある。費用・予算についても，年に1000円以下，1万円ぐらいまで，10万円ぐらいまで，100万円以上でも助かればよいといったレベルまで，いろいろある。目標と費用は密接に連関していて，目標が高ければ，費用も高くなる。

　1990年ごろからの長い不況の中で，日本社会は大きく変貌してきた。社会には，勝ち組と，負け組がうまれた。世界に通用する能力を国際的に展開してリッチに暮らし続けられる人たち（会社）と，簡単にコピーできる古いアイデアに固執してプオアになった人（会社）とが，混在する社会となった。

　1988年ごろは，大腸腫瘍が認められれば，腺腫—癌理論の元，内視鏡的に切除し，その後1年に一度，内視鏡でサーベイランスを続けるのがよいというのが，定説であった。これは，今回出てきた結論とほぼ同じものであるが，当時は，特にデータの裏づけがあったわけではない。当時の臨床医の経験と知恵には敬意を表したい。

　1988年ごろは，バブル最盛期である。本章で，職域検診の対象となった百貨店も大変好調な売り上げで，宝石が飛ぶように売れて，ヨットの販売までしていた。その組合は当時大腸癌の検診をしていなかった。便潜血反応によるスクリーニングがちょうど始まったばかりの時代である。

　1988年にその会社の人事取締役部長が大腸癌で死亡した。ほかの役員が大腸癌を心配して，急遽53歳以上の組合員全員の大腸内視鏡検査を行うということになり，私が招かれた。622人検査して，進行癌が2例，早期癌が42例（内，隆起型37例，平坦陥凹型5例），大腸腺腫466例見つかった。この企画はその後約10年つづいた。6-7年目に保険組合の理事長が，コメントしたことがある。「大腸内視鏡検査を全員におこなう前には，毎年決まって2人大腸癌で死んでいたが，大腸内視鏡検査を始めてから，1人も死ななくなった。ありがとうございます。」と。検診に費用はかかったが，癌死「0」というすばらしい成績を得たわけである。ちなみにこの集団で癌の自然史を考えてみよう。大腸癌の5年死亡率が40％として，癌の発生率は2÷40％＝5，その他，自力で癌を治している人が1ないし2人ぐらいいたと推定すれば，計5ないし7人の癌の年間発生数となり，早期癌の病悩期間は42÷（5ないし7）＝約6ないし約8（年）ということになる。これは前項での議論とほぼ一致する。

　その後，経済の悪化にともない効率よく，安あがりの方法が各種提案された。アメリカの多施設のポリープ研究の結果，3年に1回の内視鏡によるサーベイランスで癌死を防ぐには十分だという意見が提出されたり，日本の検診学会では，定期的な内視鏡検査は必ずしも必要でなく，まずは便潜血反応をおこない，陽性になった人だけを内視鏡をすればよいとする考えも提唱されたりした。また，日本消化器内視鏡学会でポリープは5mm未満のものは切除しなくていいとかいった考えが提出されたこともあった。また，腺腫は多発しすぎて臨床的に対応しきれないという現実もあって，腺腫はたしかに前癌病変であるが，すぐにはとらなくてもよいという考え方も主張されたこともある。これらの考え方の背景には，対費用効果を考慮して効率や費用のためにはリスクをかぶっても構わないという効率主義の思想がある。それなりのリスクを覚悟している考え方なのである。

　ところが，これらの考え方を現実に応用するとき，保険者や検診センターの人たちは，そのリス

クを国民に知らせることはない。プオアになった人（会社）は，費用をかけたくないのでリスクを患者に知らせることなく，便潜血法で十分と主張し，それが真実だと人々を洗脳して，大腸癌のサーベイランスやスクリーニングを実施している。それが，現実の社会の姿である。お金のために「うそ」をいって社員の命を危険にさらしているのである。

症例：58歳男性。職業，某通信会社の記者。主訴，右側腹部違和感。患者は，ここ10年来半年に1回，2回便潜血法で大腸癌のスクリーニングを受けていた。ずっと陰性で，検診では問題ないといわれていたが，1ヵ月前から重い右側腹部違和感があって来院した。全大腸内視鏡検査を行い，上行結腸に全周性の進行癌を認めた。半年に1回，会社の勧める検診を受けていれば，大腸癌はない，大丈夫と教えられて，それを信じていた彼は，進行癌の出現に，戸惑った。便潜血の偽陰性の問題について，それまで一切説明されていなかったという。信じていた会社や検診センターに裏切られたとの思いから，大変怒っていた。類似のケースを当院では多数経験している。

「進行大腸癌に対する便潜血反応の偽陰性率が2回法でも30％近くある。（1994厚生省武藤班レポートより）」という真実がある。検診にかけられる費用は限られており，安く上げたいと思う保険者が，スムーズに行くように，便潜血の大腸癌に対する偽陰性の問題を，被保険者に伝えないことが多い。情報操作は，行政の「いろは」なのだ。情報を正しく発信するべき記者である彼の心の中にも，会社や政府が常に善だという，無意識的・希望的誤謬があったのである。皮肉としか言いようがない。便潜血反応はコストが安い（1キット500円）利点があるが，精度は低いのである。進行癌に対する便潜血反応の偽陰性率が30％であること，早期大腸癌に対する便潜血反応の偽陰性率は約70％であること，進行の早い平坦陥凹型早期大腸癌の偽陰率は85％以上あること，これらの情報を被検診者に必ず伝えなければならない。ついでにいうと，便潜血の陽性的中率（便潜血反応が陽性であるとき，患者に癌がある確率）は3から5％である。大腸内視鏡からみると「やすかろう，わるかろう」というのが便潜血法による癌検診なのである。

さらに，ついでを重ねると，バリウム検診では早期の食道癌はみつからない。早期食道癌は扁平上癌についていうと，epとmまでであるが，これらの段階では，ほとんど凹凸がない。したがって，凹凸をあらわすバリウム二重造影法では，食道癌は，原理的に早期のうちに見つからないのである。これは，バリウム検診の最大の盲点である。この情報は，患者にほとんど伝えられていない。もっとも，説明すべき医師も不勉強で，この事実を知っている内科医は稀である。おかげで，食道癌全体の5年生存率は15％程度しかない。明らかに早期発見に失敗している。

私も，効率を追及する姿勢は臨床的にある程度は必要なことと思っているが，効率のために正確さを犠牲にしている現実を，きちんと患者に伝えるべきであると考えている。敢えて云うまでもないことであるが，腫瘍の出る勢いは患者ごとに大きく異なるのに，一律的に扱おうとする社会の姿勢にも問題がある。癌があるのに「便潜血は陰性だからあなたは健康よ」と慰めて患者に，一時的な幸福感を与えている。しかし，リスクをかぶった人々の一部は，癌が進行状態になってから見つかり，底知れない絶望と悲劇を経験している。

利潤を追求する企業が保険組合をもって保険者になる制度は，終身雇用制度が崩壊し，企業の経営が赤字となった現在，国民の命を守るには問題点が多い。平等を追求してきた社会主義的な日本

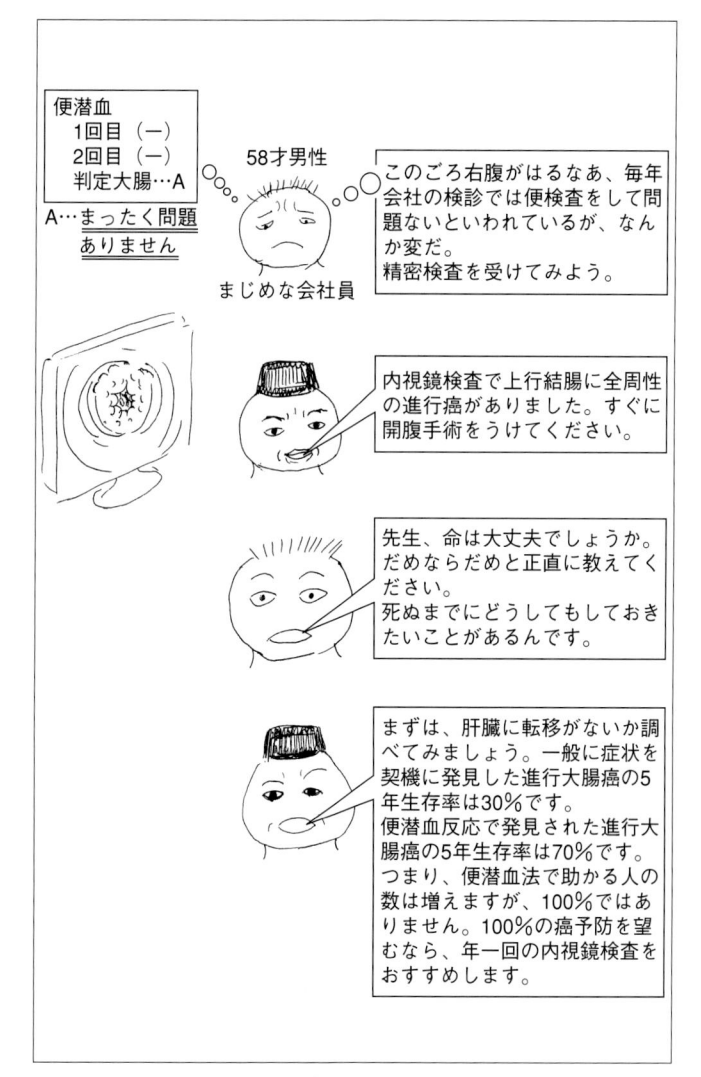

イラスト2

の医療も，情報公開・社会階層分化・医学の高度化の流れのなかで，今後成立しなくなるのではあるまいか．

■参考文献

1) 西沢護，下鏑研吾，野本一夫，他：有病率と年間罹患率（発生率）からみた胃癌の自然史―受診間隔決定のために．胃と腸 19：201-207，1984
2) 八尾恒良，他：表面型大腸癌の発育経過―X線学的遡及例の検討―大腸腫瘍性病変の発育進展とその遺伝子学的解析に関する研究．平成6年度報告 45-49，1994
3) 武藤徹一郎：大腸ポリープと大腸ポリポージスの臨床と病理，1993

田淵　正文　中目黒消化器クリニック
東京大学腫瘍外科講師

Ⅲ. 各　　論―大　　腸

4．大腸腫瘍内視鏡治療後のサーベイランス
（m，sm 癌治療後の再発，転移）

ポイント
- 遺残再発を予防するには，視野の確保，周辺正常粘膜を含めた計画的分割切除を心がける。
- 遺残のチェックは，約 6 ヵ月後が適当と考える。
- 異時性大腸癌は 5〜10％であり，計画的サーベイランスが重要である。
- 高リスク群のサーベイランスでは，十分な観察による徹底したクリーンコロン化が，頻回の検査以上に重要である。

　sm 癌における内視鏡治療による根治の基準は，いまだ論議されている。そこで今回は，粘膜限局病変についての遺残再発，その後のフォローアップ検査を中心に述べてみたい。

1．m 癌内視鏡治療後の再発に対するサーベイランス

1）内視鏡治療

　内視鏡治療後の遺残再発は，治療時に充分な正常粘膜をマージンに含めた治療をしたか否かにかかっている。分割切除になった場合にその再発率が高いのはいうまでもないが，分割切除になる症例は，20 mm を超える病変に多く，いわゆる LST に対する EMR 法においてはいかに水平断端マージンを確実に確保するかにかかっている。分割切除の遺残再発率は施設，術者において大きく異なる。もっとも影響する因子は確実に切除してしまうという術者の強い意志と思われる。すなわち，計画的な分割切除，出血のマネージメント，拡大内視鏡などによる断端陰性の確認である。

　計画的な分割切除では，拡大内視鏡などによる詳細な観察のもと，sm 層へ浸潤している可能性がある部位をひとつのブロックとして切除し確実に回収すること，病理診断で水平断端陰性の診断は得られないことから，内視鏡的に水平断端陰性を確保することにエネルギーを注ぐことと考える。

　たとえば V irregular pit の存在や LST の結節部分はもっとも重要な病理診断部分であるためひとつのブロックとして切除する。その後周囲から境界の正常粘膜を含めて切除していく（図1）。分割切除の場合は，途中の出血が視野を悪くし遺残の可能性を増すので洗浄，凝固などですばやく止血する。残存していると思われる部位は最後までしつこく切除することが重要である。

　藤井らは分割切除になった病変において，腫瘍径が 20 mm を超えると 30％，30 mm を超えると 40％の遺残再発を報告している[1]。現状での分割切除の成績は，すべての症例を術者，条件など関係なくそのまま集計すれば同様の結果が得られると考える。その意味でも，水平断端陰性の一括切除を目指すことが肝要となる。大腸においても切開剝離法の導入が盛んになり，治療の安全性という観点も踏まえたうえでの評価がまたれる。

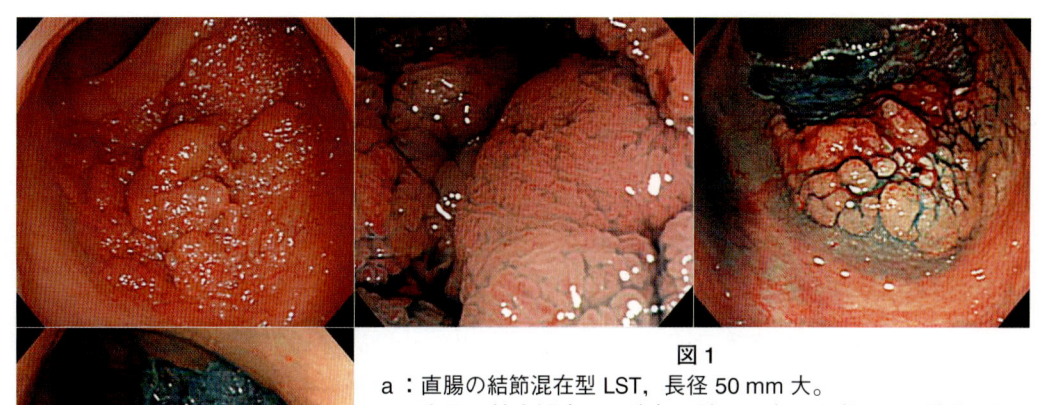

図1
a：直腸の結節混在型 LST，長径 50 mm 大。
b：表面の拡大観察にて隆起の強い一部に不整な pit 構造を認め，正確な病理判定のため分割切除の際に固まりで切除すべき部分と考えた。
c：分割切除では水平断端が陰性になるように，辺縁の正常粘膜を含めた切除，および切除面で取り残しがないことを心がけた分割切除を試みる。
d：水平断端が陰性であること，切除面に遺残粘膜がないかを拡大観察などで十分確かめ，終了する。

2）治療後のサーベイランス

分割切除など治療後の遺残の可能性があると判断される場合，確実なサーベイランスが必要となる。切除後の潰瘍が治癒し被覆上皮に覆われ，遺残の認識ができるようになるには，3ヵ月程度かかる。欧米では，大きい無茎性ポリープは分割切除が多く，英国消化器病学会のガイドラインでは3ヵ月後の再検査を推奨している[2]。藤井らは治療後の遺残再発の発見の中央値は6ヵ月と報告している[1]。コンプライアンスを考えると6ヵ月程度が妥当であろう。

遺残再発した場合の治療は，腰の強い粘膜面を押さえつける力の強いスネア，または必要に応じて2チャンネルスコープを使用している。

2．m，sm 癌治療後の再発，転移

術後再発の8割は，外科手術の2年以内に発症している[3]。再発を早期に効率よく発見する手法として進行癌での CEA によるフォローは広く普及している。しかし，延命効果をもたらすというエビデンスは現時点ではないようである[4]。

早期癌においては，内視鏡治療症例で腫瘍マーカーでフォローをすることは，sm 浅層浸潤癌などリンパ節転移の可能性を疑う症例に限られると考える。筆者らは，10年前に他院にてポリペクトミー治療され断端陽性の粘膜癌と推定され，追加切除のための内視鏡検査においても治療後の瘢痕が発見されず，経過中に CEA の上昇30台にて紹介された症例を経験した。種々の検査にて病巣を発見できず，繰り返した内視鏡検査にて直腸よりのS状結腸に病変を発見し，追加手術を施行しえた。1群リンパ節陽性であったが，術後1年半 CEA の上昇，再発所見はない（図2）。

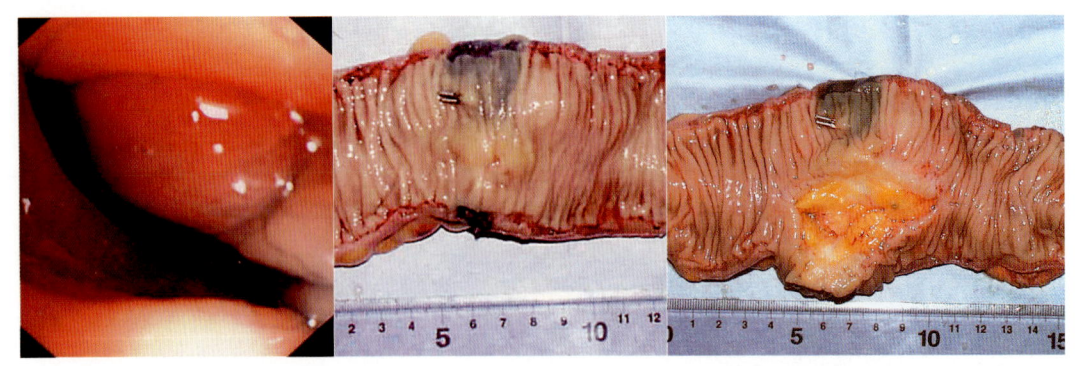

図2
a：CEA 上昇を契機に再発が発見された症例。発見時，CEA は 125 台まで上昇。病巣発見より，9 年 9 ヵ月前にポリペクトミー切除をされていた。病巣は直腸に近い S 状結腸にあり，1 年半にわたる当院での数回の内視鏡検査後発見された。本写真が最良の内視鏡像。改めて同部が内視鏡の死角になりやすいことを思い知らされた。
b，c：病巣は粘膜下腫瘍様の隆起として認識される。内視鏡写真は粘膜下浸潤をとらえていたと考える。se, ly2, v1, n1 であった。

3．異時性大腸癌に対するサーベイランス

　早期癌の内視鏡治療を施行した場合，その後のフォロー検査をどのようにしたらよいか日本でのガイドラインはない。一度，大腸癌に罹患した患者が異時性大腸癌に罹患するリスクは 5～10% と報告され，多発ポリープ，絨毛腺腫，高度異型腺腫，癌などいわゆる advanced neoplasia（以下，AN）の高リスク群と同様のリスクと考えられる[5]。高リスク群であるからには，大腸癌治療後のサーベイランスは，毎年すればよいのであろうか。日本の内視鏡検査の医療費からすれば患者自己負担を考慮しても，高リスク群に対して毎年の検査を勧めるのは，妥当かもしれない。欧米では，ほとんどの大腸癌はポリープから発育進展すると考えられている。ポリープから浸潤癌に進展するまで平均 10 年以上かかると推定されている[6]。内視鏡検査が行われない時代の注腸検査による 10 mm 以上のポリープ経過観察で，5 年で 2.5%，10 年で 8%，20 年で 24% の浸潤癌のリスクがあると報告されている[7]。十分な観察が数回の内視鏡検査で確保できるなら，その後検査間隔を伸ばせる可能性がある。これが，欧米で平均的リスク群では，クリーンコロン後は 10 年おきのサーベイランスでよいのではないかという根拠となっている。

　英米のガイドラインでは，大腸癌術前後の全大腸内視鏡検査の後，異時性癌のリスクに対しては，3 年後のサーベイランスを推奨している[2,5]。その後正常であれば 5 年後，あるいは高リスク群の発見であれば 3 年後を推奨している（図 3）。その最大の根拠は，National Polyp Study でクリーンコロン後は 1 年後も 3 年後も AN の発見率に差がなかったことである[8]。一方，10 年ではなく，3～5 年の検査間隔とする根拠は，AN の最大 6% ほどを 1 回の大腸内視鏡検査で見逃す可能性があるという集計からである[9]。実際の見逃し率においては AN が発生しにくい低リスク，平均的リスク群では低く，AN が発生しやすい高リスク群は大きい。これは，高リスク群では，見逃されている病変の頻度が多いこと，かつ新たに病変ができる可能性が高いためと解釈される。サーベイランスよりも 1 回の徹底したクリーンコロン化が，多くの大腸癌の前駆体である AN を消滅させるもっとも

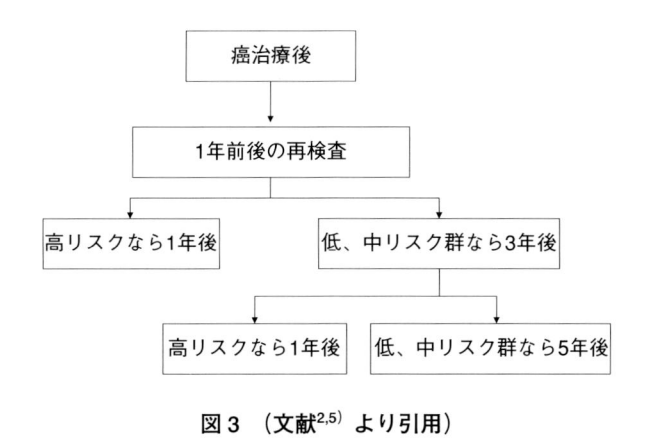

```
                    癌治療後
                       │
                  1年前後の再検査
                   │         │
          高リスクなら1年後  低、中リスク群なら3年後
                              │         │
                    高リスクなら1年後  低、中リスク群なら5年後
```

図3 （文献[2,5]より引用）

強力な手段となる。

　当院で3年以上の経過を追え，そのなかで3回以上の大腸内視鏡検査を受けた40歳以上の患者1542例を対象に初回検査後，フォロー検査中にANが発見される病変の頻度を検討した。初回検査にて粘膜癌の治療後のフォロー中にANが発見される頻度は，初回検査正常検査群，腺腫発見群に比べ，それぞれ約15倍，5倍であった（**図4a**）。またそれぞれの群を2回の大腸内視鏡検査をした結果で同様の群分けを行い，2回検査後のフォロー検査におけるAN発見率を1回の大腸検査後をフォローとした群と比較してみると，正常検査群，5mm以下の腺腫のみの群は，AN発見率が減るが，6mm以上の腺腫群，粘膜癌群では，減少がなかった（**図4b**）。今回の検査は，ほとんどが左側臥位での観察が行われていた。今回の結果は，低，または中リスク群では，2回検査でANの発見頻度を減らすことができるが，いわゆる高リスク群においてはANが潜在的に多く存在し，十分なクリーンコロン化を目指した検査をしなければ，2回検査後でもANの発見頻度の優位な減少をのぞめないと解釈される。まさに，1回の徹底した内視鏡観察が，サーベイランス以上に重要となる結論を得た。現在，当院において，前処置の状態，体位変換による観察においてANの発見率を再検討中である。

　五十嵐らは，いわゆる高リスク群に対して1年後の介入後も1〜2年ごとのサーベイランスを推奨している[10]。2896例の検討中，1年ごとにサーベイランスされた症例においても数例の浸潤癌の発見例があった。1年毎の検査サーベイランス時に浸潤癌を可能な限り発生させないという視点からは，1〜2年ごとの検査の必要性を示している。頻度は低いものの，初回検査時に単発腺腫と診断された群においても毎年のサーベイランスで浸潤癌が発生しており，完全に発生させないというのはきわめて困難であるようである。短期間に発生進展したデノボ癌の可能性も否定できず，その割合の検討が待たれる[11]。すべての対象者のサーベイランスを毎年行うことは不可能であると考えるので，欧米同様，一定の介入のあとのサーベイランスにおいて1年ごと，3年ごとなどの比較試験による浸潤癌の発見頻度の違い，生命の危険が高い進行癌の発生頻度などの検討が待たれる。将来は，この結果を踏まえ，ICにより個々の患者においてサーベイランス間隔を選択してもらうのが妥当であろう。

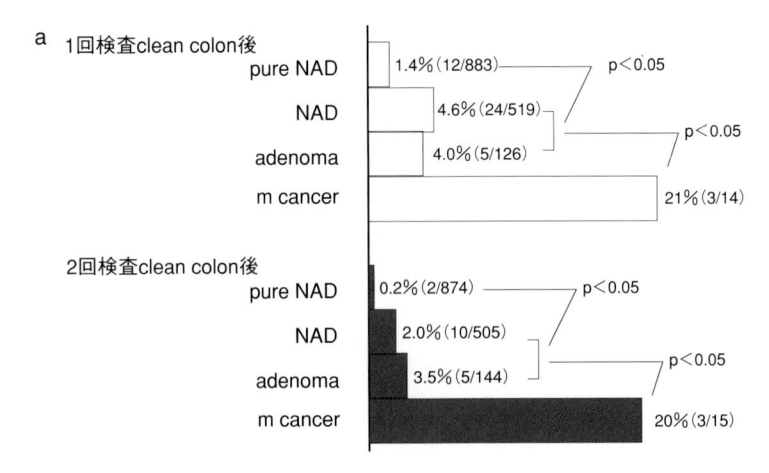

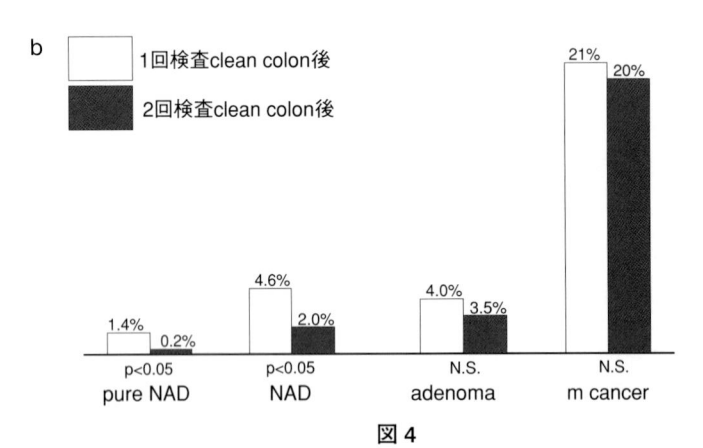

図4
pure NAD：正常検査群，NAD：5 mm 以下の腺腫のみ発見された群，adenoma：6 mm 以上の腺腫が発見された群，m cancer：粘膜癌が発見された群
＊当研究は，厚生労働省がん研究助成「難治がんの総合的な対策に関する研究」の一部である。

■参考文献

1) 藤井隆広, 住吉徹哉, 斉藤 豊, 他：大きな大腸病変に対する計画的分割切除. 消化器内視鏡 14：1784-1789, 2002

2) Atkin WS, Saunders BP：Surveillance guidelines after removal of colorectal adenomatous polyps Gut 51：v6-v9, 2002

3) Umpleby HC, Fermer JT, Symes MO, et al：Viability of exfoliated colorectal carcinoma cells. Br J Surg 71：659-663, 1984

4) Moertel CG, Fleiming TR, Macdonald JS, et al：An evaluation for the carcinoembryonic antigen (CEA) test for monitoring patients with resected colon cancer. JAMA 270：943-947, 1993

5) Scholefield JH, Steele RJ：Guidelines for follw up after resection of colorectal cancer. Gut 51：v3-v5, 2002

6) Hofstad B, Vatn M. Growth rate of colon polyps and cancer. Gastrointes Endosc Clin N Am 7：345-363,

1997

7) Stryker S, Wolff B, Culp C, et al：Natural history of untreated colonic polyps. Gastroenterology 38：1009-1013, 1987

8) Winawer S, Zauber A, O'Brian M, et al：Randomized comparison of surveillance intervals after colonoscopic removal of newly diagnosed adenomatous polyps. N Engl J Med 328：901-906, 1993

9) Rex DK, Cutler CS, Lemmel GT, et al：Colonoscopic miss retes of adenomas determined by back-to-back colonoscopies. Gastroenterology 112：24-28, 1997

10) 五十嵐正広，佐田美和，小林清典，他：大腸浸潤癌の見落とし予防を含めた効率的な内視鏡検査計画．消化器内視鏡 14：459-465, 2002

11) Rembacken BJ, Fujii T, Dixson MF, et al：Flat and depressed colonic neoplsms：prospective study of 1000 colonoscopies in the UK. Lancet 355：1211-1214, 2000

尾田　恭，蓮田　究，後藤　英世，服部　正裕　服部胃腸科

Ⅲ. 各論―大腸

5．UCの癌化とサーベイランス

ポイント

- UCに合併する腫瘍性病変のrisk factorとして長期罹患，広範囲罹患があげられる。
- 腫瘍合併のhigh risk症例に対してsurveillance colonoscopyが推奨されているが，その効果は満足できるものではない。
- surveillanceで問題となる点はUCに合併する腫瘍性病変の内視鏡診断と組織診断の難しさである。これらの解決のために前者に対しては拡大内視鏡や高画素内視鏡による腺管開口部の観察が，後者に対してはp53の異常の解析が補助的診断となり得る。
- 新たなhigh risk markerの候補として非腫瘍性粘膜における遺伝子変化の解析があげられる。特にage-related methylationやtelomereの解析はhigh risk群の選定に有効でありhigh risk markerとして期待できる。

　潰瘍性大腸炎（ulcerative colitis：UC）における大腸腫瘍合併のrisk factorとして罹患期間と罹患範囲があげられる。**表1，表2**に第22回大腸癌研究会での全国集計を示したが，罹患期間が長期にわたるUC患者，罹患範囲が広範囲のUC患者においては，腫瘍合併が高率となっている。このため，10年以上の長期罹患患者，全結腸炎型あるいは左側結腸炎型の広範囲罹患患者に対してsurveillanceが推奨されており，定期的に大腸内視鏡検査を行い内視鏡的に腫瘍の初期病変を発見するとともに大腸の各部位からrandom biopsyを行い内視鏡では発見困難な腫瘍性病変を組織学的に発見することを目的としている。しかし，UCに合併する腫瘍性病変，特にdysplasiaあるいは早期大腸癌の内視鏡診断や組織学的診断は，慢性炎症を背景粘膜として発生することや，腫瘍の肉眼形態，組織形態の特殊性ゆえに困難な場合があり，サーベイランスが充分有効に機能しているとは言い難い。本稿ではサーベイランスの現状と問題点を述べ，より有効なサーベイランスの可能性について考えた。

1．サーベイランスの現状

1）欧米における報告

　欧米では1980年代からUCにおけるサーベイランスの有用性に関する報告がなされている。Axon, Lynchら[1,2]は1980年から1993年の14年間に12施設からの報告をまとめ，サーベイランスを受けていたUC症例1916例のうち92例に大腸癌の合併がみられた。この92例のうち40症例がDukes's C以上の進行病変であり，さらにDukes's A, Bであった52症例のうち定期的なsuveillance colonoscpyで発見されたのは11症例のみであったことからサーベイランスの有用性を疑問視している。最近10年間の報告をみると，Collenら[3,4]はサーベイランスで発見された大腸癌16症例とサーベイランスを受けていなかった大腸癌104症例の5年生存率を比較しサーベイランス群で

表1 観察年数別の潰瘍性大腸炎および大腸癌合併症例数

観察期間	UC症例数	大腸癌合併例	%
0～5年	2577	39	1.5
6～10年	1092	22	2.0
11～15年	639	28	4.4
16～20年	328	20	6.1
21～25年	115	14	12.1
26～30年	36	5	13.8
31～35年	10	1	10.0
36年以上	6	1	16.6
不明	823	0	
合計	5626	130	2.3

（第55回大腸癌研究会アンケート結果）

表2 大腸癌を合併した潰瘍性大腸炎の病変範囲

病変範囲	症例数	%
直腸炎型	6	4.9
左側大腸炎型	28	23.0
全大腸炎型	81	66.4
右・区域性大腸炎型	4	3.3
不明	3	2.5

（第55回大腸癌研究会アンケート結果）

有意に良好（87.1% vs 55.0%, p=0.024）であったと報告している。しかし同時に彼らは，372例のサーベイランス症例に発見された大腸癌17例のうち6例は定期的な surveillance colonoscopy にも関わらず有症状で発見され，全例 Dukes's C 以上であり4例が死亡したと報告している。また，Choi ら[5]もサーベイランスで発見された大腸癌19症例とサーベイランスを受けていなかった大腸癌22症例の Dukes's stage と5年生存率を比較し，サーベイランス群で Dukes's stage は有意に早期（Dukes's A/B/C：7/8/4 vs 3/6/13）であり，5年生存率も有意に良好（77.2% vs 36.3%, p=0.026）であったと報告している。しかし，この報告でもサーベイランス群に Dukes's C stage が2割以上含まれている。

このように欧米の報告によるとサーベイランスは，確かに潰瘍性大腸炎に合併する大腸癌の予後を改善すると思われるが発見された大腸癌に多くの進行癌が含まれること，またサーベイランスの効果に否定的な報告もみられることからその有用性についてはいまだ contravertial である。

2）本邦でのサーベイランスの成績

本邦においては潰瘍性大腸炎に合併する大腸癌症例が少なかったことからサーベイランスの有用性に関する検討が十分ではない。唯一，Suzuki ら[6]が147例の prospective study を報告している。それによると147例中17例に腫瘍性病変を合併し，そのなかで surveillance colonoscopy を行わなかった3例はいずれもリンパ節転移陽性大腸癌であったのに対し，4回以上行った9例にはリンパ節転移を認めず，内5例は粘膜内癌であったことからサーベイランスで長期に経過をみた症例ではより早期の癌が発見される傾向を示した。

また本邦の1990年から2002年の13年間に論文にて症例報告された UC に合併した腫瘍性病変は118症例あり，これらのサーベイランスの有無と，Dukes's stage，遠隔転移との関連を検討した（**表3**）。サーベイランスの有無が判定できなかった13症例を除いた105症例の内41症例がサーベイランスを施行されていたが，残りの64症例は定期的な surveillance colonoscopy が行われておらず，活動度判定のため，経過観察のため，あるいは腹痛，下血，ileus などの有症状のため colonoscopy や注腸検査にて大腸腫瘍が発見された。このうち Dukes's stage の判定が可能であった症例がサーベイランス群で28症例，非サーベイランス群で48症例，計76症例あった。サーベイランス群で

表3 surveillanceの有無別にみたDukes's stageと遠隔転移

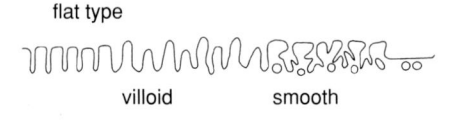

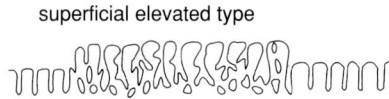

		surveillance 施行（41）	surveillance 未施行（64）
Dukes's stage	A	22	15
	B	2	8
	C	4	25
	不明	13	16
肝転移	陽性	1	4
腹膜播種	陽性	0	7

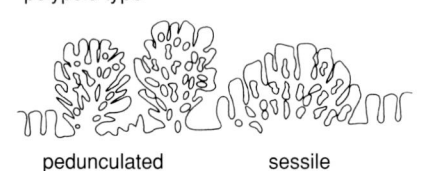

図1 dysplasiaの肉眼的分類

flat type — villoid, smooth

superficial elevated type — smooth, granular, villous

polypoid type — pedunculated, sessile

はDukes's A/B/Cがそれぞれ22例（78.6％）/2例（7.1％）/4例（14.3％）であったのに対し，非サーベイランス群ではDukes's A/B/Cがそれぞれ15例（31.2％）/8例（16.7％）/25例（52.1％）であった．また，肝転移陽性であった5症例中4例は非サーベイランス群であり，腹膜播種陽性7症例全例が非サーベイランス群であった．このようにサーベイランスが有効である一方で，年1回のcolonoscopyにも関わらずDukes's stage Cや遠隔転移陽性例が存在することは問題である．

2．サーベイランスにおける腫瘍性病変診断の問題点

このようにサーベイランスの有用性の評価が定まっていないのは，潰瘍性大腸炎に合併する腫瘍性病変，特に前癌病変であるdysplasiaと早期大腸癌の内視鏡診断，組織診断の難しさに起因する．

1）内視鏡診断

　UC に合併する dysplasia の内視鏡像として Fujimori ら[7]は図1のように flat type, superficial elevated type, polypoid type に分類している。しかしながらこれらの病変，特に flat type, superficial elevated type の病変を慢性炎症性粘膜の中から内視鏡的に発見することは困難なことが多く，このため surveillance colonoscopy において random biopsy に頼らざるを得なくなっている。しかし，仮に10個の random biopsy を行ったとしても全大腸の 0.05％に相当する部分にすぎず random biopsy の限界を感じる。さらに浸潤癌であっても図2のような flat type を呈する腫瘍がみられ，実際にサーベイランスを行っているにもかかわらず進行癌で発見される症例が数多く存在する。サーベイランスの効率を向上させるためには，腫瘍性病変の内視鏡診断の質を上げ，target biopsy を目標とする必要がある。

　本邦においては工藤らを中心に腺管開口部の形態，すなわち pit pattern に基づいた大腸腫瘍の診断学が注目されている。拡大内視鏡，高画素内視鏡を用いた大腸内視鏡検査で pit pattern の観察により散発性大腸病変の腫瘍性，非腫瘍性の鑑別，さらには癌の浸潤度の診断と治療方針の決定にも有用とされている。WHO 分類においても pit pattern は大腸腫瘍の組織像の予測に有用と明記されており，pit pattern 診断は世界的にも認められつつある。

　われわれは，UC に合併した腫瘍性病変の pit pattern 観察の有用性を検証するため大腸腫瘍にて大腸全摘術を施行された UC 8 例を対象に実体顕微鏡にて表面構造を観察した。その結果，腫瘍性病変の腺管開口部は類円形，棍棒状，樹枝状，絨毛状とさまざまな形態を呈した（図3）。一方，非腫瘍性粘膜の腺管開口部も円形，類円形，棍棒状，樹枝状と多様であった。すなわち，散発性大腸腫瘍と異なり UC に合併する腫瘍の場合は腺管開口部の形態のみで腫瘍性，非腫瘍性の鑑別は困難であった。しかし，同じ腺管開口部の形態であっても腫瘍性病変はその腺管密度が周囲の非腫瘍性病変に比較すると高い傾向があり，腺管密度に着目して表面構造を観察することは腫瘍性病変の診断に有用であることが示唆された[8]。Kiesslich ら[9]も UC に合併する腫瘍の内視鏡診断に表面構造の観察が有用であることを報告している。彼らは methylene blue による chromoendoscopy にて工藤らの pit pattern classification を用いることで腫瘍，非腫瘍の鑑別が特異度，感度 93％で可能であるとしている。しかし，われわれの検討では非腫瘍性粘膜でも慢性炎症の反復により工藤らの pit pattern classification のⅢ，Ⅳに相当する形態を示す腺管開口部（図4）が少なくないことから Kiesslich らの報告には疑問が残る。

2）組織診断

　1967年 Morson により dysplasia，すなわち腫瘍性異型上皮の概念が提唱されるようになった。その後，大腸癌を併発した UC の上皮には癌病変に連続して，あるいは離れた部位に dysplasia と呼ばれる前癌病変を高率に伴うこと，また生検組織にて dysplasia が証明された患者で大腸切除を行った場合に高い確率で大腸のどこかに癌が存在していたことなどから，UC からの癌発生は dysplasia-carcinoma sequence に基づくといわれている。そのため dysplasia の診断は前癌状態で腫瘍性病変を診断するために，さらには併存する癌のリスクを認識するうえで重要である。しかし UC に合併する dysplasia は組織学的に構造異型に乏しく，腺管密度があまり高くない病変が多く（図5），さら

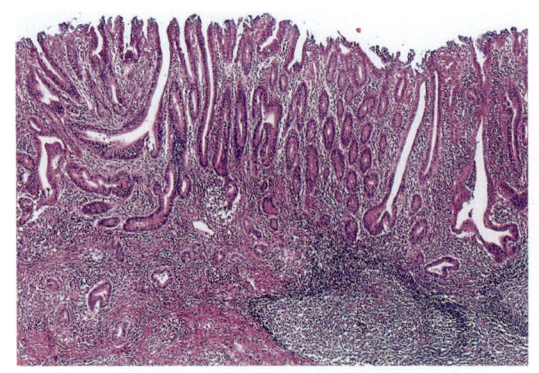

図2 UC に合併した平坦型の腫瘍性病変
UC-Ⅳに相当し粘膜下層への浸潤を認める。

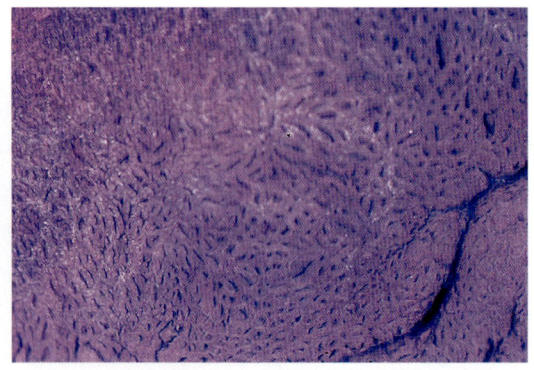

図3 図2のUC-Ⅳに相当する腫瘍性病変の実体顕微鏡像
類円型，棍棒状の腺管開口部が密に分布している。

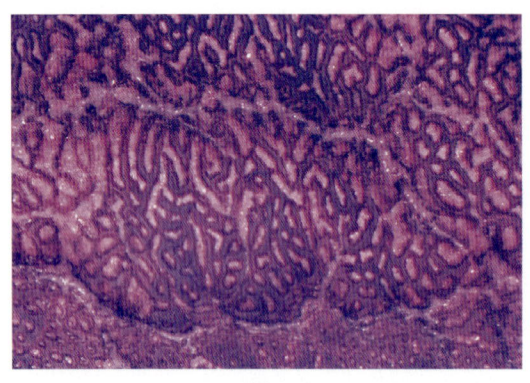

図4
実体顕微鏡像にて類円型，棍棒状の腺管開口部がみられるが組織学的には過形成性変化を伴う非腫瘍性粘膜であった。

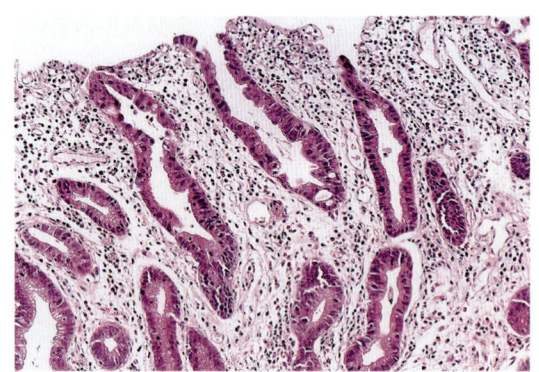

図5 UC に合併した平坦型腫瘍性病変
散発性大腸腫瘍と比較し腺管密度が低く構造異型も目立たない。

に慢性炎症に伴う再生性変化も加わり，組織学的診断において dysplasia，すなわち腫瘍性異型をもつ病変であるのか，あるいは炎症に伴う再生性変化であるのか鑑別が困難な場合がある。さらに診断を困難にしている点は粘膜層と粘膜下層における異型度が異なる症例が多く，dysplasia のみならず浸潤癌であっても生検材料のように限られた検体では鑑別に苦慮することが少なくない（**図6**）。したがって HE 染色標本以外の手法を用いた補助的診断が必要である。

p53 遺伝子の異常は多くの大腸癌の発癌に関与しており，UC に合併した大腸癌においても高率に異常が認められる。当教室において外科的に切除された大腸進行癌合併 UC 9 例の 120 病変を対象に p53 免疫染色を施行したところ**表4**に示すように UC-Ⅰ（炎症性変化），Ⅱa（炎症性が腫瘍性が判定に迷う変化であるが炎症性変化がより疑われるもの）では蛋白核内異常集積を認めなかったが，UC-Ⅱb（炎症性が腫瘍性が判定に迷う変化であるが腫瘍性変化がより疑われるもの）では 30％に UC-Ⅲ（腫瘍性変化であるが，癌とは判定できないもの）では 58％に UC-Ⅳ（癌）では 61％に核内異常集積を認めた。さらに 38 病変を対象に PCR-SSCP 法にて p53 exon 5 から 8 の変異の有無を

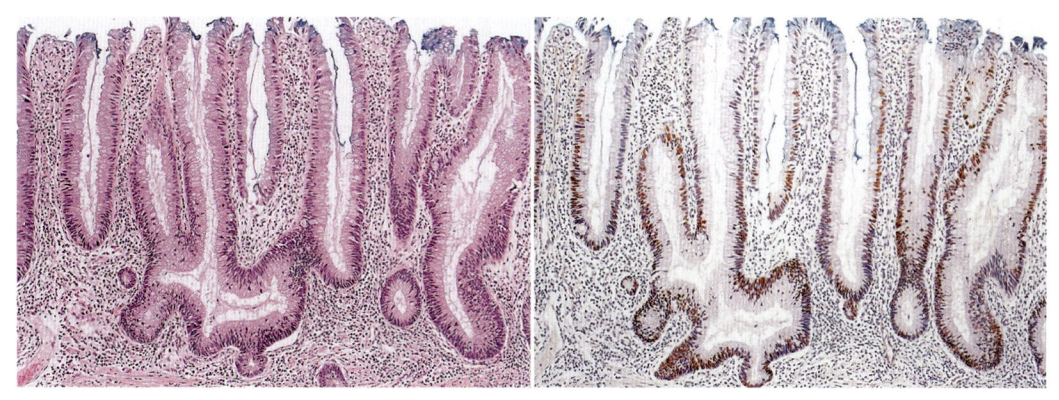

図6 UCに合併した平坦型腫瘍性病変
表層では異型が弱くこの部分だけでは腫瘍性病変の診断は困難である。粘膜深層では異型を示し、p53免疫染色にて核内異常集積を認めた。(a：HE, b：p53免疫染色)

表4 各病変のp53免疫染色におけるp53蛋白核内異常集積の頻度

Histological diagnosis	n	positive staining（%）
UC-I	5	0 (0)
UC-IIa	38	0 (0)
UC-IIb	35	14 (40.0)
UC-III	24	14 (58.3)
UC-IV	18	11 (61.1)

表5 各病変のp53 exon 5-8 mutationの頻度（PCR-SSCP法）

Histological diagnosis	n	p53 exon 5-8 mutation（%）
UC-I	2	0 (0)
UC-IIa	10	2 (20.0)
UC-IIb	10	8 (80.0)
UC-III	13	12 (92.3)
UC-IV	8	8 (100)

検索したところ表5に示すようにUC-IIbでは70%、UC-III、IVの腫瘍性病変では90%以上に変異バンドを認めた。このように免疫染色、PCR-SSCP法によるp53の異常の解析は腫瘍性異型と再生性変化の鑑別とp53異常例では浸潤癌を合併していたという2点が重要であり、前者は形態診断の補助として、後者は浸潤癌合併の高危険度群の拾い上げに有用であった。しかし免疫染色では腫瘍性病変の約40%でp53蛋白の核内異常集積を認めなかったことから免疫染色が陰性であれば非腫瘍性病変であると解釈すると診断の正確性が損なわれると思われる。免疫染色が陰性であった病変のPCR-SSCP法の結果を表6にまとめると腫瘍性病変ではp53免疫染色が陰性であっても95%以上でexon 5から8にmutationを認めた。p53遺伝子に異常があってもnonsense mutationなどによりtruncated proteinとなり免疫染色ではp53蛋白が核内異常集積を示さないことがある。したがってp53免疫染色が陰性であっても腫瘍性異型が疑われる時に積極的にPCR-SSCPなどにて変異を検索することは、診断の精度を向上させると考えられる[8]。

表6 免疫染色で陰性であった病変の p53 exon 5-8 mutation の頻度（PCR-SSCP 法）

Histological diagnosis	n	p53 exon 5〜8 mutation(%)s
UC-Ⅰ	2	0 (0)
UC-Ⅱa	10	2 (20.0)
UC-Ⅱb	7	5 (71.4)
UC-Ⅲ	8	7 (85.7)
UC-Ⅳ	6	6 (100)

3．新たな high risk marker

1）非腫瘍性粘膜における遺伝子変化

　前述のように UC に合併する大腸癌の high risk marker として UC 罹患期間と罹患範囲があげられる。しかし同じ罹患期間であっても炎症の程度によって neoplasia の risk は変わるであろう。また UC の発症時期が不明な症例もある。さらに前述のように UC neoplasia の内視鏡診断，組織診断の難しさから，high risk のためサーベイランスを行っても，その有効性，効率性は十分満足行くものではない。近年，腫瘍合併 UC 症例や長期罹患症例の非腫瘍性粘膜においても p53, microsatellite instability, p16 hypermethylation, K-ras, chromosomal alteration などのさまざまな遺伝子変化が起こっていることが報告されている。これらの変化を腫瘍合併 UC と腫瘍非合併 UC の2群における非腫瘍性粘膜を対象として解析し，新たな high risk marker としての有用性が検討されている。

（1）p53 遺伝子

　Lashner ら[10]は UC 長期罹患患者95例のサーベイランスで得られた非腫瘍性粘膜の生検組織を対象に p53 免疫染色を行い，p53 蛋白核内異常集積を認めた症例では認めなかった症例の約5倍の腫瘍性病変合併の危険があったと報告している。また，Holzmann ら[11]も非腫瘍性粘膜の生検組織を対象に PCR-SSCP 法にて p53 の変異を解析し腫瘍合併 UC では50％以上に変異を認めたのに対し，腫瘍非合併 UC では20％以下であったことから非腫瘍性粘膜の p53 の異常の解析は腫瘍発生の high risk 群の選定に有用であることを指摘している。

（2）DNA aneuploidy

　散発性大腸癌の70％以上に認められる DNA aneuploidy は，UC に合併した大腸腫瘍においても高頻度に異常が認められることから前癌病変のマーカーとして，また組織学的な補助診断としての有用性が以前から報告されていた。Lindberg ら[12]は UC 147例について surveillance colonoscopy で得られた生検組織6検体を用いた prospective study を行った。その結果，aneuploidy を認めた20症例のうち14例（70％）に腫瘍の合併を認めたのに対し，aneuploidy を認めなかった127例では21例（17％）にのみ腫瘍の合併を認めたことから，非腫瘍性上皮の aneuploidy を解析によって94％の specificity で腫瘍性病変の発生を予見できたと報告している。また，Havermann ら[13]や Holzmann ら[11]の retrospective study にて腫瘍合併 UC では70％以上に aneuploidy が認められたのに対し腫

瘍非合併 UC では 20％以下あり非腫瘍性粘膜における aneuploidy の high risk marker としての有用性を報告している。

（3）Sialyl-Tn antigen

ムチン関連抗原である Sialyl-Tn antigen は，正常大腸粘膜ではほとんど発現しないが，散発性大腸癌や UC に合併した腫瘍性病変では高頻度に発現を示すことが知られている。Karlen ら[14]は，腫瘍合併 UC 6 例 323 生検組織と非合併 UC 6 例 402 生検組織を対象に sialyl-Tn の発現を免疫組織学的に検討した。腫瘍合併 UC では 47％で発現を認めたのに対し腫瘍非合併 UC では 7％と有意に腫瘍合併 UC で発現が高頻度であった。また対象を非腫瘍性粘膜に限定しても腫瘍合併 UC では 33％，腫瘍非合併 UC では 7％と有意差を示したことから非腫瘍性粘膜の sialyl-Tn の発現が UC に合併する腫瘍性病変を予見するマーカーとして有用であると報告した。

（4）age-related methylation

最近，遺伝子の不活化のメカニズムのひとつとしてプロモーター領域メチレーションの異常（hypermethylation）が注目されている。メチレーションの異常は，変異や欠失と異なり遺伝子の塩基配列自体には異常と起こすことなく不活化させることからエピジェネテック（epigenetic）な異常と呼ばれている。多数の遺伝子が hypermethylation によって不活化されていることが明らかになりつつあるが，このなかで加齢とともにメチレーションが起こり不活化されていく遺伝子があることが明らかにされ，age-related methylation と呼ばれている。例えば正常大腸粘膜におけるエストロゲンレセプター遺伝子（ER）のメチレーションの異常は，加齢とともに頻度を増し大腸癌においては高率に認められることから ER の hypermathylation による不活化は大腸腫瘍が発生する素因のひとつと考えられている。大腸粘膜において age-related methylation を示す遺伝子が ER 以外にも複数認められ，Issa ら[15]はこれらの遺伝子のメチレーションの異常の解析が UC における大腸腫瘍合併の予見マーカーとなり得るか検討した。High grade dysplasia を合併した UC と合併していない UC の非腫瘍性粘膜を対象に age-related methylation 遺伝子である ER, MYOD, p16 exon 1, CSPG2 のメチレーションの異常を解析し，High grade dysplasia を合併した UC の非腫瘍性上皮において有意にメチレーションが高頻度あることを報告した。彼らは age-related methylation の異常が UC に合併する腫瘍性病変の biomarker となり効率の良い surveillance colonoscopy に寄与するであろうと結論づけている。われわれも腫瘍合併 UC と非合併 UC を対象に methylation specific PCR にて ER の methylation を解析した。その結果，腫瘍合併 UC の非腫瘍性粘膜では 80％以上で methylation を認めたのに対し，腫瘍非合併 UC では約 20％のみであった。さらに腫瘍合併 UC では直腸から盲腸まで広範囲に methylation を認めた。すなわち，UC において持続的な慢性炎症により早期に age-related methylation が進行する，すなわち加齢状態となることで腫瘍を合併しやすい背景粘膜になっていることが予想され，この age-related methylation の解析が腫瘍発生の high risk marker として有用であることが期待できる。

（5）Telomere

O'Sullivan ら[15]は腫瘍合併 UC15 例と年齢，罹患期間に差のない腫瘍非合併 UC13 例を対象にそれぞれ非腫瘍性粘膜から抽出した DNA の Telomere length を比較した。腫瘍合併例は非合併例よりも Telomere length が 30％も短縮していることと chromosomal instability を高頻度に認めることを報告した。Telomere は染色体を核内で安定に存在される機能を持っているが，生殖細胞以外での体

細胞では細胞分裂のたびにその長さが短縮する。加齢とともに Telomere は短縮するため年齢と Telomere length は逆相関している。彼らは UC の慢性炎症による rapid cell turnover や oxidative injury が Telomere length を早期に短縮させ，DNA の安定性が損なわれることが発癌に関与すると考え，Telomere length の解析が腫瘍発生に high risk marker となり得ること示した。

このように腫瘍合併 UC と非合併 UC の非腫瘍性粘膜における遺伝子変化を UC の腫瘍合併 high risk marker として活用できるかどうかの検討がなされてきている。しかし，p53 や aneuploidy, sialyl-Tn antigen を marker とした検討は，いずれも非常に多数の生検組織を用いたものである。例えば，aneuploidy と p53 についての Holzmann の検討では 83 症例で 1486 個の生検組織を，また sialyl-Tn antigen の検討でも 26 症例，1681 生検組織を対象としている。しかし，実際に high risk marker として活用するためには多数の検体が必要であることは実用面ではマイナスとなる。それに対して，Issa らの age-related methylation や O'Sullivan らの telomere length の検討の特筆すべき点として 1 症例につき 1 個の非腫瘍性粘膜を対象に検討しており，例えば直腸粘膜からの生検組織のみで high risk 群の選定ができる可能性があり，今後臨床応用できる high risk marker として期待できる。

2）他の material を用いた分子生物学的検討

散発性大腸腫瘍では非侵襲的スクリーニング法として，糞便や腸管洗浄液を用いた K-ras 遺伝子などの大腸癌の発育進展に関わる遺伝子の異常の検出が有用であると報告されている。糞便を用いた K-ras 遺伝子変異の検討によると，変異陽性の腫瘍が存在す場合は 50 から 90% にその変異を認め，腫瘍全体でも 20 から 50% に検出されると報告されている。さらに APC や p53 などの癌抑制遺伝子, microsatellite instability を組み合わせることにより検出率が増すとも報告されている。また，血清を用いた検討も報告されている。

UC neoplasia の非侵襲的スクリーニング法として腸管洗浄液や血清を用いた検討が報告されている。Lang ら[16]は UC 長期罹患症例の腸管洗浄液を用いて K-ras, p53 の変異を検討し，31 例中 6 例（19%）にどちらの遺伝子の異常を認めたと報告した。一方，非 UC 症例では 27 例中 1 例（3%）にしか変異を認めず，腸管洗浄液を用いた遺伝子変異の検索によるスクリーニング法の有用性を述べている。また，Borchers ら[17]は 4 例の UC 長期罹患症例の血清を用いて K-ras 遺伝子の変異を 2 例に認めたことからスクリーニング法の手段となる可能性を示唆している。しかしながら，これら二つの検討はいずれも変異を認めた症例に neoplasia の合併やその後の発生を認めておらず，このスクリーニング法の有用性の確認が必要である。

まとめ

UC に合併する腫瘍性病変に対するサーベイランスの現状と問題点，その解決の可能性について述べた。有効なサーベイランスのためには，まず内視鏡診断，組織診断の精度を向上させることが必要である。しかし，今後増え続けるであろう UC 長期罹患患者に対応し有効なサーベイランスを行うためには新たな high risk marker の確立と応用が必要である。high risk 群の選定が可能になれば，それに応じて surveillance colonoscopy の間隔を短くすることや，内視鏡診断には色素内視鏡や拡大内視鏡を用い，組織診断には分子生物学的手法を取り入れることでサーベイランスの正確性と

効率性が向上すると思われる。ひいては増え続ける UC 長期罹患患者の予後を向上させることが期待できる。

■参考文献

1) Lynch DA, Lobo AJ, Sobala GM, et al：Failure of colonoscopic surveillance in ulcerative colitis. Gut 34：1075-1080, 1993

2) Axon AT：Cancer surveillance in ulcerative colitis--a time for reappraisal. Gut 35：587-589, 1994

3) Connell WR, Talbot IC, Harpaz N, et al：Clinicopathological characteristics of colorectal carcinoma complicating ulcerative colitis. Gut 35：1419-1423, 1994

4) Connell WR, Lennard-Jones JE, Williams CB, et al：Factors affecting the outcome of endoscopic surveillance for cancer in ulcerative colitis. Gastroenterology 107：934-944, 1994

5) Choi PM, Nugent FW, Schoetz DJ Jr, et al：Colonoscopic surveillance reduces mortality from colorectal cancer in ulcerative colitis. Gastroenterology 105：418-424, 1993

6) Suzuki K, Muto T, Shinozaki M, et al：Results of cancer surveillance in ulcerative colitis. J Gastroenterol 30：(Suppl 8)：40-42, 1995

7) Fujii S, Fujimori T, Kashida H.：Ulcerative colitis-associated neoplasia. Pathol Int 52：195-203, 2002

8) Fujii S, Fujimori T, Chiba T：Usefulness of analysis of p53 alteration and observation of surface microstructure for diagnosis of ulcerative colitis-associated colorectal neoplasia. J Exp Clin Cancer Res 22：107-115, 2003

9) Lashner BA, Shapiro BD, Husain A, et al：Evaluation of the usefulness of testing for p53 mutations in colorectal cancer surveillance for ulcerative colitis. Am J Gastroenterol 94：456-462, 1999

10) Holzmann K, Weis-Klemm M, Klump B, et al：Comparison of flow cytometry and histology with mutational screening for p53 and Ki-ras mutations in surveillance of patients with long-standing ulcerative colitis. Scand J Gastroenterol, 36：1320-1326, 2001

11) Lindberg JO, Stenling RB, Rutegard JN：DNA aneuploidy as a marker of premalignancy in surveillance of patients with ulcerative colitis. Br J Surg 86：947-950, 1999

12) Habermann J, Lenander C, Roblick UJ, et al：Ulcerative colitis and colorectal carcinoma：DNA-profile, laminin-5 gamma2 chain and cyclin A expression as early markers for risk assessment. Scand J Gastroenterol 36：751-758, 2001

13) Karlen P, Young E, Brostrom O, et al：Sialyl-Tn antigen as a marker of colon cancer risk in ulcerative colitis：relation to dysplasia and DNA aneuploidy. Gastroenterology 115：1395-1404, 1998

14) Issa JP, Ahuja N, Toyota M, et al：Accelerated age-related CpG island methylation in ulcerative colitis. Cancer Res 61：3573-3577, 2001

15) O'Sullivan JN, Bronner MP, Brentnall TA, et al：Chromosomal instability in ulcerative colitis is related to telomere shortening. Nat Genet 32：280-284, 2002

16) Lang SM, Stratakis DF, Heinzlmann M, et al：Molecular screening of patients with long standing extensive ulcerative colitis：detection of p53 and Ki-ras mutations by single strand conformation polymorphism analysis and differential hybridisation in colonic lavage fluid. Gut 44：822-825, 1999

17) Borchers R, Heinzlmann M, Zahn R, et al：K-ras mutations in sera of patients with colorectal neoplasias and long-standing inflammatory bowel disease. Scand J Gastroenterol 37：715-718, 2002

藤井　茂彦，富永　圭一，藤盛　孝博　獨協医科大学　病理学（人体分子）
亀岡　信悟　東京女子医科大学　第二外科学

6. クローン病の長期経過

ポイント

- 10年以上経過したクローン病長期経過例ではその病変部位に応じた発癌の可能性を念頭に置かなければならない。
- 小腸癌は一般母集団の6倍の頻度で発生し，男性，長期罹患例，瘻孔例，バイパス例に発症しやすく，早期発見困難である。狭窄病変に対しては近年strictureplastyも行われているが，strictureplasty後の発癌も報告されている。
- 大腸癌は一般母集団の4から20倍の頻度で発生し，若年発症例，長期経過例，狭窄例，バイパス例，瘻孔例などがハイリスク例と考えられサーベイランス内視鏡が必要と考えられる。
- 痔瘻癌は痔瘻の長期経過例に発症しやすいが早期発見困難である。経過中の症状増悪例，人工肛門造設にもかかわらず症状改善しない例，特に痔瘻からのコロイド様分泌のみられる例では癌化を疑い繰り返し生検が必要である。
- 内視鏡などを用いた従来の癌化サーベイランス検査には限界があり，分子生物学的マーカーなどを用いた新しいサーベイランス検査法の開発が望まれる。

1. クローン病に合併する消化管癌

クローン病は1932年にニューヨークのMount Sinai HospitalのBurrill Bernard Crohnらによって初めて報告され，腸管粘膜の全層性炎症と非乾酪性類上皮性肉芽腫形成を特徴とする炎症性腸疾患である。縦走潰瘍，敷石像を主体とする病変が小腸と大腸に好発するが，口腔より肛門までの全消化管に起こり得る。再燃と寛解を繰り返しつつ慢性に経過する。クローン病は10から30歳代の若年者に好発し，年々増加して2000年度厚生労働省特定疾患登録患者数は2万人近くとなり，稀な難病ではなくなりつつある。この病気が21世紀の日本を担うべき若年者に好発し，かつ満足すべき治療法がないことは重大な問題である。

クローン病は良性疾患であるが慢性炎症の持続により消化管あるいは他の臓器に悪性腫瘍をときに合併する。クローン病患者が増加し，長期罹患例が増加するにつれ，今後クローン病に合併した悪性腫瘍が増加することが予想される。

クローン病経過中の発癌としては，
①慢性炎症による消化管の悪性腫瘍
②慢性リンパ球炎症による造血器系悪性腫瘍
③その他の悪性腫瘍
に分けられる。

本稿ではクローン病に合併する悪性腫瘍のうち消化管の癌について，小腸癌，大腸癌，痔瘻癌に分けて解説する。

1）小腸癌

（1）頻　　度

　一般に小腸癌は稀な悪性腫瘍であるが，クローン病の場合，一般母集団の6倍の頻度で出現するとされる[1]。クローン病合併小腸癌は，Ginzbergによって1956年に始めて報告されて以来，150例程度とされている[2]。GinzbergはCrohnらとともにクローン病そのものを初めて報告した1人である。多数例の報告として，Mayo Clinicからの報告では20年間で2883例のクローン病切除標本中，8例の小腸癌，22例の結腸癌が見られた。シカゴ大学からの報告では2657例中8例の小腸癌が見られた。本邦では，症例報告が主で，10例以上のまとまった報告はない。

（2）性　　差

　男性が70％を占める[2,3]。通常型小腸癌では性差はない。

（3）小腸癌罹患年齢

　平均50歳で通常型小腸癌より5～10歳若い[1~4]。

（4）クローン病罹病期間

　平均18年間でほとんどの例で10年以上であるが[1~4]，癌発見とクローン病診断が近接する症例も多い。

（5）好発部位

　通常型小腸癌が十二指腸と空腸に多いのに対し，クローン病合併小腸癌では回腸が80％である。ほぼ全例でクローン病病変部位に発症する[2~4]。当院経験例では狭窄部位に接して口側に発生する傾向を認め，腸管虚血との関連が示唆される。

（6）肉眼的形態

　レントゲン所見では良性狭窄と類似することが多く，早期発見困難である。術前診断率3％との報告がある[3]。

（7）組織型

　低分化腺癌が多い。粘膜癌は4％[2]。

（8）dysplasiaとの関連

　23～64％にdysplasiaを認める[2,4]。慢性炎症からdysplasiaを経て発癌に至ると推測される。

（9）予　　後

　平均生存期間は通常型小腸癌の平均32ヵ月に対し，クローン病合併小腸癌では11ヵ月であり，予後不良である[1,4]。

（10）遺伝子異常

　遺伝子異常について解析した報告はきわめて少ないが，Hamiltonら[5]が8例のクローン病合併小腸癌とdysplasiaについて報告している。8例中7ヵ所の小腸腺癌と7箇所のdysplasiaを合併している。小腸腺癌7病変中，K-ras変異を3病変（43％）に，p53変異（免疫染色による）を4病変（57％），RERを1病変（17％）に認めた。dysplasia 7病変中，K-ras変異を1病変（14％）に，p53変異を2病変（28％），RERを1病変（28％）に認めた。すなわちクローン病小腸発癌の過程におけるK-ras変異，p53変異の関与が示唆された。一方，家族性大腸腺腫症で知られているAPC（adenomatous polyposis coli）欠失，DCC（deleted in colorectal cancer）欠失およびHNPCC（遺伝性

非ポリポーシス大腸癌）で知られている TGFbeta レセプター II の変異はいずれも検出されず，クローン病でない特発性小腸癌 15 例でも APC，DCC および TGFbeta レセプター II の変異は検出されなかった。したがって小腸癌の発癌過程には通常型大腸癌と異なった遺伝子変化が起きていると考えられる。

（11）サーベイランス

　小腸内視鏡検査は通常は不可能であり，クローン病合併小腸癌の危険因子は，男性，長期罹患，瘻孔例，バイパス例と考えられている[1]。手術時に偶然発見される以外には早期発見は困難である。発癌過程を明らかにしたうえでの分子生物学的マーカーによるサーベイランス法の開発が望まれている。

　現段階では，多発狭窄を有する長期経過例などでは発癌の可能性を念頭において外科切除するしかない。Strictureplasty は腸管を温存する点では優れた手術法であるが，発癌の可能性のある病変を残すという問題点があり，術中生検でも偽陰性があり得る。Strictureplasty 部位からの発癌が現在までに 2 例報告されている。岡本ら[13]は口側腸管の拡張を認めない狭窄には術中生検を参考にしながら strictureplasty を行い，口側腸管の著明な拡張を認める狭窄には最小限の切除を行うべきと述べている。

2）大腸癌

（1）頻　　度

　クローン病と大腸癌の合併は 1948 年 Warren と Sommers により最初に報告されたが，長らく両者の合併は稀とされていた。しかし 1973 年 Weedon らにより一般母集団の 20 倍の頻度と報告されて以後，欧米各国よりクローン病合併大腸癌の報告が相次いでいる。現在までに 300 例程度が報告されており，発症頻度は一般母集団の 4 倍から 20 倍とされる[1]。広範な大腸病変（extended colitis）を持つクローン病に限れば癌化率は 20 年で 7%[3]あるいは 25 年で 30%[4]との報告がある。現在ではクローン病は潰瘍性大腸炎とともに大腸癌の high risk group との考えが一般的である。本邦では症例報告が主で，10 例以上のまとまった報告はない。

（2）性　　差

　性差なしという報告と男性に多いという報告がある。

（3）大腸癌の罹患年齢

　平均 50 歳前後であり，通常型大腸癌より 10 歳若い[1]。

（4）クローン病罹病期間

　平均 20 年であり，ほとんどの例で 10 年以上であるが，中高年の場合にはクローン病診断時に癌を合併していることもある。また，小児期にクローン病に罹患した場合には 10 年以上経過すれば 20 歳代でも癌を合併し得る。

（5）好発部位

　通常型大腸癌と同様に左半結腸優位という報告と通常型大腸癌と異なり右半結腸優位という報告がある。クローン病病変部位，特に狭窄部位やバイパス部位，瘻孔部位に発症しやすい（65% で病変部位に一致）。バイパス部に発生しやすい理由はクローン病病変が切除されずに長期間残存しているためと考えられる。一方で，大腸に病変のない小腸型クローン病でも若年で大腸癌に罹患する例

がある。多発癌は 10〜35％で通常型と比べ多い傾向にある[1]。

（6）肉眼的形態
まとまった報告がない。

（7）組織型
粘液癌が 30〜50％と多いことが特徴である[9,10]。

（8）dysplasia との関連
難治性炎症部位や狭窄部位に発癌しやすく，40〜100％で癌周辺に dysplasia を認めると報告されており[6]，慢性炎症から dysplasia を経て発癌に至ると推測される[11]。

（9）予　　後
症例数が少なく明らかではない。術前診断率は 50％〜65％であり，クローン病の症状が癌の症状を覆い隠すために早期発見が難しく予後不良と考えられるが，予後は通常型大腸癌と大差ないとの報告もある[12]。バイパス部位の大腸癌は早期発見困難できわめて予後不良であり[12]，このような術式は好ましくないと考えられる。

（10）潰瘍性大腸炎合併大腸癌との比較
癌罹病年齢，IBD 罹病期間，性差，発癌頻度，予後など大差ないとする報告もあるが，一致した見解は得られていない。

（11）遺伝子異常
まとまった報告はない。Noffsinger らの報告では，通常型大腸癌の 12％にみられる Microsatellite instability についてはクローン病では 33 例中 1 例と少なく，その他の発癌機序が考えられる。

（12）サーベイランス
若年クローン病発症例，10 年以上の長期罹患例，大腸罹患例，狭窄あるいはバイパス，瘻孔例などが発癌の high risk 例と考えられ，サーベイランスの必要性を強調する報告が多い。2001 年 Friedman ら[13]は，平均罹病期間 19 年の長期経過例かつ全大腸炎型のクローン病患者 259 人に対して，スクリーニング大腸内視鏡検査とそれに引き続きサーベイランス大腸内視鏡検査を実施し，潰瘍性大腸炎に対するのと同様に 10 cm 間隔での全周性 4 点生検と狭窄部や polypoid lesion では追加生検を施行する方法で，平均 2 年間隔で 4 回目までのサーベイランス内視鏡検査で neoplasia（dysplasia あるいは癌）が見つかる確率は 22％であったと述べている。2002 年 Eaden と Mayberry[14]はクローン病合併大腸癌に対するサーベイランス内視鏡のガイドラインを発表し，潰瘍性大腸炎に対するのと同様のサーベイランス法を推奨している。しかし検査に対するコンプライアンスの問題，細径内視鏡でも通過不可能な狭窄例の問題，生検での偽陰性の問題，病理診断の客観性の問題などより内視鏡によるサーベイランスも十分とはいえず，分子生物学的マーカーなどによる新しいサーベイランス法の開発が望まれる。2002 年 Heinzlmann ら[15]は大腸癌や炎症性腸疾患患者の大腸内視鏡時に大腸に残存したポリエチレングリコール液を吸引回収し，そのなかに K-ras, p53 遺伝子の変異を認める頻度は，大腸癌では 50％，全大腸炎型あるいは左半結腸炎型 UC では 19％，クローン病では 15％，対照群では 2％であり，炎症性腸疾患では罹病期間と正の相関があったと報告している。この方法はまだ発展途上であるが，今後新しいサーベイランス法に発展する可能性を秘めている。

3）痔瘻癌

（1）特　徴

通常の痔瘻癌は稀な疾患であるが，クローン病に合併する痔瘻癌は決して稀ではない。欧米では現在まで40例程度が報告されているが，10例以上のまとまった報告はない。1998年Kyらは7例の痔瘻癌を報告し[16]，その頻度はクローン病患者の0.7％と報告している。発癌時の平均年齢は50歳程度，クローン病罹病期間は10年以上がほとんどで平均20年程度，男女比は同等である。組織型は扁平上皮癌と腺癌がほぼ同頻度であるが，粘液癌が多いことが特徴である。

（2）診　断

肛門直腸部の狭窄，硬化や疼痛のために診察や内視鏡の挿入が困難でしかも腸管外に発育するため早期発見が難しい。複雑痔瘻をもつ長期経過クローン病患者では常に発癌を念頭に置かねばならず，経過中に疼痛，排膿の増強，硬結，コロイド様分泌，直腸肛門狭窄などの新たな症状が出現した場合や人工肛門を造設したにもかかわらず症状が改善しない場合には癌化を考える。特に痔瘻からコロイド様分泌があれば癌化を強く疑う。早期診断にMRIが有用なことがある。もし痛みや狭窄のために十分な診察ができないようなら麻酔下での生検や掻破が必要であり，一度の生検で陰性であっても疑いがあれば繰り返し行う必要がある[16,17]。痔瘻癌とは無関係に，肛門病変の愁訴改善のため人工肛門を造設する際にも，将来の痔瘻癌発生の可能性を考え，肛門機能の回復が見込めない場合には直腸離断術を考慮する必要がある[6,17]。

Rosser，Skir，McIntyreは痔瘻癌の診断のポイントを以下のようにまとめている。

①痔瘻が長期間（少なくとも10年以上）治癒せず排膿を繰り返している。
②痔瘻の部分にそれまで認めていなかった新たな症状，すなわち疼痛や硬結が生じる。
③粘液様分泌が認められる。
④原発性の癌が直腸肛門以外の臓器にない。
⑤瘻管開口部が肛門管またはanal cryptにある。

しかし，クローン病の痔瘻は通常の痔瘻とは異なりcrypt glandular infectionによるものは稀であり，直腸肛門病変のpenetrating lesionと考えられるため，以上の条件に一致しない例も見られる[12]。

また，直腸癌の痔瘻内進展との鑑別のポイントは以下のように考えられている。

①長期間痔瘻に罹患していること。
②癌が痔瘻の位置と重なること。
③粘液分泌があること。
④痔瘻開口部が肛門管や肛門陰窩にあること。
⑤内視鏡・生検などで口側腸管に痔瘻へのimplantationを起こし得る原発性の癌がないこと。

（3）サーベイランス

報告がなく今後の課題であるが，当院では痔瘻の長期経過例で，症状が増悪する場合や術後にも症状改善しない場合，特にコロイド様粘液分泌を認める場合には，癌を疑い繰り返し生検をするようにしている。1回のみの生検で陰性であっても癌は否定できない。

最後に，われわれの施設で経験したクローン病合併消化器癌の2症例を供覧する。

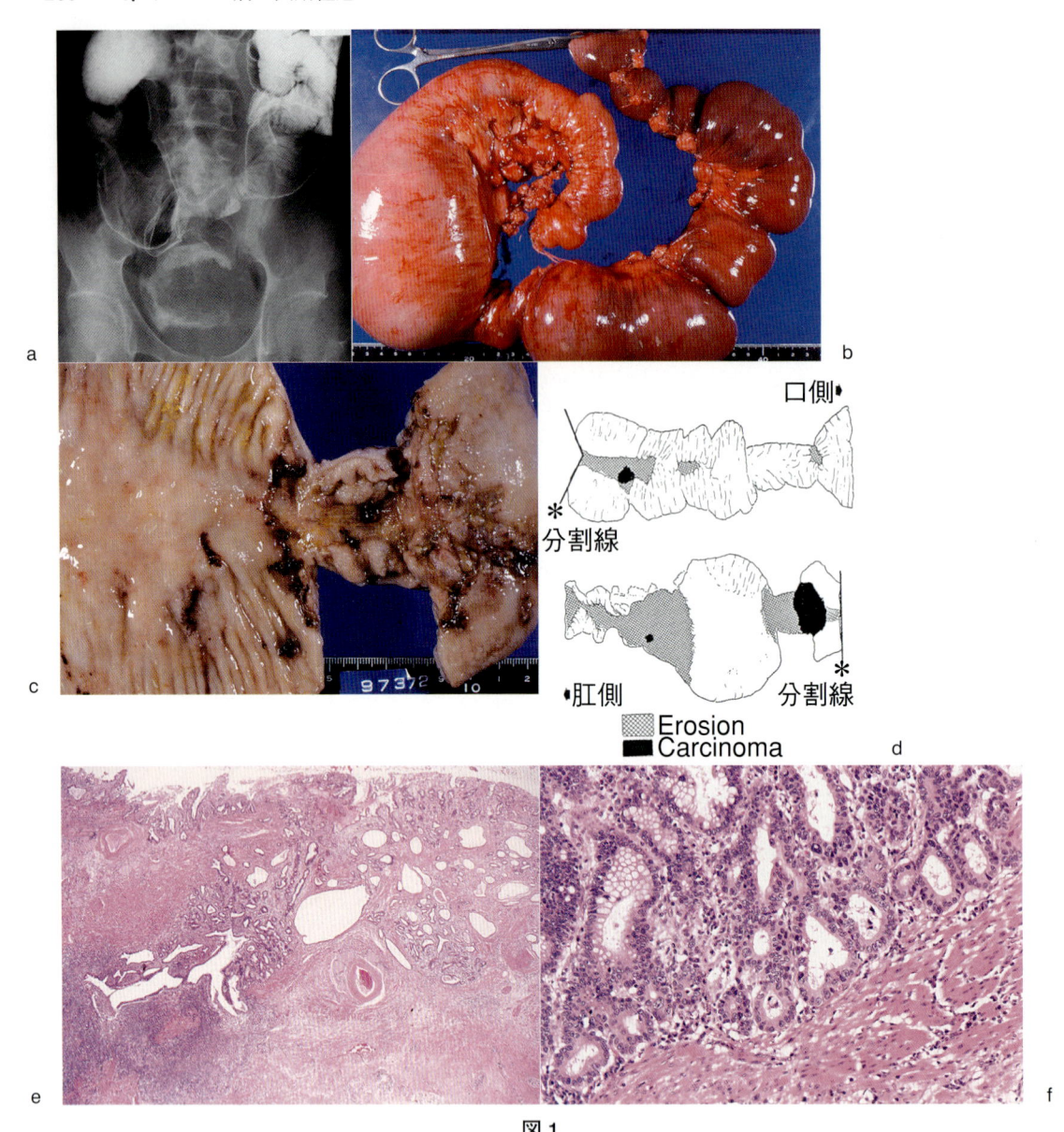

図1
a：ガストログラフィンによる小腸造影では狭窄と著明な拡張を繰り返す回腸を認める。
b：切除標本の肉眼所見では，多発性の狭窄と拡張を認める。
c：肉眼的には明らかでないが3ヵ所に癌を認めた。
d：cのシェーマ
e：中央のもっとも大きな癌の弱拡大像（40倍）
f：eの強拡大像（200倍）

2．症例呈示

【症　例1】46歳，男性。小腸型クローン病，小腸癌，痔瘻癌

1987年（27歳）痔瘻と腹痛を主訴に小腸型クローン病と診断され，同年痔瘻手術施行された。1990

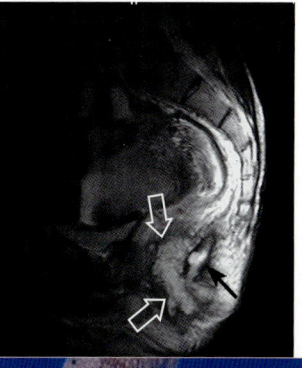

図2
a：MRI T2強調像矢状断では肛門近傍に痔瘻（↑）とそれに接して腫瘤（⇑）を認める。腫瘤はムチンを反映し高信号である。
b：痔瘻癌切除標本肉眼所見では肛門管に6cmにわたる粘液産生の強い全周性の癌を認める。（↑に囲まれた部分）
c：強拡大像（200倍）。低分化型腺癌由来の粘液癌を認める。

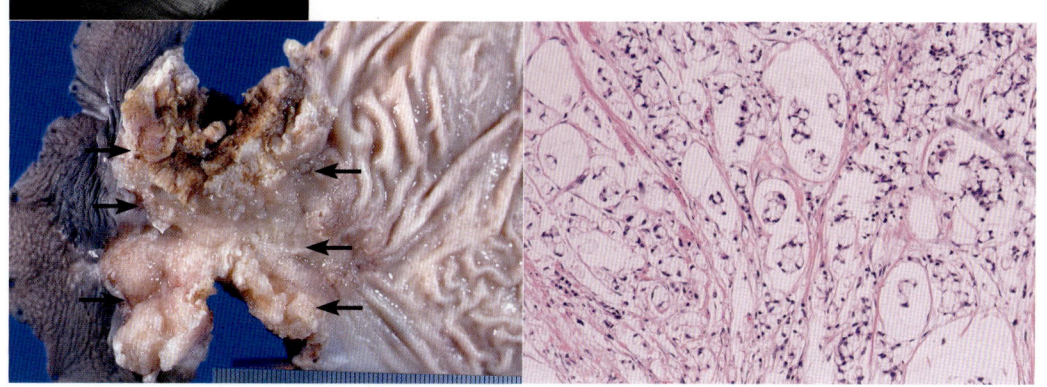

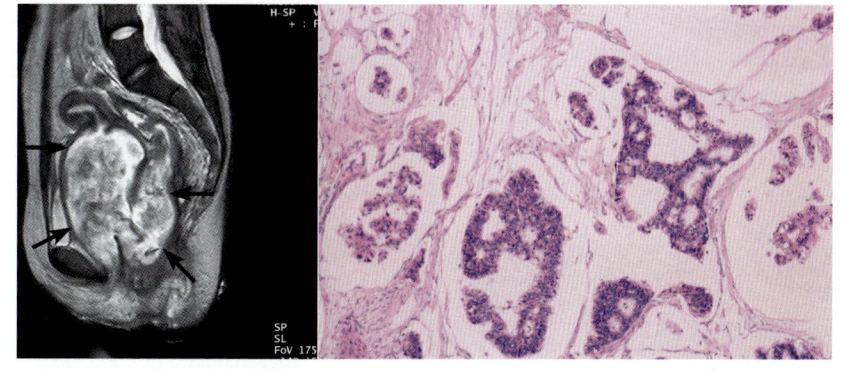

図3
a：MRI T2強調像矢状断では直腸から腟腔内に充満する粘液性分主体の内部不均一な巨大な腫瘤を認める。（↑に囲まれた部分）
b：強拡大像（200倍）。低分化型腺癌由来の粘液癌を認める。

年（30歳）より腹痛にて入退院を繰り返すようになった。1998年12/22（38歳）口側回腸の著明な拡張を伴う多発性回腸狭窄ため回腸部分切除。肉眼的には癌を疑わせる所見はなかったが病理標本で3ヵ所に小腸癌を認めた（**図1**）。

3ヵ所の小腸癌うち2ヵ所は狭窄部に接した口側の潰瘍に出現しており，1ヵ所は狭窄部よりやや離れた口側の潰瘍に出現していた。すべて中分化型腺癌で，口側のものより順に m, ly0, v0：mp, ly1, v1：m, ly0, v0 であった。近傍に dysplasia は認めなかった。

術後化学療法は施行しなかった。2001年1月肛門狭窄に対し用手的肛門拡張術施行。2001年5

月痔瘻に対し loose seton ドレナージ法施行。その後も肛門狭窄症状強く，2001 年 8 月の MRI で肛門管から直腸後方にムチン貯留した痔瘻癌疑われ，11/7 腹会陰式直腸切断術施行。肛門管に 6 cm の全周性の粘液癌を認めた（図 2）。低分化腺癌由来で a2, n0, ly1, v1, ow（−）, aw（−）, ew（＋）であった。術後化学療法（5-FU 500 mg＋isovorin 350 mg weekly×6 回）と放射線療法 70 Gy 施行した。その後，2003 年 1 月腸閉塞となり他院に入院し，1/22 開腹したところ痔瘻癌再発と後腹膜への進展による右水腎症を認めた。回腸―上行結腸バイパス術施行し閉腹。術後 UFT＋クレスチン内服を開始したが，癌性胸膜炎，両肺癌性リンパ管症，頸椎転移をきたし，2003 年 5 月（46 歳）永眠された。

【症　例 2】29 歳，女性。小腸大腸型クローン病＋痔瘻癌

12 歳（1983 年）時発熱，下痢でクローン病発症。26 歳時（1998 年）痔瘻と肛門周囲膿瘍出現。29 歳（2000 年 2 月）loose seton ドレナージ術施行するも痔瘻改善なく，同年 3 月 S 状結腸人工肛門造設。回腸直腸瘻のため同年 5 月回腸部分切除。その後も痔瘻増悪あり，2001 年 1 月腰椎麻酔下に切開排膿。その後も肛門痛続くため 2001 年 1/26 当院紹介入院となった。入院時肛門周囲に硬い有痛性の硬結を認めた。骨盤 MRI では粘液で充満した直腸と腔を認めた。痔瘻二次口から粘液様分泌物を認め細胞診で class V，膣壁より Group V より，痔瘻癌＋膣壁浸潤と診断された。CEA 69 ng/ml, CA19-9 0.1 U/ml。注腸と小腸造影では，直腸肛門狭窄以外には目立った病変を認めなかった。3/27 開腹するも，痔瘻癌の後腹膜への進展により，膀胱，子宮，右卵巣，直腸が可動性なく後腹膜へ強固に癒着。また S8 経 1 cm の肝転移を 3 箇所認めたため，骨盤内全摘術の適応なしと判断しドレナージのみで閉腹した。病理組織は低分化型腺癌由来の粘液癌であった（図 3）。その後はモルヒネによる疼痛コントロールをしながら地元の病院へ転院した。

謝辞：稿を終えるにあたり本稿の作成において多大なる御支援，御指導をいただきました当院病理部長の北村成大先生に深謝致します。

■参考文献

1) Bernstein D, Rogers A：Malignancy in Crohn's disease. Am J Gastroenterol 91：434-440, 1996
2) Uesugi H, Mitomi H, Sada M, Takahashi H, Kobayashi K, Igarashi M, Katsumata T, Ihara A, Ohtani Y, Ikeda S, Okayasu I：A case of adenocarcinoma of the small intestine in a Japanese patient with Crohn's disease：A report with immunohistochemical and oncogenic analysis. Scand J Gastroenterol 11：1162-1167, 1999
3) Koga H, Aoyagi K, Hizawa K, Iida M, Jo Y, Yao T, Oohata Y, Mibu R, Fujishima M：Rapidly and infiltratively growing Crohn's carcinoma of the small bowel：serial radiologic findings and a review of the literature. Clinical Imaging 23：298-301, 2000
4) Fresko D. Lazarus SS, Dotan J, Reingold M：Early presentation of carcinoma of the small bowel in Crohn's disease（"Crohn's carcinoma"）. Gastroenterology 82：783-789, 1982
5) Rashid A, Hamilton SR：Genetic alterations in sporadic and Crohn's-associated adenocarcinomas of the small intestine. Gastroenterology 113：127-135, 1997

6) 岡本欣也, 岩垂純一, 北村成大：Crohn 病の癌化例の検討. 胃と腸 37：1023-1030, 2002
7) Gillen CD, Prior P, Andrews HA, Allan RN：Ulcerative colitis and Crohn's disease：a comparison of the colorectal cancer risk in extensive colitis. Gut 35：1590-1592, 1994
8) Gillen CD, Andrews HA, Prior P, Allan RN：Crohn's disease and colorectal cancer. Gut 35：651-655, 1994
9) Rubio CA, Befrits R：Colorectal adenocarcinoma in Crohn's disease. Dis Colon Rectum 40：1072-1078, 1997
10) Hamilton SR：Colorectal carcinoma in patients with Crohn's disease. Gastroenterology 89：398-407, 1985
11) Sigel JE, Petras RE, Lashner BA, Fazio VW, Godlblum JR：Intestinal adenocarcinoma in Crohn's disease. Am J Sur Pathol 23：651-655, 1999
12) Ribeiro MB, Greenstein AJ, Sachar DB, Aufses AH：Colorectal adenocarcinoma in Crohn's disease. Annals of Surgery 223：186-193, 1996
13) Friedman S, Rubin PH, Bodian C, Goldstein E, Harpaz N：Screening and surveillance colonoscopy in chronic Crohn's colitis. Gastroenterology 120：820-826, 2001
14) Eaden JA, Mayberry JF：Guidelines for screening and surveillance of asymptomatic colorectal cancer in patients with inflammatory colorectal cancer in patients with inflammatory bowel disease. Gut 51 (Suppl) 5：v10-12, 2002
15) Heinzmann M, Lang SM, Loeschke.K, et al：Screenihg for p53 and K-ras mutations in whole-gut lavage in chronic inflammatory bowel disease. Eur J Gastroenterol Hepatol 14：1061-1066, 2002
16) Ky A, Sohn N, Weinstein MA, Korelitz BI：Carcinoma arising in anorectal fistulas of Crohn's disease. Dis Colon Rectum 41：992-996, 1998
17) 岡本欣也, 岩垂純一, 高添正和, 他：Crohn 病に合併する痔瘻癌. 病理と臨牀 20：1264-1267, 2002

田中　寅雄, 寺部　文隆, 高添　正和　社会保険中央総合病院　内科

7. 大腸癌の遺伝子スクリーニング法の検討

ポイント
- 大腸癌発癌においては genetic pathway および epigenetic pathway が密接に関わっている。
- 近年の分子生物学に関わる技術革新が遺伝子を用いたスクリーニング検査の実現を現実的なものとしている。
- sequence-specific hybrid capture method や MSP 法は効率的に遺伝子の変化を探知する技術である。
- 遺伝子を用いたスクリーニング検査は依然として研究開発の段階であるものの臨床応用可能な段階にまで進歩している。

2003 年に米国消化器病学会（AGA），米国癌学会（ACA）は大腸癌のスクリーニングおよびサーベイランスに関するガイドラインの改訂版を報告した[1,2]。大腸癌は転移を認めない早期の病変においては 90％以上の 5 年生存率を見込むことが可能で早期発見を目的としたスクリーニング検査が極めて有用な癌のひとつであると考えられる。またスクリーニング検査はその後の全大腸内視鏡検査（TCS）により癌の早期発見のみならずいわゆる "malignant polyp" とされる粘膜内癌や腺腫などの腫瘍性病変の内視鏡的切除が可能であり結果として大腸癌発生の抑止につながると考えられている[3]。

今回改訂された AGA ガイドラインの注目点のひとつに DNA-based stool test（DST）が新たなスクリーニングテストとしてふれられた点があげられる。前回 1997 年のガイドライン[4]では血液検査を含め DNA を用いた検査が遺伝的要因の強い遺伝性大腸癌や家族集積性のある大腸癌などの high risk patients に言及されていたが，今回 average risk patients に対して便潜血検査（FOBT）に代わる新たなスクリーニング検査法として virtual colonoscopy とともに紹介された。近年の分子生物学の進歩がもたらした技術や知識の蓄積がいよいよ臨床に反映され今後スクリーニング検査のひとつになる可能性を示唆している。しかしながらこの新たなスクリーニングテストはガイドラインで言及されているように "Promising new screening tests are in development but are not yet ready for use outside of research studies"[1] と依然として研究開発の段階であることは否めない。

このような点をふまえ，まず genetic testing，特に DST で用いられている遺伝子の位置付けや検査方法を理解するうえで大腸癌発癌における分子機構（Genetic pathway と Epigenetic pathway）について概説し，大腸癌の大部分を占める散発性大腸癌における遺伝子を用いたスクリーニングに関して今後の展開を含め review した。なお少数の遺伝性大腸癌については AGA がそれぞれの患者群に対してガイドラインで詳細にまとめており，現在 clinical based として利用されているものについての紹介にとどめた（表1）。

1．大腸癌発癌における分子機構

近年の分子生物学の進歩により大腸癌の発癌のメカニズムも徐々に明らかになりつつある。現在

表1 遺伝性大腸癌における発癌リスクと原因遺伝子および検査法

疾患名	発癌リスク	原因遺伝子	検査法 (clinical based)
FAP, gene carrier	ほぼ100%	APC	Protein truncation testing Gene sequencing Known mutation in a family Linkage testing
HNPCC, gene carrier	>80%	MMR	MSI testing Protein truncation testing Sequencing of both hMLH/hMSH2 genes Known mutation in a family Linkage testing
Peutz-jeghers syndrome	2-13%	STK11	Sequencing Known mutation in a family
Juvenile polyposis	>50%	SMAD4/DPC4, PTEN	Sequencing Known mutation in a family
Coden syndrome	>0%	PTEN	Sequencing Known mutation in a family

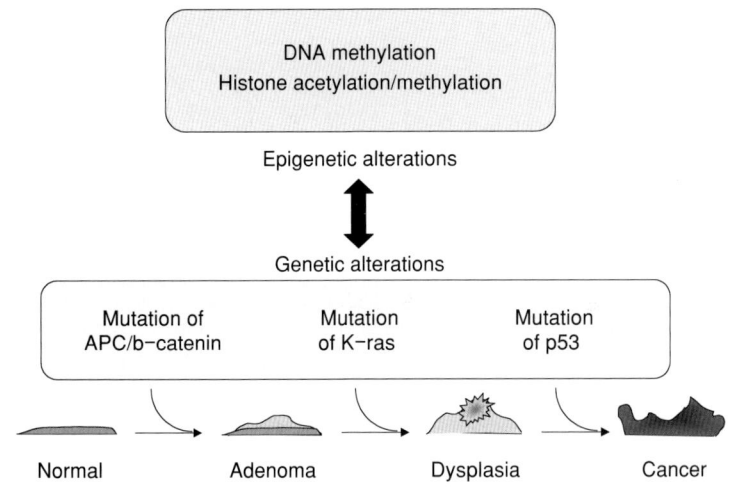

図1 大腸発癌における Genetic alterations と Epigenetic Alterations

90年代前半は多段階発癌モデルなど Genetic alterations を中心として発癌メカニズムが考慮されていたが90年代後半からは Epigenetic Alterations として遺伝子の異常メチル化などの重要性が報告されてきた。近年では両者が密接に関与していることが明らかにされている。

考えられている散発性大腸癌における pathway としては遺伝子の変異，欠失，増幅といった遺伝子の1次構造の変化から Genetic pathway が，また DNA のメチル化やヒストンのアセチル化・メチル化といった間接的な変化から Epigenetic pathway が考えられている（図1）。しかし近年両 pathway が密接に関わっていることが報告されている[5]。そこでまず Genetic pathway と Epigenetic pathway

に関して概略しそれぞれの関わりについて述べる。

1）Genetic pathway

　Genetic pathway を考えるうえで家族性大腸腺腫症（familial adenomatous polyposis；FAP）や遺伝性非ポリポーシス大腸癌(hereditary nonpolyposis colorectal cancer；HNPCC)といった遺伝性腫瘍の研究が散発性大腸癌における発癌のメカニズムを考えるうえで多大なる貢献をもたらしたことは事実であろう。FAP の原因遺伝子の同定や臨床病理学的および分子生物学的検討により Vogelstein らは多段階発癌モデルを提唱し、*APC*, K-*ras*, *p53* などの遺伝子異常の蓄積が細胞の癌化において重要な役割を果たすのみならず各遺伝子が細胞の増殖や生死に関わる重要な遺伝子であることも明らかになった[6]。また Microsatellite instability（MSI）を呈する HNPCC の原因遺伝子として hMLH1 などが同定され標的遺伝子としてさまざまな遺伝子に変異が認められることが明らかにされた。これらはともに癌が遺伝子レベルにおいて不安定性，つまり Genetic instability を呈する疾患であり Microsatellite instability（MIN）と Chromosomal instability（CIN）という概念が提唱された[7]。MIN phenotype は遺伝的不安定性がヌクレオチドのレベルで見られ，ヌクレオチド数個の置換や欠失や挿入を起こし，一方，CIN phenotype は遺伝的不安定性が染色体レベルで見られ，染色体の全体もしくは大部分が消失または増加する。前者は mismatch repair system，後者は genetic repair や mitotic control system との関係が示唆されている。

2）Epigenetic pathway

　DNA の CpG 部位の約 70％はメチル化を受けており，生理的条件下では X 染色体の不活性化やインプリンティングなどにはたらいていることが知られているが，遺伝子の 5'側のプロモーター領域に存在する CpG island は正常組織においては遺伝子の発現に有無に関わらずメチル化を受けないとされていた。しかし，癌においては 1995 年に細胞周期制御遺伝子である *p16* が異常メチル化により不活化されていることが報告されて以来さまざまな癌抑制遺伝子が異常メチル化により不活化されていることが明らかになった。これらの遺伝子の多くは変異や欠失を伴っていないことからメチル化が遺伝子不活性化の重要な機構と考えられている[5]。癌とメチル化の関係を示唆する報告が増えるに伴い，われわれは新たな pathway としてゲノムワイドなメチル化の異常を呈する CpG Island Methylator Phenotype（CIMP）という発癌モデルを提唱した[8]。このようなゲノムワイドなメチル化の異常は腺腫においても認められることから癌化の早期の異常で，単に癌化の結果蓄積したものでないと考えられる。現在のところ異常メチル化が個々の遺伝子で独立におきているのではなくゲノムワイドにメチル化を制御する機構が破綻して発癌が起こると推測されるが，異常メチル化が起こるメカニズムに関しては依然不明である。

3）Genetic pathway と Epigenetic pathway の関係

　前述したように多段階発癌のモデルは *APC*, K-*ras*, *p53* といった遺伝子異常の蓄積により Genetic pathway からの発癌を考えるうえで非常に明快なモデルであるが上記 3 遺伝子の変異の検討のみでは散発性大腸癌の発癌を明らかにすることは限界があり Smith らは多数例における上記遺伝子の変異を調べた結果多段階発癌モデルにあてはまる大腸癌の頻度は低いことを報告してい

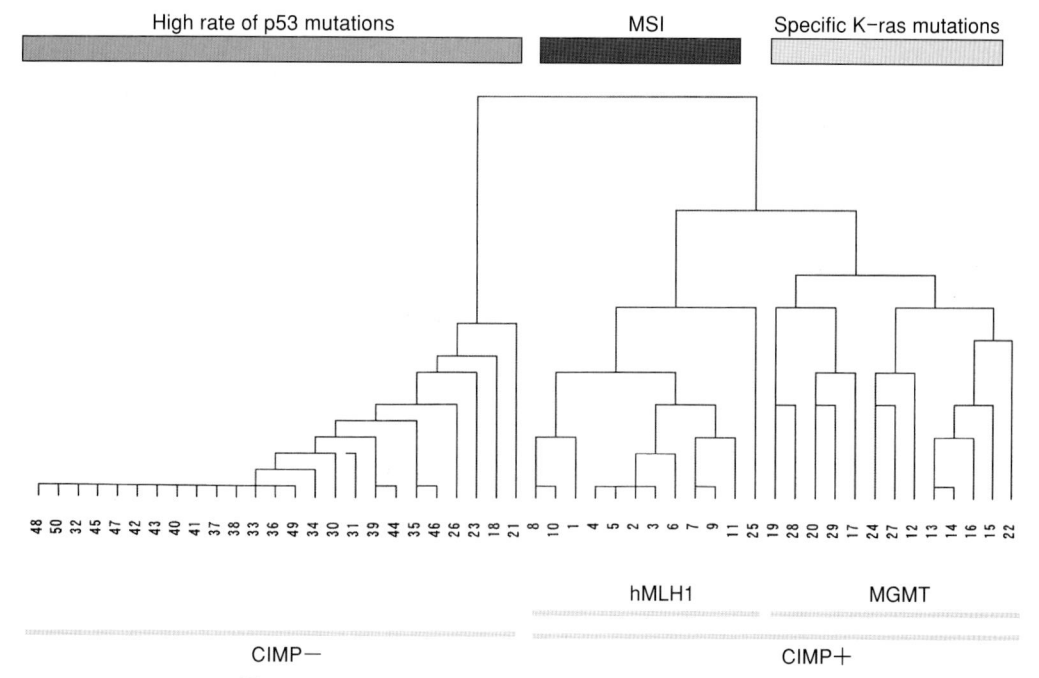

図2 p53, K-ras, MSI status からみた CIMP との相関
Genetic alterations としての p53, K-ras, MSI status と CIMP とを解析した結果, CIMP 陽性において MSI 陽性症例では hMLH1 のメチル化が, K-ras mutation を認める症例では MGMT のメチル化が認められ, 一方で CIMP 陰性の大部分において p53 mutation を認める傾向があった。

る[9]。また散発性大腸癌ではその約 15-20% に MSI を認めるが MSI の原因となるミスマッチ修復酵素の遺伝子変異の頻度は低くその原因は当初不明であった。われわれは散発性大腸癌におけるミスマッチ修復酵素の異常は hMLH1 の Epigenetic な異常により起こる頻度が高いこと, hMLH1 の不活化は CIMP による genome wide な異常の結果であること示し Epigenetic な異常がさらなる Genetic な異常を誘発することをあきらかにした。さらに大腸癌における既知の癌遺伝子および癌抑制遺伝子のGenetic な異常と Epigenetic な異常の関係を明らかにする目的で CIMP あるいは MSI の有無と K-ras および p53 遺伝子異常の頻度について解析したところ, 驚くべきことに K-ras の変異が CIMP 陽性 MSI 陰性の腫瘍において非常に高い頻度を示し (約 90%), これら腫瘍においては K-ras の異常が癌化に必須の現象であることが示唆された (図2)。K-ras の G から A への変異の頻度は DNA 修復酵素である MGMT が methylation している症例で高くここでも DNA 修復酵素の Epigenetic な異常が K-ras の変異という Genetic な異常を誘発することが示唆された。一方, p53 遺伝子の変異は CIMP 陰性の腫瘍において高頻度に認められ (図2), 逆に CIMP 陽性大腸癌においては p53 遺伝子の変異は低いものの p53 蛋白の安定化に関与する p14ARF の methylation を高頻度に認めている[10]。さらに p53 のさまざまな機能, アポトーシスの誘導や細胞周期の checkpoint に関わる遺伝子群が p53 の変異を認めず, CIMP 陽性の腫瘍において高頻度に検出された。これらの結果から大腸癌発生は Genetic な異常や Epigenetic な異常が単純に蓄積するだけでなく Genetic な異常や Epigenetic な異常がお互いに影響し合い多様な癌化 pathway を形成していると考えられる (図3)。

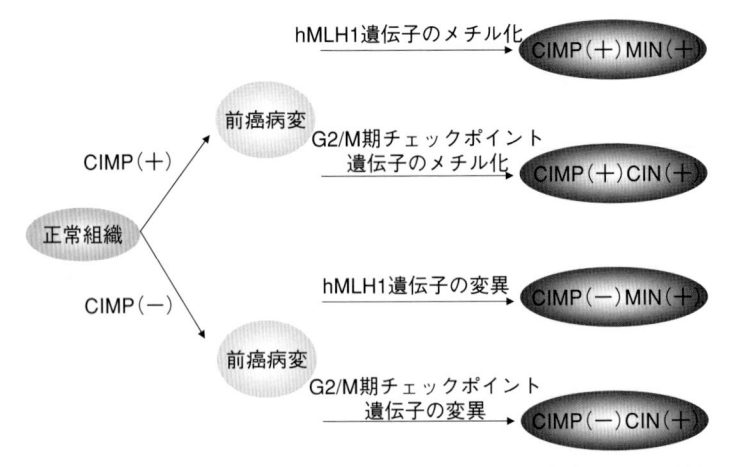

図3 Genetic pathway と Epigenetic pathway を考慮した大腸発癌モデル
大腸癌発生は Genetic な異常や Epigenetic な異常が単純に蓄積するだけでなく Genetic な異常や Epigenetic な異常がお互いに影響し合い多様な癌化 pathway を形成していると考えられるが, Genetic pathway および Epigenetic pathway から CIMP, CIN, MIN の組み合わせにより大腸癌は大きく4種類に分類されると考えられる。

2. スクリーニング応用のための技術の進歩

　前述したごとく大腸癌の発癌過程においては正常細胞から癌細胞に至る過程で genetic のみならず epigenetic な遺伝子変化を獲得する。したがってこうした変化を血液中や排泄物中に探知することが可能となれば前癌病変を含めた腫瘍性病変を非侵襲的に効率よく見つけることが可能でスクリーニングにおいて有用な手段になると考えられる。現在までにさまざまな体液中で腫瘍由来の free DNA が探知可能であることが報告されており[11〜17], スクリーニング検査における molecular marker として臨床応用の可能性が示唆されてきた。大腸癌においても表2に示したように血清中 DNA を用いて genetic (特に p53 と K-ras の変異) あるいは epigenetic な異常を探知する試みがなされている[18〜24]。また, 近年では前述したように FOBT に変わる検査として便中の DNA を用いた検査の検討もなされている。こうした検査法が現実的に可能となってきた背景には PCR を応用したさまざまな技術革新がある。今回はその中で便中の DNA を効率的に抽出することを可能にした sequence-specific hybrid capture method[25]と異常メチル化の探知に欠かせない bisulfite-PCR method について紹介する。

1) sequence-specific hybrid capture method

　腫瘍細胞の脱落しやすさを利用して便中の DNA を癌の早期発見に利用する試みは FOBT にかわる検査として報告されてきた[11,26〜30]が臨床応用に至るには下記のような解決しなければならない問題があげられていた。①PCR 反応が可能な high-quality な DNA の抽出方法, ②PCR 阻害となる

表2 血清中DNAを用いた報告

報告者	検査方法	標的遺伝子	症例数	陽性率	文献
Anker et al	ASA；RELP Enriched PCR	K-ras	14	6/14（43%）	(18)
de Kok et al	ASA	K-ras	14	6/14（43%）	(19)
Kopreski et al	RFLP Enriched PCR	K-ras	31	12/31（39%）	(20)
Hibi et al	Mismatch Ligation Assay	K-ras, p53	44	10/44（23%）	(21)
Lecomte et al	MASA MSP	K-ras, p16	58	26/58（45%）	(22)
Grady et al	MSP	hMLH1	19	3/19（16%）	(23)
Zou et al	MSP	p16	96 {健常者：10 / 腺腫患者：34 / 大腸癌患者：52}	14/52（27%）*	(24)

＊：原発巣と血清が一致した場合の感度

因子の除去，③少量の便から変異をもった微量DNAを得る方法，④精度の高い解析技術，などである。Ahquestらは上記①〜③を解決する方法としてsequence-specific hybrid capture methodを報告している[25]。便中から抽出したゲノムDNAに遺伝子特異的なオリゴDNAをhybridさせ，ゲノムDNAとオリゴDNAの複合体をビーズにて吸着することにより目的となる遺伝子のみを抽出する方法である。これによりhigh-qualityなDNAの抽出が可能となりその後のDigital-PCR based method[31]やDigital-protein-truncation assay[32]といった精度の高い解析技術の併用により臨床応用への可能性の扉が開かれたといっても過言ではない。図4にsequence-specific hybrid capture methodとDigital-protein-truncation assayを用いた解析の流れを示した。

2）bisulfite-PCR method

メチル化の異常はpositiveなsignalであり，メチル化を標的とした診断法は以前より早期診断への応用が期待されてきた。初期にはメチル化の検出法としてSouthern blot法が用いられていたため大量のDNAを必要とし実験手技も煩雑であったことからスクリーニングへの応用は困難であった。現在ではPCRを用いたメチル化検出法が開発されておりなかでもBisulfite法を利用したMSP法[33]はその簡便さと感度の良さなどの点から利用されている。Bisulfite法の原理は，Na-BisulfiteとDNAを反応することにより，シトシンがdeaminationによりウラシルに変換され，一方でメチル化しているシトシンはdeaminationに耐性となることを利用しメチル化の有無をする。今後MSP法とreal time PCR法の組み合わせにより高感度かつ定量的なメチル化の検出が可能となり臨床検査レベルでの応用も可能になると考えられる。図5にBisulfite-PCR法を用いた解析の流れとMSP法に関して示した。

3．sequence-specific hybrid capture methodによるDST

欧米におけるスクリーニング検査としてはFOBT，flexible sigmoidoscopy（FS），バリウム検査（BE），TCSが推奨されているが大腸癌の死亡率減少への寄与のみならず感度，特異度の点からま

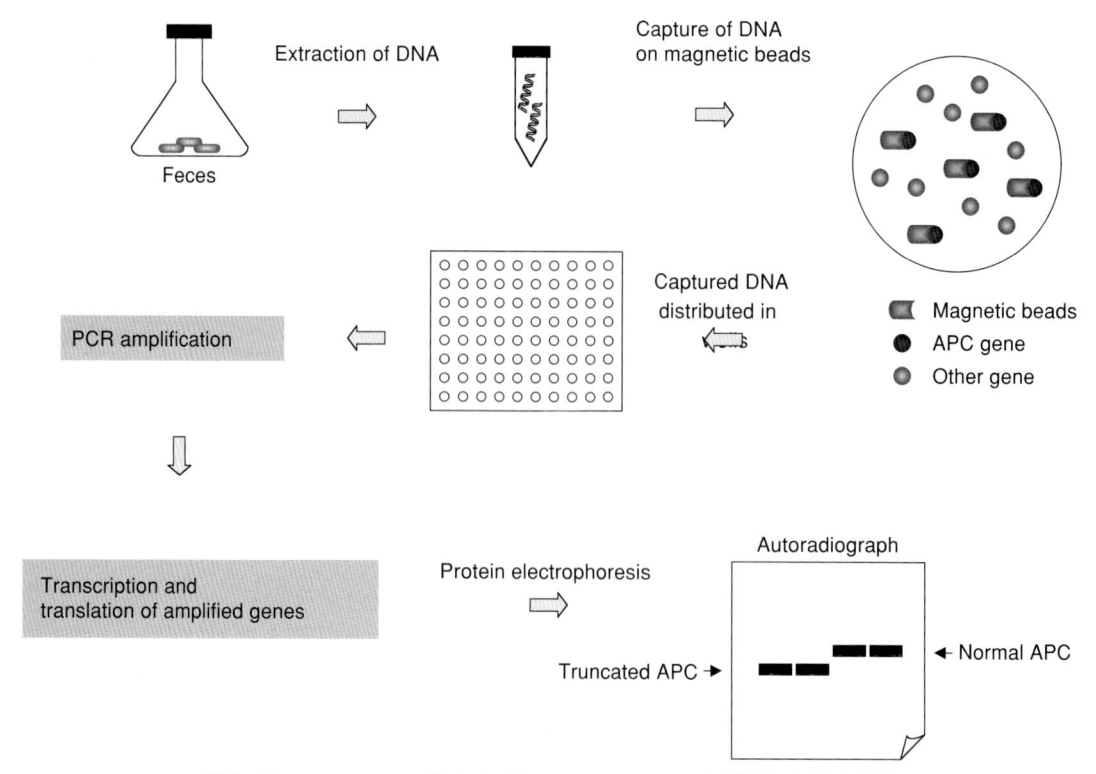

図4 Sequence-specific hybrid capture method を利用した検査方法
便中から抽出したゲノム DNA と APC など遺伝子特異的なオリゴ DNA との複合体をビーズにて吸着することにより目的となる遺伝子のみを抽出し PCR 後 Digital-protein-truncation assay により変異の有無を探知する。(N Engl J Med 31;346(5):302-304, 2002 より改変引用)

たコストや侵襲性などを考慮し少しでも効果的なスクリーニング検査法の確立が求められている[1,2,4]。DST を利用した検査においては血液を探知する FOBT と異なり便中には絶えず逸脱した細胞からの DNA が認められることから腫瘍由来の微量 DNA を sequence-specific hybrid にて確実に PCR にて増幅し標的となる遺伝子の変化を探知できる[25,31,32,34,35]（表3）。Ahlquist らは K-*ras*, *APC*, *p53* の 15 ヵ所の hot spot の変異と BAT26, long DNA を分子マーカーとして multitarget assay panel（MTAP）を用いて大腸癌患者 22 名, 1 cm 以上の腺腫患者 11 名, 健常者 28 名を対象に検討した[25]。このように多数のマーカーを用いた場合, 大腸癌に対しては感度 91%, 内視鏡的切除の対象となる腺腫に関しても感度 82% と極めて高い成績を示した。Traverso らは単独のマーカーとして*APC* あるいは BAT26 を用いて検討しそれぞれ感度 57% と 37% と報告しており[31,32], 今後マーカーの選択に関してはさらに検討されていくものと考えられる。注目すべき点はこれらの報告を見るかぎり DNA の抽出に関してはほぼ全例可能で特異度に関してはほぼ 100% で, 腫瘍 DNA の変異と便中 DNA の変異の一致が確認されていることから極めて精度の高い検査といえよう。また Ahlquist らは p16, MGMT, MLH1 のメチル化を標的にした検討において大腸癌患者の 75% にメチル化の検出が可能であったことを報告しておりメチル化を標的としたスクリーニング検査の可能性も示唆している[35]。

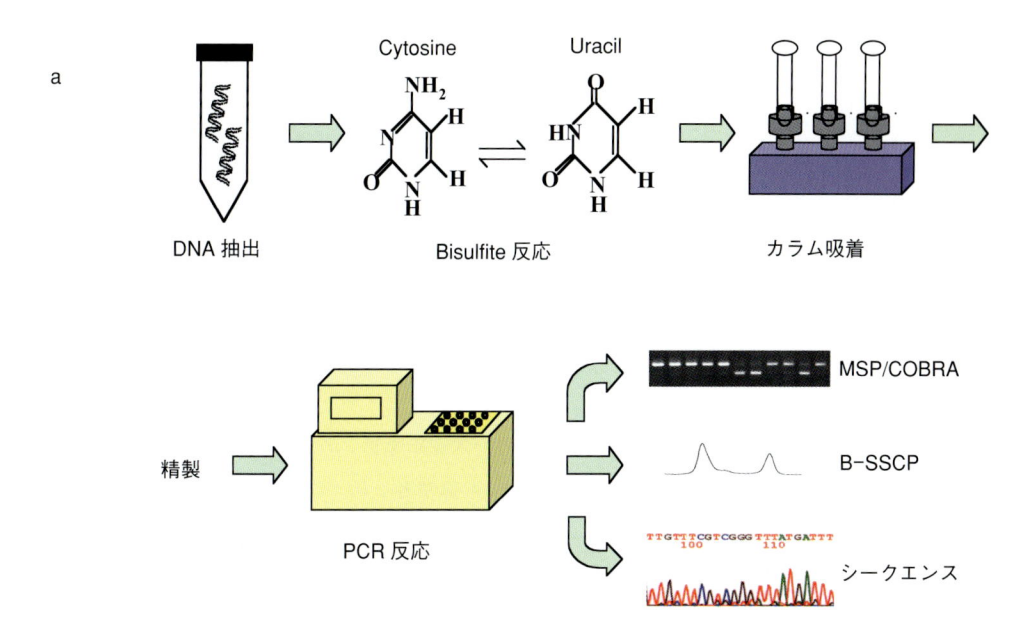

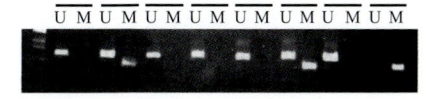

図5 Bisulfite法を利用した検査方法
a：Bisulfite処理によりメチル化していないシトシンをウラシルに変換させることでメチル化の有無を各種方法にて探知する。
b：MSP法においてはBisulfite処理後の配列によりPrimerを設定しPCR反応を行う。

4．DSTの利点と欠点

DSTにおける現時点で考えられる利点と限界に関して**表4**に提示した。現在までの報告を見る限りスクリーニング検査の重要な点である感度，特異度の点においては明らかに良好な成績を示しており，大腸癌のみならずいわゆる"malignant polyp"として内視鏡的切除対象となる腺腫の探知も可能である点からもきわめて有用性の高い検査と考えられる。また現在のスクリーニング検査方法

表3 Sequence-specific hybrid capture method を利用した DST の報告

報告者	検査方法	標的遺伝子	症例数		感度	特異度	文献
Ahlquist et al	Standard PCR based method	K-ras, APC, p53, BAT26, long DNA	71	健常者：28 大腸癌患者：22 腺腫（>1 cm）患者：11	91% (82%)	93%	(25)
Traverso et al	Digital-PCR based method	BAT26	134	健常者：69 大腸癌（proximal）患者：46 腺腫（proximal）患者：19	37% (0%)	100%	(31)
Traverso et al	Digital-protein-truncation assay	APC	74	健常者：28 大腺癌（Dukes B2）患者：28 腺腫（>1 cm）患者：18	57%*	100%	(32)
Dong et al	Standard PCR based method	K-ras, p53, BAT26	51	大腸癌患者：51	36%**	N. D	(34)
Ahlquist et al	MSP	P16, MGMT, hMLH1	22	健常者：10 大腸癌患者：12	75%	70%	(35)

（ ）内は腺腫に対する結果
**：陽性率
*：全腫瘍性病変に対する結果

表4 DBT の利点と限界

<利点>	<限界>
・Neoplasm specific 大腸がんに関連する特異的遺伝子の変異を標的にしているため偽陽性が起こりにくい	・Lack of data from screening populations 大規模な臨床研究がない
・Consistent markers 腫瘍性病変から剥離する細胞やそれに伴う DNA は間欠的でないと考えられていることから1回の検査で可能	・A need for test refinement 感度やコストを加味したマーカーの選択や検査手技に関して合意がない
・Highly accurate 遺伝子変異をターゲットにしているため感度特異度ともに高い	・Automation コスト削減と効率性の点からオートメーション化の必要性
・User-friendly 侵襲がなくどこでもできる利便性を有するとともに頻繁な検査を必要としない	・Implementation 収集のための検査キットが大きく実地医療現場での保管は不可能
・Reduced false-positive results 内視鏡やバリウムといった視覚検査と異なり機能的側面から腫瘍性病変を探知するため偽陽性を減らすことが可能	・Expense 1検査あたり400ドル以上と高価
・Ability to detect cancers proximal to the colon 剥離細胞やそれに伴う DNA が便中に含まれることを利用している検査のため病変の location によらず検出が可能	・Patient acceptance/adherence 排便を郵送することに対する不快感
・Cost 大腸の腫瘍性病変は罹患率の高い疾患でありサーベーランスを含め内視鏡検査の必要な群を厳密に絞ることが可能となりコスト削減が可能	

の問題点として指摘のある近位大腸癌の偽陰性に関しては問題とならないようである。検査回数に関しては便中の DNA は排便過程まで degradation せず絶えず便中に存在することから1回の検査で確実に探知可能で検査間隔に関しても発癌の時間的経過を考慮すると annual な検査は不要であると考えられる。しかし特殊検査ではなく日常検査のひとつとして利用することを考えると遺伝子マーカーや検査手技の選択，効率性の良い高速処理可能なオートメーション化の実現や簡便な検査キットの必要性など今後解決しなければならない問題があげられよう。

5．費用からみた DST

　日本とは異なり欧米においては医療保険の違いといったソフト面のみならず colonoscopist の質と量といったハード面での違いがあり，今回のガイドラインにおいて TCS がスクリーニング検査として推奨されつつあるが average risk 群ではコストや侵襲性の点から FOBT 陽性患者や FS にて異常が認められた患者に施行される精密検査として位置付けが強いようである[1,2,4]。DST は前述のように精度や侵襲性の点では問題ないと考えられるが，現在1検査あたり 400 ドル以上の費用がかかるとされており実地医療においてスクリーニング検査として導入する場合，費用対効果を当然考慮する必要がある[2]。この点に関して Vanness らは統計学的解析により3年ごとの DST の費用対効果に関して現在施行されているスクリーニング検査と比較したところ10万人あたり 1508 人の大腸癌の発生を抑制し 216 人の大腸癌死抑止効果があるとされ DST のコストを BE 142 ドルと TCS 327 ドルの間に算定した場合，費用対効果において DST 検査は cost-effective であることを示している[36]。しかし費用対効果を統計的に解析する場合コンプライアンス（スクリーニング受診率）や費用設定などの因子が結果に影響を与えることは避けられず慎重な解釈が必要であろう。

6．今後の展開

　DST に関しては average risk 患者を対象にした大規模臨床試験が行われており EXACT Sciences Corporation が FOBT 検査との比較試験を 5000 人に対して，また Mayo Clinic と NIH も 4000 人を対象に実施しており数年後に報告されるとのことである[2]。また FOBT にかわる便を利用したスクリーニング検査方法としては DNA のみならず calprotectin[37]や minichromosome maintenance protein2（MCM2）[38]などを標的とした報告もあり便中マーカーの研究は現在注目されている分野である。

　表5に現在 NCI の homepage 上に掲載されている遺伝子関連の clinical trial の一部を提示した。今回の総説にて触れた報告をさらに発展させた比較試験も認められるが遺伝的な背景をより重視し，疾患感受性を規定する因子に関する研究も目にする。近年，遺伝子多型，single nucleotide polymorphism（SNPs）と疾患感受性に関する文献報告が多数見られる[39]。分子生物学の進歩はゲノム上の30億塩基のたった1塩基の違いを高速で大量に探知可能にする技術を生み出し，これら SNPs 解析によりハイリスク群の同定が可能となる時代を迎えつつある。また固形癌のリスクファ

表5　遺伝子関連の Clinical trial

- Genetic Study of Familial Factors in Patients With Colon Cancer
  対象；70歳以下の大腸がんおよび腺腫患者とその兄弟姉妹
  目的；疾患感受性遺伝子およびそれに関わると考えられる新規 alleles の同定
  　　　COX-2，sPLA2，DNMT 遺伝子と疾患感受性の検討
  　　　疾患感受性を規定する新規遺伝子の同定
- Genetic Study of Allelic Imbalance of Chromosome 8p in Patients with Stage II or Colon Cancer
  対象；70歳以下の大腸がん患者
  目的；8p allelic imbalance（AI）と予後との相関および新規癌抑制遺伝子の同定
- Genetic Mapping of Interactive Susceptibility Lcci in Patients and Siblings with Breast, Colcn, Lung, or Prostate Cancer
  対象；同種の癌を有する患者および親，兄弟姉妹
  目的；各種がんにおいて遺伝的要因が影響を与える allele 特異性の検討
- Clinical Significance of Genetic Markers in Colorectal Cancer
  対象；NCCTG の RCT に参加している大腸がん患者
  目的；MSI 陽性大腸がんおよび様々な LOH における臨床病理学的検討
- Randomized Screening Study Of Fecal Occult Blood Testing and Multitarget DNA-Based Assay Panel Testing Followed By Colonoscopy in the Detection of Colorectal Cancer
  対象；50〜80歳の average risk 患者
  目的；血清および便検体を用いた MTAP の sensitivity, specificity, predictive values の検討
  　　　MTAP vs FS vs FS/FOBT による発見率の比較検討

（NCI Homepage より）

クターとして重要な加齢が与える遺伝子変化も epigenetic な点から明らかになりつつあり[10]スクリーニング検査の分野においても今後こうした点を考慮する必要があると考えられる。

まとめ

分子生物学の進歩は日進月歩であり一流誌と称される Journal には新たな知見が毎週のように掲載される。しかしながらそのような知見が臨床にまで応用されることはきわめて稀であり，基礎と臨床の隔たりを感じるのは事実であろう。ポストゲノム時代を迎え多数の遺伝子を用いて癌の個性や副作用などを考慮にいれたオーダーメイド治療や分子標的薬剤の開発など分子生物学の知見の蓄積が癌治療の分野で開花しようとしている。今後はスクリーニングの分野においても遺伝子レベルでリスクを考慮に入れたオーダーメイドスクリーニング検査が実現することを期待する。

■参考文献

1) Winawer S, et al：Colorectal cancer screening and surveillance：clinical guidelines and rationale-Update based on new evidence. Gastroenterology 124（2）：p.544-560, 2003
2) Levin B, et al：Emerging technologies in screening for colorectal cancer：CT colonography, immunochemical fecal occult blood tests, and stool screening using molecular markers. CA Cancer J Clin 53（1）：p.44-55, 2003
3) Winawer SJ, et al：Prevention of colorectal cancer by colonoscopic polypectomy. The National Polyp Study Workgroup. N Engl J Med 329（27）：p.1977-1981, 1993
4) Winawer SJ, et al：Colorectal cancer screening：clinical guidelines and rationale. Gastroenterology 112（2）：p.594-642, 1997

5) Jones PA and SB Baylin : The fundamental role of epigenetic events in cancer. Nat Rev Genet 3 (6) : p.415-428, 2002

6) Kinzler KW, Vogelstein B : Lessons from hereditary colorectal cancer. Cell 87 (2) : p.159-170, 1996

7) Lengauer C, KW Kinzler and B : Vogelstein, Genetic instability in colorectal cancers. Nature 386 (6625) : p.623-627, 1997

8) Toyota M, et al : CpG island methylator phenotype in colorectal cancer. Proc Natl Acad Sci USA 96 (15) : p.8681-8686, 1999

9) Smith G, et al : Mutations in APC, Kirsten-ras, and p53--alternative genetic pathways to colorectal cancer. Proc Natl Acad Sci USA 99 (14) : p.9433-9438, 2002

10) Shen L, et al : p14 methylation in human colon cancer is associated with microsatellite instability and wild-type p53. Gastroenterology 124 (3) : p.626-633, 2003

11) Sidransky D, et al : Identification of ras oncogene mutations in the stool of patients with curable colorectal tumors. Science 256 (5053) : p.102-105, 1992

12) Hasegawa Y, et al : Detection of K-ras mutations in DNAs isolated from feces of patients with colorectal tumors by mutant-allele-specific amplification (MASA). Oncogene 10 (7) : p.1441-1445, 1995

13) Kondo H, et al : Detection of K-ras gene mutations at codon 12 in the pancreatic juice of patients with intraductal papillary mucinous tumors of the pancreas. Cancer 79 (5) : p.900-905, 1997

14) Takeda S, S Ichii and Y Nakamura : Detection of K-ras mutation in sputum by mutant-allele-specific amplification (MASA). Hum Mutat 2 (2) : p.112-117, 1993

15) Sidransky D, et al : Identification of p53 gene mutations in bladder cancers and urine samples. Science 252 (5006) : p.706-709, 1991

16) Chen XQ, et al : Microsatellite alterations in plasma DNA of small cell lung cancer patients. Nat Med 2 (9) : p.1033-1035, 1996

17) Nawroz H, et al : Microsatellite alterations in serum DNA of head and neck cancer patients. Nat Med 2 (9) : p.1035-1037, 1996

18) Anker P, et al : K-ras mutations are found in DNA extracted from the plasma of patients with colorectal cancer. Gastroenterology 112 (4) : p.1114-1120, 1997

19) de Kok JB, et al : Detection of tumour DNA in serum of colorectal cancer patients. Scand J Clin Lab Invest 57 (7) : p.601-604, 1997

20) Kopreski MS, et al : Detection of mutant K-ras DNA in plasma or serum of patients with colorectal cancer. Br J Cancer 76 (10) : p.1293-1299, 1997

21) Hibi K, et al : Molecular detection of genetic alterations in the serum of colorectal cancer patients. Cancer Res 58 (7) : p.1405-1407, 1998

22) Lecomte T, et al : Detection of free-circulating tumor-associated DNA in plasma of colorectal cancer patients and its association with prognosis. Int J Cancer 100 (5) : p.542-548, 2002

23) Grady WM, et al : Detection of aberrantly methylated hMLH1 promoter DNA in the serum of patients with microsatellite unstable colon cancer. Cancer Res 61 (3) : p.900-902, 2001

24) Zou HZ, et al : Detection of aberrant p16 methylation in the serum of colorectal cancer patients. Clin

Cancer Res 8 (1): p.188-191, 2002

25) Ahlquist DA, et al: Colorectal cancer screening by detection of altered human DNA in stool: feasibility of a multitarget assay panel. Gastroenterology 119 (5): p.1219-1227, 2000

26) Nollau P, et al: Detection of K-ras mutations in stools of patients with colorectal cancer by mutant-enriched PCR. Int J Cancer 66 (3): p.332-336, 1996

27) Smith-Ravin J, et al: Detection of c-Ki-ras mutations in faecal samples from sporadic colorectal cancer patients. Gut 36 (1): p.81-86, 1995

28) Eguchi S, et al: Mutations of the p53 gene in the stool of patients with resectable colorectal cancer. Cancer 77 (8 Suppl): p.1707-1710, 1996

29) Deuter R and O Muller: Detection of APC mutations in stool DNA of patients with colorectal cancer by HD-PCR. Hum Mutat 11 (1): p.84-89, 1998

30) Minamoto T, M Mai and Z Ronai: K-ras mutation: early detection in molecular diagnosis and risk assessment of colorectal, pancreas, and lung cancers--a review. Cancer Detect Prev 24 (1): p.1-12, 2000

31) Traverso G, et al: Detection of proximal colorectal cancers through analysis of faecal DNA. Lancet, 359 (9304): p.403-404, 2002

32) Traverso G, et al: Detection of APC mutations in fecal DNA from patients with colorectal tumors. N Engl J Med 346 (5): p.311-320, 2002

33) Herman JG, et al: Methylation-specific PCR: a novel PCR assay for methylation status of CpG islands. Proc Natl Acad Sci U S A 93 (18): p.9821-9826, 1996

34) Dong SM, et al: Detecting colorectal cancer in stool with the use of multiple genetic targets. J Natl Cancer Inst 93 (11): p.858-865, 2001

35) Ahlquist DA, et al: Novel Use of Hypermethylated DNA Markers in Stool for Detection of Colorectal Cancer: A Feasibility Study. Proceeding of DDW 353, 2002

36) Vanness DJ, et al: Discrete Event Simulation of the Cost-Effectiveness of Colorectal Cancer Screening by a DNA-based Stool Test Relative to Current Screening Practice. Proceeding of DDW 2078, 2001

37) Tibble J, et al: Faecal calprotectin and faecal occult blood tests in the diagnosis of colorectal carcinoma and adenoma. Gut 49 (3): p.402-408, 2001

38) Davies RJ, et al: Analysis of minichromosome maintenance proteins as a novel method for detection of colorectal cancer in stool. Lancet 359 (9321): p.1917-1919, 2002

39) Houlston RS and IP Tomlinson: Polymorphisms and colorectal tumor risk. Gastroenterology 121 (2): p.282-301, 2001

秋野　公臣　豊田　実　今井　浩三　札幌医科大学第一内科学講座

1. 慢性膵炎と発癌 (follow up)

ポイント
- 慢性膵炎の死亡率は一般人口の約2倍で，死因の約半数は悪性腫瘍（癌）である。
- 慢性膵炎の死因としての膵癌は，一般人口の約13倍と高頻度である。
- 慢性膵炎は膵癌の単独の危険因子ではなく，飲酒などの他の因子の影響も考えられる。
- 膵石症・糖尿病などの合併症例では，膵癌の発症はより高率である。
- 慢性膵炎の初診時および経過観察の際は，膵癌発症の症候を見逃さないよう注意する。

1. 慢性膵炎

1）疾患の解説

慢性膵炎は，膵の持続性・進行性の炎症で，急性増悪発作を繰り返しながら，組織学的には膵実質の細胞浸潤や脱落により，不規則な線維化を主体とする慢性変化が生じ，膵臓の外分泌・内分泌機能の低下をきたす疾患である。こうした変化は，基本的に膵全体で起こり，病変の程度は不均一で，分布や進行性もさまざまであり，多くは非可逆性である[1]。

臨床的には，持続または反復する上腹部痛で始まり，数年から十数年かけて，膵外分泌不全による消化吸収障害と膵内分泌不全による膵性糖尿病をきたす進行性・難治性の疾患である。

日本膵臓病学会による慢性膵炎臨床診断基準を示す（**表1**）[1]。これらの項目は独立したもので，

表1 慢性膵炎の臨床診断基準

	検査法	確診例	準確診例
1）	a) US	膵石エコー	膵内の粗大高エコー，膵管の不整拡張，辺縁不規則な凹凸の膵変形のいずれか
	b) CT	膵内の石灰化	辺縁不規則な凹凸の膵変形
2）	ERCP	膵に不均一に分布する分枝膵管の不規則な拡張または乳頭側の主膵管または分枝膵管の不規則な拡張（主膵管が膵石などで閉塞・狭窄している場合）	MRCP：膵全体に不均一に分布する分枝膵管の不整な拡張または主膵管の狭窄より乳頭側の主膵管および分枝膵管の不整な拡張
			主膵管のみの不規則な拡張，非陽性結石，蛋白栓のいずれか
3）	a) セクレチン試験	重炭酸塩濃度の低下＋膵酵素分泌量か膵液量の減少	重炭酸塩濃度の低下，あるいは膵酵素分泌量と膵液量の同時減少
	b) BT-PABA試験と便中キモトリプシン活性		尿中PABA排泄率と糞便中キモトリプシン活性の低下が同時に2回以上
4）	生検または切除膵組織	膵実質の減少・線維化が全体に散在する	線維化が主に小葉内にある＋膵実質脱落，Langerhans島の孤立，仮性嚢胞のいずれか

（文献[1]より）

一つでも適合すれば慢性膵炎（確診，準確診）と診断される。

治療は禁酒など成因の除去を基本に，病期に応じた栄養療法が重要となる。

2）疫　学

本邦では厚生省特定疾患難治性膵疾患調査研究班による，慢性膵炎症例の全国調査が行われ，現在もなお継続中である。

1999年の慢性膵炎の全国疫学調査[2]によると，推計受療患者数42,000人（男性27,500人，女性14,500人），人口10万人あたりの年間推計受療率は33.2人，推計新規受療率は5.8人である。性別受療率は，約2：1で男性が多く，年齢分布は男性は50歳代，女性は60歳代に多い。成因は，アルコール性，特発性，胆石など胆道系疾患の順である。

3）予後と合併症

慢性膵炎の予後には，疼痛・消化吸収障害・糖尿病・その他の合併症の存在など，さまざまな因子が関与する。厚生省難治性膵疾患調査研究班による予後調査[3,4]では，経過観察例1,073例のうち4年間の死亡例は127例（12%）で，人口動態統計からみた一般人口の死亡率の2.07倍（男性2.22倍，女性1.29倍）であり，死亡時平均年齢は65歳である。死亡率を成因別にみると，アルコール性膵炎では14.5%（585例中85例），非アルコール性膵炎では8.6%（488例中42例）と，前者の死亡率は後者に比べて有意に高かった（$p<0.05$）。

死亡例127例の死因を表2[3]に示す。悪性腫瘍（癌）が約半数を占め，以下，腎不全，肺炎，糖尿病（昏睡・低血糖），肝疾患，脳血管障害，心筋梗塞の順である[3,4]。悪性腫瘍による死亡率は，一般人口のそれの2.74倍であるが，腎不全，糖尿病，肝疾患などでも一般人口のそれより高率である。死因となった悪性腫瘍63例の内訳は，膵癌が17例（27%）と最も多く，次いで肺癌（18%），胃癌（14%），食道癌（11%）などである。一般人口の腫瘍別死亡率と比較すると，膵癌が12.7倍と他の悪性腫瘍に比べ数倍高い。

表2　慢性膵炎患者の死因

死因	① 観察死亡数	アルコール性：非アルコール性	② 期待死亡数	①/②
悪性腫瘍	63	40：23	22.99	2.74
腎不全	11	9：2	0.94	11.70
肺炎	7	4：3	4.11	1.70
糖尿病（糖尿病性昏睡・低血糖）	6	5：1	0.93	6.45
肝不全	6	4：2	1.45	4.14
脳梗塞・出血	6	4：2	8.55	0.70
心筋梗塞	2	0：2	3.56	0.56
その他	26	17：9		
合計	127	83：44	61.49	2.07

（文献[3,4]より改変引用）

2. 慢性膵炎と発癌

1）膵癌からみた慢性膵炎

　膵癌は，画像などの診断技術の進歩が著しい現在でも，早期発見が困難で予後不良の疾患の一つである。現在でも増加傾向を示しており，年間死亡例は 17,000 人を超えている。

　膵癌発生因子に関しては，種々の検討がなされ，家族性素因・糖尿病・慢性膵炎・膵石症・喫煙・飲酒などが high risk state といわれている[5]。

　膵癌全国登録調査報告（1998 年度）[6]によると，膵癌の既往としての膵疾患（囊胞性膵疾患を除く）は，糖尿病（20.1％），慢性膵炎（3.4％），急性膵炎（2.3％），膵石症（0.8％）などであり，その他は胆石症（7.3％），消化性潰瘍（7.2％）などである。

2）慢性膵炎からみた膵癌

　慢性膵炎の経過観察中の，悪性腫瘍の発症率は 0～8.3％[7]，悪性腫瘍による死亡率は 4～8％と報告されている[8～11]。このうち，一般標準人口との死亡率の比較が行われている Miyake ら[10]の検討では，悪性腫瘍による死亡率は標準人口の 3.41 倍で，特にアルコール性膵炎では 4.83 倍である。これは非アルコール性膵炎のそれに比べ有意に高率であった。

　慢性膵炎の経過中に発症し，死因となる悪性腫瘍は，膵癌が高率であることは既に述べたが，一般的には慢性膵炎と膵癌との関連は否定的で，慢性膵炎は膵癌の前駆病変ではないとされてきた[12]。Gambill ら[16]は，56 例の慢性再発性膵炎の経過中膵癌は認めなかったとし，他にも慢性膵炎と膵癌の合併頻度は低く，膵癌の成因ないし前駆病変として慢性膵炎は否定的との報告が散見される[17～19]。

　これに対して，1993 年に，デンマーク・ドイツ・イタリア・スウェーデン・スイス・アメリカの 6ヵ国で，7 施設の大学および専門医療施設の協同による，慢性膵炎 2,015 例を対象とした臨床統計解析が報告された[13]。これによると平均観察期間 7.4±5.6 年のうち，215 例（11％）に悪性腫瘍が発症し，うち 56 例（2.8％）に膵癌の発症を認め，年齢と性を補正した標準人口の膵癌罹患率と比べ 26.3 倍と極めて高く，膵癌の危険度は，性別・地域・膵炎の成因によらず，慢性膵炎例で有意に高いとしている。さらに，2 年以上経過を追えた 1,552 例を対象とした解析では，膵癌発症は 29 例（1.9％）であり，対象群における年齢・性・施設差を補正した膵癌発生予測値 1.76 例に対し発生率比は 16.5 倍と有意に高率で，5 年以上観察の行われた症例のみを対象としても，発生率比は 14.4 倍と依然高率であった。発癌に関与する危険因子としては，人口統計学的因子（性・年齢・国籍），臨床因子（原因・膵石症および糖尿病や肝硬変合併の有無），生活因子（飲酒・喫煙）を対象とし，Cox の比例ハザード・モデルにより統計解析が行われたが，年齢のみが関連性を示し，ほかはいずれの組み合わせも有意ではなかった。年齢では，慢性膵炎診断後 10 年の累積発癌率 1.8％に対し，20 年では 4.0％と，有意な直線性増加が認められた。発生率をアルコール性・非アルコール性に分けて検討した結果は，いずれも高率を示し，両群間に差は認められなかったとしている。

　しかし，年齢に関しては反対の報告もあり，Karlson ら[14]は，慢性膵炎 4,546 例で，膵炎診断後

1〜24年間に70例（1.5％）の膵癌発生を認め，これは標準人口の膵癌罹患率の7.6倍と高率であるとしたが，膵炎診断後の年数が経つほど膵癌の発生率は減少すると報告し，Bansalら[15]も同様の結果を報告している。

いずれにせよ，慢性膵炎と膵癌の関係に関する症例や疫学研究は，他にも多数報告されており[13〜15,20〜26]，最近もMalkaらが，2年以上経過観察した慢性膵炎患者373例中，4例に膵癌の発症を認め，これは標準人口の膵癌罹患率の26.7倍と高率であると報告した[27]。近年では，慢性膵炎患者の膵癌罹患率は，標準人口のそれより高いという報告が多い。

一方で，喫煙・アルコールなどの要因と慢性膵炎あるいは膵癌との関係も報告されている[28〜30]。アルコール多飲は慢性膵炎との関連がよく知られているが，アルコールはまた，発癌促進因子としても知られている。Burchら[31]は，膵癌83例中65％に15年以上のアルコール過飲を認め，疫学的にアルコール中毒と膵癌の発症の相関を報告した。また，Karlsonら[14]は，アルコール性膵炎4,043人において，膵炎診断後1〜24年間に15人（0.37％，標準人口の膵癌罹患率の2.9倍）の膵癌発症を認め，さらにこの群では膵炎診断から10年後も膵癌発症の危険率は減少しない（標準人口の膵癌罹患率の3.8倍）ことを報告している。これらの結果から，膵炎は単独で膵癌発症の危険因子なのではなく，アルコールなど他の因子の影響も大きいと推測されている。また，慢性膵炎患者には喫煙者が多く存在し，特に喫煙者で膵癌の発生率が高いことから，喫煙の影響も大きいとの報告もある[32,33]。飲酒・喫煙など，環境因子や遺伝的素因などが，慢性膵炎と膵癌に共通する危険因子である可能性や，慢性膵炎の合併症が膵癌の原因となっている可能性なども考えられ，慢性膵炎が膵癌の単独の危険因子かはいまだ明らかでない。

しかしながら，飲酒や喫煙の影響がきわめて少ない遺伝性膵炎などの特殊な膵炎においても，膵癌の危険率が高いことが報告されている。Lowenfelsら[34]は，遺伝性膵炎患者246例において，平均14.6±11.2年の観察期間中，8例に膵癌が発症し（3.25％，標準人口の膵癌発症率の52倍），遺伝性以外の慢性膵炎と比べると，膵癌の発生率は高いが，膵以外の腫瘍の発生率は上昇が認められなかったと報告している。また，膵炎症状発症から膵癌発生までの平均年数は39.6±9.7年で，さらに70歳までに膵癌に罹患する累積危険率は40％と非常に高く，遺伝性膵炎において膵癌発生率が高いのは，膵炎罹患年数が長いことに関係している可能性を指摘している。これに対し，本邦における報告[35]では，遺伝性膵炎10家系21症例を含む家族性膵炎30家系48症例中，膵癌の発症は全く認められていない。これは症例数が少ないことによるのか，あるいは人種差を含む遺伝的素因や環境要因の影響によるのか不明である。

近年，本邦でも，慢性膵炎で長期経過観察した症例が増加するにつれ，経過中に膵癌を発症した症例が認められるようになってきた。こうした症例では，慢性膵炎の診断が確定した後では，膵癌による症候がむしろ見逃されて診断が遅れると考えられる。慢性膵炎の経過を追う際は，各所見が膵癌に伴う早期の部分的なものである可能性を考慮し，膵癌合併の症候を見逃さないよう注意する必要がある。

3）膵癌の発生母地としての慢性膵炎

慢性膵炎からの膵癌発生については，最近慢性膵炎を母地として膵癌が発生する可能性が高いことが報告[14]され，慢性膵炎を基盤とする異型を伴った膵管上皮からの膵癌発生を推測させる症例も

報告された[36]。膵癌の殆どは膵管上皮に由来する膵管癌であるが，膵管癌においては膵管上皮の化生性あるいは増生性変化といった，膵管上皮の過形成が高率に認められる。そのうちの異型性の強い変化が前癌病変＝膵癌の発生母地として有力であることが指摘されている[37,38]。一方，慢性膵炎でも，前癌病変とされる上皮の変化と共通の所見を示す過形成が高頻度に認められるとされ[39,40]，慢性膵炎に存在する過形成のうち，癌細胞と共通の性格を有する一部の化生や増生性変化が，膵癌の前癌病変になりうる可能性が指摘されている。

しかしながら，膵癌で認められる膵管上皮の変化は，慢性膵炎でも高頻度に認められるとされているが，光顕的には同様でも，免疫組織化学的染色や特殊粘液染色を行うと，膵癌と慢性膵炎での上皮の変化は性質が異なると報告されている[41,42]。腫瘍マーカーの発現についての検討では[41]，absorbed CEAの発現は膵癌では高率であるのに対し，慢性膵炎では低率で，一方，CA19-9は慢性膵炎および膵癌ともにその発現は高率である。また，POA（Pancreatic oncofetal antigen）による検討では，膵癌では非癌部も含め陽性に染色される部位があるのに対し，慢性膵炎の過形成では陰性か弱陽性であった[42]。このように過形成部分の腫瘍関連抗原の発現は，慢性膵炎と膵癌で必ずしも一致しない。したがって，今後は肉眼的な所見だけでなく，特殊染色における特性も考慮したうえで前癌病変としての上皮の変化を規定し，慢性膵炎と膵癌の関連を考える必要があると考えられる。

一方で，最近癌遺伝子や癌抑制遺伝子の発見とその検出技術の進歩に伴い，慢性膵炎と膵癌との関連や慢性膵炎から膵癌への進展を示唆する分子レベルでの所見が報告されてきている[43〜45]。慢性膵炎の膵管上皮過形成にも膵癌と同様，*K-ras*遺伝子の点突然変異が認められることが判明し，他にも，膵癌組織において発現が上昇することが知られているtransforming growth factors（TGF）-αやβ，fibroblast growth factor（FGF），あるいはepidermal growth factor（EGF）などの増殖因子，ERBB2などの癌遺伝子，あるいはさまざまな細胞外基質分子の発現が慢性膵炎組織でも亢進していることが観察されている。さらに慢性膵炎と膵癌の両方の組織中でvascular endothelial growth factor（VEGF）の発現亢進や過剰な血管新生の存在も報告されている[46]。このような所見は，慢性膵炎組織内で起こったさまざまな遺伝子の発現の異常が，細胞の異常な分化・増殖を引き起こし，過形成から異形成，さらに癌への進行を引き起こしている可能性を示唆している[47,48]。慢性膵炎で認められる過形成の前癌病変としての位置づけは，今後遺伝子レベルで解決される可能性があると考えられる。

3．慢性膵炎の合併症と膵癌

1）膵石症

「膵石症」は膵内に石灰化を認めるものの通称であり，現在の診断基準では膵内に石灰化を認めた時点で慢性膵炎とされるが，膵石症には，慢性石灰化膵炎だけでなく，膵癌の石灰化したものも含まれる。

膵石症は膵管内に生じる結石で，その成因は，アルコール多飲（66％），特発性（19％），副甲状腺機能亢進（5〜19％），遺伝性・家族性，加齢などである。慢性膵炎では約40％に，膵炎発症後

5〜8年の経過で出現すると考えられている。アルコール性の膵石はびまん性の小結石で分枝膵管に多く，特発性・遺伝性では主膵管内の大結石であることが多い。

1960年代より，膵石症にしばしば膵癌の合併が見られることが報告され[8,49〜51]，その合併頻度は0.8〜25%とさまざまであるが，全人口の膵癌発生率に比べ明らかに高い頻度を示す報告が多い。本邦における報告では，小口ら[52]が1969年から1978年までの日本病理剖検年報からの集計で，膵石症211例中31例（14.8%）と一般成人の膵癌罹患率よりも高頻度に膵癌を認めたと報告している。

本邦において報告された膵癌合併膵石症例の報告[53,54]では，性別は4：1で男性に多く，好発年齢は40歳代で，全国集計報告からみた膵癌の好発年齢より20歳以上若かった。結石は，混合型を含め大結石型が圧倒的に多く，膵全体に存在するものが最も多かった。癌の発生部位は，頭部が体尾部に比べると多い傾向にあった。膵石症と診断され膵癌が発見されるまでの期間は同時性が最も多かったが，膵石の先行が明らかに1年以上の症例も30%と高率であった。

膵石は，膵液中のlactoferrin濃度の上昇がprotein plugを形成しCaの沈着促進により形成されると考えられ，膵液のうっ滞がprotein plugの形成と発育の促進因子になると考えられている[55]。膵液のうっ滞による膵管上皮の変化の類似などから，膵石症が膵癌発症の前癌状態と推測する報告もある[56,57]が，膵癌の発症により膵管の狭窄を生じ，膵石が形成されるとも考えられている[58]。

膵石症では，結石が大きく，局在が腫瘍と重なるため，腫瘍病変の描出が難しく，膵癌の早期発見は困難である。このため，膵石合併膵癌の切除率は28.8%と，膵癌全般に比べると低率である。特に大膵管系に融合状・鋳型状の大結石を有し，膵癌が否定できない場合には，慢性膵炎の主病変も含めた膵切除が必要であるとの報告もある[59]。

膵石症は膵癌発症の高危険群と考えられ，膵石症の初診時・慢性石灰化膵炎症例の経過観察に際しては，膵癌の発症を念頭においた注意深い観察が必要である。

2）糖尿病

糖尿病は，慢性膵炎の合併症として最も多く，重要視される疾患である。糖尿病患者に膵癌の発生が多いとの報告は，1934年にJoslin ClinicのMarble[60]が糖尿病患者10,000例の死因解析で，膵癌が悪性腫瘍256例のうち31例（12.1%）を占め，一般人口の3.6〜4.1%よりも著明に高率であったとの報告に始まる。

最近の疫学的な検討[61〜66]からも，糖尿病が膵癌の危険因子である可能性は否定できないと考えられている。その機序には不明な点が多く，今後は糖尿病の病態を含め臨床的な検討が必要と思われるが，危険因子か否かは別として，糖尿病が膵癌診断の契機として重要であることは確実である。

膵癌登録例（1981〜1993年，14,598例）のうち，既往に糖尿病を有する例は16.4%（2,392例）[67,68]と多いが，糖尿病が膵癌による二次性糖尿病か否かの判断は難しく，過去の報告では2〜5年の糖尿病の先行発症があった場合，膵癌と無関係と見なしていることが多い。膵癌の診断以前に糖尿病を認めたうち，2年以上先行していたものは10%前後，5年以上先行した糖尿病は1.7〜6.3%と報告されている[61〜71]。この頻度は，糖尿病の診断基準，膵癌診断時期の違いに左右されるとはいえ，決して低率とは考えにくい。しかし，疫学上，糖尿病と膵癌発症の関連があるとされても，その機序には不明な点が多く，糖尿病を引き起こす素質，社会環境，栄養状態などが複合して膵癌発症に影響すると考えられている[70]。

4. 発癌の follow up

1) follow up と膵癌診断

　慢性膵炎による胆管閉塞，十二指腸狭窄，門脈閉塞などの合併症の頻度は，膵癌におけるこれらの頻度よりも低く，黄疸は 13.6％，吐下血は 4.5％ に出現するにすぎない[72]。したがってこれらの合併症が出現した場合，膵癌の発症の可能性を考え，精査を行うべきである。

　画像検査上，腫瘤性変化を認めた場合はもちろんであるが，主膵管に限局性の狭窄を認めた場合も，膵癌発症との鑑別が必要である。

　慢性膵炎の中には，膵の限局性腫大を呈したり腫瘤を形成する特殊な膵炎があり，臨床診断名として腫瘤形成性膵炎と呼ばれている。画像上は膵癌ときわめて類似した所見を呈し，膵癌との鑑別が最も問題とされる疾患である。

　限局性膵管狭窄に関しては，炎症性狭窄では膵癌によるものに比較して狭窄の程度は軽度で，辺縁は平滑，移行は緩徐，分枝の派生が見られる，などと，上流膵管の拡張が軽度，下流膵管にも不整像が見られることが多い，とされている。また，狭窄膵管部に癌で見られるような走行の変位や管腔壁の不整像がみられない，分枝膵管に不整や高度狭窄がみられないなども良性の所見とされる[73～77]。

　慢性膵炎で急性増悪を繰り返す場合，粘液産生膵腫瘍の可能性があることも念頭に置かなければならない。

　経過観察や精査の方法としては，腫瘍マーカーなどの血清学的検索のほか，各種画像検査が重要である。外来で US・CT などを定期的に行い，必要に応じ EUS・ERCP（＋IDUS）・MRI（MRCP）などを行う。膵腫大の有無および詳細な膵管・胆管造影所見の組み合わせにより，かなりの診断が可能である。選択的腹部血管造影検査を行えば，さらに正診率を挙げることができる。血管造影の際には，CO_2 造影 US の併用が有用ともいわれている[78]。

　しかし，慢性膵炎例で腫瘍性病変を認めた場合の各種画像検査による膵癌発症の正診率は，US 75％，ERP 58.3％，CT 75％，腹部血管造影 58.3％ にすぎないとの報告もある[79]。また最終診断は組織学的な診断に依るので，膵癌発症の診断が難しい場合には，擦過細胞診，あるいは生検（ERP・EUS 下など）を積極的に行い，確定診断をつけるべきである。

3) 膵癌発症の診断法としての分子生物学的診断

（1）K-ras 変異

　腫瘍性の増殖能を持った病態，または malignant potential を有する疾患では K-ras 変異を認め得ることが示唆され，近年，膵癌組織中にも 75～100％[80,81] と高率に認められることが報告された。膵癌患者から採取された膵液中でも，K-ras 変異の頻度は，感度の高い方法を用いると，55～100％[82,83] に検出される。K-ras 変異は膵癌の大部分を占める膵管癌でみられるが，島細胞腫や腺房細胞癌では稀である。しかし，粘液産生膵腫瘍では，良悪性を問わず高頻度にみられる。慢性膵炎でも 20～30％ に検出され[84]，高齢者などでも K-ras 変異は高頻度に出現している。膵癌との関連で

は，臨床病期や腫瘍径，リンパ節転移，予後などと K-ras 変異との関連はないとする報告が多い[85,86]。K-ras 変異は癌化の早期の過程で出現するといわれており，径 2 cm 以下の比較的小さな病変でも検出される[87]。実際，渡邊ら[88]は K-ras 変異を HPA 法で定量し，腫瘍径 2 cm 以下（TS1）の小膵癌症例でも 57％に陽性と判定されたと報告し，膵癌の前癌病変や早期癌の診断にも応用可能であることが示唆された。さらに，実際の臨床応用を踏まえ，採取法の簡便さから，十二指腸液でも検討がなされたが，MASA 法での K-ras 変異は，膵癌で 66〜77％，慢性膵炎で 32〜46％[88,89]であった。しかし，Furuya ら[90]は，慢性膵炎 54 例中，20 例（37％）に K-ras 変異を認めたが，これらの患者を平均 78 ヵ月経過観察しても，膵癌は 1 例も発症しなかったと報告している。

今後は K-ras 変異の定量による cut off 値の設定や，p53 などの他の遺伝子マーカーとの組み合わせにより癌特異性を高めた診断方法の開発が期待される。

(2) p53 変異

変異 p53 は悪性腫瘍としての病理学的特徴が明らかになった後に出現すると考えられている。膵液における PCR-SSCP 法による検討では，膵癌で 42.3〜44％[91,92]に検出されるのに対し，膵管内乳頭腺腫や慢性膵炎では陽性例は無いか低いとの報告があり，癌特異性は高い。K-ras 変異の検出と併用することは，膵癌の特異的診断の診断率の向上に有用であると考えられている[93]。

(3) テロメラーゼ

テロメラーゼ活性の上昇は癌に共通してみられ，癌特異的な指標として注目されているが，膵液中テロメラーゼ活性は，膵癌で 75〜88％に検出され，慢性膵炎では 0〜17％にしか認められないとの報告がある[94〜98]。しかしながら，膵液中のテロメラーゼ活性測定としての TRAP 法には，感度設定や多量の膵液を必要とするなど，実用的には問題点が多い。テロメラーゼ活性は非膵癌症例との鑑別に有効と考えられるが，小膵癌例を含め診断特異性に関し，さらに多数例での検討が必要である。

■参考文献

1) 日本膵臓学会慢性膵炎臨床診断基準委員会：慢性膵炎臨床診断基準．膵臓 16：560-561, 2001
2) 税所宏光, 跡見　裕, 大槻　眞, 他：慢性膵炎の実態調査．厚生労働省特定難治性膵疾患調査研究班．平成 13 年度研究報告書．p74-79, 2002
3) 北川元二, 成瀬　達, 石黒　洋, 他：慢性膵炎の予後．膵臓 14：74-79, 1999
4) 早川哲夫, 玉腰暁子, 成瀬　達, 他：慢性膵炎の予後調査．厚生省特定難治性膵疾患調査研究班．平成 10 年度研究報告書．p56-60, 1999
5) 仲間秀典, 丸地信弘：慢性膵炎・膵癌の疫学．臨床成人病 19：1625-1632, 1989
6) 松野正紀：膵癌全国登録調査報告（1998 年度症例の要約）．膵臓 15：179-211, 2000
7) 田岡大樹, 川原田嘉文：慢性膵炎の合併症と予後．外科診療 10：1263-1269, 1994
8) Ammann RW, Akovbiantz A, Largiader F, et al：Course and outcome of chronic pancreatitis-longitudinal study of a mixed medical-surgical series of 245 patients. Gastroenterol 86：320-328, 1984
9) Levy P, Milan C, Pignon JP, et al：Mortality factors associated with chronic pancreatitis. Gastroenterol 96：1165-1172, 1989
10) Miyake H, Harada H, Ochi K et al：Prognosis and prognostic factors in chronic pancreatitis. Dig Dis Sci

34：449-455, 1989

11) Hayakawa T, Kondo T, Shibata T, et al：Chronic alcoholism and evolution of pain and prognosis in chronic pancreatitis. Dig Dis Sci 34：33-38, 1989

12) 本間達二, 小口寿夫, 川茂 幸：慢性膵炎と膵癌. 胆と膵 8：1511-1516, 1987

13) Lowenfels AB, MAisonneuve P, Cavallini G, et al：Pancreatitis and the risk of pancreatic cancer. N Eng J Med 328：1433-1437, 1993

14) Karlson B-A, Ekbom A, Josefsson S, et al：The risk of pancreatic cancer following pancreatitis：An association due to confounding? Gastroenterol 113：587-592, 1997

15) Bansal P, Sonnenberg A：pancreatitis is a risk factor for pancreatic cancer. Gastroenterol 109：247-251, 1995

16) Gambill EE, Baggenstoss AH, Priestley JT：Chronic relapsing pancreatitis, fate of fifty-six patients first encountered in the years 1939 to 1943. Gastroenterol 39：404, 1960

17) Amman R：Zur klinik und Differentialdiagnose der chronischen Pankreatitis. Schweiz Med Wochenschen 110：1322, 1980

18) Ishii K, Nakamura K, Takeuchi T, et al：Chronic calcifying pancreatitis and pancreatic cancer in Japan. Digestion 9：429, 1973

19) Wynder EL：An epidemiological evaluation of the cause of cancer of the pancreas. Cancer Res 35：2228, 1975

20) Gambill EE：Pancreatitis associated with pancreatic carcinoma：a study of 26 cases. Mayo Clin Proc 46：174-177, 1971

21) Ekbom A, McLaughlin JK, Nyren O：Pancreatitis and the risk of pancreatic cancer. N Engl J Med 329：1502, 1993

22) Ekbom A, McLaughlin JK, Karlsson B-A, et al：Pancreatitis and pancreatic cancer. a populationbased study. J Natl Cancer Inst 86：625-627, 1994

23) Fernandez E, Vecchis C, Porta M, et al：Pancreatitis and the risk of pancreatic cancer. Pancreas 11：185-189, 1995

24) Talamini G, Falconi M, bssi C, et al：Incidence of cancer in the course of chronic pancreatitis. Am J gastroenterol 94：1253-1260, 1999

25) wakasugi H, Funakoshi A, Iguchi H, et al：Pancreatic carcinoma associated with chronic pancreatitis. Int Med 38：951-956, 1999

26) Uomo G, rabitti PG：Chronic pancreatitis：relation to acute pancreatitis and pancreatic cancer. Ann Ital Chir 71：17-21, 2000

27) Malka D, hammel P, Maire F, et al：Risk of pancreatic adenocarcinoma in chronic pancreatitis. Gut 51：849-852, 2002

28) Silverman DT, Brown LM, Hoover RN, et al：Alcohol and pancreatic cancer in blacks ad whites in the United States. Cancer Res 55：4899-4905, 1995

29) Boyle P, Maisonneuve P, Masquita B, et al：Cigarette smoking and pancreas cancer：a case-control study of the search programme of the JARC. Int J Cancer 67：63-71, 1996

30) Imoto M, Dimagno EP：Cigarette smoking increases the risk of pancreatic calcification in lateonset but not early-onset idiopathic chronic pancreatitis, Pancreas 21：115-119, 2000

31) Burch GE, Ansari A：Chronic alcoholism and carcinoma of the pancreas：a correlative hypothesis. Arch intern Med 122：273, 1068

32) Maisonneuve P, lowenfels AB：Chronic pancreatitis and pancreatic cancer. Dig Dis 20：32-37, 2002

33) talamini G, Falconi M, bssi C, et al：Incidence of cancer in the course of chronic pancreatitis. Am J Gastroenterol 94：1253-1260, 1999

34) Lowenfels A, Maisonneuve P, DiMagno EP, et al：Hereditary Pancreatitis and the eisk of pancreatic cancer. J Natl Cancer Inst 89：442-446, 1997

35) 小山祐康, 西野隆義, 渡辺伸一郎：日本における遺伝性膵炎の現状―アンケート集計より―. 胆と膵 19：107-111, 1998

36) 浦　等, 小原　剛, 北沢俊治, 他：膵管内癌を合併した慢性膵炎の1例. 膵臓 73：, 39-43 1992

37) Cubilla AL, Fitzgerald PJ：Morphological lesions associated with human primary invasive nonendocrine pancreas cancer. Cancer Res 36：2690-2698, 1976

38) Kozuka S, Sassa R, Toki T, et al：Relation of pancreatic duct hyperplasia to carcinoma. Cancer 43：1418-1428, 1979

39) Becker V：Carcinoma of the pancreas and chronic pancreatitis；A possible relationship. Acta Hepatogastroenterol 25：257-259, 1978

40) 須田耕一：上皮化生, 杯細胞化生. 膵臓の研究（内藤聖二, 編）. 同文書院, 114-134, 1983

41) Shimizu M, Saitoh Y, Ohyanagi H, et al：Immunohistchemical staining of pancreatic cancer with CA19-9, KMO 1, unabsorbed CEA and absorbed CEA. Arch Pathol Lab Med 114：195-200, 1990

42) Kawa S, Honmma T, Oguchi H, et al.：Clinical application of the enzyme immunoassay for pancreatic oncofetal antigen. Ann New York Acad Sci 417：400-409, 1983

43) neoptolemos JP, Lemoine NR（eds）：Pancreatic cancer；molecular and clinical advances. Blackwell Science, Oxford, 1996

44) Friess H, yamanak Y, Buchler M, et al：Increased expression of acidic and basic fibroblast browth factors in chronic pancreatitis. Arch Pathol 144：117-128, 1994

45) Friess H, yamanak Y, Buchler M, et al：A subgroup of patients with chronic pancreatitis overexpress the c-erbB-2 protooncogene. Ann Surg 220：183-192, 1994

46) Kuehn R, Lelkes PI, Bloechle C, et al：Angiogenesis, angiogenetic growth factors, and cell adhesion molecules are upregulated in chronic pancreatic disease：angiogenesis in chronic pancreatitis and in pancreatic cancer. pancreas 18：96-103, 1999

47) Beger HG, Schlosser W, Poch B, et al：Inflammatory mass in the head of the pancreas. The pancreas,（Beger HG, et al.）, 757-760, blackwell Science, Oxford, 1998

48) Dugan MC, sarkar FH：Current concepts in pancreatic cancer；symposium summary. Pancreas 17：325-333, 1998

49) Paulino-Netto A, Dreiling DA, Boronofsky ID：The relationship between pancreatic calcification and cancer of the pancreas. Ann Surg 151：530, 1960

50) Johnson JR, Zintel HA：Pancreatic calcification and cancer of the pancreas. Surg Gynecol Obstet 117：585-588, 1963

51) Bank S：Chronic pancreatitis；clinical features and medical management. Am J Gastroenterol 81：153-167, 1986

52) 小口寿夫, 長田敦夫, 平林秀光, 他：膵石症と膵内・外悪性腫瘍の合併について. 日消誌 79：851-857, 1982

53) 加嶋 敬, 片岡慶正, 佐々木敏之：慢性膵炎（膵石症を含む）と膵癌の関連. 肝胆膵 22：415-425, 1991

54) 斉藤洋一, 関田幹雄, 東降名, 他：膵石症と膵癌. 胆と膵 2：1671-1680, 1981

55) 西野隆義, 竹内 正：膵石の成因・診断・治療. 総合臨床 41：406-412, 1992

56) 石川 治, 松井征雄, 青木行俊, 他：慢性膵炎および膵癌における細胞内粘液物質の組織化学的検討. 日消誌 77：1635, 1980

57) 石田常之, 宮崎直之, 村谷明久, 他：N-nitorosobis（2-hydroxypropyl）amine によるハムスター膵の急性細胞障害と前癌変化. 第 40 回日本癌学会総会記事, p.72, 1981

58) 江里口直文, 中山和道：膵石症, 慢性膵炎と膵癌. 臨床と研究 70：2133-2138, 1993.

59) 鈴木 衛, 羽生富士夫, 今泉俊秀他：膵石症における手術的治療. 胆と膵 12：1463-1467, 1991

60) Marble A：Diabetes and cancer. New Eng J Med 211：339-349, 1934

61) Bell ET：Carcinoma of the pancreas. I. A. clinical and pathologic study of 609 necropsied cases. II. The relation of carcinoma of the pancreas to diabetes mellitus. Am J Paht. 33：499-523, 1957

62) Wynder EL, Mabuchi K, Mabuchi N, et al：Epidemiology of cancer of the pancreas. J Natl Cancer Inst 50：645-667, 1973

63) Adami HO, McLaughlin J, Ekbom A, et al：Cancer risk in patients with diabetes mellitus. Cancer Cauces Control 2：307-314, 1991

64) Hiatt RA, Klatsky AL, Armstrong MA, et al：Pancreatic cancer, blood glucose and bevarage consumpution. Int J Cancer 41：794-797, 1988

65) Mills PK, Beeson WL, Abbey DE, et al：Dietry habits and past medical history as related to fatal pancreas cancer risk among adventists. Cancer 15：2578-2585, 1988

66) Smith GD, Egger M, Shipley MJ, et al：Post-challnge glucose concentration, impaired glucose tolerance, diabetes, and cancer mortality in men. Am J Epidemiol 136：1110-1114, 1992

67) 日本膵臓学会膵癌登録小委員会（委員長　斎藤洋一）：全国膵癌登録調査報告 1981-1992 年度症例. 1993

68) 斎藤洋一：膵癌全国登録調査報告（1993 年度症例の要約）. 膵臓 9：499-527, 1994

69) 吉森正喜, 他：膵悪性腫瘍に関する臨床的研究 13 年間（1963-1975 年）における国立がんセンター剖検例について　第一編　頻度・病理学的事項および成因. 日消誌 75：1080-1089, 1978

70) 小泉　勝, 菊池義文, 長崎裕他：糖尿病―DM は膵癌危険因子か―. 胆と膵 16：59-64, 1995

71) Norell S, Ahlbom A：Diabetes, ball stone disease, and pancreatic cancer. Br J Cancer 54：377-378, 1986

72) 竹内　正, 佐藤寿雄, 本間達二, 他：慢性膵炎全国調査報告. 胆と膵 8：359-387, 1987

73) 若林時夫, 澤武紀雄：限局性膵管狭窄像を呈する慢性膵炎の成因と病態. 胆と膵 23：623-633, 2002

74) 高橋洋一, 澤武紀雄, 牧野 博, 他：内視鏡的膵胆管造影法による慢性膵炎と膵癌の鑑別診断―閉塞型, 狭窄型症例を中心として―. Gastroenterol Endosc 21：1225-1235, 1979
75) 池田靖洋：限局性膵管狭窄像の鑑別診断. 膵管像から見た膵疾患の臨床と病理. p116-117, 医学書院, 1991
76) 藤本荘太郎, 中島正継, 今岡 渉, 他：内視鏡的手法による膵炎と膵癌の鑑別診断. 胆と膵 5：975-982, 1984
77) 池田靖洋：限局性膵管狭窄像―微細膵管像による膵癌と慢性膵炎の鑑別について―. 胆と膵 23：619-622, 2002
78) 水野省吾, 伊佐地秀司, 田端正巳, 他：CO_2動注造影エコーによる膵癌と慢性膵炎の鑑別診断. 膵臓 17：492-499, 2002
79) 飛田浩輔, 大谷泰雄, 堂脇昌一, 他：膵臓癌におけるPETの有用性の検討. 膵臓 16：471-477, 2001
80) Almoquesta C, Shibata D, Forrester K, et al：Most human carcinoma of the exocrine pancreas contain mutant c-K-ras genes. Cell 53：549-554, 1988
81) Smit VT, Boot AJ, Smits AM, et al：K-ras codon 12 mutations occur very frequently in pancreatic adenocarcinomas. Nucleic Acids res 16：7773-7782, 1988
82) Watanabe H, Sawabu N, Ohta H, et al：Identification of K-ras oncogene in the pure pancreatic juice of patients with ductal pancreatic cancers. Jpn J Cancer Res 84：961-965, 1993
83) Tada M, Omata M, Kawai S, et al：Detection of ras gene mutation in pancreatic juice and peripheral blood of patients with pancreatic adenocarcinoma. Cancer Res 53：2472-2474, 1993
84) Yanagisawa A, Ohtake K, Ohashi K, et al：frequent c-Ki-ras oncogene activation in mucous cell hyperplasias of pancreas suffering from chronic inflammation. cancer res 53：953-956, 1993
85) Nagata Y, Abe M, Motoshima K, et al：Frequen glycine-to-aspartic acid mutations at codon 12 of c-Ki ras gene in human pancreatic cancer in Japanese. Jpn J Cancer Res 81：135-140, 1990
86) Motojima K, Urano T, Nagata Y, et al：Mutations in the Kirsten ras oncogene are common but lack correlation with prognosis and tumor stage in human pancreatic carcinoma. Am J Gastroenterol 86：1784-1788, 1991
87) Schaeffer BK, Glasner S, Kuhlmann E, et al：Mutated c-K-ras in small pancreatic adenocarcinomas. Pancreas 9：161-165, 1994
88) 渡邊弘之, 山口泰志, 澤武紀雄：膵癌早期診断への分子生物学的アプローチ. Medical Practice 18：990-991, 2001
89) 橋口真也：十二指腸洗浄液中K-ras遺伝子点突然変異の検討. 鹿児島大学医学雑誌 54：55-63, 2002
90) Fukuya N, Kawa S, Akamatsu T, et al：Long-term follow-up of patients with chronic pancreatitis and K-ras gene mutation detected in pancreatic juice. Gastroenterol 113：593-598, 1997
91) Yamaguchi Y, Watanabe H, Yrdiran S, et al：Detection of mutations of mutations of p53 tumor suppressor gene in pancreatic juice and its application to diagnosis of patients with pancreatic cancer：comparison with K-ras mutation. Clin cancer Res 5：1147-1153, 1999
92) Greenblatt MS, Bennett WP, Hollstein M, et al：Mutations in the p53 tumor suppressor gene：clues to cancer etiology and molecular pathogenesis. Cancer Res 54：4855-4878, 1994

93) Lu X, Xu T, Qian J, et al：Detecting K-ras and p53 gene mutation from stool and pancreatic juice for diagnosis of early pancreatic cancer. Chinese Med Journal 115：1632-1636, 2002

94) Iwao T, Hiyama E, Yokoyama T, et al：Telomerase activity for preoperative diagnosis of pancreatic cancer. J Natl Cancer Inst 89：1621-1623, 1997.

95) Suehara N, Mizumoto K, Tanaka M, et al：Telomerase activity in pancreatic juice differentiates ductal carcinoma from adenoma and pancreatitis. Clin Cancer Res 3：2479-2483, 1997

96) Uehara H, Nakaizumi A, Tatsuta M, et al：Diagnosis of pancreatic cancer by detecting telomerase activity in pancreatic juice：comparison with K-ras mutations. Am J Gastroenterol 94：2513-2518, 1999

97) Seki K, Suda T, Aoyagi Y, et al：Diagnosis of pancreatic adenocarcinoma by detection of human telomerase reverse transcriptase messenger RNA in pancreatic juice with sample qualification. Clin cancer Res 7：1976-1981, 2001

98) Uehara H, Nakaizumi A, tatsuta M, et al：Diagnosis of pancreatic cancer by detecting telomerase activity in pancreatic juice：comparison with K-ras mutations. Am J Gastroenterol 94：2513-2518, 1999

高山　敬子[1]，大井　至[2]　東京女子医科大学　1) 消化器内科　2) 消化器内視鏡科

Ⅲ. 各論―肝・胆・膵

2. 肝臓癌の遺伝子学的診断と肝炎からの肝癌のサーベイランス

ポイント

- ●肝細胞癌のほとんどはウイルス性慢性肝疾患から発生する。
  したがって早期発見にはこれらのハイリスク患者のスクリーニングと定期検査が必要である。
- ●肝細胞癌の進展様式は異時性多中心性発癌を呈する。
  すなわち初回治療は根治とはなりえず，治療後も2次，3次病巣の出現に対する監視が必要である。
- ●肝細胞癌の遺伝子学的診断は画像および腫瘍マーカーとは独立した診断系として早期発見，予後の推定に今後重要である。

　わが国の肝細胞癌の成因となる慢性肝疾患の内訳（**図1**）はHCV抗体陽性が約7割強，HBs抗原陽性が約1.5割，その他が約1割といわれているが[1]，最近の研究ではHBs抗原，HCV抗体いずれも陰性の患者血清よりHBV DNAが検出されたとするいわゆる'silent'あるいは'occult' HBVの報告[2]は多々ありこれらを含めた肝炎ウイルス感染が肝発癌の主因と考えられている。また肝細胞癌の原因となる遺伝子発現の変化については多々の報告が存在するが単一の遺伝子の変異などが即発癌につながるとは考えにくく，おそらくウイルス感染をトリガーに，宿主や環境のさまざまな因子が複数の遺伝子学的なイベントを引きおこし発癌につながるのであろうと考えられる。

肝細胞癌合併慢性肝疾患の内訳

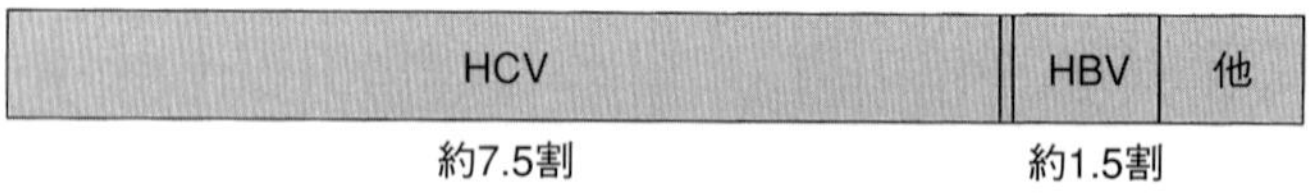

HCV	HBV	他
約7.5割	約1.5割	

C型慢性肝疾患における血小板数と発癌率

血小板数	推定肝組織	推定発癌率 1年	推定発癌率 10年
17万	F1	0.45%	5%以下
15万	F2	1.5%	15%
13万	F3	3%	30%
12万以下	F4	7%	70%以上

（小俣らによる）

図1　肝細胞癌の成因の内訳とC型慢性肝疾患における線維化と発癌率の関係

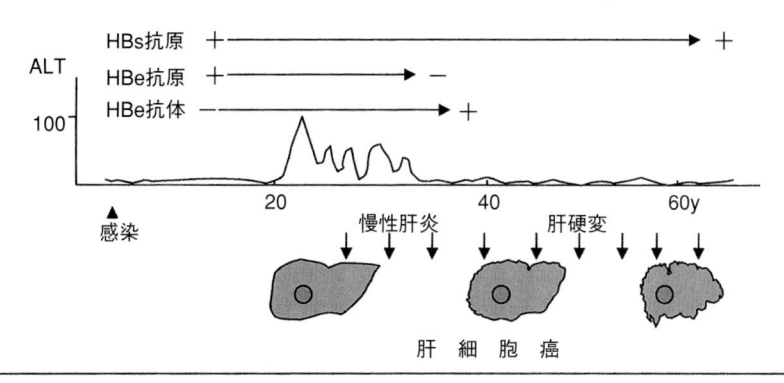

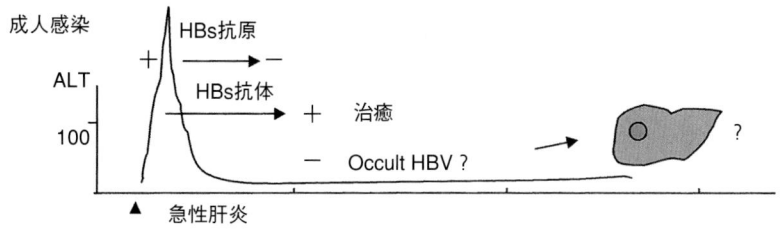

図2 HBV感染の経過と肝発癌

1. HBV感染の経過と肝発癌（図2）

　HBV感染においては性行為等が主因である成人以後の感染が，慢性肝疾患となるのは稀であり前述の'Occult' HBVを除けばそのほとんどは幼少期の感染（母子感染が大多数を占める）からキャリア化した慢性肝疾患患者が肝癌のハイリスクグループとなる。これらの感染者の多くは成人期に肝機能障害であるいは集団検診や献血などの肝炎ウイルス検査で指摘される。自然経過であるいはインターフェロン（IFN）やLamivudineなどの抗ウイルス治療によりHBe抗原が陰性化しHBe抗体が陽性となった症例の大多数は肝炎が鎮静化し肝硬変に進展するリスクは減少する。しかしHBV感染からの肝発癌の特徴は慢性肝炎から肝硬変のどのステージでも発癌し得ることでありこの点がHCV感染からの肝発癌と異なる大きな特徴である。年齢的にも20歳代からあらゆる年齢層の発癌が報告されており[3]，血中からのHBVの完全排除が困難な現状では，HBV慢性肝疾患患者においてはたとえ健康保因者でも6ヵ月ごとの画像や腫瘍マーカー検査が必要であろうと考える。HBVキャリアの妊婦の出産には現在，HBIGおよびHBVワクチンが義務づけられており，HBV感染からの肝発癌は今後，わが国では減少することが予想される。

2. HCV感染の経過と肝発癌（図3）

　HCVは1989年にウイルスゲノムの一部がクローニングされ，その配列をもとに抗体検査系が作

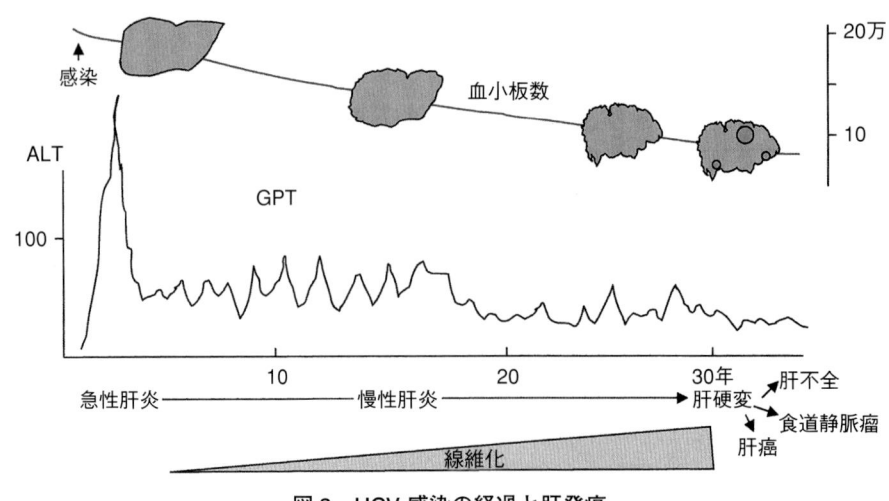

図3 HCV感染の経過と肝発癌

製され，わが国でも翌年よりそれを用いたスクリーニングが可能となった．血液や唾液などが感染の主因であるがこのウイルス感染の場合，急性，一過性でウイルスが排除される例は2割ほどと考えられており，ほとんどがウイルスの持続感染状態となり多くは慢性肝炎から約30年ほどをかけて肝硬変へと進展する．HCVの肝発癌の特徴は感染からの肝疾患の進展に伴い発癌率が上昇することである．小俣らはHCV慢性肝疾患において肝線維化のステージと血小板数は逆相関し，線維化が進むにつれ発癌率が上昇することを報告し，それによると血小板12万以下，新犬山分類のF4ステージでの年間発癌率は約7%であるとしている[4]（図1）．HCVの感染源となり得る輸血などは献血の段階でのスクリーニングが徹底され，今後の感染者は医療従事者の針事故や少数ではあるが性行為感染や母子感染などに限定され減少するものと考えられる．また慢性肝炎の段階でのIFN，ribavirinによる抗ウイルス療法により血中のウイルスを完全に排除し，肝線維化および発癌を抑制する治療が広く行われ著功率も向上しており，今後の発癌率の低下が期待される．

3．肝細胞癌の特徴

肝細胞癌の他の消化器癌と大きく異なる特徴として以下の2点を示す．

1）ほとんどがウイルス性慢性肝疾患から発生する

他の消化器の癌，例えば胃癌や膵癌，胆嚢癌が発癌以前にリスクファクターをもつ患者を囲い込むことが困難であるのに対して，肝細胞癌は国民の約数%のHBV，HCV感染者をハイリスクグループとして囲い込み，抗ウイルス治療等の発癌予防治療や定期的な画像や腫瘍マーカーチェックを行うことが可能である．しかも肝癌の原因の大多数であるHCVの場合前述の様に肝線維化の進展にともない発癌率が上昇するため，例えば慢性肝炎では6ヵ月ごと，肝硬変では3ヵ月ごとといったような定期チェックで比較的早期での発見が可能である．昨今，地方自治体の検診にもこれらの肝炎ウイルス検査が導入され，さらにハイリスクグループのスクリーニングが強化された．このこと

多中心性発癌

ウイルス性肝疾患からの肝癌は異時性に異所性に発生する
つまり目に見えない癌の芽はいくらでもあり，次から次へと
出現する！

もし画像が発達して1～3mmで
診断できるようになったら……

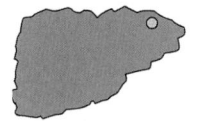

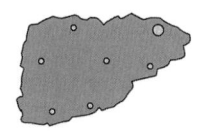

10mmの単発HCC？　　な，な，なんだ，こんなに癌の
　　　　　　　　　　芽があったのか！

図4　異時性多中心性発癌

は肝細胞癌の早期発見につながり，今後の予後の改善も期待される．

2）異時性多中心性発癌を呈する

　例えば胃癌の場合，集団検診等で幸運にも早期に発見され，胃外の転移が認められず，根治切除が行われればその予後は間違いなく良好であり，5年生存率は楽に90％を超える．しかし肝細胞癌の場合，発生母体の多くはC型肝硬変症であり，仮に画像で描出された初発病巣を完全に切除，あるいは経皮的なエタノール注入術やラジオ波焼灼等の局所治療で完全壊死しえても，周囲に無数に存在する結節の一部から時間をへだてて異なる区域に繰り返し発癌する特徴を持つ．つまり肝硬変症には目に見えない異型細胞あるいは癌の芽が無数に存在していると予想される（図4）．すなわちこれらの初回治療は根治とはなりえず，治療後もこれらの2次，3次病巣の出現に対する監視が必要である．

　また発生母体の多くが肝硬変症であり，癌のステージのみならず，肝硬変のステージが予後に大きく関与することも特徴である．つまり若年者のB型慢性肝炎の非硬変肝からの数cm大，単発の発癌のようなケースでは肝不全をひきおこすリスクは比較的少なく治療法の選択肢も多いが，進行した肝硬変で肝予備能が低い状態では治療法の選択肢は少なく，例え径1cmの癌でも治療できないあるいは，予後の改善につながらないケースも存在する．

4．肝細胞癌の遺伝子学的診断

　肝細胞癌患者のマテリアルを用いた遺伝子異常の検索には染色体欠失（Loss of Heterozygosity：LOH），遺伝子増幅，メチル化，ミスマッチ修復遺伝子異常，点突然変異などの多々の報告がある．また遺伝子学的手法を用いた診断系も臨床応用されている．本稿では血清中のAFPmRNAの測定と肝組織を用いたテロメラーゼ活性測定について文献的考察を含めて述べる．

1）血清中 AFPmRNA

　肝細胞癌の遺伝子診断は，主に血液中の mRNA や DNA を測定し，臨床的に転移や再発の予後予測因子としての意義が報告されてきた．RT-PCR 法による微量の mRNA の検出は 1990 年代より広く行われ肝細胞癌においては血液中の AFPmRNA の検出が転移，再発のマーカーとして多々報告されている．Okuda らは原発性肝細胞癌 33 例の術前，術後 1 ヵ月の周術期に血中 AFPmRNA を検索し，術前 18/33（54.5％），全体で 22/33（66.7％）に mRNA が検出されそのうちの半数は 1 年以内に再発を認めたとしている．さらにこれは転移性肝腫瘍には検出されず，また血清 AFP 値との相関はないとしている[5]．Matsumura ら，Wong ら，Miyamoto ら同様の報告をしている[6〜8]．

　同様の albumin mRNA の検出の報告もあるが，これらはいずれも癌特異的遺伝子ではなくしかも各研究室レベルで手法もさまざまに検討されているのが実情である．今後ヒトゲノム情報を元に cDNA microarray などによる大規模な解析が行われ，より特異度の高い遺伝子マーカーを用いたスクリーニングが期待される．

2）肝組織中テロメラーゼ活性

　慢性 C 型肝炎にインターフェロン療法が適応となって約 10 年が経過し，慢性肝疾患患者が定期的に通院し 3〜6 ヵ月単位で画像検査が行われるのが一般的となった現在では肝細胞癌はエコー下で 20 mm 以下の abnormal nodule として発見されることがほとんどである．これら早期肝細胞癌あるいは細小肝癌と呼ばれるものは組織学的には高分化型肝細胞癌が多くを占め，肝動脈を主に栄養血管としていないため造影剤による画像診断での鑑別が困難なうえ腫瘍マーカーも陰性であることが多い．そのため，エコー，CT，MRI，血管造影等の各種画像検査および腫瘍マーカーを用いた総合診断をもってしても診断に苦慮する症例が増加している．

　そのような症例に対して従来われわれは腫瘍生検による病理診断に頼ってきたが，それにしても病理医により診断はさまざまであり，特に Adenomatous Hyperplasia〜Adenomatous Atypical Hyperplasia〜Well defferanciated Hepatocellularcarcinoma（HCC）といった境界領域の診断は熟練した病理医をもってしても困難であるのが現状である．

　近年われわれはそのような症例の診断および PEIT 治療の効果判定に生検組織を用いたテロメラーゼ活性の測定を用いて臨床上，大変有意義な成績を残している．

　テロメラーゼは染色体末端部に存在するテロメアと呼ばれる TTAGGG の繰り返し配列を付加，伸長する特殊な酵素である[9〜10]．正常細胞ではテロメア配列は細胞分裂のたびに短縮し，限界まで短縮すると細胞は老化し分裂不可能となり，死に至る．しかし一部の血球，生殖幹細胞，および癌細胞では細胞分裂に伴いテロメラーゼと呼ばれる逆転写酵素がテロメア配列を付加，伸長させ，テロメア配列が維持されることが知られている．成人正常細胞ではテロメラーゼ活性は認められないが，癌細胞においては高頻度にかつ強い活性が認められることからテロメラーゼ活性の測定は新しい癌の診断マーカーとして注目されている[11〜14]．

　われわれはエコー上 20 mm 以下の結節性病変を指摘されるも画像診断にて確定診断に至らなかった 33 症例，38 結節を測定対象として全例 20G オートシュアーカット R（クリエートメディック）針にて腫瘍部，非腫瘍部を生検し，病理組織診断およびテロメラーゼ活性の測定を行った．コ

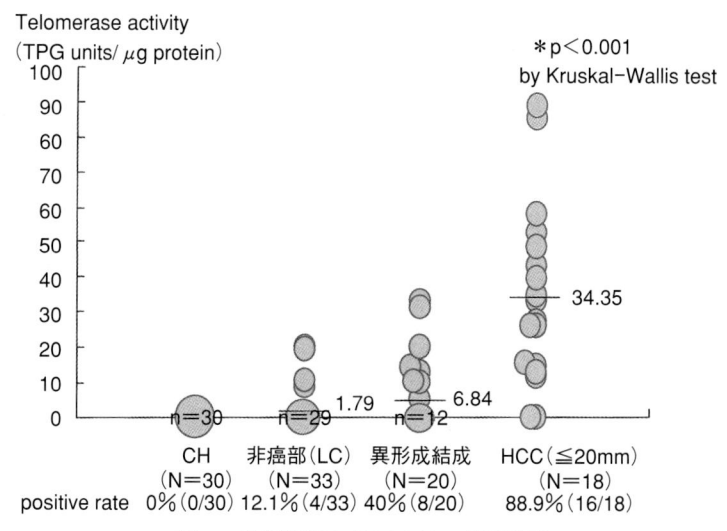

図5 各肝組織とテロメラーゼ活性値

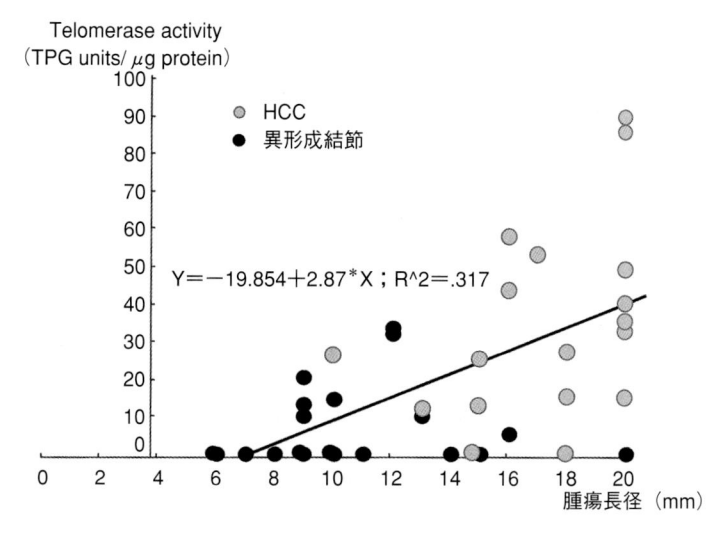

図6 腫瘍径とテロメラーゼ活性値

ントロールとして同時期に入院した 30 例の腫瘍を認めない慢性 C 型肝炎患者肝生検組織を用いた。テロメラーゼ活性の測定には TRAP ezeTM Telomerase Detection Kit (ONCORR) を用いた fluorescence-based telomeric repeat amplification protocol (F-TRAP) にて測定した[15〜17]。

結果として病理組織診では 38 結節中 18 が高分化 HCC で残りは Atypical Hyperplasia (肝癌取り扱い規約の Adenomatous Atypical Hyperplasia と同義で境界病変あるいは前癌病変の意。以下 AH) と診断した。全症例の病理組織診とテロメラーゼ活性値の関係を図 5 に示す。

コントロール群はテロメラーゼ活性値は全例, 0.00 (TPG units/μg protein：以下 U/μg) であった。非腫瘍部では 0.00〜19.97 (mean：1.79±5.20), AH で 0.00〜33.04 (mean：6.84±10.62), HCC で 0.00〜89.00 (mean：34.35±25.45) U/μg と, HCC と他の群に明らかな有意差を認めた。そして肝病変の病理学的なマルチステップな進展[18]に伴いテロメラーゼ活性値も高値となる傾向を認めた。

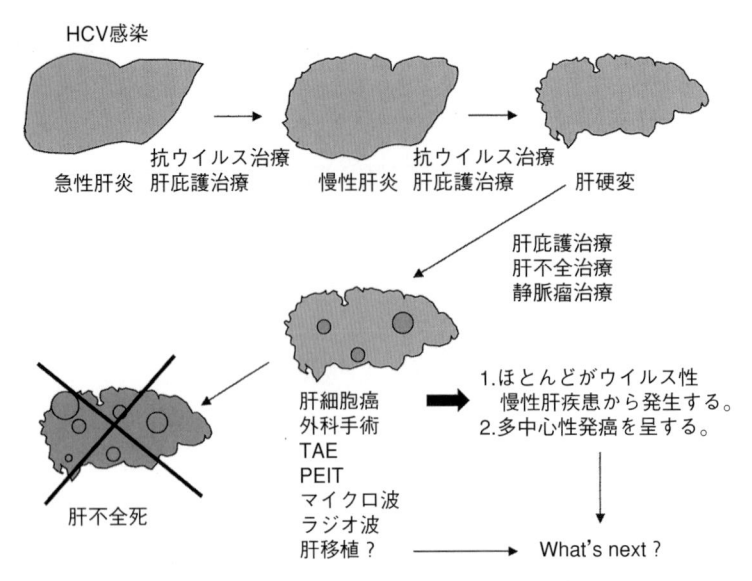

図7 HCV感染から肝発癌の過程と治療

腫瘍径とテロメラーゼ活性値の関係では図6に示すごとく20mm以下の検討でも有意な相関を認めた[19]。

まとめ（図7）

　HCCはそのほとんどがウイルス性慢性肝疾患から発生し，その発育は多中心性であるという特徴をもっている。このことはハイリスク群であるウイルスキャリアを確実にスクリーニングし，定期的な画像，腫瘍マーカー検査で初発病巣を早期診断，早期治療するのみならず癌ができる前から，さらには初発病巣治療後の再発対策を含めた総合戦略を考えねばならない。ウイルス感染の予防対策の徹底，検診へのHCV抗体スクリーニングの導入，強力な抗ウイルス剤の開発，ウイルス血症の改善が認められない症例に対する肝ひ護や線維化抑制治療の発展，そして免疫療法や遺伝子治療，再生医療の可能性にも期待がもたれている。IFNなどの抗ウイルス薬によるウイルス血症の改善は慢性肝疾患からの発癌を抑止するもっとも確実な手段と考えられるが最近のIFN, ribavirin併用療法でも約5割には無効であり，肝硬変，肝癌へと進展している現状である。

　そして肝癌治療には手術，経動脈的塞栓術（TAE），経皮的エタノール注入術PEIT），マイクロウェーブによる凝固療法（PMCT）やラジオ波焼灼療法（RFA）などが行われているが，それらを用いて初発病巣を完全に治療しても，母体となる肝硬変には目に見えない癌の芽がいくらでもあるかのごとく，異所性に異時性に次から次へといわゆる多中心性の発癌を呈し，治療を繰り返すうちに肝予備能が低下し肝不全におちいり最終的には癌治療どころではなくなり，肝不全死を余儀なくされる症例がほとんどである。また進行したHCCに対してはいまだ有効な治療法がなく，肝移植にしてもドナーの十分な供給は現状では困難であり新しい治療法の開発が望まれている。

　このように現在において予後を良くするには，ハイリスクグループであるウイルス性慢性肝疾患を確実にスクリーニングし，定期的検査でできるだけ早期の発見をこころみる。そして侵襲が少なく，残存肝予備能を維持させ，かつ確実に病巣を壊死させる方法を症例に応じて選択し，再発の監

視を怠らないことであり，あわせて肝硬変治療をきちんと行うことであると考える．

■引用文献

1) 日本肝癌研究会：第 15 回全国原発性肝癌追跡調査報告 (1998-1999), p.44, 2002
2) Shintani Y, Yotsuyanagi H, Moriya K, et al：The significance of hepatitis B virus DNA detected in hepatocellular carcinoma of patients with hepatitis C. Cancer 88：2478-2486, 2000
3) Nishiguchi S, Tamori A, Kuroki T, et al：Epidemiology of HBV related hepatocellular carcinoma in Japan. Nippon Rinsho, 53：673-679, 1995
4) Assessing high risk group of patients for liver neoplasm by platelet count. Nippon Naika Gakkai Zasshi 84：1965-1969, 1995
5) Okuda N, Nakao A, Takeda S, et al：Clinical significance of α-fetoprotein mRNA during perioperative period in HCC. Hepatogastroenterology 46：381-386, 1999
6) Matsumura M, Niwa Y, Kato N, et al：Detection of α-fetoprotein mRNA, an indicator of hematogenous spreading hepatocellular carcinoma, in the circulation：a possible predictor of metastatic hepatocellular carcinoma. Hepatology 20：1418-1425, 1994
7) Wong IHN, Lau WY, Leung T, et al：Hematogenous dissemination of hepatocytes and cells after surgical resection of hepatocellular carcinoma：Aquantitaive analysis. Clinical Cancer Research 5：4021-4027, 1999
8) Miyamoto A, Nagano H, Sakon M, et al：Clinical application of quantitative analysis for detection of hematogenous spread of hepatocellular carcinoma by real-time PCR. Intern J Oncology 18：527-532, 2001
9) Greider CW & Blackburn EH：Identification of a specific telomere terminal transferase activity in Tetorahymena extracts. Cell 43：405, 1985
10) Moyzis RK, Buckingham JM, Cram LS, et al：A highly conserved repetitive DNA sequence, (TTAGGG)n, present at the telomeres of human chromosomes. Proc Natul Acad Sci USA 85：6622, 1988
11) Kim NW, Piatyszek MA, Prowse KR, et al：Specific association of human telomerase activity with immortal cells and cancer. Science 266：2011, 1994
12) Shay JW.：Aging and cancer；are telomeres and telomerase the connection? Mol Med Today 1：378, 1995
13) Hiyama E, Kodama T, Shinbara K, et al：Telomerase activity is detected in pancreatic cancer but not in benign tumors. Cancer Res 57：326, 1997
14) Gupta J, Han LP, Wang P, et al：Development of retinoblastoma in the absence of telomerase activity. J Natl Cancer Inst 88：1152, 1996
15) Ohyashiki JH, Ohyashiki K, Toyama K, et al：A nonradioactive, fluorescence-based telomeric repeat amplification protocol to detect and quantitate telomerase activity. Trends Genet 12：395, 1996
16) Ohyashiki JH, Ohyashiki K, Sano T, et al：Non-radioisotopic and semi-quantitative procedure for terminal repeat amplification protocol. Jpn J Cancer Res 87：329, 1996
17) Hisatomi H, Nagao K & Komatsu H：Quantification of telomerase activity in human liver tissues by fluo-

rescence-based TRAP analysis. Hepatol Res 7 : 35, 1997
18) Uchida T : Small hepatocellular carcinoma : Its relationship to multistep hepatocarcinogenesis. Pathol Int 45 : 175, 1995
19) Komine F, Shimojima M, Moriyama M, et al : Telomerase activity of needle-biopsied liver samples : its usefullness for diagnosis and judgment of efficacy of treatment of small hepatocellular carcinoma. J Hepatol 32 : 235-241, 0000

小峰　文彦，荒川　泰行　日本大学練馬光が丘病院　内科

3. 胆道癌の臨床診断

ポイント

- 胆道癌の診療においては，各種画像診断法の利点欠点を熟知し，効率的な診断体系に基づき診断を進めることが重要である．
- US は非侵襲的で簡便な検査法で，胆嚢癌の拾い上げに有用である．胆管癌の拾い上げには胆管拡張，胆嚢腫大などの間接所見に着目する．
- MRCP は胆管疾患に対し高い診断能を有するが，特有の pitfall が存在する．
- EUS および IDUS，PTCS，血管造影検査は胆道癌の進展度診断に有用な検査法で，手術適応および術式決定に重要である．

　胆道癌には胆管癌，乳頭部癌，胆嚢癌が含まれる．この領域には解剖学的に多くの臓器が位置するため，その診断には多種多様な検査法が用いられる．現在実施可能な画像診断としては，超音波検査（US），CT，MRI，MR cholangiography（MRCP），超音波内視鏡検査（EUS），内視鏡的胆道膵管造影（ERCP），腔内超音波検査（IDUS），経口胆道鏡検査（POCS），経皮経肝胆道鏡（PTCS），血管造影検査（angiography）などがある．一般的に癌の診断は，①存在診断，②鑑別診断，③進展度診断の順に行われるが，それぞれの検査法がどの過程で，どの程度の精度で診断可能なのか理解しておく必要がある．現在，検査の選択は個々の施設や医師の裁量にゆだねられていて，統一された診断手順はない．上記の検査をすべての症例で施行すれば，診断の質は向上するが，侵襲的で非効率的，かつ非経済的である．近年わが国では医療費の増大に伴い，否応無しに診療の効率化，経済性が求められており，画像診断の効率的活用法に関する研究も必要になってきている[1]．今回は胆道癌の臨床診断について，画像の診断精度に言及しながら概説する．

1．胆管癌

1）発見契機

　胆管癌は高危険群の設定が不可能で[2]，早期癌発見のための適切なスクリーニング検査が存在しない．したがって，臨床の現場では，無症状で発見される症例より，胆管閉塞による黄疸や腹痛，急性胆管炎併発による発熱など有症状例が圧倒的に多い．切除例の早期癌率は 9% と低く[3]，進行癌で発見されるものが大部分を占める．日常臨床の中で，上記の症状を呈した患者をいかに効率よく診断するかが重要となる．

2）画像診断手順（図 1）

（1）存在診断および鑑別診断

　臨床症状および検査成績（肝胆道系酵素の上昇）から胆管疾患が疑われたら，まず US を施行す

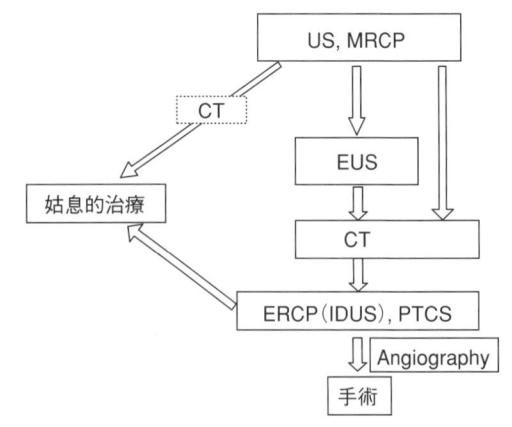

図1 胆管癌の診断フローチャート

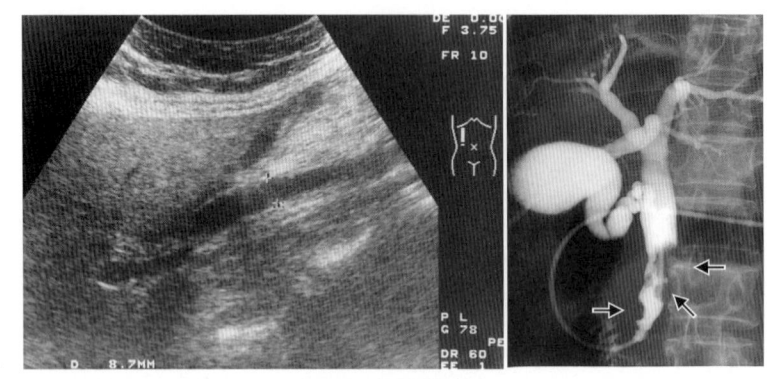

図2 下部胆管癌
a：US像．胆管は軽度拡張がみられるが，腫瘤は指摘できない．
b：ENBD造影像

る。USでの全胆管の描出は，腸管ガスの存在や解剖学的に音響窓がないため困難なことが多い。したがって，胆管癌におけるUSの腫瘤描出率は高くなく，間接所見である胆管拡張のみを指摘できる場合が多い（図2）。胆嚢腫大所見も胆管癌診断の重要な手がかりとなる。胆嚢や肝外内胆管を十分観察し，胆管閉塞の有無を判定，閉塞部位を推定する。

当科では，診断の確定と病態把握のため，胆管疾患疑診例に対し早期にMRCPを実施している。MRCPはその非侵襲性，簡便性から胆膵疾患領域における新たな診断法として急速に発展を遂げてきている。機器依存性の高い検査法で一律に議論することは困難であるが，良好な胆管描出率をもち，胆管病変に対し高い存在診断能と質的診断能を有すると評価されている[4,5,6]。特に胆管狭窄に対する存在診断能は高く，胆道ドレナージ術の選択に有用な情報を提供する[5,6]（図3）。ただし読影の際には，肝動脈の圧排による胆管の偽狭窄，Oddi括約筋収縮による下部胆管偽欠損など，特有のpitfallに注意が必要である[4,7~9]。現時点ではMRCPをすぐに実施できない施設もあり，CTが施行されることも多い。しかし胆管癌では，CTで検出できるほどの腫瘤を形成せず，胆管壁の肥厚のみの場合や異常所見のみられないことも多い。胆管癌におけるCTの目的は，肝転移，リンパ節転移の検出と考えた方がよい。CTにて遠隔転移や腹水など切除不能の所見がみられれば，次の進展度診断を省略する。

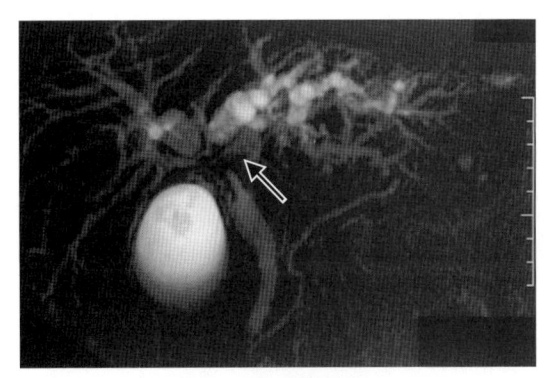

図3 肝門部胆管癌
MRCP像 肝門部胆管狭窄がみられ（→），Bismuth Ⅲa と判定し，右葉温存の可能性は低いと考えた。左からの PTCS と生検を行ない，切離線を決定し，右3区域切除術を行なった。

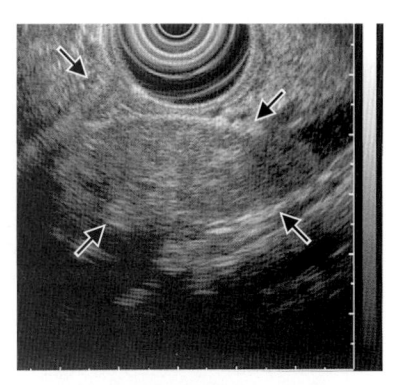

図4 中下部胆管癌の EUS 像
中下部胆管に低エコー腫瘤を認めた（→）。その進展範囲は明瞭に描出された。

近年 Multi-detector row CT（MDCT）が登場し，胆道疾患においてもその有用性が期待されている。

（2）鑑別診断と進展度診断

　以上の検査から胆管疾患の確診または疑診に至れば，精密検査に移行する。鑑別診断として良性疾患では胆管結石や良性胆道狭窄，悪性疾患では膵癌，胆嚢癌，他の悪性腫瘍のリンパ節転移による胆管閉塞などがあげられる。EUS は，腸管ガスの影響なく，微細な病変を描出可能で，周囲臓器との関係も明瞭に示現できることから，胆管癌の鑑別診断，進展度診断にきわめて有用である[10]（図4）。EUS で観察可能な胆管は下部胆管から上部胆管の一部であるため，上部胆管閉塞が疑われる場合には不適当である。胆嚢管は中部胆管に合流することが多く，EUS で胆嚢管病変の描出も可能である。内視鏡挿入という侵襲をもち，技術修得にやや時間を要するという欠点はあるが，外来でも施行可能な精密検査としてさらなる普及が望まれる。

　胆道狭窄の鑑別，癌の進展度診断に ERCP，PTCD は重要な検査法である[11]。IDUS や胆管生検などの精密検査や，胆道ステント留置などの治療への移行も可能である。但し ERCP における胆管造影の成功率は 90〜95％程度で，急性膵炎を含む偶発症発生率が 0.112〜4.95％であり[12,13]，適応を吟味し安易な実施を慎むべきである。

　胆管癌の進展度診断には，胆管の走行に垂直な深達度と平行な側方進展度が含まれ，前者は予後と関連し，後者は手術適応および術式の選択に重要である。鑑別診断，進展度診断には，①EUS，②直接胆道像影（ERCP や PTCD），③IDUS，④PTCS，⑤胆管生検（ERCP 下，PTCS 下）が用いられ，その有用性が多数報告されている[10,11,14〜21]。胆管癌における進展度診断については，胆道造影では深達度診断は不可能で，側方進展に関しても表層進展の診断に限界があった。側方進展の評価では PTCS が gold standard とされていたが[20,21]（図5），PTCS ルート作製までの時間や偶発症，癌播種の問題がある[22]。現在この手技の省略の可能性が模索されており，経乳頭的 IDUS がもっとも期待されている[16〜19]。

経乳頭的 IDUS

　胆管癌は低エコー腫瘤として描出され，主病巣近傍の限局性の壁肥厚は側方進展と考えられる（図6）。胆管壁は IDUS では2層（内側低エコー層および外側高エコー層）に描出されることが多い。

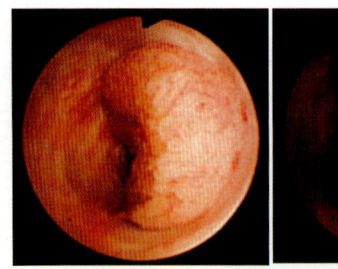

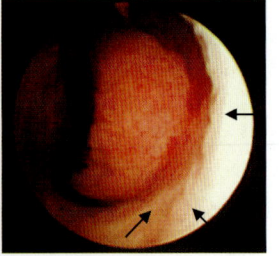

図5 PTCS像（図4と同一症例）
a：乳頭型の腫瘤を認めた。
b：腫瘤近傍の胆管壁には不整粘膜がみられ（→），生検にて上皮内進展と診断された。

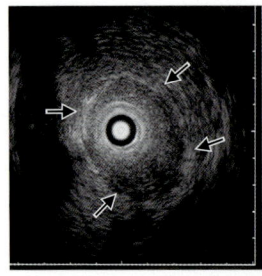

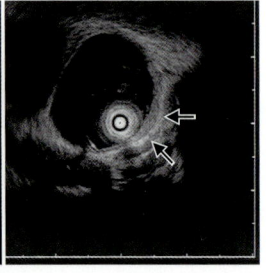

図6
a：IDUS像．胆管内に低エコー腫瘤を認めた（→）。
b：IDUS像．腫瘤より連続する限局性壁肥厚像（→）。側方進展と考えられる。

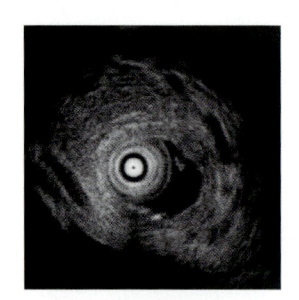

図7 中部胆管癌 IDUS像
腫瘤の乳頭側ではびまん性に壁肥厚がみられ，進展度診断は困難である。

野田らの基礎的検討より，内側の低エコー層にssの線維層が含まれることから，fmとssの鑑別が不可能である問題点が指摘されている[23]。腫瘍エコーと外側高エコー層の関係から，外側高エコー層の保たれている癌（ss以浅），外側高エコー層の断裂した癌（se）の区別が可能で，正診率は82.8〜87％と報告されている[17〜19]。治療方針決定に重要な側方進展においても，肝臓側84％，乳頭側86％と正診率は高い[16]。閉塞部位の乳頭側では，胆管が虚脱しびまん性に壁肥厚を呈し，正確な進展度診断が困難となることがあり注意が必要である（図7）。また，IDUSは胆管生検と組み合わせて進展度診断を行なうことにより，正診率の向上が報告されている[24]（図8）。しかし，現在用いられている生検鉗子では，的確かつ十分な組織採取が困難なことがあり，生検鉗子の改良開発が望まれる。

2．乳頭部癌

1）発見契機

十二指腸乳頭部に発生する乳頭部癌は，解剖学的特徴から比較的早期に胆道や膵管の閉塞症状（黄

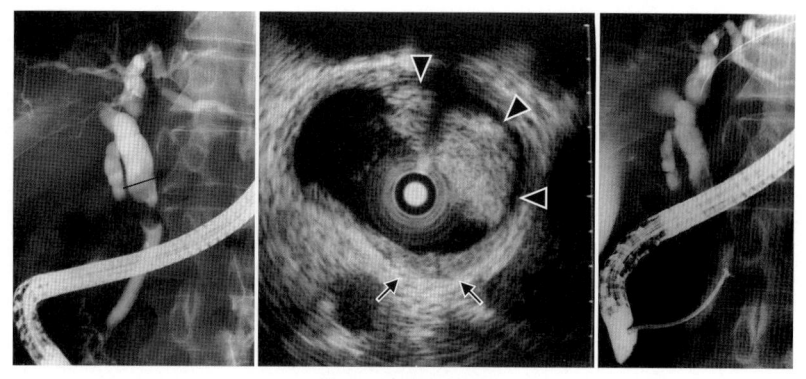

図8 中部胆管癌
a：ERCP像　中部胆管に陰影欠損を認めた（→）。
b：IDUS像
限局性の内側低エコー層の肥厚みられ（→），側方進展と判定した。矢頭は胆泥である。
c：ERCP下の経乳頭的胆管生検
下部胆管より生検を行い中部胆管に限局した癌と診断し，胆管切除術を行った。

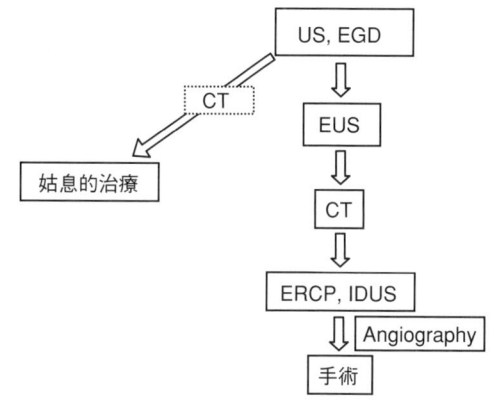

図9　乳頭部癌の診断フローチャート

疸，腹痛，発熱など）を呈する。また，近年上部消化管内視鏡検査（EGD）の普及により無症状で発見されることも少なくない。切除率は91.2％で[25]，早期癌率は19～26％と報告され[26～28]，胆管癌，膵癌に比較し高い。早期診断および早期治療の可能性の高い腫瘍といえる。

2）画像診断手順（図9）

(1) 存在診断

　胆管，膵管閉塞による症状を呈し，USにて胆管拡張，膵管拡張を認めた場合，疑診をおくことができる。また，EGDの際に乳頭部の観察を行うことが，無症状の乳頭腫瘍を拾い上げるうえで重要である。MRCPに関しては，乳頭部胆管狭窄の指摘は困難で[4,29]，胆管拡張を指摘するのみにとどまることもある。乳頭部癌の存在診断には無力な検査法で省略可能と考えられる（**図10**）。CTは胆管癌の場合と同様に肝転移，リンパ節転移の検出を目的として施行される。

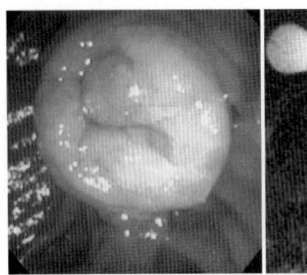

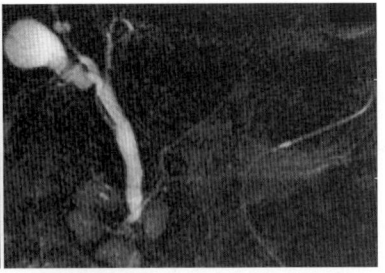

図 10 乳頭部癌
a：露出腫瘤型癌の十二指腸内視鏡像。
b：MRCP 像胆管の軽度拡張以外は異常所見を指摘できない。

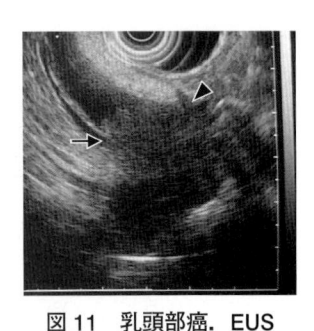

図 11 乳頭部癌．EUS 像
乳頭部に低エコー腫瘤を認め，膵臓浸潤（→），十二指腸浸潤（▶）も指摘できる。

(2) 鑑別診断と進展度診断

　鑑別診断としては乳頭腺腫がある。露出腫瘤型の乳頭部癌と内視鏡像上の鑑別は困難であり，腫瘍発生部位，部位による異型度の差を考慮した生検が必要となる。術式の決定に際し，進行度，特に膵臓浸潤の評価が重要とされている。また近年では，乳頭部の腺腫や早期癌に対し，より低侵襲の治療法として内視鏡的乳頭切除術が導入されている[26,30,31]。いまだ確立された治療法とはなっていないが，きわめて低侵襲性であることから，今後早期乳頭部癌の治療法のひとつとなっていく可能性が予想される。外科的切除では通常，胆管，膵臓の切離線に癌浸潤が及ぶことは少ない。しかし，内視鏡的切除術の適応決定に際しては，膵臓浸潤や十二指腸浸潤の評価とともに，正確な局在診断が求められる。現在乳頭部癌の進展度診断にもっとも有用な検査手法は，EUS と IDUS と考えられる。

a) EUS

　EUS は乳頭部癌の拾い上げから進展度診断まで行える有用な検査法である[32〜35]。著者らは外科的切除 48 例の EUS を検討し，腫瘍描出能は 96％ と高く，膵臓浸潤診断能は 91％ と報告した[35]（図 11）。十二指腸浸潤は 28％ の症例で判定困難であった。その理由として，Oddi 筋の分離同定が困難であり，また必ずしも全例で十二指腸固有筋層の描出が安定して得られないことを挙げた。Oddi 筋が分離同定されなければ du0 と du1 の鑑別が不可能であることから，現時点では EUS での早期癌の診断は困難と考えられる。Oddi 筋描出が可能な例も一部に存在するが，Oddi 筋描出能の向上ため，さらなる機器の改良が望まれる[35]。

b) IDUS

　Oddi 筋を表示可能な検査法として IDUS が期待されている[26,36]。進展度診断の正診率は高く 87.5％ と報告されている[36]。腫瘍の局在の判定にきわめて有用で（図 12），内視鏡的切除術を考慮した場合は必須の検査法となる。しかし安定的な Oddi 筋の描出方法と癌の微小浸潤の診断に関しては，いまだ解決すべき点がある。

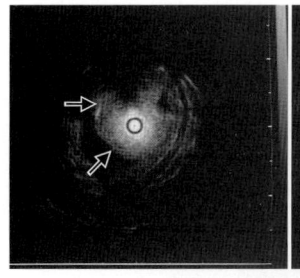

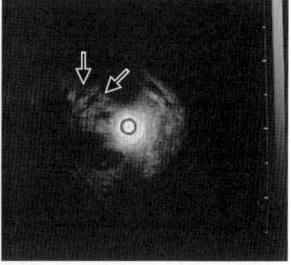

図12　乳頭部癌のIDUS像
a：乳頭部に低エコー腫瘤を認めた（→）。
b：下部胆管内への癌の進展が明瞭に描出された。

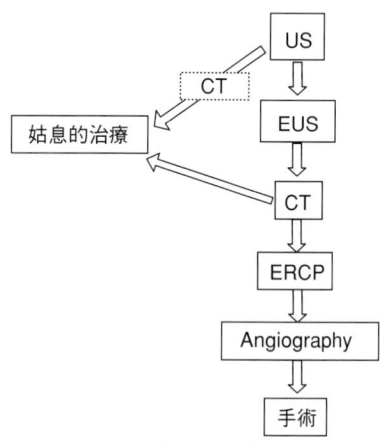

図13　胆嚢癌の診断フローチャート

3．胆嚢癌

1）発見契機

　胆嚢癌は以前は難治癌とされていたが，USが普及した現在，検診やスクリーニングなど無症状で発見される症例も増加している。早期癌の割合も切除例の19.5％と胆管癌，膵癌に比較し高い[3]。一方，有症状例で，特に胆管閉塞による黄疸を発症した例では，進行癌が多くを占め予後はきわめて不良である。

2）画像診断手順（図13）

（1）存在診断

　平坦型を除く多くの胆嚢癌は，USにて存在診断が可能である。IIb病変については現在の診断法では存在診断すら困難と考えられている。また，急性胆嚢炎や充満結石例などでは，術前診断が困難なことも多く[37]，胆嚢摘出術の際には，常に摘出標本の詳細な検討を行い，必要に応じ迅速組織診などの対応をとるべきである。

（2）鑑別診断と進展度診断

　胆嚢癌は無茎性腫瘤ないし壁肥厚性病変と有茎性腫瘤に分けられ，鑑別診断としては，前者ではアデノミオマトーシス，化生性ポリープ，慢性胆嚢炎，後者ではコレステロールポリープや腺腫などがあげられる。鑑別診断にもっとも有用な検査はEUSと考えられる[38]。近年カラードプラや造影剤を用いたEUSの有用性も報告されている[39,40]。EUSでは腫瘤の表面構造と内部構造に着目し，腫瘍性病変か否かの鑑別を行ない，不要な手術を回避する（図14）。限局性の壁肥厚を呈する例では，アデノミオマトーシスに特徴的な所見すなわち，無エコースポットやコメットサインを認めない場合には癌を考慮する。一方，びまん性壁肥厚を呈する例は，炎症性変化を念頭に腫瘍性変化との鑑別を行う。

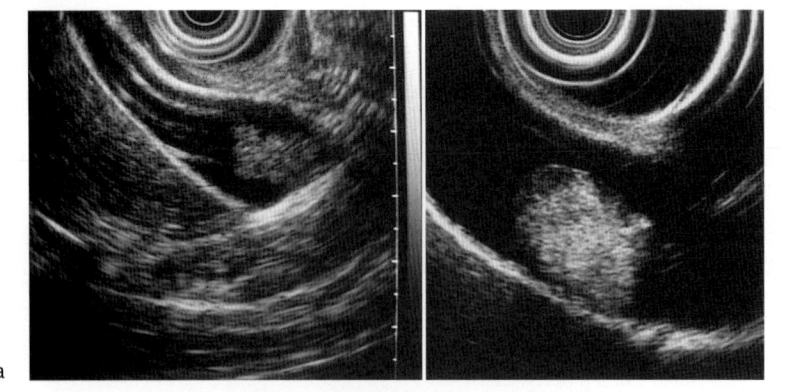

図14 胆嚢隆起性病変 EUS 像
a：隆起性病変の表面は切れ込みを有し，桑実状を呈しコレステロールポリープと診断できる。
b：腫瘤表面はほぼ平滑で，腫瘍性病変と診断可能である。病理学的には癌であった。

	EUS 所見	深達度診断
Type A		M
Type B		M, MP, SS
Type C		SS
Type D		SE

●：Cancer

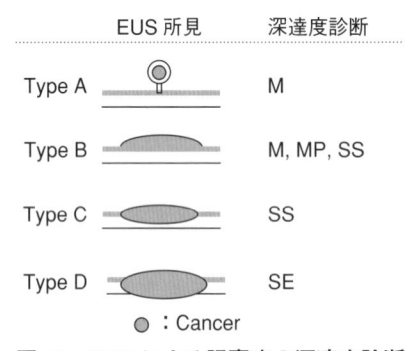

図15 EUS による胆嚢癌の深達度診断

EUS にて腫瘍性病変と確定されれば進展度診断に移行する。胆嚢癌においては壁深達度と胆嚢管への側方進展が手術適応および術式決定のために重要で，EUS は前者の診断に有用である[41]。胆嚢壁は，通常 EUS では内腔側より低エコー，高エコーの2層構造に描出される。腫瘍エコーと胆嚢壁外側高エコーの関係から図15のように深達度診断が可能である。胆管壁の IDUS と同様に，基礎的検討より内側の低エコー層には ss の線維層が含まれている[42]。したがって mp 癌と ss 癌の一部の鑑別が不可能である問題点が指摘されていた。超選択的胆嚢動脈造影と組み合わせることで ss 癌の診断精度の向上がみられている[43]。癌が胆嚢壁を越え，肝浸潤を有する例などでは CT が有用で，Helical CT による胆嚢癌の T 因子の正診率が 86％ と高い[44]。また，胆嚢管への側方進展は，ERCP および IDUS にて行なう。胆管狭窄例では経乳頭的生検にて組織学的に診断を確定する。

まとめ

胆道癌の臨床診断について，画像診断の役割と診断精度をもとに，効率のよい診断体系を概説した。多種多様の検査法を手にした現在，より低侵襲で，精度の高い診断体系について，多くの議論がもたれることが必要と考える。

■参考文献

1) Sahai AV, Devonshire D, Yeoh KG, et al：The decision-making value of magnetic resonance cholangiopancreatography in patients seen in a referral center for suspected biliary and pancreatic disease. Am J Gastroenterol 96：2073-2079, 2001

2) Rall J, Chung R：Cholangiocarcinoma and tumors of the liver other than hepatocellular carcinoma. In：Gastrointestinal Cancers：Biology, Diagnosis, and Therapy, Rustgi A（Ed）, Lippincott-Raven, Philadelphia. p.527, 1995

3) 水本龍二，小倉壽文，松田信介，他：胆道癌の治療成績*―進行癌に対する拡大手術を中心として（アンケート集計結果から）．胆と膵 1990；11：869-882

4) 伊藤　啓，藤田直孝，野田　裕，他：胆管疾患診断におけるMRCPの臨床的意義．日消誌 98：1164-1173, 2001

5) Zidi SH, Prat F, Le GO, et al：Performance characteristics of magnetic resonance cholangiopancreatography in the ataging of malignant hilar strictures. Gut 46：103-106, 2000

6) Lopera JE, Soto JA, Munera F, et al：Use of MR cholangiography to define the extent of biliary ductal involvement and plan percutaneous interventions. Radiology 220：90-96, 2001

7) David V, Reinhold C, Hochman M, et al：Pitfalls in the interpretation of MR cholangiopancreatography. AJR 170：1055-1059, 1998

8) Watanabe Y, Dohke M, Ishimori T, et al：Pseudo-obstruction of the extrahepatic bile duct due to artifact from arterial pulsatile compression：a diagnostic pitfall of MR cholangiopancreatography. Radioloy 214：856-860, 2000

9) Lee MG, Lee HJ, Kin MH, et al：Extrahepatic biliary diseases：3D MR cholangiopancreatography compared with endoscopic retrograde cholangiopancreatography. Radiology 202：663-669, 1997

10) Fujita N, Noda Y, Kobayashi G, et al：Staging of bile duct carcinoma by EUS and IDUS. Endoscopy 30：132-134. 1998

11) Wetter LA, Ring EJ, Pellegrini CA, et al：Differential diagnosis of sclerosing cholangiocarcinomas of the common hepatic duct（Klatskin tumors）161：57-62. 1991

12) Masci E, Toti A, Mariani A, et al：Complications of diagnostic and therapeutic ERCP：a prospective multicnter study. Am J Gastroenterol 96：417-423. 2001

13) 金子榮藏，原田英雄，春日井達造，他：消化器内視鏡関連の偶発症に関する第3回全国調査報告―1993年から1997年までの5年間―．Gastroenterol Endosc 42：308-313, 2000

14) Tamada K, Tomiyama T, Wada S, et al：Endoscopic transpapillary bile duct biopsy with the combination of intraductal ultrasonography in the diagnosis of biliary strictures. Gut 50：326-331, 2002

15) Domagk D, Poremba C, Dietl KH, et al：Endoscopic transpapillary biopsies and intraductal ultrasonography in the diagnostics of bile duct strictures：a prospective study. Gut 51：240-244, 2002

16) Tamada K, Nafai H, Yasuda Y, et al：Transpapillary intraductal US prior to biliary drainage in the assessment of longitudinal spread of extrahepatic bile duct carcinoma. Gastrointest Endosc 53：300-307, 2001

17) 野田裕，藤田直孝，小林　剛，他：細径超音波プローブによる胆道癌の進展度診断．消化器内視鏡 13：1035-1042, 2001

18) Inui K, Nakazawa S, Yoshino J, et al：Ultrasound probes for biliary lesions. Endoscopy 30：120-123, 1998
19) 玉田喜一，上野規男，富山　剛，他：IDUS による胆管癌進展度診断の考え方および治療法の選択．消化器内視鏡 9：639-652，1997
20) Nimura Y, Shionoya S, Hayakawa N, et al：Value of percutaneous transhepatic cholangioscopy（PTCS）. Surg Endosc 2：213-219, 1988
21) 乾和郎，中澤三郎，芳野純治，他：胆管癌の胆道鏡所見と組織像との対比．胃と腸 29：771-775，1994
22) 佐久間康成，栗原克己，大木　準，他：胆道癌切除後 PTBD 瘻孔再発についての臨床病理学的検討．胆道 14：59-64, 2000
23) 野田裕，藤田直孝，小林　剛，他：細経プローブによる胆管壁超音波像の基礎的検討─肝外胆管切除標本による超音波像と組織像との対比─．日消誌 94：172-179, 1997
24) Noda Y, Fujita N, Kobayashi G, et al：Transpapillary biliary sonography before biliary drainage（TPBS-BD）and transpapillary biliary biopsy in assessment of the extent of bile duct cancer（unpublished data）
25) 永川宅和，萱原正都：胆道癌治療成績からみた胆道癌治療の実態．胆道 14：23-28, 2000
26) 伊藤彰浩，後藤秀実，廣岡芳樹：内視鏡的乳頭切除術．胆膵内視鏡治療の実際（第 2 版），日本メディカルセンター，東京，2002
27) 山野三紀，渡辺英伸，黒崎　亮，他：十二指腸乳頭部腫瘍の病理．消化器画像 3：159-171, 2001
28) 木下壽文：十二指腸乳頭部腫瘍の外科的切除と長期予後．消化器画像 3：202-208, 2001
29) Geier A, Nguyen H, Gartung C, et al：MRCP and ERCP to detect small ampullary carcinoma. Lancet 356：1607-1608, 2000
30) Binmoeller KF, Boaventura S, Ramsperger K, et al：Endoscopic snare excision of benign adenomas of the papilla of Vater. Gastrointest Endosc 39：127-131, 1993
31) 大橋計彦，猪狩功遺，亀井　明，他：内視鏡的乳頭切除．腹部画像診断 13：947-953, 1993
32) Yasuda K, Mukai H, Nakajima M, et al：The use of endoscopic ultrasonography in the diagnosis and staging of carcinoma of the papilla of Vater. Endoscopy 20：218-222, 1988
33) Mitake M, Nakazawa S, Tsukamoto Y, et al：Endoscopic ultrasonography in the diagnosis of depth invasion and lymph node metastasis of carcinoma of the papilla of Vater. J Ultraspind Med 9：645-650, 1990
34) 藤田直孝，野田　裕，小林　剛，他：超音波内視鏡による乳頭部癌の進展度診断．胆と膵 16：1029-1033, 1995
35) 伊藤　啓，藤田直孝，野田　裕：超音波内視鏡検査による乳頭部癌の進展度診断．胆と膵 24：9-13, 2003
36) Itoh A, Goto H, Naitoh Y, et al：Intraductal ultrasosnography in diagnosing tumor extention of cancer of the papilla of Vater. Gastrointest Endosc 45：251-260, 1997
37) 木村克巳，藤田直孝，野田　裕，他：急性胆嚢炎を伴った胆嚢癌に関する臨床的検討．日消誌 90：1489-1496, 1993
38) Kimura K, Fujita N, Noda Y, et al：Differential diagnosis of large-sized pedunculated polypoid lesions of the gallbladder by endoscopic ultrasonography：a prospective study. J Gastroenterol 36：619-622, 2001

39) Hirooka Y, Naitoh Y, Goto H, et al：Differential diagnosis of gallbladder masses using color Doppler ultrasonography. J Gastroenterol Hepatol 11：840-846, 1996
40) Hirooka Y, Naitoh Y, Goto H, et al：Contrast-enhanced endoscopic ultrasonography in gallbladder diseases. Gastrointest Endosc 48：406-410, 1998
41) Fujita N, Noda Y, Kobayashi G, et al：Diagnosis of the depth of invasion of gallbladder carcinoma by EUS. Gastrointest Endosc 50：659-663, 1999
42) Fujita N, Noda Y, Kobayashi G, et al：Analysis of the layer structure of the gallbladder wall delineated by endoscopic ultrasound using the pinning method. Digestive Endosc 7：353-356, 1995
43) Kimura K, Fujita N, Noda Y, et al：Diagnosis of pT2 gallbladder cancer by serial examinations with endoscopic ultrasound and angiography. J Gastroenterol 37：200-203, 2002
44) Yoshimitsu K, Honda H, Shinozaki K, et al：Helical CT of the local spread of carcinoma of the gallbladder：evaluation according to the TNM system in patients who underwent surgical resection. AJR 179：423-428, 2002

伊藤　啓，藤田　直孝，野田　裕，小林　剛，木村　克巳，洞口　淳，高澤　磨
仙台市医療センター消化器内科

Ⅲ. 各　　論―肝・胆・膵

4．膵癌の臨床診断

ポイント
- ●膵癌のリスクファクターは糖尿病（慢性膵炎），喫煙である．
- ●もっとも多い膵癌の訪医理由は腹痛である．
- ●CA19-9 高値は膵癌患者の 70％に認める．
- ●無症状膵癌は US，CT による拾い上げが有用である．
- ●膵癌発見には間接所見の主膵管および胆管の拡張が重要である．

　膵癌は予後不良な癌であるといわれるが，その理由の一つは罹患率と死亡率がほぼ等しいことがあげられる．厚生労働省発刊の人口動態統計では 2000 年の部位別悪性新生物の死亡数は，男性が第 5 位（10380 人），女性が第 6 位（8.714 人）であり，40 年前の死亡数の約 10 倍と増加している[1]．この統計上の膵癌には，全体の 8 割を占める通常型膵癌のほかに膵管内乳頭腺癌，内分泌細胞癌，粘液性嚢胞腺癌などが含まれる．1999 年度の膵癌全国登録調査報告[2]では，おのおのの膵癌の 5 年生存率は 13％，60％，74％，55％であり，通常型膵癌が圧倒的に予後不良である．膵癌はその解剖学的特徴から早期の段階では画像として捉えがたく，進行癌として発見されることが大部分である．その結果，画像診断技術がこれだけ著明に進歩した現在でも腫瘍径 20 mm 以下の TS1 膵癌の発見率は 6％前後であり，10 年前とほとんど変わっていない．したがっていまだ通常型膵癌の発生および発育進展は十分に解明されておらず，効率的な膵癌のサーベイランス法は確立されていない．本稿ではもっとも高頻度で予後不良な通常型膵癌の臨床診断について，サーベイランスの観点から概説する．

1．膵癌の危険因子と高危険病変

　本邦における膵癌患者の既往は糖尿病，胆石症，消化性潰瘍，慢性膵炎の順で多い（**表 1**）．これまでの疫学的研究結果では，膵癌の危険因子として喫煙，飲酒，コーヒー，肉類やコレステロールの過剰摂取が，高危険病変として糖尿病，慢性膵炎，胆嚢摘出や胃切除などをあげているが，そのなかでも確立されているものは喫煙と糖尿病である[3]．しかし喫煙による膵癌死亡リスクは肺癌ほどの強い関連はなく，糖尿病に関しても膵癌や随伴性の慢性膵炎による二次的な可能性もあるが，これら危険因子はサーベイランスという観点からは重要な指標であることは確かである．特に初発の糖尿病患者や長期フォローアップ中の糖尿病患者がコントロール不良となった場合には膵癌の合併を念頭におく必要がある．

　近年，膵管内乳頭腫瘍（IPMT）において腫瘍性嚢胞とは別に通常型膵癌が合併したとする報告が増えている[4]．こうした報告は IPMT が膵癌の高危険病変である可能性と定期的なフォローアップの重要性を示唆している．しかし一方で 10 年以上経過してもほとんど変化のない IPMT も多く，どのような IPMT が膵癌の高危険病変なのか今後検討を要する．

表1 膵癌患者の既往歴

既往歴	なし	あり (%)
膵石症	1,342	10 (0.7)
急性膵炎	1,309	45 (3.1)
慢性膵炎	1,298	58 (4.0)
膵嚢胞（非腫瘍性）	1,320	16 (1.1)
膵嚢胞（腫瘍性）	1,308	27 (1.9)
糖尿病	1,074	301 (20.7)
胆石症	1,248	111 (7.6)
慢性下痢	1,334	12 (0.8)
慢性アルコール中毒	1,331	11 (0.8)
消化性潰瘍	1,257	96 (6.6)
その他	1,160	54 (3.7)

（膵癌全国登録調査報告，1999 より引用）

2．膵癌の臨床診断

1）症　状

　膵癌患者の訪医理由の77％は有症状であり，初発症状でもっとも多いのが腹痛（37％）である[2]。その後は黄疸（15％）で，腰背部痛，体重減少，食欲不振や全身倦怠感が6％前後と続く。膵癌診断のためにはこれらの症状を有する患者では除外診断として膵癌を考える必要がある。特に心窩部痛が持続する場合は消化器疾患としては胃病変を第一に考えるが，胃精査で異常を認めない場合は膵疾患も考えなければならない。また頻度的には少ないものの急性膵炎を伴う膵癌や慢性膵炎が既往になく，（慢性）下痢のみが主訴である膵癌の存在も忘れてはならない。

2）血液検査

　血液生化学的検査では膵癌による直接的障害や急性膵炎の合併時に膵酵素であるアミラーゼ，リパーゼ，エラスターゼⅠなどの異常がみられるが，膵癌における異常値出現の頻度は低い。むしろ間接所見として糖尿病の発症や悪化に伴う血糖値の上昇や膵頭部癌の膵内胆管浸潤による肝胆道系酵素の上昇を契機に膵癌が診断されることが多い。

　一方，膵癌の主な腫瘍マーカーとしてCA19-9，SPAN-1，CA50，DUPAN-2，SLX，CEAなどがある。臨床上遭遇する膵癌は，訪医の時点ですでに進行期のものが多いため，いずれかのマーカーの異常が比較的高頻度に認められるが，CA19-9は特に膵癌患者の約70％に異常を認める[2]。ただし，径10 mm以下の小膵癌となると胆管や膵管の閉塞機転がない場合には陽性率は格段に低くなる。また日本人の数パーセントに認めるLewis血液型陰性例では偽陰性となることを認識しておくべきである。一方，良性胆道・膵疾患においても約20％に陽性となるが膵癌にくらべて異常高値を示す例は少ない。こうしたCA19-9を中心とした腫瘍マーカーは正診率は低いものの，膵癌のサーベイランスが確立していない現状では膵癌の拾い上げという意味では有用であると考えられる。またこうした腫瘍マーカーは高値を示す場合は，抗癌剤治療，放射線治療の効果判定や再発の指標と

表2 膵癌を最初に発見した方法

	切除例	非切除例*	計（％）
臨床所見	7	7	14 (1.0)
消化管透視	5	6	11 (0.8)
DIC	0	1	1 (0.1)
ERP または ERCP	40	17	57 (3.9)
Angiography	1	6	7 (0.5)
CT	213	422	635 (43.6)
US	249	354	603 (41.4)
PTC または PTCD	22	16	38 (2.6)
膵シンチ	3	7	10 (0.7)
内視鏡	5	5	10 (0.7)
その他	12	11	23 (1.6)
不明	17	30	47 (3.2)

*姑息手術例，単開腹例，非手術例，剖検例を含む
（膵癌全国登録調査報告，1999 より引用）

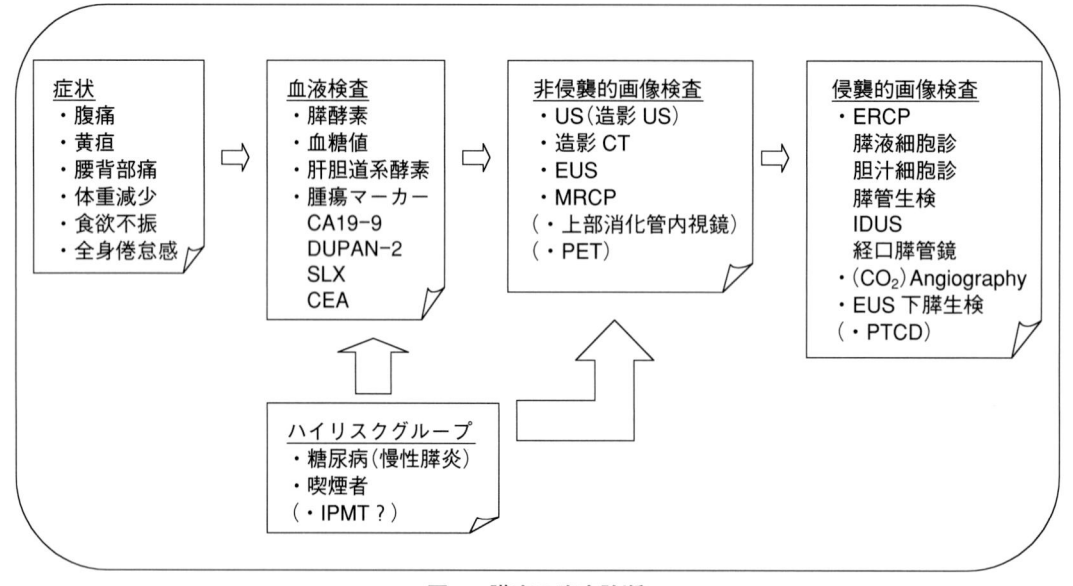

症状	血液検査	非侵襲的画像検査	侵襲的画像検査
・腹痛 ・黄疸 ・腰背部痛 ・体重減少 ・食欲不振 ・全身倦怠感	・膵酵素 ・血糖値 ・肝胆道系酵素 ・腫瘍マーカー 　CA19-9 　DUPAN-2 　SLX 　CEA	・US（造影 US） ・造影 CT ・EUS ・MRCP （・上部消化管内視鏡） （・PET）	・ERCP 　膵液細胞診 　胆汁細胞診 　膵管生検 　IDUS 　経口膵管鏡 ・(CO$_2$) Angiography ・EUS 下膵生検 （・PTCD）

ハイリスクグループ
・糖尿病(慢性膵炎)
・喫煙者
(・IPMT？)

図1 膵癌の臨床診断

してマーカーのモニタリングが非常に有用である[5]。

3）画像診断

膵癌全国登録調査によると膵癌を最初に発見した方法は**表2**のごとくCTまたは腹部超音波（US）が大部分を占める。すなわち日常われわれが遭遇する膵癌の大部分は膵の限局性腫大を含む腫瘤を形成しており，こうした腫瘤を見落とさないことが大切である。また，腫瘤形成に伴う間接所見である主膵管や胆管の拡張も重要な所見である。こうした所見をもとに膵腫瘤が発見されれば次に膵腫瘤の質的診断を行う。現在，US，CT以外に数多くのmodalityがあるが，どのmodality用いて膵癌を診断していくかは各施設で異なる。現在のわが国における標準的な膵癌診断のフローチャートを**図1**に示す。いずれにしても膵癌をサーベイランスしていくためには，個々の検査にお

ける膵癌の画像所見の特徴をしっかりとつかんでおくことが重要である。以下に膵癌における各modalityによる画像診断について概説する。

（1）腹部超音波（US）

さまざまなmodalityのなかでもっとも普及し，かつ非侵襲的なスクリーニング検査法であるが，特に膵臓の描出は患者の体型や検者の技能によりに差が出やすい。また消化管ガスの影響で膵頭部の一部，膵鈎部あるいは膵尾部では描出不良なことがある。小膵癌の場合は膵内に限局する低エコー腫瘤として，癌が大きければ低エコーの限局性の膵腫大としてとらえられる。通常，膵癌のエコー態度は内部エコー不均一で周囲との境界は明瞭，辺縁不整であることが多い。ただし，腫瘍形成性膵炎や限局性の腫大を呈する自己免疫性膵炎との鑑別は容易ではなく，後述する造影USが簡便でかつ有用である。USにおける膵癌診断の間接所見として，主膵管の拡張と総胆管の拡張が重要である。このような所見がある場合には乳頭側への丹念な走査が必要である（図2）。また，主膵管拡張のみで狭窄部に明らかな腫瘍を認めない例もしばしば経験するが，こうした中には，経過観察中に腫瘍が明らかになる例もあり発見時から1，2年は短期間での再検査が必要である。

近年では通常のBモードにTissue Harmonic Imaging法を付加することにより鮮明な画像が得ることが可能となった。また（パワー）ドップラー法や経静脈的に使用可能なマイクロバブルを用いた造影USにより腫瘍の血流評価が可能となり，膵腫瘤の鑑別に役立っている（図3）。

ちなみに通常のB-モードによる集団検診USでの膵癌発見率は1292432例中123例（0.0095％）である。そのうち詳細な記載のあった82例中26例（32％）が癌のサイズが20 mm以下のTS1膵癌であったとされており，無症状かつ血液検査で異常のない膵癌はUSによる拾い上げが有用である[6]。

（2）超音波内視鏡（EUS）

EUSは経胃的あるいは経十二指腸的に膵臓を観察するため膵全体をスキャンすることによりUSよりも正確な診断が可能である。しかしながらEUSはスクリーニングとして用いるには技術的に困難な面も多く，通常USやCT後の精査に用いられることが多い。膵癌においては腫瘍の存在診断のみならず周囲の脈管や臓器との関係がより明瞭となるため，癌の進展度診断にも有用である。Hayashiらは膵癌のEUSの所見を腫瘍の境界，辺縁，内部エコーの性状により4型に分類し，Ⅰ型：hypoechoic homogeneous type，Ⅱ型：scattered type，Ⅲ-A型：regular central echogenic type，Ⅲ-B型：irregular central echogenic typeとしている[7]。

一方，膵癌との鑑別がしばしば問題となる腫瘍形成性膵炎のEUS像は腫瘍部の内部構造のstrong echo，comet sign，high echo spotやecho free spaceが膵癌に比べて有意に多くみられるが，前述した腫瘍辺縁や境界明瞭の有無，さらにはduct penetrated signでは鑑別が困難である場合も多く[8]，最近では超音波造影剤を用いた造影EUSにより血流を含めた膵腫瘤診断が検討されている。また鑑別困難な膵腫瘤や少量の腹水，膵周囲の腫大リンパ節の質的診断，手術非適応例の治療前のhistological evidenceを得る目的でEUS下穿刺吸引生検法（EUS-FNAB）が行われ，良い成績が報告されている[9]。

（3）CT

USに比べて小病変の描出能には限界があるものの各種画像検査のなかでもっとも客観性に優れている。現在では膵全体を短時間にthin sliceで撮影できるヘリカルCTが主流となり，小膵癌の発

254   4. 膵癌の臨床診断

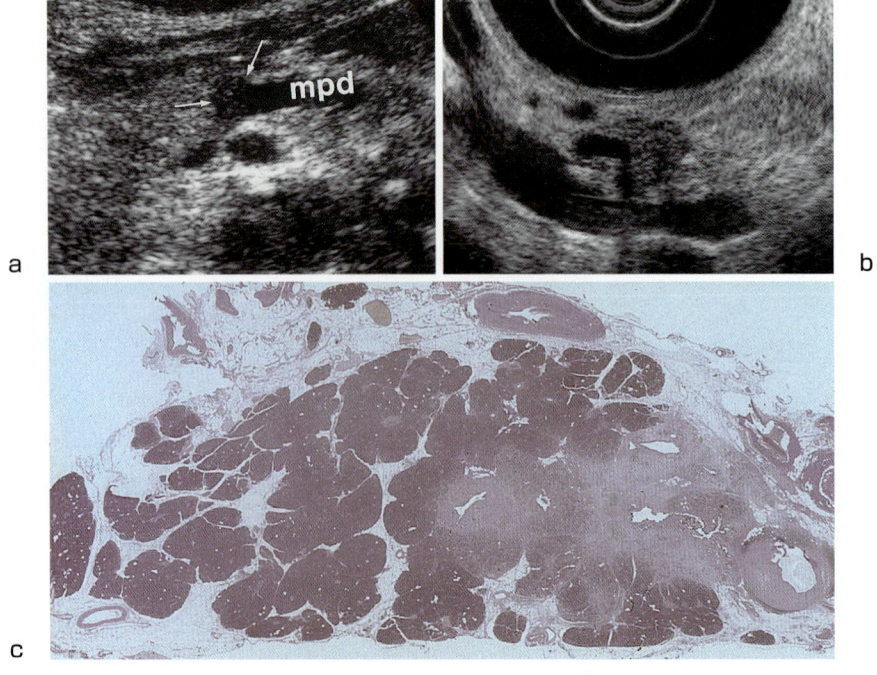

図2　US にて発見された TS1 膵癌
a．US 像。拡張した主膵管の頭側に径 10 mm の低エコー腫瘤を認めた。
b．EUS 像。腫瘤はより明瞭に描出された。
c．切除標本ルーペ像。径 10 mm の TS1 膵癌であった

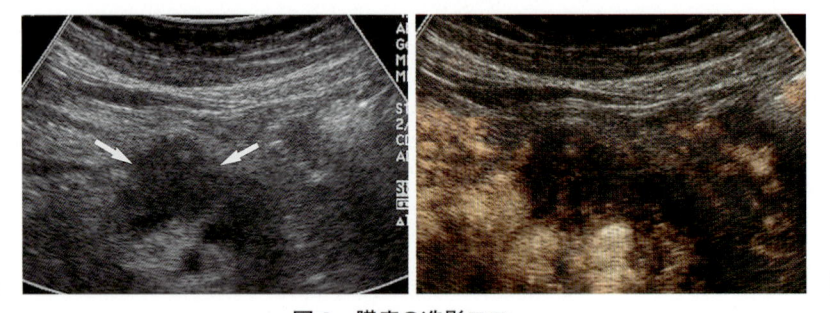

図3　膵癌の造影エコー
a．B-モードで膵体部に低エコー腫瘤を認める。
b．レボビストを用いた造影エコーで乏血性を呈した。

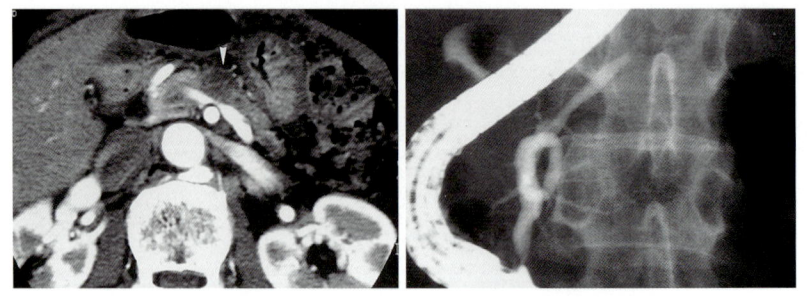

図4　マルチスライス CT にて発見された膵体部癌
a．膵体部に径 16 mm の low density area を認める。
b．ERCP で主膵管は膵頭部で途絶していた。

見や膵癌の進展度診断に大きく貢献してきた。さらに最近では複数のX線検出器を備えたヘリカルCTであるマルチスライスCTの登場により，0.5 mmスライス幅の高速かつ連続スキャンが可能となった。その結果，空間分解能も向上し小さな膵病変や進展度診断に関してもより正確な診断が可能になった（図4a）。通常ヘリカルCTにおける通常膵癌と腫瘤形成性膵炎の比較では膵癌の造影態度はlow densityであるのに対して，腫瘤形成性膵炎では非腫瘍部と同等の造影態度を示す。しかし腫瘤形成性膵炎の15％はlow densityを示すこともあり，膵癌でも20 mm以下では後期相の濃染を70％に認め，21 mm以上の20％に比べると高頻度であるとされ，造影態度のみでは鑑別困難な例もある。またダイナミックCTでの早期相の淡染内不染域や腫瘤周囲の点状・線状濃染，早期・後期相での帯状濃染や後期での濃染は膵癌に特異的であるとの報告もある[10]。

（4）MRI（MRCP）

近年開発されたMRCP（magnetic resonance cholangiopancreatography）は低侵襲で造影剤を使用せずに膵管を描出できる画期的な検査法である。現時点では最上級の機種であってもERCPよりも画像は劣る。しかしERCPのような技術を要さず，消化管術後の患者に行えること，閉塞部より上流側の膵管の描出が可能であること，膵炎などの急性期にも施行可能で膵管の生理的な状態での評価が可能である点で優れている。膵癌のMRCP所見は主膵管，Santorini管の狭窄，拡張および欠損で膵頭型膵癌は胆管狭窄により診断する。ただし腫瘤形成性膵炎との鑑別は現時点では困難である。またMRCPを膵癌のスクリーニングとして用い，4年間で5例のts1を含む41例の膵癌を発見している施設もある[11]。

（5）ERCP

MRCPの登場によりスクリーニング的な診断的ERCPは減少しつつある。しかし空間分解能はMRCPのそれを凌駕しており，上皮内癌をはじめとする膵小病変の精査に関しては未だ重要な位置を占めている[12]。US上膵癌としばしば同様な限局性の低エコー腫瘤を呈する自己免疫性膵炎に関してはERCPが診断に有用である。膵癌の膵管造影像の特徴としては主膵管の限局性不整狭窄と途絶を認め，狭窄部から派生する分枝膵管が欠損している（図4b）[8]。これに対し腫瘤形成性膵炎の場合，狭窄部が長い割に膵管の途絶は少ない。胆管造影像でも狭窄部長は膵癌に比べ腫瘤形成性膵炎で有意に長く，膵癌が不整V字狭窄を示すのに対し，腫瘤形成性膵炎では平滑狭窄を呈する。また胆管と膵管の両者の狭窄を認めるdouble duct signは膵癌で高率に認めるなどの特徴がある[8]。

ERCPは確かに侵襲性が高い検査であるが，主膵管に近い病変であればワイヤーガイド下に引き続いて膵管内超音波検査（IDUS）おこなうことで，良悪性膵管狭窄の鑑別がある程度可能である[13]。またERCPの最大の利点は経乳頭的膵管生検や膵液採取が可能であり[14]，これらは病理組織診断における有用性のみならず，将来的には遺伝子診断などの可能性を秘めている。ただし画像診断にて膵癌が強く疑われるにもかかわらず，膵液細胞診や生検では癌細胞が検出されない場合，いわゆる陰性的中度の問題は今後の課題である[15]。

（6）Angiography

マルチスライスCTやダイナミックMRIなどの画像技術の進歩により診断的なAngiographyは少なくなりつつあるものの，CO_2バブルを用いたUS-，EUS-，IDUS-angiograpyが膵癌と腫瘤形成性膵炎との鑑別に有用である。

（7）ポジトロン断層法（PET）

　PET は糖代謝を画像化する代謝画像診断法である。通常癌は糖代謝が活発であり，膵疾患においては膵癌と線維化成分の多い腫瘤形成性膵炎との鑑別は比較的容易である[16]。また膵癌における治療効果判定や再発評価にも有用であるが，現在のところ PET 専用機が高価なこととランニングコストが高いことから一般化にはまだ時間がかかりそうである。

3．効率の良い膵癌のサーベイランス

　本邦における膵癌の切除率は 40％であるのに対して，欧米においては膵癌の 90％以上が非切除例である。そのため欧米では膵癌存在診断および進展度診断を CT あるいは MRI により行い，EUS-FNAB で histological evidence を得るのが基本となっている。本邦ではさまざまな modality を駆使して画像診断をおこなっているが，どの modality も正診率はほぼ同様でありすべてをおこなうのは効率的とは言い難く，こうした診断体系は再考の時期にきているかもしれない。前述したように膵癌に対する効率的なサーベイランス法は確立されていないが，現時点では図 1 に示すようなフローチャートが基本となる。まず患者の症状や血液検査所見から得られるわずかな情報を逃さないことが肝要である。一見単純なことだが膵癌の罹患率は高くないため，容易に見逃してしまいがちな疾患である。これらで異常を認めるものは非侵襲的な US と各施設でもっとも精度の良い CT，MRI（MRCP），EUS のいずれか（余裕があれば複数）で異常所見を検索する。また糖尿病（慢性膵炎）や喫煙者といったハイリスク患者は定期的に血液検査と最低年 1 回，同様に画像検査を行う。またこれらの検査で膵腫瘤あるいはそれに伴う間接所見をとらえられたならば，侵襲的な検査に進んでいく。検査の結果，主膵管拡張のみの所見であった場合には腺癌の doubling time が約 6 ヵ月であること[17]より，発見時から 2 年間は 3 ヵ月から 6 ヵ月ごとに US，CT，MRI（MRCP），EUS のいずれか（余裕があれば複数）を行うことが望ましい。ただし，これらは"腫瘤"を形成した一般的な膵癌発見を目的としたものである。真の予後の良い膵癌である，上皮内癌に関してはこのフローチャートはあてはまらず，ERCP を中心とした検査による癌細胞の検出が必須である。

まとめ

　サーベイランスの観点から膵癌の臨床診断について概説した。小膵癌克服への道のりは険しいが，幸いなことにわが国では小膵癌の発見に努めている臨床家は大勢いる。新しい画像診断技術や分子生物学の進歩もすばらしいが，実はこうした臨床家一人一人の努力が予後不良な膵癌を克服していく唯一の近道なのである。

■参考文献

1) 厚生統計協会：国民衛生の動向．厚生の指標，臨時増刊．49（9）：413-414，2002
2) 松野正紀：膵癌全国登録調査報告，1999．膵臓 16：115-147，2001
3) 富永祐民：喫煙と膵癌．肝胆膵 46：193-197，2003
4) 山口幸二，大内田次郎，許斐裕之，他：通常型膵管癌と IPMT の同時/異時性多発の可能性．胆と膵

23：229-232，2002

5) Halm U, Schumann T, Schiefke I, et al：Decrease of CA19-9 during chemotherapy with gemcitabine predicts survival time in patients with advanced pancreatic cancer. Br J Cancer 82；1013-1016, 2000

6) 有山重美，稲本善人，河村　奨：超音波集団検診で発見された膵癌の特性．消化器画像 1：775-781，1999

7) Hayashi Y, Nakazawa S, Kimoto E, et al：Clinicopathologic analysis of endoscopic ultrasonograms in pancreatic mass lesions. Endoscopy 21；121-125：1989

8) 小林　剛，藤田直孝，野田　裕，他：ERCP と EUS による腫瘤形成性膵炎の鑑別診断．胆と膵 23：643-652，2002．

9) Chang KJ, Erickson RA, Nguyen P：Endoscopic ultrasound（EUS）and EUS-guided fine-needle aspiration in the diagnosis and staging of pancreatic tumors. Gastrointest Endosc Clin N Am 5：723-734, 1995

10) 山口武人，松浦直孝，石原　武，税所　宏光：腫瘤を形成する慢性膵炎―Dynamic CT による鑑別診断―．胆と膵 23：653-657，2002

11) 崔　仁煥，有山　襄，須山正文，他：MRCP による小膵癌（浸潤性膵管癌）のスクリーニング．消化器画像 1：783-789，1999

12) 眞栄城兼清，中山吉福，池田靖洋：バルーンカテーテル ERP 圧迫撮影法による ts1 膵癌の診断と治療成績．消化器画像 1：815-821，1999

13) Itoh A, Goto H, Naitoh Y, et al：Diagnosis of pancreatic cancer using intraductal ultrasonography. Hepato-Gastroenterol 48：928-932, 2001

14) 真口宏介，他：膵癌診断における内視鏡的膵生検の有用性．Gastroenterol Endosc 34；1292-1305，1992

15) Nakaizumi A, Tatsuta M, Uehara H, et al：Effectiveness of cytologic examination of pure pancreatic juice in the diagnosis of early neoplasm of the pancreas. Cancer 76：750-757, 1995

16) Bares R, Klever P, Hellwig D, et al：Pancreatic cancer detected by positron emission tomography with 18 Fr-labelled deoxyglucose：method and first results. Nucl Med Commun 14：596-601, 1993

17) Charbit A, Malaise EP, Tubina M：Relation between the pathological nature and growth rate of human tumors. Eur J Cancer 7：307-315, 1971

糸井　隆夫，西　正孝　東京医科大学　第四内科

III. 各　　論—肝・胆・膵

5. 胆道・膵臓癌の遺伝子診断

ポイント

- 膵胆道癌では，他臓器同様，数多くの遺伝異常を生じている。
- 膵癌は K-ras に代表されるように，1遺伝子が1臓器において高頻度に異常を呈するなど特徴的な腫瘍の一つである。
- 膵胆道癌で生じている遺伝子異常の多くは他臓器悪性腫瘍同様，細胞周期関連遺伝子であったり，シグナル伝達経路に関与するものであるが，他の悪性腫瘍と異なった機構を有しているものが見られる。
- 膵胆道癌では，難治性癌であるがゆえに，早期診断を目的とした遺伝子検索の臨床応用が盛んに行われ，具体的にその成果も見られている。
- 現在，実際に施行されている遺伝子検索の多くが主に存在診断を目的とするものであり，今後は患者の層別化ならびに個別に応じた治療選択に寄与する手段が今後望まれる。

　近年，悪性腫瘍に対する治療戦略は手術，化療，放射線療法など単独ないしは併用療法が飛躍的に進歩し，担癌患者の生命予後あるいは Quality of life（QOL）の改善に貢献しつつある。しかし，各種臓器のなかでも，いまだ効果的な治療法が少なく，予後不良な難治性悪性腫瘍も存在し，その筆頭が膵癌や胆道癌であり，今後の治療戦略の面からも重要視されている。

　膵癌はその深在性臓器としての特徴から，一般的に自覚症状に出現しにくく，顕性化した点では，周囲臓器あるいは他臓器転移をきたしている場合が多い。これらに対して手術を施行しても非根治例が多く，根治例でも術後数年以内の再発・転移によって死亡する例が多いことも周知の事実である。一方，胆道癌は膵癌とは異なり，黄疸など初発症状をきたしやすい反面，顕性化している時点で周囲臓器への浸潤がみられたり，胆道に沿った進展を広範囲に認め，根治的な手術が困難な場合が多い。一方，これら手術不能例や非根治例に対して，化療や放射線療法などが併用あるいは追加療法として試みられているが，いまだ確立され，効果を認めているものが少ないことも事実である。このように，難治性癌の筆頭の一つにあげられる膵・胆道癌に対して，種々の治療戦略の開発を試みられている一方，より早期発見に向けての方法の開発が急務ともいわれている。

　近年，分子生物学の進歩により各臓器悪性腫瘍における遺伝子異常が報告され，それらの臨床応用の面からも早期診断あるいは治療選択へと用いられてきている。膵・胆道癌でも，K-ras に代表されるように，多くの遺伝子異常に関する報告が多数みられ，その臨床応用も試みられている。本稿では，最近の知見をまじえながら，膵・胆道癌における遺伝子異常に関して概説するとともに，そのなかで臨床応用の可能性が考えられる検索手段に関して述べる。

1. K-ras

　K-ras 遺伝子は第12番染色体短腕（12p）に局在し，主にその機能は細胞増殖や分化を制御する

遺伝子として認知されている。本遺伝子は主に codon 12 を中心とする点突然変異の結果,活性化し,細胞増殖の制御機構が崩壊することで細胞の癌化へと向かわせる。本遺伝子は種々の悪性腫瘍で変異が報告されているが,単一な遺伝子がある種の癌に高頻度に検出されることは稀であり,膵癌はその中でもきわめて高頻度（80～100％程度）に変異が見つかっている[1]。従来より多くの報告者が,種々の方法を用いて検討が加えられ,測定する検体も ERCP 時に採取する膵液,ブラシによる擦過材料,さらには EUS や CT ガイド下に吸引されたものなどさまざまである。そのほとんどが,これらの方法によって回収された浮遊細胞であるが,最近ではこれら細胞の自壊物質も含まれる上清に対しても高い頻度で変異が検出できるようになっている。また,測定方法に関しても多くの報告がみられ,dot blot 法,MASA 法あるいは PCR-RFLP 法などさまざまであるが,新たな方法が見い出されるに従い,その感度も高くなる傾向を示している。

しかし,検出感度を高めるがゆえに,相対的に膵癌以外においても非特異的に検出される場合があり,特に慢性膵炎においては63％程に変異を検出している[2]。このものが,前癌状態を反映しているのか,あるいは癌化とはまったく関係のない,炎症に基づく変化なのかに関しては,従来より論議が尽きないが,現在までのところ,これら変異が見つかっている慢性患者から高頻度に癌が発生したとの報告がみられていない。その点から,測定方法に関して,今一度考慮する必要性が出ており,最近では従来の定性法からある程度定量的な方法へと変換しつつある。一定化した方法と得られる結果の解釈を考慮しつつ,担癌の有無を分ける cut off point が得られる精度の高い測定系が望まれる。

また,測定検体として用いている細胞回収に関しても,侵襲性の少ない方法が試みられ,十二指腸液や血清からも検出できるようになってきている。今後,術前診断のみならず,スクリーニングや術後の経過観察にも応用されるものであろう。

胆道癌における K-*ras* の変異は膵癌ほどではないが,胆嚢癌で8％,胆管癌で30％であり,特に後者では下部にいくに従い,その頻度を増す傾向を示している。その点からでは,胆道癌における発癌過程の中で K-*ras* の果たす役割は部位によって異なるのではないかと推察されている[3]。

胆道癌に合併して,膵胆道合流異常の頻度が高いことは以前より指摘されてきている。さらに,これら合流異常のある担癌症例では K-*ras* 変異の頻度も,通常の胆嚢癌と比較しても有意に高いという報告もみられる[4]。おそらく,膵液の胆管への逆流の結果,K-*ras* 変異をもたらし,癌化へと結び付いていくものと考えられ,胆道癌の発癌過程に膵液の影響が少なからずあることを示唆するものである。今後,これら合流異常のある症例では,積極的に K-*ras* 変異などの遺伝子検索が必要であると提唱されている。

一方,胆汁を用いた K-*ras* 遺伝子変異の検討では,胆汁という特殊な環境に影響するものか,1回の PCR では増幅効率が低く,2 step PCR 法を用いることがはじめて可視化できることがある。今後,効率的な DNA の回収のみならず,特異性,感度の高い方法を用いた検討が必要になる反面,感度を高めるがゆえに,前述のごとく非特異的な増幅が起こる可能性があることも念頭におかなければならない。

2. p53

 p53 遺伝子は，17 番染色体短腕（17p）に存在する癌抑制遺伝子で，その不活化は，一方の欠失と，対立遺伝子の点突然変異によって生じる。この遺伝子異常を可視化する手段として p53 蛋白の核内異常蓄積として免疫組織学的に捕られることができ，各臓器において，前癌病変から進行癌における各過程で検討が行われ，消化器癌に限っていえば，食道癌（45％），胃癌（41％），大腸癌（50％）と同程度の頻度である[6]。

 膵臓癌では，K-ras ほど際立って高い頻度ではないが，その他の癌遺伝子あるいは癌抑制遺伝子に比べて高いものである。膵液を用いた検討では，免疫組織学的に膵癌の殆ど（90％）に核内異常蓄積が観察され，慢性膵炎ではすべて陰性であったと報告されている。このような結果からも，これらの手法を用いることで，従来の細胞診検査が抱える膵液細胞診の問題点を改善する補助手段ともなり得るであろう。しかし，現在，免疫組織学的に手法に広く用いられている抗体は野生型あるいは変異型を区別できるものではなく，また，p53 変異の一部に nonsense 変異や homozygose deletion の場合もあり，それらは蛋白の発現がみられないため，本質的には p53 の異常であっても，異常なしと解釈されてしまう可能性が高い。後述のごとく，p53 を一連の pathway としてとらえ，他の関連因子と総合的に検討する必要性がある。

 胆道癌では，特に胆嚢癌において異型上皮あるいは上皮内癌の段階から核内における p53 蛋白の過剰発現が認められ，他臓器に比して胆嚢癌では比較的早期の段階から p53 遺伝子の関与が報告されている[7]。さらに，17p における相同染色体欠失の頻度も p53 蛋白の過剰発現同様，高い頻度（60％強）に胆嚢の上皮内癌あるいは進行癌で認められ，また胆管癌においても若干低いながら，高い頻度（50％）に認められている[8]。

 p53 遺伝子異常は，K-ras のように Hot spot が見い出されていないが，他臓器悪性腫瘍でも主に exon 5-8 に変異が集中していることから膵癌の多くで同部位に絞って検討している。しかし，その他の exon も低頻度ながら存在する可能性もあり，また，p53 単独の異常だけでなく，一連の pathway としてとらえ，例えば MDM2, $p19^{ARF}$, $p21^{WAF1}$, BAX などの p53 関連遺伝子の異常に関しても注目すべきであろう（図1）。

3. $p16^{INK4A}$

 $p16^{INK4A}$ (inhibitor of cyclin dependent kinase 4) は第 9 番染色体短腕（9p）に局在し，重要な機能として細胞周期に関与する癌抑制遺伝子である（図2）。われわれは以前より膵臓癌における p16 遺伝子の異常に関して検討し，培養細胞株計 12 株のうち，8 株（67％）が homozygous deletion を，2 株（17％）が hemizygous deletion，残りの 1 株（8％）で codon 61 に G→T への点突然変異を認めた。一方，臨床材料では，24 例のうち，8 例に homo- ないしは hemizygous deletion を示していた。このように膵癌では，高頻度に homo- ないしは hemizygous deletion を伴っており，かつ臨床上，病期の進行度に従ってその頻度を増している点では，p16 遺伝子変化は癌の進展過程のなかで

比較的晩期に生ずる変化と考えられた[9]。

一方，胆道癌では，p16 蛋白発現の異常を免疫組織学的検討し，びまん性に発現している症例（図 3a）と不均一ないしは発現のみられない症例（図 3b）が観察され，特に後者は間質の結合織増生をきたし，また，浸潤性発育を示すなど，予後不良例に多く認められる傾向を有していた。一方，乳頭部癌では胆管癌に比してびまん性に発現している症例が多く，臨床的にも予後良好な症例が多いことと相応する結果であった。これらのことから，癌抑制遺伝子である p16 に関して免疫組織学的に蛋白レベルでの腫瘍内分布様式を評価することは，個々の腫瘍の生物学的特徴を把握するうえで重要と考えられた[10]。

一方，9p における欠失に関しては，浸潤癌で半分近くみられる一方，上皮内癌では低頻度であるとのことからも，p16 遺伝子が浸潤に重要な役割を担っているものと推察され[8]，われわれの結果とも相関するものである。しかし，どのような浸潤機構に関わっているかどうかに関しては今後の検討課題でもあろう。

4．DPC4/SMAD4

DPC4（Deletion in pancreatic carcinoma）遺伝子は第 18 番染色体長腕（18q）に局在し，当初，冠名のごとく，膵癌において特異的な遺伝子異常として報告された[11]。その後，本遺伝子は Smad ファミリーに属し，その機能は主に TGF-β の刺激伝達系に関与していることが明らかとなり，他臓器悪性腫瘍においても低頻度ながらその異常が報告されている（図 2）。

膵臓癌では，50％以上に homozygose deletion あるいは変異を示している。さらに，早期の病変でも，膵管内における異型のない平坦あるいは乳頭状病変では異常を認めていないが，ある程度異型像を伴うに従い変異が見つかることから，DPC4/Smad4 の不活化は膵の発癌過程のなかでも晩期に起こる変化と考えられている。

胆道癌では，16％と低頻度ながら変異が報告され[12]，18q の欠失も 20％前後であり，浸潤癌に高い傾向が伺えたが有意差はなく，p16 のように，癌の浸潤に関与しているかどうかは見い出されていない。

5．AKT2

膵癌における AKT2 の関与に関しては，当初，restrictional landmark genomic scanning（RLGS）法を用い，膵癌株由来 DNA に特徴的に発現している断片を見い出した。このものはさらなる検索で，AKT2 遺伝子の存在する 19q13.1-13.2 に一致する部位に局在することが明らかとなった。その後，AKT2 遺伝子の増幅を細胞株において検討した結果，25％に増幅がみられたことより，膵癌に関連し，増幅を伴った癌遺伝子として同定された[13]。

最近，われわれは，BAC clone library から AKT2 遺伝子の存在する clone を得るとともに，このものを probe として fluorescence in situ hybridization（FISH）に応用した結果，膵癌培養細胞株計

8株のうち，6株（75％）に高い増幅を示すsignalを観察することができた（図4）。今後，この観察系を用いることで，膵液細胞診材料を用い，形態的には診断困難な例においても，膵癌の存在診断を可能とするものであり，場合によっては，予後や治療選択に寄与する新たな手段になるかもしれない。

6. *APC*

*APC*遺伝子は第5番染色体長腕（5q）に局在し，大腸癌の85％に変異として見つかっている癌抑制遺伝子の代表的なものである。本遺伝子産物は形態形成に重要な役割を果たしているWnt signaling pathwayを負に制御しており，シグナル伝達因子である後述のβ-cateninと結合することでプロテオソーム依存性の分解を誘導する活性を持っている。また，APCはAxinとも結合することでβ-cateninの分解を促進する（図5）。膵癌における検索は少ないものの，以前の報告では40％にtruncate蛋白をもたらす1ないしは5塩基欠失を認めるなど，何らかの関与が示唆されたが[14]，その後，追試した結果では，膵癌における*APC*遺伝子変異はきわめて少ないとされている[15]。ただし，現在のところ，われわれはAPCの不活化としてpromoter領域におけるmethylationの有無を検討しているが，きわめて高頻度に生じていることが明らかになっている。

一方，胆道癌では，ポリープ状に隆起するタイプで5qの欠失が高頻度（70％）にみられるとの報告が成されているが[16]，その後，現在までのところ，まとまった報告をきわめて少なく，今後の検討課題と思われる。

7. β-Catenin

β-cateninはWntシグナルを受けると安定化し転写因子Tcf/LEFと複合体を形成して核内に移行し，細胞周期の制御制御因子であるcyclin D1など標的遺伝子の転写を引き起こす働きがある。したがって，前述の*APC*遺伝子に変異があるような例えば大腸癌ではβ-cateninが核内に蓄積し，Tcf/LEFを介した転写が亢進している（図5）。

膵癌では，一方の報告では，膵癌細胞株や臨床材料のいずれにおいても，exon 3における変異は見つかっておらず，また，細胞内に集積した像も観られていないことから，膵癌においてβ-catenin-Tcf pathwayではβ-cateninは重要な役割を演じていないのではという意見もある[17]。別な報告では，核内集積は同様に少ないものの，細胞膜における発現減弱と共に細胞質内において発現している症例が約65％に認められ，これらの群では有意にcyclin D1の高発現を示していた。さらに，β-cateninの細胞質内発現群では細胞膜上に発現している群に比して予後が不良であった[18]。この両報告は一部で相反する結果ではあるが，β-cateninに質的変化に基づかず，別の何らかの因子，例えばAPCなどの異常により，膜上から細胞質内への蓄積を生じている可能性が推察される。今後，核内移行が障害されている機構に関しても解明が急がれる。

図1 p53シグナル伝達経路

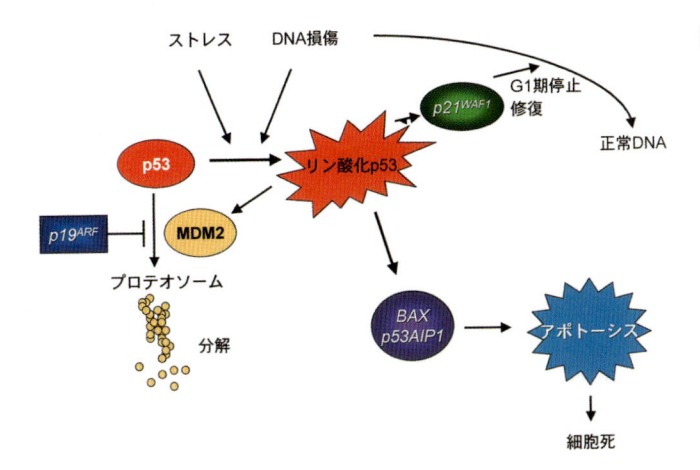

図2 G1期からS期の細胞周期調節機構

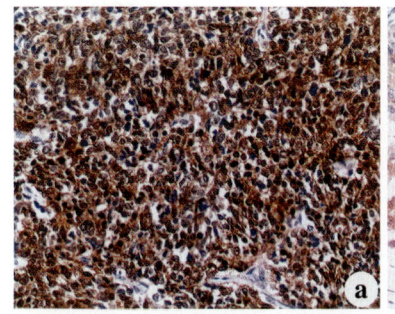

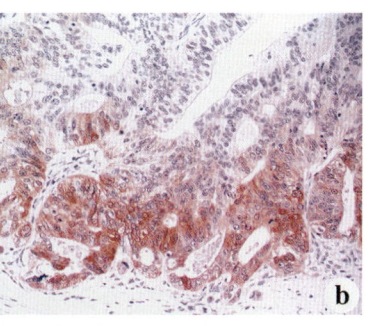

図3 乳頭部癌におけるp16蛋白の免疫組織学的検索
a：ほとんどの腫瘍細胞の細胞質に発現，b：不均一に発現

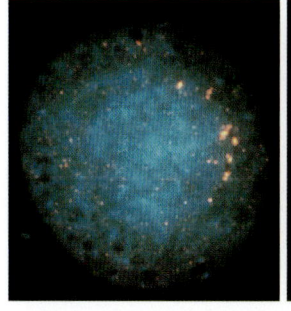

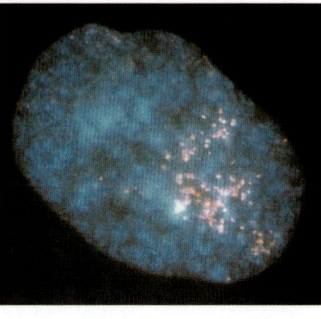

図4 BAC cloneから得られたAKT2遺伝子をprobeとした膵癌細胞のFISH画像
膵癌細胞のおいてAKT2遺伝子増幅を示す多数の赤色シグナルが観察される。

8. その他の遺伝子あるいは関連因子

1) *MTA1*

　MTA1遺伝子は転移関連遺伝子として当初,乳癌において見い出され,その後,胃癌あるいは食道癌において高発現していることが明らかになった。われわれは膵癌においてMTA1の発現異常が生じているか,さらに転移と相関があるかを検討した結果,膵癌培養細胞株ならびに臨床検体でもMTA1 mRNAが高発現しており,特に臨床検体ではリンパ節転移と相関していた。このことからもMTA1は乳癌,胃癌,食道癌同様に腫瘍の発育進展,特に転移を制御する一遺伝子である可能性が示された[19]。今後,本遺伝子検索が,膵癌術後の転移防御を念頭とした補助療法の選択方法に寄与することもでき,また,本遺伝子を用いた遺伝子治療の可能性も示唆するものである。

2) Her-2/neu

　最近,Her-2/neu過剰発現している乳癌症例では予後不良であり,実際の臨床現場においても,その拮抗剤であるHerseptinが分子標的治療として使用され,乳癌以外にも応用が試みられている。膵癌におけるHer-2/neuの過剰発現は80％異常に認められ,しかも異型性に乏しい,発癌過程のなかでも比較的早期の段階から過剰発現している[20]。今後,この分子標的治療の対象として用いられる可能性もある。一方,胆道癌における検討では,胆嚢癌に限ってではあるが,46.5％に細胞膜上の過剰発現を認め,dysplasiaを含め,正常粘膜部ではいずれも見られず,また,過剰発現している群では予後不良であるなど,その予後推定に何らかの寄与する可能性があるらしい[21]。

3) *ARF*

　$p16^{INK4A}$と同じ遺伝子座から異なる翻訳フレームを使用して発現する遺伝子として$p19^{ARF}$(alternative reading frame)が同定された。$p19^{ARF}$はMDM2,p53両蛋白と複合体を形成して,MDM2蛋白によるp53蛋白の分解を阻害すると同時に,p53蛋白の効果的な活性化に必須の機能を有する(図1)。$p19^{ARF}$のヒトホモログである$p14^{ARF}$の変異もヒト腫瘍で検出されている。最近,膵癌においてこの$p14^{ARF}$と$p16^{INK4A}$の両者のmethylationに関して,膵液での検討を行ったところ,何れも慢性膵炎患者では検出しなかったものの,膵癌患者では$p14^{ARF}$は20％,$p16^{INK4A}$では43％にmethylationを検出した。いずれの遺伝子とも感度は低いものの,特異性に秀いでたものである[22]。さらに,膵液を用い種々の遺伝子のmethylationの有無を検出することは可能であり,今後,この分野における検索が進んでいくであろう。

4) *BRCA2*

　第13番染色体長腕(13q)に局在する*BRCA2*遺伝子は通常のDNA修復機構によってゲノム安定性を担うために必要な蛋白をコードする遺伝子の一つである。本遺伝子はBRCA1遺伝子ともに家族性乳癌の家系から同定され,その他の悪性腫瘍では卵巣癌においても変異が報告されている。膵癌における*BRCA2*遺伝子の異常は低頻度(10％弱)ながら認められ,異型性の高い病変におい

てのみ両染色体とも欠失を見られたことより，発育進展過程のなかで晩期に生ずる変化と考えられている[23]。

5）MUC2

各臓器あるいはそれら由来の悪性腫瘍では種々のムチン物質の発現が変化しており，膵癌においても，MUC2 ムチンは免疫組織学的に膵癌細胞株ならびに臨床材料とも発現しているものはきわめて少ない一方，非浸潤性の膵粘液性腫瘍など良性腫瘍では高頻度に発現している。このメカニズムに関して，最近 MUC2 遺伝子のプロモーター領域の methylation の有無を検討した報告があり[24]，免疫組織学的に結果とまったく一致するものであり，MUC2 の不活化に methylation が関与していることが明らかになった。今後，膵液を用いた検討が行われるであろう。

6）Telomerase

細胞分裂期において，遺伝子の複製が行われる際，DNA 末端の繰り返し塩基配列部分の一部は複製されず，分裂に相応して段階的にその部分は短縮する結果，いわゆる細胞の寿命を規定する現象と認識されている。この末端部分における短縮を伸張し，細胞の不死化をもたらす酵素としてテロメラーゼが見い出され，特に不死化細胞である癌細胞ではこの酵素活性が亢進していることが明らかになった。近年では簡便に本酵素活性を検出する系として Telomerase repeat amplification protocol（TRAP）法が開発されている。

膵癌では，切除材料の 80％以上に活性の亢進を認め，良性腫瘍や慢性膵炎では殆ど亢進がみられていない。さらに，膵液中の活性を検討した試みもなされ，活性亢進を来しているリンパ球を極力排除した方法では，切除材料と同程度の亢進を検出するだけでなく，良性疾患では同様に活性亢進が認められていないなど優れた方法の一つである[25]。

胆道癌では 40〜75％に亢進が認められている。ただし，胆汁を用いた検討では，低頻度あるとの報告もあり，K-ras の場合同様，特殊な環境である胆汁が本酵素活性を不活化している可能性もあり，何らかの手段を考えるべきかもしれない[26]。

7）Microsatelite instability（MSI）

DNA 複製時にある程度の頻度で塩基にミスマッチを生じるが，細胞の遺伝情報を保持する上でも，それらを修復する機構が働く。この際，ミスマッチ修復エラーは塩基の単純な繰り返し配列に生じやすい。ゲノム中に存在する単純な繰り返し配列は，マイクロサテライト領域と呼ばれ，ミスマッチ修復遺伝子の変異を有することが多い遺伝子性非ポリポーシス大腸癌（Hereditary non-polyposis colorectal cancer；HNPCC）患者の大腸癌細胞ではこの部分の長さに変化が生じやすくなっており，この領域を MSI と呼んでいる。

膵癌における MSI の頻度は低頻度（3％）であるが，稀な組織亜型である髄様癌においてのみ MSI が認められ，しかもこれらの症例の多くが K-ras が野生型を示すなど特徴的な性格を有する一群の腫瘍である[27]。

9. 候補遺伝子の検索

今まで述べてきた各種の遺伝子異常は，個別の遺伝子を示標として検索した結果である。このように一部を除き，他臓器でその異常が発見された既知の遺伝子を膵・胆道癌に応用した研究がほとんどであり，今後は膵癌に特有なだけでなく，テーラーメイド医療が提唱される現在，個々の患者に応じた遺伝子異常を多方向から検索する必要性がある。次に，現在までに試行され，今後新たな遺伝子を捕捉する手段が開発されている方法について紹介する。

1) Comparative genomic hybridization (CGH) 法

CGH 法は FISH の変法の一つとして開発され，2 種類の異なった細胞由来の DNA をそれぞれ別な蛍光色素で標識し，正常ヒトリンパ球から得られた分裂期染色体上で競合的に hybridization する方法である。腫瘍などで，ある遺伝子を含む領域が増幅しているならば，腫瘍由来 DNA が優位を占め結果，そのものを標識した蛍光像として観察され，一方，腫瘍などで欠失しているならば，反対に正常由来 DNA を標識した蛍光像が得られる。このものをデジタル画像として画像解析し，両蛍光比を算出し，どちらの蛍光量が多いかにより，腫瘍由来の DNA の増減を検出するものである。

膵癌では，増幅領域が 3q, 8q, 12p, 19q, 20q および 21q などで，一方，減少領域は 3p, 6q, 9p, 17p で認められた。この結果からも，膵癌においては c-myc の存在する 8q や AKT2 が存在する 19q に増幅を認め，一方 p53 の存在する 17p や $p16^{INK4}$ の存在する 9p に欠失を示唆するコピー数減少が認められるなど，既知の遺伝子異常が高い頻度で生じていることが判っただけでなく，未知の遺伝子が存在する可能性がある領域に関しては明らかになった (図 6)。しかし，CGH 法は染色体上で展開するものであり，その異常を検出するには高感度解析でも数 Mb であり，限られた小範囲における異常を検出するには限界がある。最近，染色体ではなく，BAC clone をプロットしたスライドガラスで hybridization を行って同様に解析する microarray comparative genomic hybridization (MCGH) 法に関して検討している。本法では，プロットする BAC clone の染色体の座位だけでなく，遺伝子の機能に関しても明らかになっており，より多くの遺伝子を短時間にその増減をスクリーニングするにはきわめて多くの情報を提供するものである。後述の DNA chip を用いた array 系ともども，今後，発展が期待されるが，異常を示す遺伝子を直接 BAC library から得られる点では通常の array 系と比べると優れた点でもある。これにより，例えば FISH probe の作成も容易であり，より大きさサイズから鮮明な蛍光画像が観察できる点では，臨床検査にも応用可能な probe が得られる。

2) DNA chip/microarray

DNA chip/microarray は基盤上に固定した DNA に対して標識した DNA あるいは RNA を hybridize させ，蛍光検出器でその画像を解析する技術である。現在，DNA chip/microarray 技術は 2 種類に分けられ，一方は目的とする DNA に相補するヌクレオチドを基盤上で合成する方法で，他方は cDNA を貼り付ける方法である。両者とも一長一短があるが，解析する DNA の数は $1cm^2$ に 2500 以上ときわめて多数であり，かつ，解析装置もきわめて鋭敏かつ高速であるため，大量の検体を網

図5 Wnt シグナル伝達経路と APC，β-カテニンの相互作用

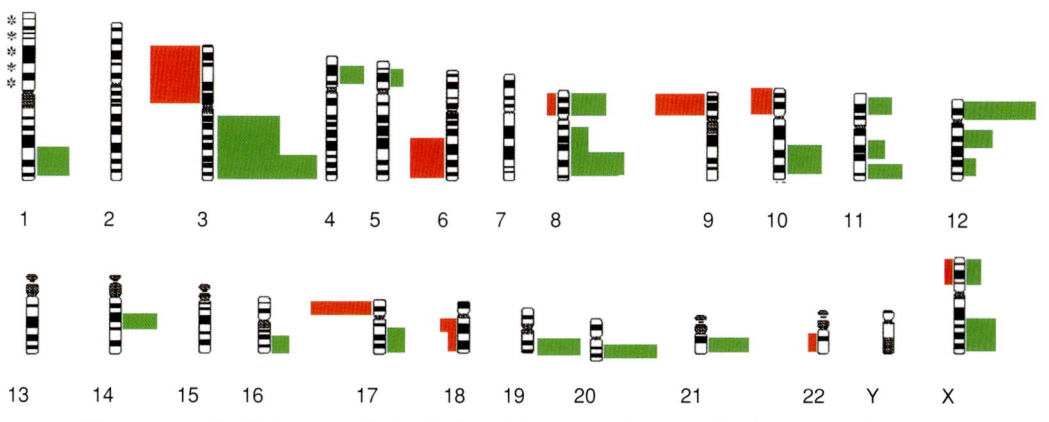

図6 CGH 法で検出した，膵癌細胞計12株における遺伝子コピー数の増幅と欠失領域。緑色が増幅領域を，赤色が欠失領域を表し，横幅が広いものほど，頻度が高い。

羅的に遺伝子解析することができるようになった。

　膵癌における検討は，いまだ始まったばかりであるが，5000個の遺伝子のなかから優位に増幅している遺伝子として urokinase-type plasminogen activator receptor, serine/threonine kinase 15, thioredoxin reductase や CDC28 protein kinase 2 などが注目されている[29]。今後，予後不良あるいは治療抵抗性を示す症例を用いた検討がなされるであろう。

10. その他の遺伝子検索を用いた臨床応用

　膵胆道癌における術後の経過を決定する因子として再発の有無は重要なものである。術後，ある程度，再発が予測されるものであれば，患者層別化も行えるし，症例によっては追加治療に関しても考慮する必要が出てくるであろう。最近の試みとして，再発のリスクを捕捉手段から，分子生物学的に手法を用いた検討が報告されている。それらは患者末梢血，骨髄，リンパ節，肝組織あるい

は腹腔洗浄液などから，K-*ras* 変異や CEA，Keratin などの mRNA を検出する方法である．報告によって 30〜100％と開きがあるが，ある程度予後因子の可能性を示唆するものである[30]．今後，多施設において一定の方法を用いた検証が必要になってくるであろう．

まとめ

以上のごとく，膵胆道癌では，他臓器悪性腫瘍同様に数多くの遺伝子異常が生じていることがわかってきている．今後は，これら遺伝子異常をできるだけ早い時期に捕捉する手段を考ずる必要性があろうし，また，網羅的解析により新規遺伝子も明らかになってくるであろう．テーラーメード医療が提唱される現在，患者層別化のみならず，個別の治療選択に寄与するあらたな手段の開発，検討が望まれる．

■参考文献

1) Caldas C, Kern SE：K-*ras* mutation and pancreatic adenocarcinoma. Int J Pancreatol 18：1-6, 1995.
2) Yanagisawa A, Ohtake K, Ohashi K, et al：Frequent c-Ki-*ras* oncogene activation in mucous cell hyperplasias of pancreas suffering from chronic inflammation. Cancer Res 53：953-956, 1993.
3) Hidaka E, Yanagisawa A, Seki M, et al：High frequency of K-ras mutations in biliary duct carcinomas of cases with a long common channel in the papilla of Vater. Cancer Res 60：522-524, 2000.
4) Hanada K, Itoh M, Fujii K, at al：K-ras and p53 mutations in stage I gallbladder carcinoma with an anomalous junction of the pancreaticobiliary duct. Cancer 77：452-458, 1996.
5) Greenblatt MS, Bennett WP, Hollstein M, et al：Mutations in the p53 tumor suppressor gene：clues to cancer etiology and molecular pathogenesis. Cancer Res 54：4855-4878, 1994.
6) Ishimaru S, Itoh M, Hanada K, et al：Immunocytochemical detection of p53 protein from pancreatic duct brushings in patients with pancreatic carcinoma. Cancer 77：2233-2239, 1996.
7) Wistuba II, Gazdar AF, Roa I, et al：p53 protein overexpression in gallbladder carcinoma and its precursor lesions：an immunohistochemical study. Hum Pathol 27：360-365, 1996.
8) Hidaka E, Yanagisawa A, Sakai Y, et al：Losses of heterozygosity on chromosomes 17p and 9p/18q may play important roles in early and advanced phases of gallbladder carcinogenesis. J Cancer Res Clin Oncol Aug-Sep；125（8-9）：439-443, 1999
9) Sugimoto Y, Morita R, Hikiji K, et al：Alteration of the CDKN2A gene in pancreatic cancers：Is it a late event in the progression of pancreatic cancer? Int J Oncol 13：669-676, 1998.
10) Ichikawa K, Imura J, Kawamata H, et al：Down-regulated p16 expression predicts poor prognosis in patients with extrahepatic biliary tract carcinomas. Int J Oncol 20：453-461, 2002
11) Hahn SA, Hoque AT, Moskaluk CA, et al：Homozygous deletion map at 18q21.1 in pancreatic cancer. Cancer Res 56：490-494, 1996.
12) Hahn SA, Bartsch D, Schroers A, et al：Mutations of the DPC4/Smad4 gene in biliary tract carcinoma. Cancer Res 58：1124-1126, 1998
13) Miwa W, Yasuda J, Murakami Y, et al：Isolation of DNA sequences amplified at chromosome 19q13.1-q13.2 including the AKT2 locus in human pancreatic cancer. Biochem Biophys Res Commun 225：968-974, 1996

14) Horii A, Nakatsuru S, Miyoshi Y, et al：Frequent somatic mutations of the APC gene in human pancreatic cancer. Cancer Res 52：6696-6698, 1992
15) Yashima K, Nakamori S, Murakami Y, et al：Mutations of the adenomatous polyposis coli gene in the mutation cluster region：comparison of human pancreatic and colorectal cancers. Int J Cancer 59：43-47, 1994
16) Hidaka E, Yanagisawa A, Seki M, et al：Genetic alterations and growth pattern in biliary duct carcinomas：loss of heterozygosity at chromosome 5q bears a close relation with polypoid growth. Gut 48：656-659, 2001
17) Gerdes B, Ramaswamy A, Simon B, et al：Analysis of beta-catenin gene mutations in pancreatic tumors. Digestion 60：544-548, 1999
18) Qiao Q, Ramadani M, Gansauge S, et al：Reduced membranous and ectopic cytoplasmic expression of beta-catenin correlate with cyclin D1 overexpression and poor prognosis in pancreatic cancer. Int J Cancer 95：194-197, 2001
19) Iguchi H, Imura G, Toh Y, et al：Expression of MTA1, a metastasis-associated gene with histone deacetylase activity in pancreatic cancer. Int J Oncol 16：1211-1214, 2000
18) Day JD, Digiuseppe JA, Yeo C, et al：Immunohistochemical evaluation of HER-2/neu expression in pancreatic adenocarcinoma and pancreatic intraepithelial neoplasms. Hum Pathol 27：119-124, 1996
21) Kim YW, Huh SH, Park YK, et al：Expression of the c-erb-B2 and p53 protein in gallbladder carcinomas. Oncol Rep 8：1127-1132, 2001
22) Klump B, Hsieh CJ, Nehls O, et al：Methylation status of p14ARF and p16INK4a as detected in pancreatic secretions. Br J Cancer 88：217-222, 2003
23) Goggins M, Hruban RH, Kern SE：BRCA2 is inactivated late in the development of pancreatic intraepithelial neoplasia：evidence and implications. Am J Pathol 156：1767-1771, 2000
24) Ho JJ, Han SW, Pan PL, et al：Methylation status of promoters and expression of MUC2 and MUC5AC mucins in pancreatic cancer cells. Int J Oncol 22：273-279, 2003
25) Iwao T, Hiyama E, Yokoyama T, et al：Telomerase activity for the preoperative diagnosis of pancreatic cancer. J Natl Cancer Inst 89：1621-1623, 1997
26) Niiyama H, Mizumoto K, Kusumoto M, et al：Activation of telomerase and its diagnostic application in biopsy specimens from biliary tract neoplasms. Cancer 85：2138-2143, 1999
27) Goggins M, Offerhaus GJ, Hilgers W, et al：Pancreatic adenocarcinomas with DNA replication errors (RER＋) are associated with wild-type K-*ras* and characteristic histopathology. Poor differentiation, a syncytial growth pattern, and pushing borders suggest RER＋. Am J Pathol 152：1501-1507, 1998
28) 井村穣二，冨田茂樹，井口東郎，他：膵癌における遺伝子コピー数異常の検討―転移との関わりについて　消化器癌の発生と進展 10：439-442, 1998
29) Han H, Bearss DJ, Browne LW, et al：Identification of differentially expressed genes in pancreatic cancer cells using cDNA microarray. Cancer Res 62：2890-2896, 2002
30) Inoue S, Tezel E, Nakao A：Molecular diagnosis of pancreatic cancer. Hepatogastroenterology 48：933-938, 2001

井村　穣二　獨協医科大学　病理学（人体分子）

Ⅲ. 各 論—肝・胆・膵

6．膵癌の悪性度と予後について

ポイント
- 膵癌の多くは組織学的分化度が低く，リンパ節転移，神経浸潤をきたしやすいという特徴を認めた．
- 浸潤癌の初期像である膵管内浸潤は大膵管に変化をきたしにくく，画像診断などによる早期診断を妨げていると考えられた．
- 小膵癌でも膵外進展やリンパ節転移を高率に認めていた．
- 糖尿病，慢性膵炎，喫煙などの膵癌発症の危険因子を有する症例を監視することが，膵癌早期発見へつながる可能性が示唆された．
- 膵癌の遺伝子解析により，遺伝子診断による早期診断やオーダーメード治療への応用，さらには予後の予測などが可能になることが予想された．
- 臨床試験を通じて，エビデンスに基づいた効果的治療を行うことで，予後向上に努める必要があると考えられた．

膵癌に対するさまざまな研究が行われ，各種の診断法や治療法が開発されてきたにも関わらず，膵癌は今日においても依然として難治性消化器癌の一つであり，その治療成績は極めて不良である．その原因として，膵癌そのものの悪性度の高さ，早期診断の困難さ，切除率の低さ，再発率の高さなどが指摘されており，さまざまな治療法が試されてはいるものの，いまだに有効な治療法が確立されていないのが現状である．そこで，本稿では，膵癌の悪性度と予後についてさまざまな角度から述べてみたいと思う．なお，ここで扱う膵癌とは主に浸潤性膵管癌を指すものとする．

1．膵癌の悪性度

1）組織学的所見からみた膵癌

過去22年間の日本膵臓学会によるわが国の膵癌全国調査[1,2)]によると，膵癌の総症例数23,302例のうち，悪性度の高いいわゆる浸潤性膵管癌は10,336例であり，組織型としては管状腺癌が8,765例ともっとも多く，次いで乳頭腺癌，腺扁平上皮癌，粘液癌，膵管内乳頭腺癌由来の浸潤癌，浸潤性粘液性嚢胞腺癌となっている．切除例の組織型別の5年生存率では，乳頭腺癌が26.1％，管状腺癌が10.7％，腺扁平上皮癌が15.9％，粘液癌が44.8％となっており，浸潤性膵管癌の多くを占める管状腺癌の不良な予後が膵癌の悪性度を反映していると考えられる．管状腺癌の中でも高分化型管状腺癌の5年生存率が13.4％であるのに対し，中分化型管状腺癌や低分化型管状腺癌では9.3％と低率であり，組織型からは分化度の低い癌の予後が不良なことがわかる．また，通常型膵癌（乳頭腺癌，管状腺癌，腺扁平上皮癌，粘液癌，退形成性膵管癌，腺房細胞癌，未分化癌）では約2/3にリンパ節転移を認め，N0の5年生存率が25.8％であったのに対し，N1で9.8％，N2で5.8％，N3で3.1％とリンパ節転移陽性例の予後は不良で，リンパ節転移が進むにつれてより不良となってい

た．そして，Stage 別 5 年生存率も，Stage I で 56.7%，Stage II で 43.6%，Stage III で 24.1%，Stage IVa で 11.1%，Stage IVb で 3.0% と，Stage に相関して予後不良となっており，約 80% は Stage IVa，IVb に含まれていた．

一方，Hirai ら[3]は膵癌における膵内神経浸潤に着目し，膵内神経浸潤陽性例は乳頭腺癌では少なく中分化型管状腺癌に多くみられ，神経浸潤陰性例よりも予後が不良であったことから，膵内神経浸潤は分化度が低くなるにつれ増加し，予後因子として重要であると報告している．膵癌全国調査での通常型膵癌における膵内神経浸潤は，約 80% に認められることから，膵癌の悪性度の高さを示唆していると考えられる．

このように膵癌の多くは組織学的分化度が低く，リンパ節転移，神経浸潤をきたしやすいという特徴があり，それゆえ Stage の進行した症例を対象に治療しなくてはならず，膵癌が難治性癌といわれる理由の一つとなっている．

2）膵癌初期像

膵癌の初期像について信川ら[4]は，小膵癌の膵管内腫瘍成分には間質浸潤を伴った上皮内癌（CIS）の管内性進展と浸潤癌の膵管内浸潤（cancerization of ducts）とがあると指摘している．すなわち，低乳頭状の膵管内病変から浸潤に伴い管状腺癌となる組織像が変化するタイプと，浸潤成分と膵管内成分の組織像が類似している組織像が変化しないタイプがあるとしている．一方，浸潤性膵管癌の発育・進展モデルとして注目されている細径膵管病変の組織形態像に遺伝子異常を考慮したPanIN（Pancreatic intraepithelial neoplasia）分類では，PanIN-1 で K-ras，PanIN-2 で Her-2/neu（c-erbB-2）や p16，PanIN-3 で p53 や DPC4/SMAD4 の遺伝子異常がみられ，浸潤癌近傍の PanIN-3 相当の CIS 成分と浸潤癌成分とで遺伝子異常に差がないとされている[5〜8]．これらのことは，CIS の管内性進展では大きな膵管に変化をきたしやすく早期発見につながる可能性があるのに対し，浸潤癌の膵管内浸潤は大きな膵管に変化をきたしにくく，画像診断などでの早期発見が困難であることを示唆し，発生初期段階での膵癌の診断を困難にしている可能性を示唆していると考えられる．

3）小膵癌

では，このような早期発見が困難な状況で見つかった腫瘍最大径 2 cm 以下の小膵癌（TS1 膵癌）の臨床病理像はどうなのか，当センター外科の 2001 年までの TS1 浸潤性膵管癌切除例 63 例（膵頭部癌 41 例，膵体尾部癌 22 例）から組織学的に検討してみた．膵癌取扱い規約第 5 版[9]に従うと，膵内に限局している T1 は 15 例（24%）に過ぎず，膵外進展を伴う T3，T4 はおのおの，31 例（49%），17 例（27%）と合わせて 3/4 に認められた．T3，T4 における膵外進展部位は，T3 で膵内胆管浸潤 CH(+) が 39%，十二指腸浸潤 DU(+) が 23%，膵前方組織への浸潤 S(+) が 19%，膵後方組織への浸潤 RP(+) が 74% と RP がもっとも多く，T4 で CH(+) が 59%，DU(+) が 35%，S(+) が 29%，RP(+) が 94%，門脈系への浸潤 PV(+) が 47%，動脈系への浸潤 A(+) が 6%，膵外神経叢浸潤 PL(+) が 76% と RP，PV，PL に高度に浸潤していた（**表 1**）．また，リンパ節転移 N(+) は T1 で 13%（N1 6.5%，N2 6.5%，N3 0%），T3 で 45%（N1 35%，N2 10%，N3 0%），T4 で 47%（N1 29%，N2 12%，N3 6%）と，T1 でもリンパ節転移を認め，T3，T4 では N2，N3 例も少なくなかった（**表 2**）．術後の生存率をみると，5 年生存率は T1 で 56%，T3 で 39%，T4

6. 膵癌の悪性度と予後について

表1 小膵癌（TS1 膵癌）の組織学的局所進展（n=63）

	T1 (n=15)	T3 (n=31)	T4 (n=17)
CH（＋）	—	39%	59%
DU（＋）	—	23%	35%
S（＋）	—	19%	29%
RP（＋）	—	74%	94%
PV（＋）	—	—	47%
A（＋）	—	—	6%
PL（＋）	—	—	76%

表2 小膵癌（TS1 膵癌）のリンパ節転移（n=63）

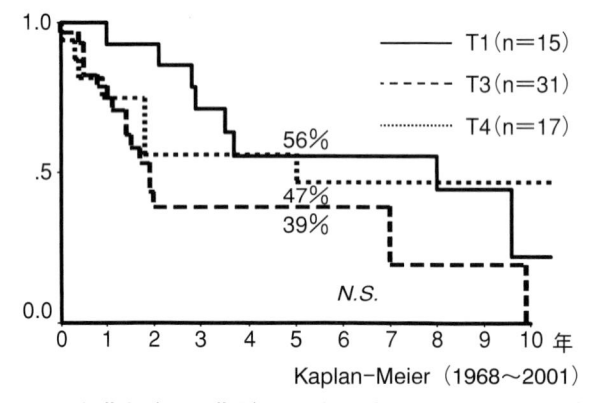

	T1 (n=15)	T3 (n=31)	T4 (n=17)
N（＋）	13%	45%	47%
N1	6.5%	35%	29%
N2	6.5%	10%	12%
N3	0%	0%	6%

図1 小膵癌（TS1 膵癌）の術後累積生存率曲線（n=63）

で47%と有意差はなく，T1でも再発死亡例を認めていた（図1）。また，R0症例での再発様式は，T1でもT3，T4同様，肝転移や後腹膜再発を認めていたが，T1で肝転移が，T2，T3で後腹膜再発が多い傾向がみられた（表3）。膵癌全国調査[1]の結果でも，2cm以下の通常型膵癌ではT3が39.8%，T4が25.7%と2/3を占め，リンパ節転移もN1 17.0%，N2 13.3%，N3 7.6%と約4割に認めていた。5年生存率もT1で48.1%，T3で27.9%，T4で22.0%とT1でも50%に留まっていた。このように膵癌は腫瘍径が小さくても膵外進展やリンパ節転移を高率に認め，高度の浸潤傾向を示すことが特徴的であった。

表3 小膵癌（TS1膵癌）の再発様式（R0症例，n=26）

	T1 (n=9)	T3 (n=12)	T4 (n=5)
肝転移	67%	58%	40%
後腹膜再発	44%	50%	80%
腹膜播種	11%	17%	20%

2．膵癌危険因子と遺伝子解析

1）危険因子

　膵癌初期像からの膵癌早期診断の困難さを先に述べたが，その他に膵癌の早期発見が困難な一因として，膵癌に特有の自覚症状がないことや膵癌高危険群を設定できないことなどが挙げられる。日常診療でわれわれは，膵癌患者に糖尿病や慢性膵炎を伴っていることをよく経験する。しかし，膵癌の結果，糖尿病や慢性膵炎が発症したのか，あるいは糖尿病や慢性膵炎が危険因子となり膵癌が発症したのかが問題である。Gulloら[10]の膵癌患者720人と対照720人に対し行った調査では，膵癌患者の22.8%，対照の8.3%に糖尿病がみられ，糖尿病を伴った膵癌患者の56.1%は膵癌診断時（40.2%）または膵癌診断前2年以内（15.9%）に糖尿病を指摘され有意差があったが，膵癌診断3年以上前に糖尿病を指摘された症例を対象にすると有意差はなく，糖尿病は膵癌の危険因子ではないと報告している。一方，Silvermannら[11]は膵癌が発症する1年以内の糖尿病の発症が30%増加しているが，少なくとも10年以上前に糖尿病を指摘された症例では膵癌の相対危険度が50%増加していることから，糖尿病は膵癌の合併症でもあるし，膵癌の危険因子でもあると報告している。米国癌学会も糖尿病患者では，膵癌による死亡の危険性がわずかながらも持続的に増加していることから，糖尿病は膵癌の危険因子になりうると報告[12]し，Linら[13]も本邦の110,792人を対象としたコホート研究から，アルコールやコーヒーの摂取は膵癌の危険因子にならないが（ただし，コーヒー4杯以上/日は危険因子となる），糖尿病の既往歴のある男性と胆石や胆嚢炎の既往歴のある女性では膵癌発生の危険性が高いと報告しており，これらの報告から糖尿病は膵癌の危険因子であると考えられる。

　一方，慢性膵炎と膵癌との関係について，Talaminiら[14]は追跡期間中央値が10年の715例の慢性膵炎患者を調査し，慢性膵炎患者における膵癌発症のSIR (Standardized Incidence Ratio) は18.5で，慢性膵炎を指摘後4年以内に膵癌が発症した症例を除いてもSIRは13.3であり，慢性膵炎は膵癌発症の危険因子になると報告している。また，厚生労働省特定疾患対策研究事業難治性膵疾患に関する調査研究班の1,073例の報告でも，死亡例127例の死因で最も多いのは悪性腫瘍で63例を占め，このうち膵癌が17例ともっとも多く，年齢・性を補正したSIRが12.7であったことから，慢性膵炎患者は悪性腫瘍になりやすく，中でも膵癌になりやすいとされている[15]。

　また，Linら[16]は膵癌発生に対する喫煙の危険性を指摘し，長期間の禁煙で危険度を軽減できるかも知れないこと，大量の肉や脂肪摂取は危険であるが，果物や野菜の摂取が防御的に働くこと，K-ras, p16, p53, DPC4, BRCA2などの遺伝子変異や欠損が膵癌発生の危険度を増し，喫煙がこ

れらの遺伝子変異に関与しているとし，これら環境因子や遺伝子因子の両方が膵癌発生に重要な役割を果たしていると報告している．

このように糖尿病，慢性膵炎，喫煙などは膵癌発症の危険因子として位置づけられ，これらの症例を監視することは膵癌早期発見への道筋をつけると考えられる．

2）遺伝子解析

膵癌細胞では他の癌と明らかに異なり，非常に多彩な genome の変化が認められることが特徴的であるとされている（染色体領域 1p, 6p, 6q, 8p, 9p, 12q, 13q, 17p, 18q, 21q, 22q に欠失が，7p, 7q, 8q, 11q, 16p, 20p, 20q に増幅が認められている）．そして，これらの異常を示す領域中，実際に高頻度に異常を起こしている遺伝子として，9p に p16/MTS1，13q に BRCA2，17p に p53/TP53，18q に SMAD4/DPC4 が同定されているとされている[17,18]．また，膵癌における原癌遺伝子異常として最も頻繁に認められる K-ras 遺伝子もよく知られている[19]．そして，最近では cDNA マイクロアレイの普及により，膵癌における遺伝子異常の網羅的検索が可能となってきている．Han ら[20]は cDNA マイクロアレイを用いて 5,289 種の遺伝子について解析した結果，過剰発現のあった 25 種について RT-PCR, Northern blot によりさらに解析したところ，c-Myc と Rad51 の二つの遺伝子の過剰発現が認められた．そこで，切除膵癌組織を用いて RT-PCR と免疫組織染色でさらに解析したところ，cDNA マイクロアレイのデータと一致していたと報告している．また，Yatsuoka ら[21]は膵癌発生の初期変化として K-ras, p16 の異常が，後期変化として p53, SMAD4 が重要であるとの報告から，膵癌切除例を p53 染色体領域の LOH の有無，および SMAD4 近傍染色体領域の LOH の有無により術後生存期間を比較したところ，いずれも LOH が存在する症例で予後が有意に不良であるとし，これらのグループでは強力な補助療法が必要であることを示唆している．一方，Nakata ら[22]は膵癌切除例の microsatellite instability（MSI）の有無と予後との関係を調べ，MSI 陽性例と MSI 陰性例では臨床病理学的因子に有意差を認めないにも関わらず，MSI 陽性例の予後は有意に良好であったと報告し，その理由として，MSI 陽性例では MSI 陰性例より腫瘍浸潤リンパ球数が有意に多く，抗腫瘍免疫を高めていることが示唆されるとしている．

このような遺伝子解析はまだ緒についたばかりだが，これらのデータの蓄積により膵癌の発現遺伝子の一覧表が作成され，膵癌の発癌から進展に関与する遺伝子の同定や膵癌の悪性度が高い理由の解明などが行われれば，遺伝子診断やオーダーメード治療への応用，さらには予後の予測など，さまざまな可能性に結びつくことが予想され，今後の研究成果が大いに期待されるところである．

3．臨床試験からみた膵癌の予後

1）外科切除

この悪性度の高い膵癌に対する中心的治療として外科切除は存在するが，膵癌全国調査[1]によると通常型膵癌切除例の 5 年生存率は 13.8％にすぎない．わが国では広範リンパ節郭清，神経叢郭清を中心とした拡大郭清を積極的に導入して，外科切除後の予後向上をめざしてきた．その結果，局

所再発の減少，生存率の改善がみられたとする報告[23,24]もあったが，日本膵切研究会や膵癌全国調査の結果をみると D2 が D1 より優れているという結果はえられなかった[1,25]。また，Pedrazzoli ら[26]の多施設共同研究および Yeo ら[27]の単施設での拡大郭清と標準郭清との無作為化比較試験（RCT：Randomized Controlled Trial）の結果でも，拡大郭清の優位性を証明するまでには至っておらず，Pedrazzoli らのリンパ節転移陽性例では拡大郭清の生存率が良好であったという結果がえられたにすぎなかった。しかし，これら欧米の報告での拡大郭清は本邦でのものとは異なる可能性があることや，膨大部癌症例が多く含まれていることなど，その結果を鵜呑みにできない面もあり，本邦で行われている多施設共同研究（班長：二村雄次教授）の結果が待たれるところである。

一方，進行した膵癌における予後については，今村ら[28]が Stage IVa（JPS 第 4 版）膵癌に対して行った多施設共同の RCT で，外科的切除群が非切除放射線化学療法群より生存において優位であったと速報しており，高度進行例における外科的切除の意義が明らかにされたことは大変興味深いことである。

2）集学的治療

しかしながら，外科切除を行っても容易に再発をきたすのが膵癌であり，外科切除に放射線治療や化学療法を加えた集学的治療を行う必要があると考えられる。膵癌に対する集学的治療については，いくつかの RCT が行われており，ここでは代表的なものを紹介する。North American Gastrointestinal Tumor Study Group（GITSG）は組織学的治癒切除膵癌 43 例を対象に，5-FU 投与下に総線量 40 Gy の体外照射を行い，その後 5-FU を 2 年間継続する化学放射線治療群と補助療法なしの対照群を比較したところ，MST（median survival time）は対照の 11 ヵ月に対し化学放射線治療群では 20 ヵ月と有意差を認め，術後補助療法としての化学放射線治療の効果を報告している[29]。ノルウェーのグループは膨大部癌及び膵癌患者 61 例を対象に 5-FU，doxorubicin，MMC を併用した化学療法群と補助療法なしの対照群を比較し，化学療法群の MST が 23 ヵ月と対照群の 11 ヵ月より良好であることから化学療法の有効性を報告しているが，5 年生存率には差を認めていなかった[30]。European Organization of Research and Treatment of Cancer（EORTC）は膵頭部領域癌（膵頭部癌，膨大部癌，下部胆管癌）を対象に化学放射線治療群（5-FU＋体外照射 20 Gy を 2 コース）を対照群と比較しているが，膵癌での適格症例は 114 例で化学放射線治療群の MST が 17.1 ヵ月，対照群で 12.6 ヵ月と有意差はなかったとしている[31]。さらに European Study Group for Pancreatic Cancer（ESPAC）は 541 例の膵癌適格症例を対象に，化学放射線治療群（5-FU＋40 Gy），化学療法群（5-FU＋葉酸），対照（非補助療法）群の RCT を行い，化学放射線治療群 ST は 15.5 ヵ月で対照群の 16.1 ヵ月と有意差はなかったが，化学療法群の MST は 19.7 ヵ月と対照群の 14 ヵ月より有意に良好で，化学療法の優位性は証明されたと報告している[32]。いずれの報告も，対象の選択や解析の方法などに問題点はあるものの，集学的治療を行っても MST が 2 年に届かなかったことは，膵癌の悪性度の高さ，治療困難さを改めて物語る結果となっていた。しかし，今後もこれらの臨床試験を継続していくことが，膵癌の予後向上へつながると考えている。

まとめ

膵癌は悪性度が高く，予後不良な難治癌であるとされているが，具体的にどの程度の悪性度なの

か，何が原因なのか，どうして早期診断ができないのか，集学的治療を行っても予後不良なのは何故なのか，予防することはできるのかなど，解明されているようで解明されていないことは少なくない．今後，膵癌の生物学的な解析や臨床試験によるエビデンスに基づいた予後の解析などを一つ一つ行っていく必要があり，膵癌の悪性度と予後が治療前に判明し，それぞれの症例に最適の個別化治療へとつながることを期待している．

■参考文献

1) 松野正紀：日本膵臓学会膵癌登録 20 年間の総括．膵臓 18：97-169, 2003
2) 江川新一，武田和憲，福山尚治，他：わが国の膵癌―全国調査から―．肝胆膵 46：683-696, 2003
3) Hirai I, Kimura W, Ozawa K, et al：Perineural invasion in pancreatic cancer. Pancreas 24：15-25, 2002
4) 信川文誠，須田耕一，山崎滋孝，他：通常の膵管癌の初期像．肝胆膵 46：705-709, 2003
5) Hruban RH, Adsay NV, Albores-Saavedra J, et al：Pancreatic intraepithelial neoplasia：a new nomenclature and classification system for pancreatic duct lesions. Am J Surg Pathol 25：579-586, 2001
6) Yamasaki S, Suda K, Nobukawa B, et al：Intraductal spread of pancreatic cancer. Clinicopathologic study of 54 pancreatectomized patients. Pancreatology 2：407-412, 2002
7) Hara H, Suda K, Oyama T：Cytologic study of noninvasive intraductal papillary-mucinous carcinoma of the pancreas. Acta Cytol 46：519-526, 2002
8) Wilentz RE, Iacobuzio-Donahue CA, Argani P, et al：Loss of expression of Dpc4 in pancreatic intraepithelial neoplasia：evidence that DPC4 inactivation occurs late in neoplastic progression. Cancer Res 60：2002-2006, 2000
9) 日本膵臓学会，編：膵癌取扱い規約（第 5 版）．金原出版，東京，2002
10) Gullo L, Pezzilli R, Morselli-Labate AM：Diabetes and the risk of pancreatic cancer. Italian pancreatic cancer study group. N Engl J Med 331：81-84, 1994
11) Silvermann DT, Schiffman M, Everhart J, et al：Diabetes mellitus, other medical conditions and familial history of cancer as risk factors for pancreatic cancer. Br J Cancer 80：1830-1837, 1999
12) Calle EE, Murphy TK, Rodriguez C, et al：Diabetes mellitus and pancreatic cancer mortality in a prospective cohort of United States adults. Cancer Causes Control 9：403-410, 1998
13) Lin Y, Tamakoshi A, Kawamura T, et al：Risk of pancreatic cancer in relation to alcohol drinking, coffee consumption and medical history：findings from the Japan collaborative cohort study for evaluation of cancer risk. Int J Cancer 99：742-746, 2002
14) Talamini G, Falconi M, Bassi C, et al：Incidence of cancer in the course of chronic pancreatitis. Am J Gastroenterol 94：1253-1260, 1999
15) 成瀬 達，北川元二，早川哲夫：慢性膵炎の予後と死因（早川哲夫，編），膵炎，膵癌．図表消化器病シリーズ 14, メジカルビュー社，pp138-140, 2001
16) Lin Y, Tamakoshi A, Kawamura T, et al：An Epidemiological overview of environmental and genetic risk factors of pancreatic cancer. Asian Pac J Cancer Prev 2：271-280, 2001
17) Fukushige S, Waldman FM, Kimura M, et al：Frequent gain of copy number on the long arm of chromosome 20 in human pancreatic adenocarcinoma. Gen Chromosom Cancer 19：161-169, 1997

18) 古川　徹：膵癌と遺伝子異常．肝胆膵 46：719-725，2003
19) Almoguera C, Shibata D, Forrester K, et al：Most human carcinomas of the exocrine pancreas contain mutant c-K-ras genes. Cell 53：549-554, 1988
20) Han H, Bearss DJ, Browne LW, et al：Identification of differentially expressed genes in pancreatic cancer cells using cDNA microarray. Cancer Res 62：2890-2896, 2002
21) Yatsuoka T, Sunamura M, Kimura M, et al：Association of poor prognosis with loss of 12q, 17p, and 18q, and concordant loss of 6q/17p and 12q/18q in human pancreatic ductal adenocarcinoma. Am J Gastroenterol 95：2080-2085, 2000
22) Nakata B, Wang YQ, Yashiro M, et al：Prognostic value of microsatellite instability in respectable pancreatic cancer. Clin Cancer Res 8：2536-2540, 2002
23) Ishikawa O, Ohigashi H, Sasaki Y, et al：Practical usefulness of lymphatic and connective tissue clearance for the carcinoma of the pancreas head. Ann Surg 208：215-220, 1988
24) Manabe T, Ohshio G, Baba N, et al：Radical pancreatectomy for ductal cell carcinoma of the head of the pancreas. Cancer 64：1132-1137, 1989
25) Hirata K, Sato T, Mukaiya M, et al：Results of 1001 pancreatic resections for invasive ductalo adenocarcinoma of the pancreas. Arch Surg 132：771-776, 1997
26) Pedrazzoli S, DiCarlo V, Dionigi R, et al：Standard versus extended lymphadenectomy associated with radical pancreaticoduodenectomy in the surgical treatment of adenocarcinoma of the head of the pancreas. A multicenter, prospective, randomized study. Ann Surg 228：508-517, 1998
27) Yeo CJ, Cameron JL, Sohn TA, et al：Pancreaticoduodenectomy with or without extended retroperitoneal lymphadenectomy for periamupullary adenocarcinoma：comparison of morbidity and mortality and short-term outcome. Ann Surg 229：613-622, 1999
28) 今村正之，浅野武秀，今泉俊秀，他：Stage IVa 膵癌の治療選択．コンセンサス癌治療 2：43-45, 2003
29) Kalser MH, Ellenberg SS：Pancreatic cancer：adjuvant combined radiation and chemotherapy following curative resection. Arch Surg 120：899-903, 1985
30) Bakkevold KE, Amesjo B, Dahl O, et al：Adjuvant combination chemotherapy（AMF）following radical resection of carcinoma of the pancreas and papilla of Vater：results of a controlled, prospective, randomized multicentre study. Eur J Cancer 5：698-703, 1993
31) Klinkenbijl JH, Jeekel J, Sahmoud T, et al：Adjuvant radiotherapy and 5-fluorouracil after curative resection of cancer of the pancreas and periampullary region. Ann Surg 230：776-784, 1999
32) Neoptolemos JP, Dunn JA, Stocken DD, et al：Adjuvant chemoradiotherapy and chemotherapy in respectable pancreatic cancer：a randomized controlled trial. Lancet 358：1576-1585, 2001

羽鳥　隆[1]，白鳥　敬子[2]，高崎　健[1]　東京女子医科大学消化器病センター　1) 外科　2) 内科

III. 各 論—肝・胆・膵

7. 肝癌の外科治療とその後

ポイント
- 肝細胞癌の治療法として切除術の5年生存率がもっとも良い。
- 画像診断および検査値を評価し、全身状態や合併症のリスクによって手術適応、手術術式を決定する。
- 術後の合併症は確実な手技と厳重な術後管理によって最小限に抑えることが可能である。
- 術後は肝機能評価および再発を含めた経過観察が重要である。再発形式によっては再肝切除の適応となる。

肝細胞癌（Hepatocellular carcinoma, 以降 HCC）は原発性肝癌のほとんどを占めており、その多くは肝炎、肝硬変患者に発生する。国民衛生の動向によると、本邦における1998年の肝癌死亡数は、男23553人、女9880人で、全悪性新生物のそれぞれ13.8％、8.9％を占めており、根治性の高い治療法の確立が求められている[1]。現在、HCCの治療法としては外科的切除がもっとも根治性の高い治療法であるが[2]、外科切除以外の治療方法も多様化し、それぞれ適応基準を設けて、①エタノール注入法（PEIT）、②経肝動脈的塞栓（TAE）、③ラジオ波焼灼術（RF）、④マイクロ波焼灼術（MF）、⑤動注化学療法などが行われている。最近の研究では小肝癌に対しては経皮的な内科治療も、その適応を選択すれば外科切除に遜色のない成果を得られると報告されるようになった[3,4]。われわれ外科医は、肝切除術の手術適応を厳格にし、手術方法をより改善して出血量を減少させることなどにより術後合併症をなくす努力を重ねている。その目標は、常に mortality 0％の維持である。

1. 肝細胞癌治療の変遷[5]（表1）

1970年以前は肝細胞癌に対する外科手術は積極的には行われていなかった。その理由は、超音波やCTスキャンなどの画像診断がなくさらに手術手技が確立されていなかったためである。従って、治療の主体は全身化学療法であり、その奏効率は不良であった。

1975年頃に開腹下肝動脈結紮術が行われたが成績が不良で、1978年に導入されたTAE（transcatheter arterial embolization）が低侵襲な担癌動脈塞栓法として普及していった[6]。1980年頃の外科

表1 肝細胞癌の治療の変遷

年	治療法
1970年	全身抗癌剤投与、肝切除
1975年	肝動脈結紮術、抗癌剤動注療法
1978年	肝動脈塞栓術
1983年	経皮的エタノール注入療法
1985年	放射線療法（陽子線治療）
1988年	癌免疫療法
1995年	マイクロ波熱凝固療法
1998年	ラジオ波熱焼灼療法、生体部分肝移植

切除は拡大肝切除の時代で，肝予備能や大量出血により術後肝不全を引き起こしていた。これを教訓として術前肝予備能の評価が行われるようになった。また術中超音波の導入により染色法による亜区域切除[7]や非系統的縮小切除[8]が開発された。さらに拡大切除を行う際の前処置として切除側の門脈塞栓術を行い残肝肥大させる術式が開発され[9]，術後の肝不全を減少させた。術中多量出血が術後の経過に悪影響を及ぼすことが明白となり，間欠的肝流入血遮断（Pringle法），肝静脈圧の減少（切除操作時の換気量減少）を行い成績が向上した。その結果，1990年に入ってからは安全な手術が行われるようになったが，尾状葉単独切除[10]や肝静脈再建[11]などさらに高度な手技を要する肝切除も安全かつ確実に施行できるようになった。それに加えて予後を向上させるためにTAEを組み合わせた集学的な外科治療[12]や再発例への積極的な切除[13]も行うようになってきている。最近では，切除では治癒に至らない症例に対し肝移植を行い，比較的良好な成績が得られたと報告されている[14,15]。これには，Milan criteriaによる移植症例の限定や抗ウイルス剤の登場による肝炎ウイルス再燃の問題を解決したことによるところが大きい。しかし，本邦における生体部分肝移植においては，患者側に望まれるままに肝移植の適応拡大をし，健常人ドナーを犠牲にした移植医療は厳に慎まなければならないと考える。

2．肝腫瘍の画像診断

HCCは，その性状により術前診断が可能である。近年は，新しい診断法の開発や画像診断能の向上により早期発見が可能となっている。術前画像診断は腫瘍の局在や性質を表すばかりでなく，術前の解剖学的構造の把握などの一助になる。

1）超音波

辺縁低エコー帯，内部モザイクパターン，外側陰影，後方エコーの増強などの所見が典型的なHCCの超音波像である。しかし，腫瘍径が2cm以下のHCCでは典型像は認められないことも多く，腺腫様過形成，転移性肝癌，胆管細胞癌，血管腫，再生結節などとの鑑別を必要とする。また最近ではUS angiography（Levovist®）により腫瘍内の経時的なエコー輝度を描出して診断する方法が開発されて診断能を向上させている[16]。超音波検査は症例によっては，ヘリカルダイナミックCT，MRIなどに比し施行者による診断能の差や，死角が存在するといった点でデメリットもある。しかし，術中超音波ガイド下によって肝切除が成り立つ現代の肝切除術においては，超音波で描出されない腫瘍に対して基本的に肝切除は困難であると考えてよい。

2）ヘリカルダイナミックCT

腫瘍の局在，血行動態を含めた形態の把握のため必須である。特に肥満や腸管ガスのために超音波検査にて描出不良な症例には有用である。腫瘍の分化度，大きさにより大きく異なるが，単純相で低吸収像，動脈相で高吸収像，門脈平行相で低吸収像が典型的HCCのCT所見である。2cm以下の高分化型小肝癌は，動脈相でも低吸収像として描出されることが多い。

3）血管造影

　高侵襲検査であり，超音波やCTによってHCCが疑われた際に行われることが多い。肝切除の術前検査（腫瘍形態，脈管形態の把握），血管内腫瘍栓の有無の確認に必要である。またCTA（CT during arteriography）およびCTAP（CT during arterial portography）は，血管造影時に挿入されたカテーテルを利用して肝動脈もしくは上腸間膜動脈から造影剤を注入し，動脈相CTと門脈相CTとで動脈血多寡と，門脈血流の欠損によってHCCの診断をより確実に行う方法である。さらに血管造影検査の終了際に油性造影剤であるlipiodolを肝動脈に注入し，その2週間後に単純CTを撮るlipiodol CTも腫瘍の局在診断に有用である。

4）MRI

　T1，T2強調画像およびダイナミックMRIが有用である。典型的HCCは，T1強調で多彩な像となるが，T2強調で高信号を呈することが多い。ダイナミックMRIでは，ヘリカルダイナミックCTと同様な像を呈する。

3．術前における必須検査項目 (表2)

　HCCにおける術前必須検査を示す。背景に肝障害を持つことが多いHCC例においては肝予備能の低下は凝固因子，免疫系，耐糖能に負の影響を及ぼす。これらがすべて検討されたうえで適切かつ安全な治療方針が可能となる。

　①血算，血液生化学検査（WBC, RBC, Ht, Plt, GOT, GPT, γ-GTP, ALP, T-Bil, D-Bil, T-chol, TG, BUN, Cre, CRP, Na, K, Clなど）
　②出血，凝固系（出血時間，PT, APTT, TT, HPTなど）
　③肝炎ウィルスマーカー（HBV関連，HCV関連など）
　④肝機能関連（ICG-R15：3点プロット補正による評価，アシアロシンチグラム）
　⑤腫瘍マーカー（AFP：特にレクチン分画，PIVKA-II, CEA, CA19-9など）
　⑥心機能検査（ECG，心エコー，専門医への受診，など）
　⑦呼吸機能（スパイログラム，動脈血ガス分析）

表2　肝細胞癌に対する術前検査項目

腫瘍条件
肝機能の許容範囲で系統的肝切除
同時性に3個以内が原則
門脈内腫瘍栓症例はTAE治療先行
余病条件
食道静脈瘤　　　→RCサイン陽性は治療優先
血小板6万未満→Hassab手術先行（胃食道血行郭清＋脾摘）
糖尿病　　　　　→空腹時血糖100 mg/dl台，1日尿糖5 g以下
活動性肝炎　　　→AST/ALT 100 IU/ml未満

表3 肝細胞癌に対する肝切除術の適応

1. 一般採血，尿，便
2. 出血時間，凝固能検査
3. ICGR15
4. 腫瘍マーカー（AFP, PIVKA-II, AFP レクチン）
5. 耐糖能検査（75 g OGTT），腎機能検査
6. 心機能検査，呼吸機能検査
7. CT による切除予定肝容積計算
8. 上部消化管内視鏡（食道静脈瘤の有無）
9. 追加の画像診断（胸部 CT, 骨シンチなど）

⑧腎機能（クレアチニンクリアランス）
⑨耐糖能（FBS，場合により 75 g OGTT，1 日尿糖，HbA_{1c}，など）
⑩上部消化管内視鏡（食道静脈瘤の評価を含めて）
⑪画像の追加項目（場合により胸部 CT，骨シンチグラム，転移性肝癌のケースでは原発巣の検索，切除予定肝容積計算）

4．外科手術適応（表3）

　HCC は，経門脈性進展を示す特徴から系統的な肝切除を行うことが理想である．しかし慢性肝炎や肝硬変を合併していることが多く，手術に際しては厳格な外科手術適応基準を設ける必要がある．これには，術前の正確な肝予備能と切除によって予後延長が保証される腫瘍性状であることが求められる．現在，本邦においては，肝予備の評価として生化学検査の他に ICGR15 値やアシアロシンチなどの検査が行われ，肝機能に見合った手術を行っている．当科においては，幕内基準[16]によって肝切除の手術適応および切除範囲を決定している（**表4**）．この基準を厳守することにより 2000年4月以降 185 例の肝切除例において mortality 0%を維持している．当施設における肝切除の内訳は HCC：95 例，胆管細胞癌：5 例，転移性肝腫瘍：42 例，胆管癌：13 例，胆嚢癌：5 例，生体肝移植：12 例，良性疾患その他：13 例であった．この基準では腹水，血清総ビリルビン値，ICGR15 の3因子により評価をするが，利尿剤を投与しても腹水が持続する症例や血清総ビリルビン値が 2 mg/dl を超える症例では手術適応はない．血清ビリルビンが 1 mg/dl 以下の症例では ICGR15 により切除範囲を決定する．ICG 不耐症，P-V shunt 症例ではアシアロシンチにて評価を代用することもある．

　肝切除の際には術前に CT による肝容積計算が必須である．たとえ肝機能が良好な症例であっても残肝容積が全肝非癌部容積の 40%を下回らないように切除領域を設定することが，術後の肝不全を惹起させない安全域と考えている．残肝容積の不足は，門脈塞栓術を先行させることで切除が可能となる．腫瘍数による肝切除術の条件は，基本的に3個以内としている．術前検査として，超音波，ヘリカルダイナミック CT，血管造影，CTAP（computed tomography during arterial portography），lipiodol CT を施行し腫瘍数と局在を検討している．術前に血管内腫瘍栓が疑われる症例や巨大肝細胞癌症例では TAE を先行させてから肝切除術を施行している．永野らは門脈腫瘍栓を伴う HCC の

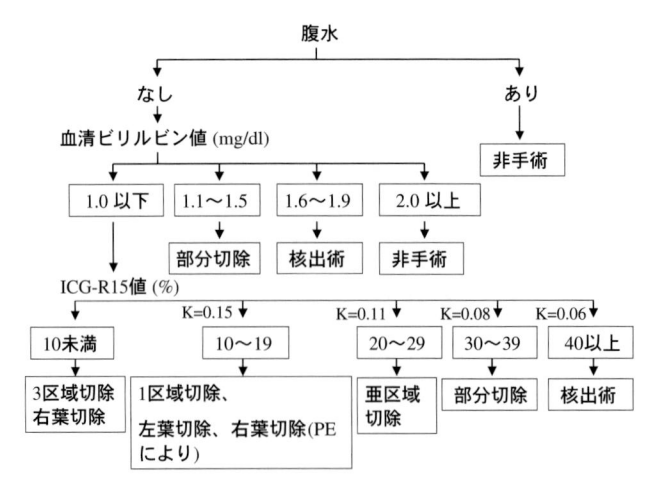

図1 肝細胞癌に対する肝切除の適応（幕内基準）

肉眼的治癒切除例に対し，術後にインターフェロンを併用した肝動注化学療法を行い1年生存率100％と報告した[17]。このことは，高度進行HCCの切除後に追加治療を行うことにより予後を改善させ得ることを示している。術前の合併症としては，胃食道静脈瘤が問題となる。RCサイン陽性例については，術中，術後に破裂を来す危険性があり，術前に内視鏡下硬化療法や結紮術を優先して行う。また胃静脈瘤残存例や脾機能亢進に伴い血小板が$6×10^4/mm^3$未満の症例には，脾摘もしくはHassab手術を先行して行っている。

糖尿病合併症例では，空腹時血糖200 mg/dl未満，尿ケトン陰性，1日尿糖5 g以下を術前管理目標としている。トランスアミナーゼ値は100 IU/ml以上とならないように安静を心掛け，場合によっては肝庇護剤の投与を行う。低蛋白血症や凝固因子欠乏を認める患者には，アルブミン製剤やFFPを投与し補正をしておく。心疾患を有するケースでは術前に心機能の評価を十分に行っておくことが不可欠であるが，当科では肝切除症例は全例に心エコーを施行している。呼吸器疾患を有する患者も呼吸機能検査1秒率と％VCの上昇を目標に呼吸訓練を行う必要がある。時にはリハビリテーション科に依頼して綿密な呼吸機能訓練を行っている。また肝硬変症例においては低蛋白血症や高アルドステロン血症を合併しており，術後に胸腹水や浮腫を生じやすい。このためカリウム保持性利尿剤をICGR15値に伴って術前から投与している。

5. 手　術

1）術中の麻酔管理

肝障害を増悪させない麻酔薬を選択し，肝血流維持に努める。過剰輸液は血管内容量保持にはならず，蛋白漏出を伴った腹水の増加をきたす。輸液投与はdry sideとなるように4～5 ml/kg/hr程度にする。安易な濃厚赤血球輸血は肝代謝に負荷をかけ高ビリルビン血症を惹起することから望ましくない。術中出血に対しては，FFPで対応するが，出血量1000 ml以上ないしはヘマトクリット

20％未満で新鮮血輸血を考慮する[18]。Pringle 法での肝血流遮断時には循環動態に注意することと，肝静脈からの出血を減少させるために1回換気量を 250 ml 程度とする。

2）手術に際して

肝細胞癌の手術に際しては，良好な視野を得るための皮膚切開と肝の十分な脱転を行い，術中超音波や担癌亜区域染色によって切除予定部の解剖学的把握を十分に理解することが重要である。また Pringle 法や片葉阻血法によって出血量の増加を防ぎ，切除後は至適位置にドレナージを留置することが大切となる。この一連の手術手技をスムーズに行うためには，術者の意図を理解し結紮技術を十分訓練した助手が必要とされる。また，ケント式吊り上げ鈎や血管遮断鉗子，止血用針糸，フィブリン糊，CUSA などの手術器械をスムーズに出せるよう担当看護師は日頃から訓練しておく。

3）皮　切

右葉の腫瘍に対しては J 字切開による開腹開胸を，左葉の腫瘍に対しては逆 T 字切開による開腹を基本としている。もちろん，症例によってもっとも良い視野を確保することが重要であり，そのためには十分な肝の授動が必要である。

4）肝門部操作

葉切を行う場合は肝門部での肝動脈および門脈を丁寧に剝離し切除側脈管を結紮切離する。各脈管の走行は症例ごとに変化に富んでおり，術前の画像診断により十分に把握しておく必要がある。脈管を切離する時は，術中ドップラーエコーを活用して非切除肝の血流が温存されていることを確認しながら行う方が安全である。また胆管の走行は特に変異が多く，切除の最終段階で胆道造影を行い切離した方が安全である。

5）肝静脈テーピング

右肝静脈をテーピングする際には，冠状間膜，三角間膜を剝離し右葉を十分に脱転し副腎との間を慎重に切離する。次に短肝静脈，下右肝静脈と下大静脈靱帯を結紮切離し，右中肝静脈間に示指をあてがい，これを目標に下大静脈に這わせるように鉗子を通す。切離の際には血管鉗子をかけて切離し，右肝静脈断端は血管縫合糸にて連続二重縫合で閉鎖する。

中肝静脈と左肝静脈は共通管を形成して下大静脈に流入していることが多い。このため左葉切除の際に左肝静脈の切離は，肝切除の最終段階で行われる。しかしアランチウス管を切離した後，丁寧に中左肝静脈共通幹を剝離・テーピングした方が安全である。

6）間欠的全肝阻血法

われわれの施設では，肝切離の際には間欠的全肝阻血法（Pringle 法）を採用している。肝は阻血に強い臓器とされているが，連続的な長時間の虚血に対しては障害を引き起こすと考えられる。臨床の現場では，15 分遮断 5 分開放を繰り返しながら切除を行っている。

7）肝切除手技

　肝実質切離法には，ペアン鉗子で肝実質を破砕し残った脈管を結紮切離していく用手的方法（crushing clamp method）と特殊器具を用いて肝実質を破砕する機械的方法（CUSA, Water jet など）がある。われわれの施設では，前者と CUSA を適宜併用して肝切離を行っている。系統的切除の際には常に肝静脈を露出させながら操作を進めることが基本である。また，肝切離中にも術中超音波を活用しながら操作を行うことが腫瘍への切り込みや脈管損傷を起こさないために重要である。

8）ドレーン留置と閉腹[19]

　閉腹手技は，術後の合併症を減少させるために慎重かつ確実に行う。肝切離面からの出血と胆汁漏は，肝切除術の合併症の大部分を占め，その予防のため肝切離面からの滲出液を的確にドレナージできる位置にドレーンを留置する。しかし，閉腹操作中にドレーンが逸脱することがあり，術直後に X 線撮影しドレーンの位置が至適であるかを確認する。われわれは，先端 3 孔式のファイコンドレーン 24Fr を使用している。このドレーンは目盛り付きで挿入の深さを知ることができ，また内腔がしっかり確保されるため術後の洗浄操作に優れている。しかし，時に肝切離面を損傷し後出血の原因になり得るためその留置には慎重な操作が求められる。

6．術後管理

　肝切除術後は，厳重で緻密な術後管理が必要である。当科における術後の留意点を述べる。
①ヘマトクリット値が 20% までは基本的には極力赤血球の輸血は避ける。
②血清ビリルビン値の推移で肝不全の指標とする（必要あれば血漿交換も考慮する）。
③血清の過不足している電解質は尿，胸水，腹水中の電解質を算定し電解質補正を行う。先を読んだ電解質補正がポイントとなる。
④膠質浸透圧を下げない。肝硬変症例の肝切除後の浮腫，腹水は難治性であることが多く FFP，アルブミンを投与する。特に肝硬変症例では FFP を十分投与し ICGR15 値によりソルダクトン投与量を決定する。
⑤術後輸液の基本は Na free である。投与カロリーは 0.1 g/kg/hr から始め，その後漸増させる。血糖コントロールには積極的にインスリンを使用するが，低 K 血症は不整脈を惹起させ得るので注意をする。
⑥輸液量は肝機能障害の程度により変える。慢性肝炎および大量肝切除症例では 45 ml/kg/day，肝硬変症例では 40 ml/kg/day とする。
⑦ドレーン排液のビリルビン値と培養検査を定期的にチェックしドレーン抜去の目安とする。

7. 術後合併症

　肝切除後の合併症には，出血，胆汁漏，感染症（肺炎），肝不全がある。術直後の後出血は致命的な結果になり得るため，肝切離面のドレーンの性状や vital sign には特に留意する。胆汁漏は，ドレナージが不良の場合に腹腔内感染症から発熱，敗血症をきたし得るためドレーンの管理が重要となる。当施設においてはドレーンに water seal による陰圧がかかるようにしている[18]。術後の胆汁漏は，その性状や量によっては再開腹を考慮せねばならない。

8. 経過観察

　外来における経過観察においては肝細胞癌の再発と肝機能の評価が重要である。月に1回の採血によって，利尿剤による電解質異常，慢性肝炎や肝硬変による肝障害の程度，腫瘍マーカーを評価する。さらに，超音波検査を1ヵ月ごと，ヘリカルダイナミックCTは3ヵ月ごとに施行し再発や腹水の負無を評価している。また，症状によっては骨シンチやMRIなども施行する。再発を疑う検査所見があれば，積極的に血管造影やMRIなどの次の検査を施行することが重要である。再発が認められたならば，残肝に3個以内の時には再切除を，4個以上の時にはTAEを念頭におく。

　さらに腹水や浮腫の有無，食事摂取の状態などを聴取するだけではなく，残肝機能を評価し最終的な治療方針を決定する。

9. 肝細胞癌の外科治療の将来

　肝細胞癌には，癌の性状や肝硬変などの母地の問題により根治的な切除ができない症例が存在する。このような症例の最終的な治療は肝移植となると考えられる。欧米や本邦での肝細胞癌に対する肝移植治療の良好な成績や肝炎ウイルスに対しての治療薬の登場によって益々症例数が増加することが予想される。本邦では脳死下肝移植は，ドナーの数から見て大きな飛躍はないであろう。しかし，生体部分肝移植は，健常人に肝切除を行う医療である以上，家族間や医療者に倫理的な問題が発生する場合がある。肝細胞癌の肝移植成績によっては，その適応基準を再評価することが今後の課題であろう。

まとめ

　本稿では当施設における肝細胞癌の外科的切除における基本概要を述べた。肝切除術は，適応基準，しっかりした手術手技，綿密な術前術後管理を行うことで安全な治療法となったと言えよう。

■参考文献

1) 厚生の指針臨時増刊：国民衛生の動向 47 (9)，厚生統計協会，東京，2000

2) Okuda K, Ohtsuki T, Obata H, Tomimatsu M, Okazaki N, Hasegawa H, Nakajima Y, Ohnishi K：Natural history of hepatocellular carcinoma and prognosis in relation to treatment：study of 850 patients. *Cancer*；56：918-928, 1985

3) 逢坂愛兒：マイクロ波凝固法の医学的応用：肝無血手術と癌治療．医学書院，東京，2002

4) Adam R, Hagopian EJ, Linhares M, Krissat J, Savier E, Azoulay D, Kunstlinger F, Castaing D, Bismuth H：A comparison of percutaneous cryosurgery and percutaneous radiofrequency for unresectable hepatic malignancies. *Arch Surg* 137：1332-1339, 2002

5) 広橋一裕，久保正二，田中宏，首藤太一，竹村茂一，山本隆嗣：肝細胞癌における治療法の変遷．消化器外科 26：539-544, 2003

6) 山田龍作，中塚春樹，中村建治：肝細胞癌における Trascatheter arterial embolization therapy 15 例の経験．肝臓 20：595-603, 1983

7) Makuuchi M, Hasegawa H, Yamasaki S：Ultrasonically guided subsegmentectomy. *Surg Gynecol Obstet* 161：346-350, 1985

8) Kanematsu T, Takenaka K, Matsumata T：Limited hepatic resection effective for selected patients with primary liver cancer. *Ann Surg* 199：51-56, 1984

9) Kinoshita H, Sakai K, Hirohashi K, Igawa S, Yamasaki O, Kubo S：Preoperative portal vein embolization for hepatocellular carcinoma. *World J Surg* 10：803-808, 1986

10) Takayama T, Tanaka T, Higaki T, Katou K, Teshima Y, Makuuchi M：High dorsal resection of the liver. *J Am Coll Surg* 179：72-75, 1994

11) Nakamura S, Sakaguchi S, Hachiya T, Suzuki S, Nishiyama R, Konno H, Muro H, Baba S：Significance of hepatic vein reconstraction in hepatectomy. *Surgery* 11：459-464, 1993

12) Shuto T, Hirohashi K, Kubo S, Tanaka H, Tsukamoto T, Yamamoto T, Ikebe T, Kinoshita H：Changes and results of surgical strategies for hepatocellular carcinoma：452 consecutive patients over 15 years. *Surg Today* 28：1124-1129, 1999

13) Shuto T, Kinoshita H, Hirohashi K：Indications for, and effectiveness of, a second hepatic resection for recurrent hepatocellular carcinoma. *Hepato-Gastroenterol* 43：932-937, 1996

14) Mazzaferro V, Regalia E, Doci R, Andreola S, Pulvirenti A, Bozzetti F, Montalto F, Ammatuna M, Morabito A, Gennari L：Liver transplantation for the treatment of small hepatocellular carcinomas in patients with cirrhosis. *N Engl J Med* 334：693-699, 1996

15) Roayaie S, Frischer JS, Emre SH, Fishbein TM, Sheiner PA, Sung M, Muller CM, Schwartz ME：Long-term results with multimodal adjuvant therapy and liver transplantation for the treatment of hepatocellular carcinomas larger than 5 centimeters. *Ann Surg* 235：533-539, 2002

16) Miyagawa S, Makuuchi M, Kawasaki S：Criteria for safe hepatic resection. *Am J Surg* 169：589-594, 1995

17) Kudo M, Tomita S, Tochio H, Mimura J, Okabe Y, Kashida H, Hirasa M, Ibuki Y, Todo A：Small hepatocellular carcinoma with intraarterial CO_2 microbubbles. Radiology 182：155-160, 1992

18) 永野浩昭，左近賢人，近藤 礎：門脈腫瘍栓をともなう進行肝細胞癌に対する肝切除の適応拡大―補助療法としての INF 併用化学療法―第 37 回日本肝癌研究会抄録集 55, 2002

19) 幕内雅敏, 宅間哲雄, 石山秀一:肝硬変合併肝癌における無輸血肝切除術の検討. 日臨外会誌 47:997-1002, 1986
20) 北 順二, 窪田敬一:肝臓手術後ドレナージ. 臨床看護 29:847-852, 2003

降籏 誠, 北 順二, 窪田 敬一　獨協医科大学第二外科

Ⅲ. 各　　論―肝・胆・膵

8．胆膵癌の外科治療とその後

ポイント
- 消化器癌の中でも胆道・膵癌は予後不良であり，今後は外科治療の標準化のために evidence の蓄積が必要である．
- 胆嚢癌では肝切除＋リンパ節郭清（＋胆管切除），肝門部胆管癌では尾状葉切除を伴う肝切除，中下部胆管癌，乳頭部癌では（幽門輪温存）膵頭十二指腸切除術がほぼ標準術式となっている．
- 膵癌では占拠部位に応じて膵頭十二指腸切除術，膵体尾部切除がほぼ標準術式とされている．
- 胆膵癌は外科的治療単独での予後の劇的な改善を期待できない以上，その他の治療法の開発が急務である．
- 膵癌に対する gemcitabine は生存率の延長とともに QOL の維持という点で現在標準的な化学療法薬となりつつある．

　近年，画像診断の進歩により胆道癌，膵癌においても正確な診断が行えるようになり，さらに周術期管理の進歩に伴い，多臓器合併切除などの拡大手術が安全かつ積極的に行われるようになった．それにもかかわらず，いまだこの領域の癌の予後に関しては満足すべき成績は得られていない．一方，最近では比較的予後の良い疾患群に対して縮小手術も試みられてきている．いたずらに患者の Quality of life を損なうことなく，かつ，治療成績のさらなる向上を図るためには遺伝子診断も含めた癌の個別化と，分子標的治療や遺伝子治療に代表される新しい治療法の開発が今後の課題と思われる．

1．解剖学的特徴

1）胆　　管

　胆道癌は胆管癌，胆嚢癌，乳頭部癌に大別され，さらに胆管癌は肝門部，上部，中部と下部に細分される．肝外胆管の解剖学的な特徴として，粘膜筋板を欠き，発達した明らかな固有筋層がなく，粗な平滑筋束を含む線維結合組織からなる線維筋層（fm）が存在し，その外側に血管やリンパ管や神経に富む漿膜下層（ss）がある．また胆管壁には胆管の付属腺や，胆管上皮が胆管壁内に憩室様に陥入し，あたかも胆嚢における Rokitansky-Aschoff sinus：RAS のような構造をみることがある．深達度の診断の際にこのような部分への上皮内進展と癌の深部浸潤との鑑別に注意を要する．肝外胆管は肝十二指腸間膜内に位置するため肝門部から中部胆管まででは肝動脈，門脈，豊富なリンパ装置や神経叢と隣接しそれぞれへの浸潤が，また，下部胆管は膵内を走行し，膵との間に漿膜を欠いているため膵実質内への直接浸潤が問題となる．加えて胆管癌は表層進展型が多く手術中の凍結迅速標本による断端の診断が必須となる．

2）胆　　嚢

　胆嚢壁は粘膜と菲薄な固有筋層とリンパ管網の発達した漿膜下層からなり粘膜筋板を欠く。位置的に肝臓と胆嚢床で接し肝門部とも近く，さらに胆嚢静脈には胆嚢動脈に伴走してCalot's triangleを経由して門脈系に還流する経路の他に肝床部を貫通して肝S4，S5などの末梢門脈枝に流入する経路がある[1]。よってこの部分に初期の血行性肝転移が生じやすいとされている。胆嚢の漿膜下層には発達したリンパ網が存在し，リンパ流は右側系は肝十二指腸間膜の右側を胆管に沿って下行し膵頭部後方から大動脈周囲リンパ節に至る経路（主経路）と，これに対して肝十二指腸間膜の左側を肝動脈に沿って下行し腹腔動脈，大動脈周囲リンパ節に至る副経路がある。

3）乳頭部

　乳頭部はOddi筋に囲まれた部分であり，乳頭部胆管（Ab），乳頭部膵管（Ap），共通管（Ac），大十二指腸乳頭（Ad）からなる。乳頭部癌では膵または，十二指腸浸潤を生じると予後不良となることが知られており，Oddi筋が癌細胞の拡散を防ぐ役割を果たしていると考えられている。

4）膵　　臓

　膵前面は被膜に覆われ，後面は被膜や筋層などはなく疎性結合組織によって血管，リンパ管や神経叢に富む後腹膜に連続している。また膵癌の大部分を占める膵管癌は膵管上皮から発生するが，膵管自体にも明らかな筋層はない。よって疎性結合組織の中を直接浸潤していくうえで障壁がなく癌細胞が浸潤しやすい環境にあるといえる。また腹腔動脈から上腸間膜動脈根部には腹腔神経叢があり，膵頭部から鉤状突起に向かって膵頭神経叢を形成しており，膵癌では著明な神経周囲浸潤をきたしやすい。

2．手術術式

1）肝門部胆管癌

　肝門部胆管癌に対しては腫瘍の局在に応じて尾状葉切除を含む肝左葉切除または右葉切除が選択されている。経皮経肝的門脈塞栓術（percutaneous transhepatic portal vein embolization：PTPE）が施行されるようになり切除率が有意に改善した。肝門部胆管癌に対する肝移植は一般的に禁忌とされてきたが，最近，術前放射線化学療法を行った後に肝移植を施行した11例中10例が無再発であるという報告がなされた[2]。一方，肝移植と右3区域切除の累積生存率に差が見られなかったとの報告もある[3]。いずれにしても現状では外科的切除の挑戦がもっとも果敢に行われている癌の一つである。

2）中下部胆管癌

　中下部胆管癌では膵頭十二指腸切除（pancreatoduodenectomy：PD）がほぼ標準手術となっている

が，No. 5, 6 リンパ節への転移がないものに対する幽門輪温存膵頭十二指腸切除術（pylorus-preserving pancreatoduodenectomy：PpPD）や，胆管に限局したものに対する胆管切除術は遠隔成績で PD と有意差を認めないことより，多施設 RCT による適応の最適化が求められている。

胆管癌では前述の解剖学的な特徴から門脈浸潤をきたすことがあり，また ew の観点からも根治性向上のために門脈合併切除[4]も積極的に施行されている。

binf 高度例に対して肝十二指腸間膜を non-touch で肝右葉，膵頭部とともに一括して切除する拡大肝右葉・肝十二指腸間膜・膵頭十二指腸切除術（hepato-ligamento-pancreatoduodenectomy：HLPD）という超拡大手術が施行された例もあるが[5]，予後が改善せず，またその手術死亡率の高さから，その他の治療法がない現状では外科的切除の可能性を高める努力は必要であるが，その意義は少ないといわざるを得ない。

3）胆嚢癌

pT1a（深達度 m）までの胆嚢癌に対しては断端陰性であれば胆嚢摘出術のみで十分な成績が上げられることに関しては，ほぼコンセンサスが得られている。しかしながら早期胆嚢癌に対する腹腔鏡下胆嚢摘出術（laparoscopic cholecystectomy：LC）の選択は controversial である。LC における特異な再発形式として腹膜播種とポートサイト再発が知られており，術中の胆汁流出による腹腔内への癌細胞の散布を避けなければならない[6]。pT1b（深達度 mp）では肝床切除とリンパ節郭清が必要との意見もあるが，縮小手術，拡大手術を推奨するものもあり，controversial である。

pT2 以上の癌であれば肝切を併施する胆嚢摘出術とリンパ節郭清の必要がある。肝切の範囲としては，肝静脈流入経路から S4a, S5 切除を行うべきであるというもの，surgical margin 確保の目的で肝床を切除すべきとの意見，肝右葉切除などのさらなる拡大切除を推奨するものがあるが，いずれにしてもそれぞれの症例の進行度に合わせた肝切除範囲を決定すべきである[7]。また，1 群または 2 群リンパ節転移陽性例に対しては胆管切除の併施が行われている場合が多い。さらに，リンパ節郭清を目的として PD が施行されているが，その意義はまだ議論の余地がある。

4）乳頭部癌

比較的早期に発見されることもあり切除率は高率であり，比較的予後良好である。乳頭部癌の標準手術としては PpPD[8]が一般化している。幽門輪以降の十二指腸球部を約 4 cm 温存することにより，消化管ホルモンや膵外分泌機能が改善され，術後体重，栄養状態など Quality of life を改善することを目的としている。短期および長期成績について PD との比較検討がなされた報告は少ない。欧州にて比較臨床試験が行われ両者の生存率に差がないことが報告されたが，本邦では未だ prospective randomized controlled study の報告はない。本邦の retrospective な検討では，PD に比べて PpPD では胃内容停滞期間の延長が認められたものの，体重減少は PpPD に少なく両者の生存率に差を認めないことが報告されている[9]。また No. 5 リンパ節郭清の際に右胃動脈を温存し迷走神経幽門枝を温存することも報告されており，その意義についてもさらなる検討が必要である。また最近，早期癌や poor risk 症例に対して内視鏡的乳頭切除術や乳頭部切除術の報告も散見される。縮小手術の場合は切除断端陽性の報告も見られ，病変の拡がりと切除範囲，症例の選択に注意を要する。

5）膵臓癌

　本邦では切除可能な膵頭部癌に対してリンパ節郭清を伴う膵頭十二指腸切除術（PD）が一般に行われているが，欧米ではPDにおけるリンパ節郭清の可否は未だエビデンスの点から決着がついていない。retrospective studyではあるもののリンパ節郭清を伴う拡大PDでは欧米での標準的PDに比べ良好な生存率とともに治癒切除（R0）症例では有意に長期生存例が多いことが報告されている[10]。また，両者の術後合併症には明らかな差を認めなかったことを報告している。しかしながら米国で行われた単一施設での比較臨床試験では両者の生存率には明らかな差を認めなかったとする報告もある[11]。今後，多施設での比較臨床試験を通じ，リンパ節郭清の妥当性についてさらなる検討がされるべきと考える。

　さらに膵癌のなかにも膵管内乳頭粘液性腫瘍（intraductal papillary mucinous tumor：IPMT）のように進行が遅く比較的予後良好な疾患群が認識されるようになった。これらのなかで膵頭部における分枝膵管型に対して十二指腸温存膵頭切除術[12]や膵鉤部切除術などの縮小手術の報告もある。しかしIPMTが多中心性発生を示す報告もあり，さらなる解析が必要である。

3．予　　後

1）胆道癌

　1987年から1997年までの10年間に胆道癌登録された11,030例では切除率は胆嚢癌，胆管癌，乳頭部癌でそれぞれ69.7％，67.0％，91.2％であった。5年生存率は胆嚢癌，肝門部胆管癌と上部胆管癌，下部胆管癌，乳頭部癌それぞれStage Iが77％，47％，54％，75％，胆嚢癌，胆管癌，乳頭部癌でStage IIとIIIが50％，20〜30％，30％，Stage IVでは乳頭部癌が19％とやや高めであるが，他は占拠部位にかかわらず約10％内外であった。いずれも乳頭部癌がもっともよく，胆管癌がもっとも成績が不良という結果であった[13]。

2）膵　　癌

　切除例での5年生存率は13.2％ときわめて予後不良であり，stage別では5年生存率はstage I：61.0％，stage II：35.6％，stage III：18.1％，stage IVa：12.5％，stage IVb：3.4％と早期発見，早期治療の重要性が示唆される[14]。

4．集学的治療

1）胆道癌

　1970年代に5-FU，Adriamycin，MMCなどによる単剤投与に始まり，5-FU＋MMC，CDDP＋5-

FUなどの多剤併用療法が報告されてきたが、いずれも少数例での成績の報告にとどまり、エビデンスのある補助療法のregimenはいまだ確立していない。基礎実験では胆道癌細胞は5-FU系薬剤には高い抵抗性を持つことが示されている[15]。最近gemcitabineが開発され、Phase II studyでresponse rate 30%, stable disease 43%, median survival time 9.3ヵ月との成績が報告されており期待されている[16]。放射線療法は胆道癌では、上腹部腺癌にも関わらず、腫瘍の縮小効果を期待でき、術後補助療法としても行われている。方法としては体外照射、内瘻化したPTCDチューブから小線源を挿入して腔内照射を行う内照射や術中照射が切除例、非切除例に対して行われ、局所制御が図られている。轟らはStage IVの胆嚢癌85例で手術単独群の5年生存率（2.9%）に対してadjuvant radiation群で有意に（8.9%）改善したことを報告している[17]。

2）膵　癌

gemcitabineは生存率の延長とともにQOLの維持という点で現在、切除不能な進行・再発膵癌に対する標準化学療法薬とされている。gemcitabineを基軸薬剤とした多剤併用療法の確立がさらなる生存率の延長を得るために急務であり、5-FU, taxan, anthracycline, 白金製剤などとの併用が報告されている[18,19]。一方、術後補助化学療法に関してNeoptolemosら[20]は5-FUと放射線療法を組み合わせた比較臨床試験を行い、無治療群も含めた層別解析にて放射線化学療法併用の有無では生存率の改善は明らかでないものの、化学療法の有無は生存率の延長につながる可能性があることを報告している。放射線療法は術前、術中および術後を通して単独あるいは抗癌剤との併用を含め多くの臨床試験が行われてきたが、gemcitabineという標準化学療法薬剤の出現以降、放射線と化学療法の併用療法が主流となってきている。それらの臨床試験は欧米を中心に行われているが、本邦においてもgemcitabineと放射線併用療法の第I相臨床試験が行われている[21]。

5．新しい治療

腫瘍細胞の増殖シグナル、血管新生、転移浸潤の阻害剤、p53などを標的とする分子標的治療や遺伝子療法が肺癌など他部位の癌においてすでに使用が開始されており、胆膵癌領域においてもbreak throughが期待される。

まとめ

胆膵癌は今日においても依然、予後不良な疾患である。現時点で手術が唯一の根治的な治療法であることを考慮すれば、早期診断法の確立は急務である。また、最適な外科治療を決定するためには臨床試験を通じ、エビデンスに基づく議論が必要であろう。また外科的治療単独での治療効果の劇的な改善を期待できない以上、その他の治療法の開発が急務である。個々の癌、患者に最適ないわゆるテーラーメイド化した治療のためにも分子生物学的な研究のより一層の発展が望まれる。

■参考文献

1) Suzuki M, Yamamoto K, Unno M, et al：Detection of perfusion areas of the gallbladder vein on com-

puted tomography during arterial portography (CTAP)—the background for dual S4a. S5 hepatic subsegmentectomy in advanced gallbladder carcinoma, Hepatogastroenterology 47 (33) : 631-635, 2000

2) De Vreede I, Steers JL, Burch PA, et al : Prolonged disease-free survival after orthotopic liver transplantation plus adjuvant chemoirradiation for cholangiocarcinoma, Liver Transpl 6 (3) : 309-316, 2000

3) Neuhaus P, Jonas S, Bechstein WO, et al : Extended resections for hilar cholangiocarcinoma, Ann Surg 230 (6) : 808-819, 1999

4) Nimura Y, Hayakawa N, Kamiya J, et al : Combined portal vein and liver resection for carcinoma of the biliary tract. Br J Surg 78 (6) : 727-731, 1991

5) 羽生富士夫, 中村光司, 吉川達也：胆道癌根治術, 外科治療 59 (1) : 12-21, 1988

6) Sano T, Ajiki T, Hirata K, et al : A recurrent case of an early gallbladder carcinoma after laparoscopic cholecystectomy. Hepatogastroenterology (in press)

7) Onoyama H, Yamamoto M, Tseng A, et al : Extended cholecystectomy for carcinoma of the gallbladder. World J Surg 19 (5) : 758-763, 1995

8) Traverso LW, Longmire WP Jr : Preservation of the pylorus in pancreaticoduodenectomy. Surg Gynecol Obstet 146 (6) : 959-962, 1978

9) Yamaguchi K, Kishinaka M, Nagai E, et al : Pancreatoduodenectomy for pancreatic head carcinoma with or without pylorus preservation. Hepatogastroenterology 48 (41) : 1479-1485, 2001

10) Iacono C, Accordini S, Bortolasi L, et al : Results of Pancreaticoduodenectomy for Pancreatic Cancer : Extended versus Standard Procedure. World J Surg 26 (11) : 1309-1314, 2002

11) Yeo CJ, Cameron JL, Lillemoe KD, et al : Pancreaticoduodenectomy with or without distal gastrectomy and extended retroperitoneal lymphadenectomy for periampullary adenocarcinoma, part 2 : randomized controlled trial evaluating survival, morbidity, and mortality. Ann Surg 236 (3) : 355-366, 2002

12) Sugiura H, Kondo S, Islam HK, et al : Clinicopathologic features and outcomes of intraductal papillary-mucinous tumors of the pancreas. Hepatogastroenterology 49 (43) : 263-267, 2002

13) Nagakawa T, Kayahara M, Ikeda S, et al : Biliary tract cancer treatment : results from the Biliary Tract Cancer Statistics Registry in Japan. J Hepatobiliary Pancreat Surg 9 (5) : 569-575, 2002

14) Matsuno S, Egawa S, Arai K : Trends in treatment for pancreatic cancer. J Hepatobiliary Pancreat Surg 8 (6) : 544-548, 2001

15) Habara K, Ajiki T, Kamigaki T, et al : High expression of thymidylate synthase leads to resistance to 5-fluorouracil in biliary tract carcinoma in vitro. Jpn J Cancer Res 92 (10) : 1127-1132, 2001

16) Kubicka S, Rudolph KL, Tietze MK, et al : Phase II study of systemic gemcitabine chemotherapy for advanced unresectable hepatobiliary carcinomas. Hepatogastroenterology 48 (39) : 783-789, 2001

17) Todoroki T, Kawamoto T, Otsuka M, et al : Benefits of combining radiotherapy with aggressive resection for stage IV gallbladder cancer. Hepatogastroenterology 46 (27) : 1585-1591, 1999

18) Colucci G, Giuliani F, Gebbia V, et al : Gemcitabine alone or with cisplatin for the treatment of patients with locally advanced and/or metastatic pancreatic carcinoma : a prospective, randomized phase III study of the Gruppo Oncologia dell'Italia Meridionale. Cancer 94 (4) : 902-910, 2002

19) Louvet C, Andre T, Lledo G, et al : Gemcitabine combined with oxaliplatin in advanced pancreatic adeno-

carcinoma : final results of a GERCOR multicenter phase II study. J Clin Oncol 20 (6) : 1512-1518, 2002

20) Neoptolemos JP, Dunn JA, Stocken DD, et al : Adjuvant chemoradiotherapy and chemotherapy in resectable pancreatic cancer : a randomised controlled trial. Lancet 358 (9293) : 1576-1585, 2001

21) Ikeda M, Okada S, Tokuuye K, et al : A phase I trial of weekly gemcitabine and concurrent radiotherapy in patients with locally advanced pancreatic cancer. Br J Cancer 86 (10) : 1551-1554, 2002

堀内　秀樹，味木　徹夫，黒田　嘉和　神戸大学大学院消化器外科

Ⅳ. トピックス

1. 消化器癌に対する分子標的治療

ポイント

- 癌細胞に特異的に起こっている分子異常を標的とする治療は分子標的治療（Molecular Target Therapy）と呼ばれる。
- 分子標的として，増殖因子/増殖因子受容体，細胞内情報伝達分子，細胞接着分子，細胞周期調節因子，転写調節因子，転移促進因子，血管新生因子などがある。
- 分子標的治療は，従来の癌治療法と併用し，癌細胞の体内からの完全な排除のみならず，癌細胞の dormancy state の誘導を目的に行われることが多い。

　最近の分子生物学の進歩により，癌が複数の遺伝子異常の蓄積の結果発生する疾患であることが明らかにされてきた。それら異常を起こした遺伝子の多くは癌遺伝子あるいは癌抑制遺伝子と名付けられ，それら遺伝子がコードしている蛋白質の機能が詳細に調べられている。その結果，癌遺伝子産物，癌抑制遺伝子産物のほとんどは，細胞の増殖，分化，細胞死に関与する蛋白質であることが明らかになってきた。癌遺伝子の変異により産生される変異蛋白質の多くは制御が効かない活性型（constitutive active form）になり，細胞の増殖シグナルを送り続けてしまう（gain of function）。一方，癌抑制遺伝子の欠失や変異は細胞の増殖シグナルを遮断することができなくなり，遺伝子変異が入った異常細胞に細胞死を誘導できなくなる（loss of function）。

　このような癌細胞における増殖シグナルの異常，分化シグナルの異常，細胞死誘導シグナルの異常の原因分子は治療の標的（Target）として利用することができる（図1）。癌細胞に特異的に起こっ

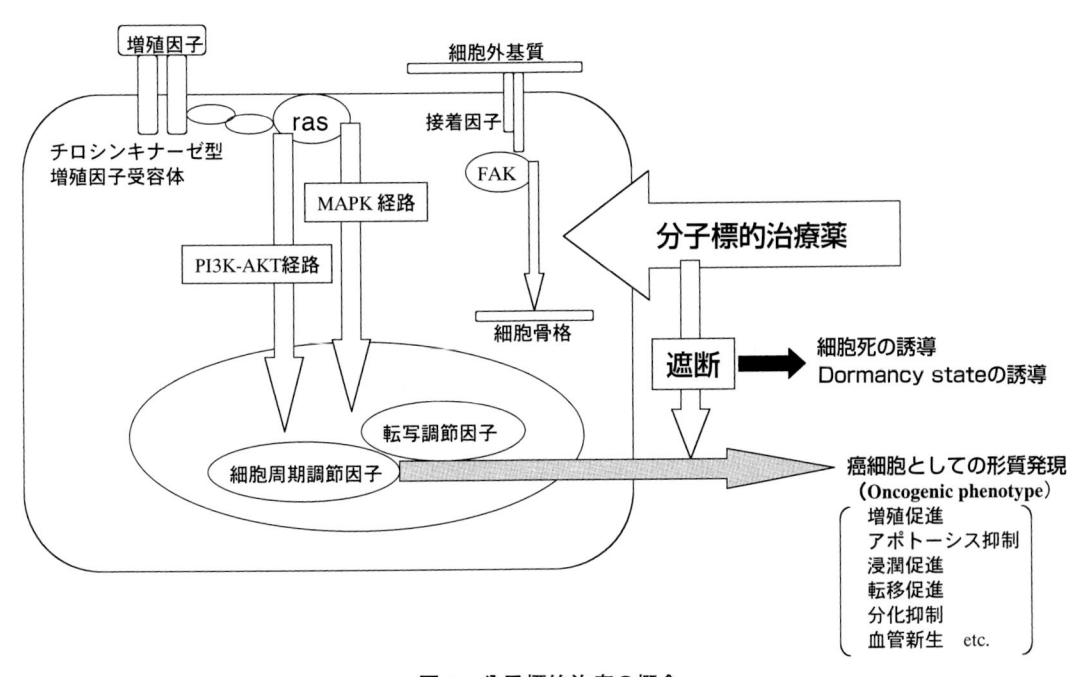

図1　分子標的治療の概念

ている異常の原因分子（Molecule）を標的（Target）に治療（Therapy）を行うことを分子標的治療（Molecular Target Therapy）と呼んでいる[1]。1990年代前半に米国でMolecular Target Therapyという言葉が提唱されたころは，標的という意味でTargetが使われていたが，最近は標的にされた分子という意味でTargeted，あるいは能動的に標的にしている分子という意味でTargetingが使われることがあるが，厳密な使い分けはなされていない。また，特定の分子を標的（Target）にして薬物を癌細胞に集める（Targetingする）こと（Drug Delivery System）も，広義での分子標的治療（Molecular Targeting Therapy）に加えられることもある。

従来の癌治療薬（古典的な癌化学療法剤）にも，もちろん標的分子群（Targets）は存在する。しかしながら，ほとんどの場合，癌細胞を死滅させるか，その増殖を阻害することを指標に薬が開発され，その後，臨床で使用されながら，作用機序や，標的分子群が特定されたものである。したがって，最初から標的分子を絞って創薬された分子標的治療薬とは一線を画している。

分子標的治療は，その標的分子の本来の作用機序により，分化誘導療法，アポトーシス誘導療法，腫瘍血管新生抑制療法，転移抑制療法などと分類されることもある（図1）。

1．現在開発されている分子標的治療薬で消化器癌に応用可能なもの

1）上皮増殖因子受容体（EGFR）関連

種々の消化器癌細胞においてEGFRが過剰発現していることはよく知られている。多くの場合は免疫組織学的な検索の結果であるが，抗体や検出方法などが標準化されていないため，消化器癌全体での過剰発現の率は20％〜90％とばらつきがあるが，食道扁平上皮癌（71〜94％）ではかなり高い発現が見られる。EGFRは種々のリガンド（EGF，TGF-α，AR，HB-EGFなど）の刺激を受けて，主に細胞の増殖シグナルを伝えることが知られているが，最近，特異的なリガンドとは無関係にストレスなど種々の刺激で活性化されることもわかってきた。さらに，核内に移行して転写因子としての働きもあるということが報告された。このようにEGFRは細胞の増殖，生存にきわめて重要な働きをしており，制御を失ったEGFRが癌細胞の自律性無限増殖をサポートしていることは明らかである。

EGFRを標的とした治療は大きく二つに分けて進められている。一つは単クローン抗体（mAb）を用いる方法で，もう一つはEGFRの活性中心であるTyrosine kinase（TK）を阻害する薬剤を用いる方法である。現在，種々の治療用mAb（cetuximab，EMD72000，ABX-EGF，h-R3）が作製されており，消化器癌に対してphase studyが行われている。2001年，2002年のAmerican Society of Clinical Oncology（ASCO）のAnnual Meetingでの報告によると，マウスヒト型単クローン抗体であるcetuximabはイリノテカン抵抗性の大腸癌に対するphase II studyで，イリノテカンとの併用でpartial response（PR）：22.5％[2]，単独投与でPR：11％[3]の有効性が確認された。さらに，イリノテカンと5-FU/ロイコボリンにcetuximabを併用したphase II studyで未治療の転移性大腸癌患者で44％のPRが得られたと報告された[4]。

TKの阻害剤としては肺癌の治療薬としてわが国でも認められているゲフィチニブ（イレッサ）

の消化器癌に対する効果も報告されている。2001 年の AACR-NCI-EORTC International Conference の Molecular Targets and Cancer Therapeutics : Discovery, Biology, and Clinical applications において，26 例の進行大腸癌において 5-FU/ロイコボリンにゲフィチニブを併用すると，1 例が complete response (CR), 5 例が PR, 12 例が stable disease (SD) を示したと報告された。ゲフィチニブ以外にも，EGFR 選択的阻害剤(Tarceba, PD153035 など)，EGFR も Her2 も同時にする薬剤(PKI-166, GW572016 など)，あるいはほとんどの Her ファミリーを阻害する薬剤 (PD158780 など) が開発されており[5]，消化器癌に対する抗腫瘍効果が調べられている。

2) VEGF 関連

血管新生を制御する分子として VEGF-VEGFR が知られており，VEGF-VEGFR を標的にした治療薬も開発されている[1]。EGFR の場合と同様に VEGFR に対する mAb (IMC-1C11 など)，あるいは VEGFR-TK に対する阻害剤 (SU5416, PTK787 など) があり，phase study が進められている。さらに，受容体ではなくリガンド VEGF に対する治療用 mAb (bevacizumab, HuMV など) も開発されており，phase study が行われている。

3) KIT 関連

KIT は消化管のペースメーカー細胞 (gastrointestinal cells of Cajal) に発現していることが知られており，そのリガンドは SCF (stem cell factor) である。多くの悪性腫瘍で KIT の発現が見られることが知られているが，消化器では GIST (gastrointestinal stromal tumor) に 100%発現が認められ，多くの場合は遺伝子変異により恒常的活性型になっていると報告された。一方，慢性骨髄性白血病 (CML) で高頻度に起こる染色体転座 t (9 ; 22) により作られる bcr-abl 融合遺伝子産物 p210 は TK が恒常的に活性化されており，腫瘍化の原因分子であることが明らかにされている。この bcr-abl 融合遺伝子産物の TK を選択的に阻害するイマチニブ（グリベック）が開発され，CML にきわめて有効であることが示された。その後，イマチニブは KIT や PDGFR の TK も阻害することが示され，GIST に対する効果が検討された。2001 年の ASCO で 147 例の GIST 患者のイマチニブが投与され，38%が PR という画期的な結果が報告された[6]。米国 FDA は 2002 年 1 月に切除不能あるいは転移性の GIST で KIT 陽性の症例にイマチニブの使用を許可した。その後の検討でも，50%を超える PR に加えて，27%の SD 症例が報告され，その有効性は証明された[7]。わが国でも GIST に対するイマチニブの使用が検討されている。

4) COX-2 選択的阻害剤

COX-2 が大腸癌の発育・進展に重要な役割を演じていることが示されており，種々の COX-2 選択的阻害剤の開発が進められている。米国 MD アンダーソン癌センターの Steinbach らは COX-2 選択的阻害剤の一つである celecoxib は，FAP 患者の腺腫を有意に縮小させたと報告した[8]。

5) その他

MAPK 経路阻害剤，PI3K-AKT 経路阻害剤，細胞運動・接着シグナル伝達阻害剤，細胞周期のシグナル伝達阻害剤，腫瘍血管新生シグナル伝達阻害剤（アンジオスタチン，エンドスタチン，サリ

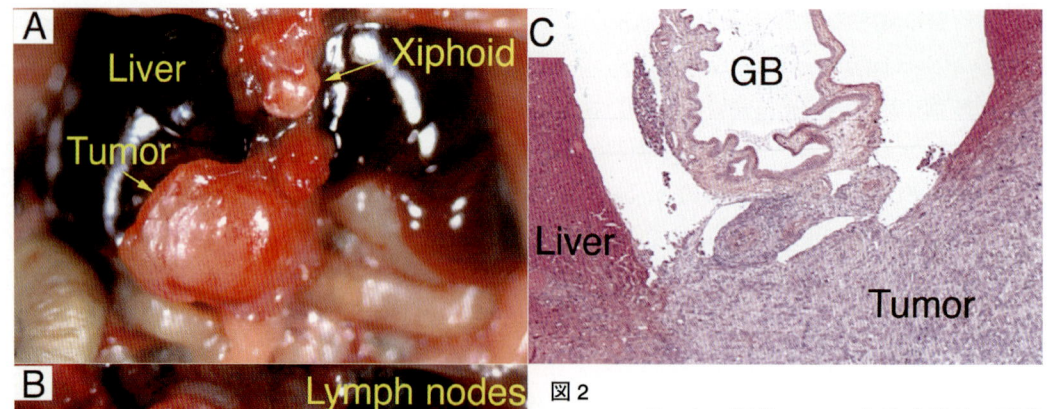

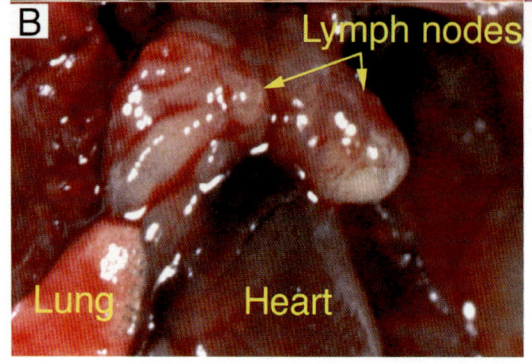

図2
A：ヌードマウス胆嚢に NOZ 細胞を移植し形成された胆嚢癌
B：縦隔リンパ節への転移
C：胆嚢に形成された腫瘍の組織像

ドマイド，TNP-470 など），MMP 阻害剤なども消化器癌の分子標的治療薬の候補として検討が進められている。また制限増殖型ウイルス（ONYX-015 など）や，遺伝子治療（p53，p21，p14）も広義の分子標的治療であり，腫瘍細胞選択的なウイルスベクターの感染あるいは発現を目指して開発が進められている。

2．分子標的治療薬開発のための動物モデル

　分子標的治療薬を開発するためには，細胞の癌化のメカニズム，癌の進展（浸潤・転移など）のメカニズムを詳細に知ることが必要であることは述べたが，分子標的治療薬の候補が作製されたとき，臨床に用いる前に，生体内でその効果を検討するために，動物実験モデルが必要になる。まず，ラットやマウスなどの実験動物に発癌剤投与を行い，臓器特異的に癌を発生させ，その動物に治療薬を投与する方法があり，次に，ヌードマウス，ヌードラット，SCID マウスなどに培養癌細胞を植え込み腫瘍を発生させて，治療薬を投与する方法がある。培養癌細胞を動物に植え込むとき，可能な限りヒトに発生する腫瘍の進展形式を再現するような工夫が必要である。腫瘍増殖のみを観察するのなら動物の背部皮下に移植するのが便利であるが，それでは臓器特異的な進展を再現できない。我々は，種々の腫瘍細胞をヌードマウスの臓器特異的な進展を再現する同所性移植モデルを発表している[9〜11]。最近，これまでは同所性移植が困難と考えられていた胆嚢癌でもヒトに発生する腫瘍とほぼ同様の進展様式を示すモデルの構築に成功した[12]。そこで，本モデルを用いた胆嚢癌に対する実験的分子標的治療を紹介する。

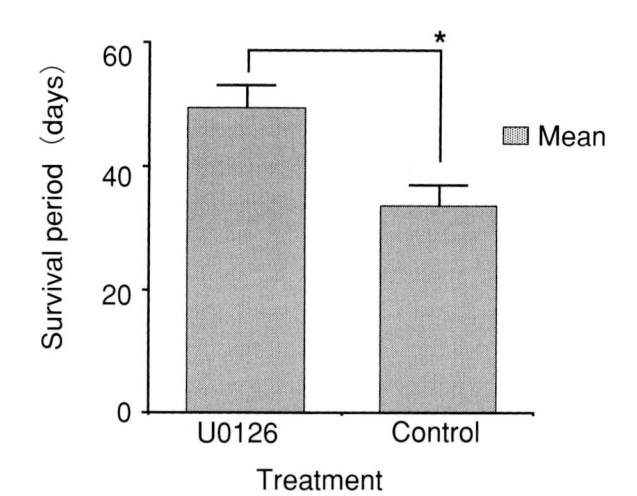

図3 NOZ細胞を同所性移植されたヌードマウスに対するMEK阻害剤（U0126）の効果
U0126は明らかな0副作用なしに、ヌードマウスの生存期間を有意に延長した。*p=0.011, one-way ANOVA

　実験に用いたヒト胆嚢癌細胞（NOZ）はK-ras遺伝子のコドン12に点突然変異が認められ、その下流に位置するMAPK経路が恒常的に活性化されている。NOZ細胞はin vitroにおいてMEK阻害剤（PD98059, U0126）により著明に増殖が抑制されMEK阻害剤は濃度依存的にNOZ細胞のMMP1, MMP2, MMP9, uPA（high MW）の産生を抑制し、TIMP1, TIMP2の産生を増加させた。NOZ細胞のp53遺伝子を全翻訳領域（エクソン2から11）の変異を検索したところ、コドン331（エクソン9）にCAG（Glu）からTAG（Stop）へのnon-sense変異を認めた。NOZ細胞をヌードマウス胆嚢へ同所性移植を行ったところ、胆嚢に腫瘍形成が認められ、肝臓への直接浸潤、リンパ節転移、肺転移、腹膜播種などを起こしヒト胆嚢癌と同様な発育伸展様式を示した（図2A, B, C）。ヌードマウス同所性移植腫瘍に対しMEK阻害剤（U0126）を投与すると、その腫瘍増殖、浸潤転移は抑制され、ヌードマウスの生存期間が延長した（図3）。U0126投与による副作用は認められず、延長した生存期間はマウスの寿命とヒトの寿命を比較すると、ヒトの約1.3年に相当した。このような同所性移植モデルを用いて、その特性が解析されている種々の培養細胞を移植することにより、種々の分子を標的にした治療薬候補のスクリーニングが可能であると思われる。

まとめ

　分子標的治療について概説してきたが、最後に分子標的治療とTumor dormancy therapy[13]とのかかわりについて述べる。癌治療の最終目標は言うまでもなく治癒（体内から完全な癌細胞の除去）である。しかしながら、すべての症例において治癒が得られるわけではなく、宿主の状態、癌の種類、進行程度によっては治療の最終目標を治癒ではなく、QOLを保ったままでの生存期間の延長（癌細胞との共存）とする場合も少なくない。今日までの癌治療の多くは、主に体内から癌細胞を完全に排除することを目的に行われてきたが、最近Tumor dormancy therapyという概念が提唱されてきた[13]。従来、腫瘍の縮小と生存率に相関があると考えられ、縮小を目指した治療が行われてきた

が，この両者が必ずしも相関するわけではないことが明らかにされた．このような統計学的事実に基づき，現在では，縮小ではなく dormancy state（あるいは cytostasis）を目指す治療（Tumor dormancy therapy）が必要になってきている．このよな Tumor dormancy therapy あるいは cytostasis を誘導する治療のほとんどは，癌細胞に特異的に起こっている異常分子を標的として（分子標的治療）進められている．今後，消化器癌に対する分子標的治療は，従来の治療法との併用を視野に入れて，体内からの完全な癌細胞の除去を目的に，あるいは癌細胞の dormancy state の誘導を目的に，種々の応用が期待される．

■参考文献

1) Ullrich A：Molecular Targets in Cancer Therapy and Their Impact on Cancer Management. Oncology 63（Suppl. 1）：1-5, 2002
2) Saltz L, Rubin M, Hochster H, et al：Cetuximab（IMC-C225）Plus Irinotecan（CPT-11）is Active in CPT-11-Refractory Colorectal Cancer（CRC）that Expresses Epidermal Growth Factor Receptor（EGFR）. ASCO Annual Meeting Abstract No. 7, 2001
3) Saltz L, Meropol NJ, Loehrer PJ, et al：Single agent IMC-C225（Erbitux エ）has activity in CPT-11-refractory colorectal cancer（CRC）that expresses the epidermal growth factor receptor（EGFR）. ASCO Annual Meeting Abstract No. 504, 2002
4) Rosenberg AH, Loehrer PJ, Needle MN, et al：Erbitux（IMC-C225）plus weekly irinotecan（CPT-11）, fluorouracil（5FU）and leucovorin（LV）in colorectal cancer（CRC）that expresses the epidermal growth factor receptor（EGFr）. ASCO Annual Meeting Abstract No. 536, 2002
5) Baselga J, Hammond LA：HER-Targeted Tyrosine-Kinase Inhibitors. Oncology 63（Suppl. 1）; 6-16, 2002
6) Blanke CD, von Mehren M, Joensuu H, et al：Evaluation of the Safety and Efficacy of an Oral Molecularly-Targeted Therapy, STI571, in Patients（Pts）with Unresectable or Metastatic Gastrointestinal Stromal Tumors（GISTS）Expressing C-KIT（CD117）. ASCO Annual Meeting Abstract No. 1, 2001
7) Demetri GD, von Mehren M, Blanke CD, et al：Efficacy and Safety of Imatinib Mesylate in Advanced Gastrointestinal Stromal Tumors. N Engl J Med 347：472-480, 2002
8) Steinbach G, Lynch PM, Phillips RK, et al：The effect of celecoxib, a cyclooxygenase-2 inhibitor. in familial adenomatous polyposis. N Engl J Med 342：1946-1952, 2000
9) Kameyama S, Kawamata H, Kawai K, et al：A new in vivo model for studying invasion and metastasis of rat and human bladder carcinomas, Carcinogenesis 14：1531-1535, 1993
10) Kawamata H, Nakashiro K, Uchida D, et al：Possible contribution of active MMP2 to lymph-node metastasis and secreted cathepsin L to bone invasion of newly established human oral-squamous-cancer cell lines. Int J Cancer 70（1）; 120-127, 1997
11) Furihata T, Sakai T, Kawamata H, et al：A new in vivo model for studying invasion and metastasis of esophageal squamous cell carcinoma, Int J Oncol, 19（5）; 903-907, 2001
12) Horiuchi H, Kawamata H, Omotehara F, et al：Human gallbladder cancer cells, NOZ, promisingly metastasize to mediastinal lymph nodes and lungs in a novel orthotopic inoculation model in nude mice, Pro-

ceedings of the AACR 44：1350, 2003
13) Uhr JW, Scheuermann RH, Street NE, et al：Cancer dormancy：Opportunities for new therapeutic approaches. Nat Med, 3（5）；505-509, 1997

川又　均，堀内　秀樹，表原　文江　獨協医科大学病理学（人体分子）

Ⅳ. トピックス

2. 消化器癌サーベイランスと SNP

ポイント
- ヒトゲノム上に発見された SNP は個人の遺伝子の多様性の指標として重要である。
- 食道癌,胃癌,大腸癌などの消化器癌でも,発症リスクと関連する遺伝子多型が見つかっている。

ポストゲノムの臨床研究では,癌や生活習慣病などの多因子疾患に関連する遺伝因子と環境因子およびその交互作用が大きな課題である。

はじめに

SNP(一遺伝子多型)は遺伝子を構成する塩基が個々人の間で異なっている部分を指し,ヒトゲノム中に数多く同定されている。SNP は遺伝子の発現レベルやタンパク質のアミノ酸変化などを起こすことにより,遺伝子の個人差の要因の一つとなる。例えば,薬剤代謝酵素の活性が SNP により大きく変化し,個人の薬剤反応性に大きく影響していることはよく知られている。一方,SNP が癌に対する易罹患性にも関連しているとの報告が増えてきている。本稿では最近の文献から得られる知見をもとに,消化器癌に関連する SNP 研究の方向性,およびその発展として臨床での診断,治療への応用の可能性を探ってみたい。

1. SNP とは? SNP の定義およびその利点

複数のヒトゲノム配列を比較するとき,相同の位置に一塩基の違い(たとえばある人々では A,他の人々では G など)があり,しかもその違い(バリエーション)がある集団の人々に共有されているものがある。これらの一塩基の違いは SNP(Single Nucleotide Polymorphism, 一塩基多型;スニップ)と呼ばれ,このような場所はおよそ数百〜1,000 塩基に一つ,すなわち 30 億塩基対のヒトゲノム全体では 300〜1,000 万個あまり存在すると予測されている。一般的に違いの部分に対する候補塩基が 2 種類(バイアレリック)であり,頻度が 1% 以上のものを SNP と呼んでおり,それ以下の頻度のものは変異(ミューテーション)と呼ばれ,定義上区別されている。実際には SNP と呼ばれる集団で 1% の頻度には達しないが,比較的頻度の高い変異も知られている。例えば遺伝性非ポリポーシス性大腸癌(HNPCC)では DNA 修復遺伝子群の変異が知られており,家族性が強い癌の中では保有者の頻度が比較的高い(0.3-0.5%)が,これらの変異は SNP としては分類されない。また,SNP は後天的に体細胞系列で起こる変異(例えば癌細胞における変異)ではなく,生殖細胞系列を通じて代々受け継がれるものであり,基本的にはすべての体細胞のゲノムに共通である。SNP は他のバリエーション(繰り返し配列の長さや,挿入/欠失など)に比べ検出が容易であり,また結果を 0,1 で表すことができるため,多検体のタイピングおよび情報処理に適している。

SNP はゲノム上のどの部分にも存在し得るが,中でも遺伝子の発現に関わるプロモーターやタンパク質をコードする領域に含まれる SNP は,さまざまな表現型に影響を与える可能性が高いと考え

られる。疾患の発症や進展に関するリスクや薬剤に対する反応性などは、おそらくSNPなどの遺伝子型の差によって、確率的に決定されるのである。実際に、遺伝子上のSNPと疾患の発症のしやすさとの関連の報告が最近急速に増えてきている。たとえば、アンジオテンシノーゲン遺伝子のSNPと高血圧、アポリポプロテインE遺伝子の多型とアルツハイマー病の疾患感受性などである。

SNP情報から、疾患関連遺伝子の同定・機能解析といった基礎研究が進むことが期待され、また新薬開発においても薬効ターゲットの選定、ハイスループット・スクリーニング、リード化合物の最適化、薬物導入法の定式化などにも利用されるであろう。さらに臨床の現場では、SNPs情報を利用して疾患感受性や薬物応答性等を個別に予測し、薬物に対するレスポンダー・ノンレスポンダー、副作用を発現しやすいハイリスク患者など、身体的特性によって最適化する、いわゆる「オーダーメイド医療」への応用が期待されている。

2. 癌の発症要因における遺伝因子の影響

散発性の癌の発症にも環境因子と遺伝因子の双方の影響が考えられるが、それぞれがどれくらいずつ寄与しているのかを明確にとらえることは難しい。Lichtensteinらは一卵性・二卵性双生児の各遺伝子型の共有率が平均してそれぞれ1.0および0.5であることを利用して、スウェーデン、デンマーク、フィンランドで登録された44,788組の双子研究で、癌の罹患に対する遺伝的寄与度を推定した[1]。胃癌、大腸直腸癌、膵臓癌、肺癌、乳癌、子宮頸癌、子宮体癌、卵巣癌、前立腺癌、膀胱癌、白血病の11の癌について、遺伝的要因および共有/非共有環境要因を調査したところ、双子のどちらかが罹患した場合に他方の発症リスクが高まるのは、胃癌、大腸直腸癌、肺癌、乳癌、前立腺癌であった。さらに共有/非共有環境要因を考慮したモデルにおいて明らかな遺伝的要因が見られたのは、前立腺癌（42%、95% CI：29-50）、大腸直腸癌（35%、同10-48）、乳癌（27%、同4-41）であった。双子が同じ癌を発生する率（concordance：一致率）は、二卵性より一卵性の双生児間で高い傾向が見られたが、ほとんどが15%以下であり、散発性の癌に対する遺伝的要因は単独では比較的小さいと見積もられる。

3. 環境因子と遺伝因子の交互作用

環境因子の影響が大きい疾患については、それらの影響を調整した上でのSNPの疾患リスクに対する寄与率が大切であり、さらに遺伝因子と環境因子との交互作用なども考慮される必要がある。散発性癌のような多因子疾患では、一つのSNPの影響は比較的小さく、単独では発症の決定因子とはならないが、特定の遺伝子多型がある環境因子に対する感受性の差をもたらす場合がある。すなわち化学物質への暴露や喫煙・飲酒習慣などが共通であっても、遺伝子多型によって疾病リスクに個人差が見られることがあり、これまでにも多数の研究結果が報告されている。環境に対するリスクの個人差が明らかになれば、その環境を変えることによって発症を遅らせたり予防したりすることが可能になることから、このような遺伝子情報の臨床的意義は大きいと考えられる。遺伝因子

と環境因子の交互作用に着目した，食道癌，胃癌，大腸癌についての疫学研究を具体的に見ていくこととする。

1）食道癌のリスク　飲酒×アルデヒド脱水素酵素2（ALDH2）遺伝子多型

　飲酒習慣は食道癌の危険因子として知られているが，同じ飲酒歴でも発癌リスクは個々に異なり，何らかの体質的・遺伝的因子の関与が示唆されてきた。食道癌患者247人と対照群634人の日本人男性を対象とした研究で，食道癌の発症に対して飲酒習慣と交互作用を及ぼすアルコール代謝関連酵素の遺伝的多型が報告されている[2]。

　アルコールはアルコール脱水素酵素（ADH）により，アセトアルデヒドになり，さらにアルデヒド脱水素酵素（ALDH）により酢酸へと代謝される（図1）。

　アルコールをアルデヒドに代謝する主要な酵素であるALDH2には，ALDH2（*1/*1）の正常型と，ヘテロ欠損者ALDH2（*1/*2）およびホモ欠損者ALDH2（*2/*2）が存在する。2/2型ではALDH2の酵素活性が欠損しているため，アルコール飲酒後の血中アルデヒド最大血中濃度が高く維持され，顔面の発赤（フラッシング）が起こり，ホモ欠損者は飲酒による不快感が強いため，ほとんど飲酒習慣を持たない。また，ADH2にも同様の遺伝子多型が存在し，この場合非活性型（1/1）では，アルコールからアルデヒドへの代謝が遅い（活性型の変異2/2に比べVmaxは1/40である）ので，血中アルデヒド濃度の上昇が起こらずフラッシングは起こらないが，やはり食道癌に対するリスクは高いことが知られていた。

　食道癌患者群と対照群とで，ALDH2の遺伝子型を比べたところ，ヘテロ欠損者の頻度が食道癌患者群で著しく高率であった（表1）。

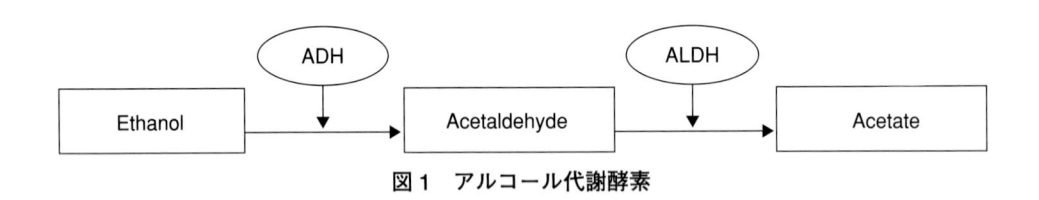

　飲酒量をユニット（U）（1U＝22gエタノール＝日本酒1合）に換算し，発癌危険性の指標であるオッズ比を計算すると，少量飲酒（1-8.9U/週）の場合，ALDH2（1/2）の人は（2/2）と比較し

図1　アルコール代謝酵素

表1　Distribution of cases and controls by ALDH2, and ADH2 genotypes

	Genotypes	Cases (n=234)	Controls (n=634)	P*
ALDH2				
	*1/*1	26.9%	53.8%	
	*1/*2	72.2%	39.4%	
	*2/*2	0.9%	6.8%	<0.0001
ADH2				
	*1/*1	21.8%	4.9%	
	*1/*2	31.2%	34.7%	
	*2/*2	47.0%	60.4%	<0.0001

*P for homogeneity between case and control groups.
食道癌患者群と対照群とで，年齢，飲酒量に差を認めなかった

表 2 Multivariate odds ratios for the combinations of ALDH2 and ADH2 genotypes and other main risk factors for esophageal cancer

Risk factors		OR	95% C.I.
Genotype combinations			
ALDH2	ADH2		
*1/*1	*1/*2 or *2/*2	1	Referent
	*1/*1	4.11	1.22-13.84
*1/*2	*1/*2 or *2/*2	7.36	4.58-11.84
	*1/*1	30.12	13.16-68.94
*2/*2[†]		8.65	1.47-50.90

[†]Most men with ALDH2*2/*2 drank rarely or never.

て 5.82 倍の食道癌発癌リスクがあり，これは ALDH2 (1/1) が中等量飲酒 (9-17.9 U/週) したときのオッズ比 (5.58) と同程度であった。ALDH2 (1/2) の人が中等量飲酒したときにはオッズ比は 55.84 倍となり，ALDH2 (1/1) の人が 18 U/週以上の飲酒した場合のオッズ比 (10.38 倍) よりも高かった。また，ADH2 の非活性型 ADH2 (1/1) でも同様の傾向が見られた。

また，ALDH2 ヘテロ欠損と非活性型 ADH2 の組合せで相乗的リスク上昇を示した (表 2)。ともに活性型 (ALDH2 (1/1) および ADH2 (1/2) または ADH2 (1/1)) の人を基準としたとき，ALDH2 (1/2) あるいは ADH2 (1/1) のいずれかのみを持つ者については，オッズ比はそれぞれ 7.36 倍と 4.11 倍であったのに対し，ALDH2 (1/2) と ADH2 (1/1) の両方を持つ人では 30.12 倍であった。

人口寄与危険度（その要因を取り除くことによってどのくらいその疾患の発生を減らすことができるかについての指標）を算出すると，飲酒 (90.9％) でも特に ALDH2 ヘテロ欠損者の飲酒 (68.5％) が高くなっており，飲酒による食道癌死亡の予防のために，常習的に飲酒している ALDH2 ヘテロ欠損者には，飲酒量を減らすよう助言したり，大酒家であれば高度危険者として，食道癌検診を受けるよう積極的に勧めたりすることが考えられる。ALDH2 の遺伝子型を日常臨床において調べ，それをもとに患者指導が行われるようになる可能性がある。

2）ヘリコバクターピロリ感染×インターロイキン 1 (IL-1) の遺伝子多型

ヘリコバクター・ピロリ (*HP*) 感染は胃癌や十二指腸潰瘍などに関連しており，*HP* 胃炎の起こる部位や程度が，胃の生理的応答に影響すると考えられている。噴門部だけに胃炎のある患者では胃酸分泌は正常（あるいは亢進することもある）だが，胃体部にも胃炎が広がっている患者では胃酸が減少し，萎縮性胃炎が起こり，胃癌の前駆症状と成りうると考えられている。El-Omar らは，インターロイキン 1 (IL-1) 遺伝子多型が，*HP* による減酸症や胃癌の危険性を上昇させていることを報告している[3]。

IL-1 遺伝子は三つの関連遺伝子 IL-1A，IL-1B，IL-1RN からなるクラスターを作っており，これらはそれぞれ炎症性サイトカイン IL-1α，IL-1β，および受容体アンタゴニスト IL-1ra をコードしている。このうち，IL-1β は *HP* 感染により発現が亢進し，炎症反応を促進させる。また，IL-1β は重要な炎症性サイトカインであるばかりでなく，胃酸分泌を強く阻害する生物学的性質をもつ（プロトンポンプ抑制薬の 100 倍，H_2 阻害剤の 6,000 倍）。

IL-1B には C (-511) T，T (-31) C および C3954T という SNP が知られており，これらのうち

プロモータ領域にある C（-511）T と T（-31）C は，ほぼ完全な連鎖不平衡を示す．T（-31）C 多型は TATA ボックスを含んでおり，T が C に変化すると，リポ多糖類（LPS）刺激反応性の転写因子群の結合が促進され，IL-1β の産生を促進すると考えられている．また IL-1RN のイントロン 2 には 86 bp の繰り返し配列があり，5 つの多型のうち IL-1RN*2 は in vitro で IL-1β の産生を促進する．

高い減酸症の罹患率で知られる西スコットランドで，胃癌患者を一親等内に持つ人（Gastric Cancer Relatives；GCR）149 人を対象に，これらの遺伝子型と胃酸分泌量を調べたところ，-31C+（-511T+）および IL-1RN*2 のホモで減酸症（ペンタガストリン刺激に対する最高酸分泌量が＜15 mmol/h と定義）のリスクが高くなっていた．

また，ポーランドでの 366 名の胃癌患者と 459 名の対照群を対象とした症例対象研究で，これらの IL-1B 遺伝子型と罹患リスクとの関連についても解析しており，HP 感染により胃酸を減少させる同じ遺伝子型で胃癌のオッズ比が高くなっていることが報告された．最近日本人を対象とした研究においても，この IL-1β 多型が HP 感染依存性の胃液 pH，血清 PGI，PGI/PG II 比などの疾患関連パラメータとの関連を示し，減酸症および萎縮性胃炎のリスクに関係していることが示されている[4]．IL-1β の SNP によって，HP 感染の治療指針や予後予測に今後用いられる可能性もあるだろう．

3）大腸癌のリスク　葉酸×メチレンテトラヒドロ葉酸還元酵素（MTHFR）遺伝子多型

食事由来の葉酸は DNA のメチル化，合成および修復に影響する．葉酸欠乏による DNA プロセスでの異常は，特に大腸粘膜のような急速に増殖する組織で発癌を促す可能性がある．例えばメチル化異常による癌関連遺伝子の発現や，誤ってウラシルを取り込んでしまうことによる染色体の破損を引き起こす可能性があり，実際に動物モデルでは葉酸欠乏が大腸での発癌を促進することが報告されている．

これまでの疫学研究から，食事あるいはサプリメントによる葉酸，あるいは代謝経路を共有するメチオニンの摂取が，大腸腺腫および大腸癌に対して保護的役割を担っている可能性について示唆

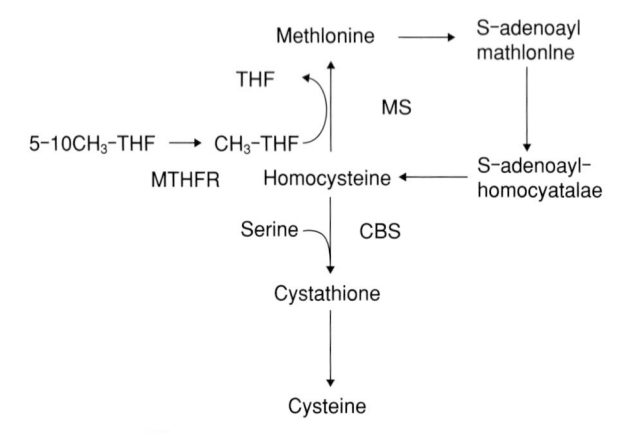

図 3　Homocysteine metabolism.
MS, methionine synthase；CBS, cystathione beta synthase；MTHFR, methylenetetrahydrofolate reductase, THF, tetrahydrofolate.

表3 Studies of interaction between dietary methyl group related factors and polymorphisms in MTHFR in relation to risk of colorectal cancer

	Genotype			
	CC or CC/CT		TT	
	Low-risk Diet	High-risk Diet	Low-risk Diet	High-risk Diet
Chen et al. (6)				
Folate	0.86 (0.54-1.39)	1.0 (referent)	0.44 (0.13-1.53)	0.73 (0.29-1.89)
Alcohol	1.0 (referent)	1.35 (0.82-2.24)	0.11 (0.01-0.85)	1.56 (0.65-3.81)
Methionine	0.70 (0.43-1.13)	1.0 (referent)	0.27 (0.06-1.20)	0.95 (0.41-2.15)
Ma et al. (7)				
Folate	1.0 (referent)	1.49 (0.76-2.94)	0.32 (0.15-0.68)	1.33 (0.34-5,17)
Alcohol	1.0 (referent)	0.72 (0.37-1.42)	0.12 (0.03-0.57)	1.31 (0.48-3.58)
Slattery et al (8)				
Folate	0.8 (0.6-1.2)	1.0 (referent)	0.6 (0.4-1.0)	0.8 (0.5-1.3)
Alcohol	1.0 (referent)	0.8 (0.6-1.1)	1.0 (0.7-1.4)	1.0 (0.6-1.6)
Methionine	0.6 (0.4-1.0)	1.0 (referent)	0.4 (0.1-0.9)	1.0 (0.4-2.4)

されている。一方，アルコールは葉酸の作用を相殺することが知られており，飲酒量が多いと大腸癌の発症リスクが増加し，葉酸やメチオニン摂取量が少ない場合，アルコールによる障害はさらに増強される。メチレンテトラヒドロ葉酸還元酵素（MTHFR）は，血中のホモシステインをメチオニンに代謝するために必須なメチルテトラヒドロ葉酸を供給するための唯一の反応を触媒するために必要な補因子である（図2）。

MTHFRにはC677T（A222V）という遺伝子多型が知られており，酵素活性を低下させることから，動脈硬化性疾患，血栓塞栓性疾患の危険因子である血中のホモシステイン濃度を高める。この遺伝子多型により冠動脈疾患，脳血管障害，静脈血栓症だけでなく，大腸癌のリスクも異なる可能性が示唆されている（表3）。適切な葉酸レベルを維持するため，MTHFRの遺伝子型に基づいてアルコール摂取を調節することが大腸癌のリスクを低下させるために有用となるかもしれない。

おわりに

消化器癌とSNPに関するこれまでの知見をまとめてみた。まだ消化器癌との関連を検討した遺伝子多型の種類はまだ多くないのが現状であり，このような臨床研究は端緒についたばかりだといえよう。この項をまとめている間に，ヒトゲノム配列決定が本格的に終了したことが宣言された（2003年4月14日）。SNPのマッピングも進んでおり，今後ポストゲノム研究の中で，癌易罹患性と関与するSNP同定にも拍車がかかるであろう。このようなゲノム疫学研究により多くの情報が蓄積していく中で，その成果を正確かつ迅速に，臨床の現場にフィードバックするための方法が重要な課題になるであろう。ヒトゲノム情報は臨床研究ばかりでなく臨床そのものを大きく変えるインパクトを持ち得るのは間違いなく，これを正しい方向に使っていくための取り組みがますます重要となると考えられる。

■参考文献

1) Lichtenstein P, Holm NV, Verkasalo PK, et al：Environmental and heritable factors in the causation of

cancer--analyses of cohorts of twins from Sweden, Denmark, and Finland. N Eng J Med 343：78-85, 2000

2) Yokoyama A, Kato H, Yokoyama T, et al：Genetic polymorphisms of alcohol and aldehyde dehydrogenases and glutathione S-transferase M1 and drinking, smoking, and diet in Japanese men with esophageal squamous cell carcinoma. Carcinogenesis. 23；1851-1859, 2003

3) El-Omar EM, Carrington M, Chow WH, et al：Interleukin-1 polymorphisms associated with increased risk of gastric cancer. Nature 404：398-402, 2000

4) Furuta T, El-Omar EM, Xiao F, et al：Interleukin 1beta polymorphisms increase risk of hypochlorhydria and atrophic gastritis and reduce risk of duodenal ulcer recurrence in Japan. Gastroenterology 123：92-105, 2002

5) Giovannucci E：Epidemiologic studies of folate and colorectal neoplasia：a review. J Nutr 132：2350S-2355S, 2002

6) Chen J, Giovannucci E, Kelsey K, et al：A methylenetetrahydrofolate reductase polymorphism and the risk of colorectal cancer. Cancer Res. 56：4862-4864, 1996

7) Ma J, Stampfer MJ, Giovannucci E, et al：Methylenetetrahydrofolate reductase polymorphism, dietary interactions, and risk of colorectal cancer. Cancer Res. 57：1098-1102, 1997.

8) Slattery ML, Potter JD, Samowitz W, et al：Methylenetetrahydrofolate reductase, diet, and risk of colon cancer. Cancer Epidemiol Biomarkers Prev. 8：513-518, 1999

木村　友美[1]　　村松　正明[1,2]　1) 東京医科歯科大学　2) HuBit Genomix

Ⅳ. トピックス

3. 消化器癌の遺伝子治療

ポイント

- ウイルスタンパクの機能の一部を欠損した変異型ウイルスを工夫すると，標的とする特定の細胞中でのみ選択的に増殖するようになる。
- 欧米では，進行癌を対象として，このような制限増殖変異型のアデノウイルスによる遺伝子治療の臨床研究が進められ，すでに成果が得られている。
- 今後さらに，ウイルス外被に修飾を施すことによって感染特異性を付加できれば，目的とする細胞に選択的に遺伝子導入できる安全性の高い治療ベクターにできるであろう。

はじめに：ウイルスベクターによる癌治療の課題（総説は文献1参照）

ウイルスベクターを用いた遺伝子治療のアプローチは，進行した消化器癌に対する未来の治療法として大いに期待されている。なかでも腫瘍に対して選択的に増殖する殺腫瘍ウイルス（oncolytic virus）は，進行癌の治療として従来から行われてきた化学療法・放射線療法・サイトカイン療法などと交差耐性を示さない高い治療効果と選択性が期待されるものである。

腫瘍細胞に対する選択性のメカニズムとしては以下の3種類がある。

①もともと特定の組織に対し感染選択性がある RNA ウイルスを用いるもの。麻疹 MV-SPUD ウイルス，レオウイルス，ニューキャッスル病ウイルス（Newcastle Disease virus, NDV），vesicular stomatitis virus（VSV），など。

②正常細胞内での増殖に必要なウイルスの遺伝子を欠失させ，癌細胞でだけ増えるように工夫した欠失型ウイルス。ワクシニアウイルス，アデノウイルス，単純ヘルペスウイルス（HSV-1），ポリオウイルス，など。

③ウイルスの増殖に必須のウイルス遺伝子を，組織特異的転写調節エレメンツでドライブするもの。アデノウイルスや HSV などのベクターで試みられている。

本総説では，安全で有効な遺伝子治療のためのベクター開発を目指して，選択的増殖型のウイルスベクターによるウイルス療法（virotherapy）に関して論議を進めてみたい。

1. E1変異をもつ制限増殖アデノウイルスベクター （総説は文献2,3,4,5）

制限増殖型アデノウイルス（conditionally replicating adenovirus, CRAD）は，腫瘍細胞に特異的な遺伝的欠失が存在すると，その細胞でだけ増殖し，腫瘍細胞だけを殺すように改変されたアデノウイルスのことである。代表的なものとして ONYX-015（dl1520）がある。dl1520 は，1996年に Bischoff ら[6]によって，癌の遺伝子治療に用いる選択的増殖アデノウイルスとしての応用が報告され注目をあびた。もともとは1987年に Barker and Berk[7]によって作製された，E1B によってコードされる 55 キロダルトンの p53 結合蛋白（E1B55K）を欠損させた欠損ウイルス（dl1520）である。Bischoff ら[6,8]によれば腫瘍抑制遺伝子 p53 を欠損した細胞，すなわち p53 欠損腫瘍細胞で，特異的に増殖し

3. 消化器癌の遺伝子治療

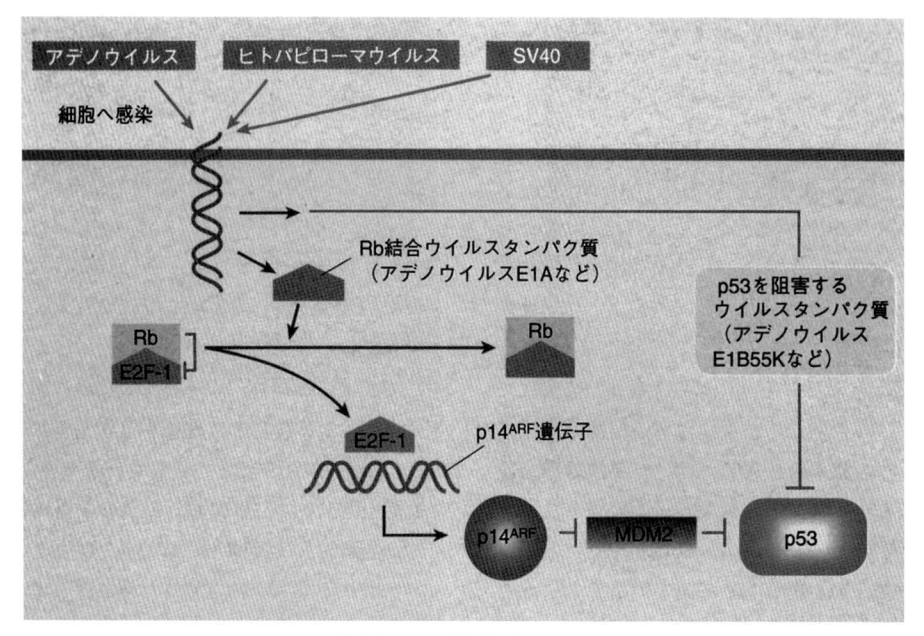

図1 ウイルス遺伝子と癌抑制遺伝子 p53 ネットワーク

多くのウイルスは，被感染細胞のレティノブラストーマ蛋白（Rb）と E2F1 を初めとする E2F ファミリー転写因子との相互作用をブロックするような蛋白（アデノウイルス E1A など）をコードしている．これによって，E2F-1 などが Rb から離れて，細胞増殖に必要な標的遺伝子を活性化する．しかし，これが同時に p14ARF 蛋白の産生を引き起こし，MDM2 活性（p53 の分解を高める）を阻害する．その結果として p53 の安定化をもたらし，細胞とウイルス両方の増殖が遅くなる．そこでウイルスは，p53 の機能を阻害するような蛋白（アデノウイルス E1B55K など）を作って，細胞の防御機構に対抗する．

（Vogelstein B, et al：Nature 408：307-310, 2001 より改変）

て殺細胞効果を示す．その理論的根拠などの背景については別の総説に詳しく述べた[2]．最近では，1996 年に提唱されたときのように p53 欠損腫瘍細胞だけで増えるという表現[6,8]は不正確であり，「p53 経路[9]」，すなわち「p14ARF の欠失ないし p53 の欠失」を持つ腫瘍細胞で増殖できることが示されている[10]．いずれにしても，このタイプの E1B55K 欠失型アデノウイルスは，正常細胞での増殖は非常に弱く，腫瘍特異性の高いベクターといってよい．

キャプシド変異型とこのタイプの制限増殖型アデノウイルスとを組み合わせた報告[11,12]も多く，期待できる基礎実験結果が得られつつある．また，薬剤感受性遺伝子を組み込むことによって，抗腫瘍効果をさらに高めたり，逆に安全弁としてウイルスが増えすぎて毒性を示すのを防ぐことも可能である．非増殖型のウイルスと制限増殖型のウイルスとを併用すると簡便に効率の高い組み換え遺伝子発現を達成することができる[13]．

また，p53 に結合する E1B55K の欠失に加え，さらに E1A の Rb 結合部位を欠失した制限増殖アデノウイルスベクターも知られている．図1 に示すように，アデノウイルスの E1A は Rb と結合するモチーフを持っており，Rb の結合している E2F-1 を Rb から遊離させることによって被感染細胞の細胞周期を回転させる[9]．E1A に変異をいれて Rb と結合できないようにすると，正常細胞ではアデノウイルスの増殖が進まないが，Rb による細胞周期の制御が不能になった細胞，すなわち

p16ink4a などの変異をもつ癌細胞ではアデノウイルスの増殖は抑制されないはずである。Fukuda et al. らは，胆嚢癌の治療モデルを用いて，E1A の Rb 結合部位を欠失した制限増殖アデノウイルスベクターの抗腫瘍効果を示した[14]。多くの癌において Rb 系と p53 系の両者の異常が見られること，また，胆嚢癌では p16，p53 の異常の頻度が高いこと，などから，より安全性と腫瘍特異性の高まったベクターとして臨床応用が期待される。欧米ではすでに，このようなタイプの E1A 変異型アデノウイルスも臨床研究で試みられ始めている。

ところで，E1（E1A と E1B の両方）を欠損したアデノウイルスは，ウイルス作りのホストの 293 細胞など特殊な環境を除いて，一般に増殖しないと考えられている。しかし，注意しておきたい例外もある。Steinwaerder らは，大腸癌，乳癌，子宮頸癌，肺癌などでは E1 を欠損したアデノウイルスが増殖することを報告している[15]。これをうまく利用して腫瘍特異的な増殖ベクターにすることもできた[16]。

遺伝子治療臨床研究に普通用いられているヒト 5 型ないし 2 型アデノウイルスの増殖は種特異性があり，マウスやラットなどでは増殖しない。したがって，制限増殖型のアデノウイルスの正常組織への毒性を調べる目的では，マウスや普通のラットによる毒性試験だけでは不十分である。アメリカの FDA では，制限増殖型アデノウイルスの，ⓐ *in vivo* での増殖，ⓑ正常組織への毒性，ⓒ生体への投与時の分布などに関して，コットンラットという特殊なラットを用いて調べることを推奨している。コットンラットは，アデノウイルスをはじめいくつかのウイルスやフィラリアなどの寄生虫病などに，ヒトと似た感受性を示すことから，感染実験に適した動物として実験に使われてきた。最近，イファクレード社というベルギーのブリーダーから SPF（specific pathogen free）のコットンラットが入手できるようになり，動物実験従事者にとって安全に，制限増殖型のアデノウイルスの毒性試験を行うことが可能になってきた。今後，日本でも臨床研究に向けて準備が進められることと思う。

2．キャプシド変異型ウイルスベクター[5]

アデノウイルスの受容体は CAR（coxsackievirus adenovirus receptor）であるが，この分子は多様な組織の細胞に普通に発現している。したがって，アデノウイルスによる遺伝子導入の選択性は低い。そこで，制限増殖アデノウイルスの外被キャプシド蛋白に人工的な修飾を施すことによって，腫瘍だけに感染する特異性を付与し，一層の感染効率と選択性の向上を目指すことができる。その結果，正常細胞へのウイルス感染による不必要な副作用が抑えられるため，安全性の向上も期待される。キャプシド変異型アデノウイルスベクターによる標的特異的な遺伝子導入に関しては，さまざまな角度から盛んに研究が進められている。インテグリン分子群を標的とする RGD リガンド変異型アデノウイルスについては他の総説[5]に詳しく述べた。

現在，遺伝子工学的には，本来の受容体と結合しないウイルスキャプシド変異型は容易に作成できるようになっている。どのようなリガンドないしモチーフを工夫して標的に対して選択性の高い強い結合を獲得するかが今後の研究の焦点となる。たとえば，CD155 陽性のグリア細胞へ選択性の遺伝子導入が可能なポリオウイルスをベースとしたベクターを開発してグリオーマの治療に使って

はどうかという発想がある。ポリオウイルスの CD155 特異性など，自然に存在する各種のウイルスの細胞選択性は，比較的簡単にアデノウイルスなど他のベクターシステムに移植してくることが可能である。

3．腫瘍の多様性（heterogeneity）について

腫瘍の治療を目的とする場合には，「多様性」というやっかいな問題がある（総説は文献 6 参照）。Yamamoto et al.[17]では，アデノウイルスによる治療を繰り返し行うと，CAR の発現しない細胞，すなわちアデノウイルスが感染しにくい細胞がメジャーになってしまう可能性があることを示唆した。制限増殖型のアデノウイルスに対しても，癌の多様性に起因する耐性が出現する可能性が予想されるため，あらかじめ対応できるような基礎研究を進めておく必要がある。

4．ウイルスベクターの全身投与について

非増殖型のアデノウイルスの全身投与で致命的な結果となった症例も報告されている（総説は文献 18 参照）が，$2×10^{13}$個もの大量の制限増殖型アデノウイルスを静脈内に投与しても大きな副作用はみられなかったという報告[19]も出された。Reid T ら[20]は，制限増殖型アデノウイルス（dl1520）を，大腸癌の肝転移を持つ患者の肝動脈に投与する第 1 相試験の結果を報告している。それによると，最大 $2×10^{12}$ パーティクル（第 1 日と第 8 日の 2 サイクル）を肝動脈に投与しても，臨床上明らかな肝毒性は見られず，最大投与可能量（maximally tolerated dose）も推定されなかった。副作用としては，軽度の発熱，悪寒，倦怠感がみられた。10^{12} パーティクル以上の肝動脈ないし静脈投与でトランスアミナーゼのマイルドな上昇の見られる患者があった。ほとんどの患者で投与量依存的に IL-6 と IL-10 の上昇が見られた。10^{12} パーティクル以上の大半の患者でウイルスの増殖が確認された。5 フルオロウラシルと併用して制限増殖型アデノウイルスの効果が高まった症例もあったとのことである。

アデノウイルスの全身投与による毒性に関しては，知見が充分に蓄積されておらず，今後さらに十分な検討が必要であろう。静脈ないし動脈内への注射による全身投与によって，転移腫瘍を標的化するためには，キャプシド変異型アデノウイルスを改良して，標的細胞に対して高効率でしかも特異性の高い遺伝子導入を目指す必要がある。さらに，副作用を防ぐためにも，肝臓を初めとする正常細胞への遺伝子導入が起こらないような選択性を与える必要がある。当然，本来の受容体（アデノウイルスの場合は CAR 受容体とインテグリン）を介した遺伝子導入は起こらないようにしておく改変が望ましい。

まとめ

現在，遺伝子治療臨床研究が進行している制限増殖ウイルスとしては，アデノウイルスのほかに単純ヘルペスウイルス（HSV-1）がある。アデノウイルスの場合と同様，単独ないし放射線療法や

化学療法，自殺遺伝子，免疫強化遺伝子などとの併用が試みられている．アデノウイルスやヘルペスウイルスのほかにもさまざまなウイルスで同様の制限増殖ベクターを開発する試みが続けられている．新規の制限増殖ウイルスベクターとして，レオウイルスが腫瘍遺伝子 *ras* の異常をもつ細胞を標的にできるという報告が出されている．ほかにワクシニアウイルスをはじめとするポックスウイルス，麻疹ウイルス MV-SPUD なども有望視されている．欧米では，アデノウイルスとヘルペスウイルスの制限増殖型の遺伝子治療臨床研究がかなり進んできたので，結果が注目されている．一方，2003 年 4 月現在，日本ではまだ臨床研究がスタートしているものはない．しかし，腫瘍選択的ウイルス療法（virotherapy）は，ウイルスの感染と増殖の特質（図 1）と腫瘍細胞の由来組織や癌化の機構との特異的な関わり合いを巧みに利用したものである．今後，長い将来にわたって遺伝子治療にウイルスベクターが役割を持ち続けるとすれば，このアプローチが有力な候補になると考えられる．

■参考文献

1) Kay MA, et al：Viral vectors for gene therapy：the art of turning infectious agents into vehicles of therapeutics. Nature Med 7：33-40, 2001
2) 濱田洋文：制限増殖アデノウイルスベクター，癌の遺伝子治療への応用（谷憲三朗，浅野茂隆，編），遺伝子治療の最前線．pp61-74，羊土社，2001 年
3) Alemany R, Balague C, Curiel DT：Replicative adenoviruses for cancer therapy. Nat Biotechnol 18（7）：723-727, 2000
4) Curiel DT：The development of conditionally replicative adenoviruses for cancer therapy. Clin Cancer Res. 6（9）：3395-3399, 2000
5) Kirn D：Virotherapy for cancer：Current status, hurdles, and future directions. Cancer Gene Therapy 9：959-960, 2002
6) Bischoff JR, et al：An adenovirus mutant that replicates selectively in p53-deficient human tumor cells. Science. 18：274（5286）：373-376, 1996
7) Barker DD and Berk AJ：Adenovirus proteins from both E1B reading frame are required for transformation of rodent cells by viral infection and DNA transfection. Virology 156：107-121, 1987
8) Heise C, et al：ONYX-015, an E1B gene-attenuated adenovirus, causes tumor-specific cytolysis and antitumoral efficacy that can be augmented by standard chemotherapeutic agents. Nat Med 3（6）：639-645, 1997
9) Vogelstein, et al：Surfing the p53 network. Nature 408：307-310, 2001
10) Ries SJ, et al：Loss of p14ARF in tumor cells facilitates replication of the adenovirus mutant dl1520（ONYX-015）. Nature Med 6：1128-1133, 2000
11) Shinoura N, et al：Highly augmented cytopathic effect of a fiber-mutant E1B-defective adenovirus for gene therapy of gliomas. Cancer Res 59（14）：3411-3416, 1999
12) Cripe TP, et al：Fiber knob modifications overcome low, heterogeneous expression of the coxsackievirus-adenovirus receptor that limits adenovirus gene transfer and oncolysis for human rhabdomyosarcoma cells. Cancer Res 61：2953-2960, 2001

13) Motoi F, et al：Effective gene therapy for pancreatic cancer by cytokines mediated by restricted replication-competent adenovirus. Hum. Gene Ther 11：223-235, 2000
14) Fukuda K, et al：E1 Double-restricted adenovirus as tumor-selective replicating agent for oncolytic gene therapy of gallbladder cancer. Cancer Res 63：4434-4440, 2003
15) Steinwaerder DS, et al：DNA replication of first-generation adenovirus vectors in tumor cells. Hum. Gene Ther 11：1933-1948, 2000
16) Steinwaerder DS, et al：Tumor-specific gene expression in hepatic metastases by a replication-activated adenovirus vector. Nature Med 7：240-243, 2001
17) Yamamoto S, et al：Reduced transduction efficiency of adenoviral vectors expressing human p53 gene by repeated transduction into glioma cells in vitro. Clin Cancer Res 8（3）：913-921, 2002
18) Miller D：Gene therapy on trial. Science 288：951-957, 2000
19) Nemunaitis J, et al：Intravenous infusion of a replication-selective adenovirus（ONYX-015）in cancer patients：safety, feasibility and biological activity. Gene therapy 8：746-759, 2001
20) Reid T, Galanis E, Abbruzzese J, et al：Intra-arterial administration of a replication-selective adenovirus（dl1520）in patients with colorectal carcinoma metastatic to the liver：a phase Ⅰ trial. Gene Ther 8（21）：1618-1626, 2001

田中　和美，濱田　洋文　札幌医科大学医学部　分子医学研究部門

Ⅳ. トピックス

4. 消化器癌に対する癌ワクチン療法

ポイント
- 癌ワクチンの種類とそれらの機序について
- 消化管各臓器における癌ワクチン療法の現状について
- 消化器癌に対する癌ワクチン療法の問題点と今後の展望について

最近の免疫学の進歩により細胞障害性T細胞（cytotoxic T lymphocyte；CTL）が認識するmelanoma 腫瘍特異抗原の存在が証明され，多くの施設で癌ペプチドワクチンの臨床試験が開始されている．本稿では消化器癌に対する癌ワクチン療法のなかで現状と今後の問題点について述べる．

1. 癌ワクチンとは

癌ワクチンには種々のものがあるが，その一部を**表1**に示す．次に述べるT細胞（特にキラーT細胞；CTL）応答を惹起する癌ワクチンを示すことが多いが，ほかにもいろいろな機序を利用したものがある．

1）キラーT細胞（CTL）応答を惹起する癌ワクチン

癌抗原分子

CTLによる抗原分子の認識は癌細胞表面のMHC class Ⅰもしくはclass Ⅱドメインによって構築される小溝に8から25個のアミノ酸からなるペプチドが結合すると，このペプチド結合体をキラーT細胞（CTL）が認識することが証明された．特にMHC class Ⅰ分子上に提示されCTLの標的となる抗原分子をコードする遺伝子を癌拒絶抗原遺伝子と呼んで，欧米ではそれらのMHC class Ⅰ分子結合ペプチドのmelanomaへの治療に臨床試験がなされてきた．癌拒絶抗原の同定法としてCTLを用いたcDNA発現クローニング法や癌患者血清中に出現した抗体でスクリーニングするSEREX法が知られている．その他に，whole cell vaccine, DC vaccine, 遺伝子導入など種々の療法が試みられている．

2）同定癌抗原を用いた癌ワクチン

同定された癌抗原をペプチド，蛋白質，DNA RNA，組み替えウィルスなどの形で十分な量を投与する方法で，特に変異癌抗原や共通癌抗原を用いた臨床試験，特に高MHC結合性改変gp100ペプチドがmelanomaに対して欧米で実施された．

表1　CTLが認識するヒト癌抗原分子の種類とそれら由来のペプチド

癌抗原	HLA拘束性	ペプチド	癌抗原	HLA拘束性	ペプチド
1．Cancer-Testis抗原			TRP2	A31	LLPGGRPYR
				A33	LLPGGRPYR
MAGE-1	A1	EADPTGHSY	PSA-1	A2	FLTPKKLQCV
	Cw16	SAYEPRKL	PSA-3	A2	VISNDVCAQV
MAGE-3	B44	MEVDPIGHLY	PSA-9	A3	QVHPQKVTK
	A1	EVDPIGHLY	PAP-1	A2	LLLARAASL
BAGE	A2	FLWGPRALV	PAP-5	A2	ALDVYNGLL
GAGE-1,-2	Cw16	AARAVFLAL	PAP-7	A2	VLAKELKFV
RAGE	CW16	YRPRPRRY	cdr2-1	A2	KLVPDSLYV
NA17-A	B7	SPSSNRIRNT	cdr2-2	A2	SLLEEMFLT
NY-ESO-1	A2	VLPDVFIRC	3．癌特異的変異抗原		
	A2	QLSLLMWIT	変異 CDK4	A2	ACDPHSGHFV
2．分化抗原			変異 β-catenin	A24	SYLDSGIHF
MART-1	A2	AAGIGILTV	LB33（MUC-1）	B44	EEKLIVVLF
	A2	EAAGIGILTV	変異 gp75（TRP-1）	A31	MSLQRQFLR
	A2	ILTVILGVL	変異 HLA-A2	A2	CVEWLRIYLENGK
	B45	AEEAAGIGIL	CASP-8	B35	FPSDSWCYF
	B45	AEEAAGIGILT	4．癌に高発現する抗原		
gp100/Pmel 17	A2	KTWGQYWQV	p15	A24	AYGLDFYIL
	A2	AMLGTHTMEV	HER2/neu	A2	IISAVVGIL
	A2	MLGTHTMEV	PRAME	A24	LYVDSLFFL
	A2	ITDQVPFSV	GnT-V	A2	VLPDVFIRC
	A2	YLEPGPVTA	CEA	A2	
	A2	LLDGTATLRL	Muc-1	A11	STAPPHGV
	A2	VLYRYGSFSV	5．その他の癌抗原		
	A2	SLADTNSLAV	SART-1	A24	EYRGFTQDF
	A24	VYFFLPDHL	SART-2	A24	DYSARWNEI
tyrosinase	A1	DAEKCDICTDEY		A24	SYTRLFLIL
	A2	MLLAVLYCL	SART-3	A24	VYDYNCHVDL
	A2	YMNGTMSQV		A24	AYIDFEMKI
	A24	AFLPWHRLF			
	B44	SEIWRDIDF			
	DR4	QNILLSNAPLGPQFP			
	DR4	SYLQDSDPDSFQD			

3）同定癌抗原を用いない癌ワクチン

　癌細胞にハプテン結合，ウイルス感染，サイトカイン，外来抗原遺伝子導入などのいろいろな修飾を加えて免疫原性を高めて癌ワクチンとしたもので悪性黒色腫においてよく臨床試験が行われている。

4）樹状細胞を用いた癌ワクチン

　抗原提示細胞として働く樹状細胞（Dendritic cell；DC）に癌抗原ペプチドや癌抗原蛋白を感作させたり，DNAやRNAの導入により癌抗原をDCに発現させて投与する臨床試験が行われ，多くの免疫学的知見と共に臨床効果を認める症例も得られている。

2．消化管各臓器の癌における癌ワクチン療法の現状と成績

1）食道癌

食道癌ではわれわれの施設では SART-1 ペプチドによる第一相臨床試験を施行し，腫瘍縮小効果は認められなかったものの，末梢血中のペプチド特異的 CTL 前駆体の頻度の増加は 10 例中 6 例に認め，HLA-A24 拘束性癌特異的 CTL 前駆体の頻度も増加を認めている。他施設では SART-1 由来ペプチドと自己樹状細胞（DC）を用いたワクチン療法を再発食道癌症例に試みられているが，一部に有効例がみられたとの報告がある。

2）胃　癌

他施設では胃癌に対する癌ペプチドワクチン療法としては HER-2/neu 由来ペプチドと自己樹状細胞（DC）を用いたワクチン療法を再発胃癌症例に施行した臨床試験が行われている。原発巣の免疫染色にて HER-2/neu 高発現が認められた症例で，誘導した DC 細胞に HER-2/neu ペプチドをパルスしペプチド特異的な CTL の誘導を確認されている。

胃癌原発巣を用い，癌部における樹状細胞（DC）の浸潤程度と臨床病理学的所見および予後との関連を比較検討した結果，胃癌原発巣の組織における DC の浸潤程度が予後に反映するという報告もされている。

3）大腸癌

大腸癌においては海外では従来より臨床試験が行われ，Eastern Cooperative Oncology Group（ECOG 米国）が行ったワクチン（放射線照射自己癌細胞と BCG）療法による術後補助療法の第三相試験では手術単独群に対し，手術とワクチンの併用療法群は無病生存曲線が予後良好な傾向（$p=0.078$）を示すと報告されている。

われわれも SART-3 ペプチドによる第一相臨床試験を施行したが，腫瘍縮小効果は認められなかったものの，末梢血中のペプチド特異的 CTL 前駆体の頻度の増加は 10 例中 7 例に認め，HLA-A24 拘束性癌特異的 CTL 前駆体の頻度も増加を認めている。

さらに担癌患者においてそれぞれ末梢血中のペプチド特異的 CTL 前駆体の頻度が異なることに着目し，それぞれのペプチド特異的 CTL 前駆体頻度に基づき癌ペプチドワクチンを 4 種類選び投与した。他施設ではペプチド単独で腫瘍縮小効果がみられた症例もあるが，われわれの施設ではペプチド単独では腫瘍縮小効果はみられず，ペプチドと抗癌剤を少量併用した症例で 8 例中 3 例にみられた。いずれの場合でも末梢血中のペプチド特異的 CTL 前駆体の頻度の増加，ペプチド特異的 CTL による細胞障害性，および投与ペプチドに対する抗 IgG 抗体の出現，増加を認めた。

他施設では樹状細胞と CEA 特異的ペプチド，MAGE-3 ペプチド，HER2/neu ペプチド，あるいは mutant p53 epitope ペプチドを用いた臨床試験が行われている。

4. 消化器癌に対する癌ワクチン療法

表2　当施設で臨床試験に使用中のペプチド

HLA-A24 ペプチド		HLA-A2 ペプチド	
SART-1_{690}	EYRGFTQDF	SART-3_{302}	LLQAEAPRL
SART-2_{93}	DYSARWNEI	SART-3_{302}	RLAEYQAYI
SART-2_{161}	AYDFLYNYL	Lck$_{246}$	KLVERLGAA
SART-2_{889}	SYTRLFLIL	Lck$_{422}$	DVWSFGILL
SART-3_{109}	VYDYNCHVDL	Cyclophilin B$_{129}$	KLKHYGPGWV
SART-3_{315}	AYIDFEMKI	Cyclophilin B$_{172}$	VLEGMEVV
ART-$1_{170-178}$	EYCLKFTKL	ppMAPkkk$_{294}$	GLLFLHTRT
ART-4_{13}	AFLRHAAL	ppMAPkkk$_{432}$	DLLSHAFFA
ART-4_{75}	DYPSLSATDI	WHSC$_{2103}$	ASLDSDPWV
Cyclophilin B$_{84}$	KFHRVIKDF	WHSC$_{2141}$	ILGELREKV
Cyclophilin B$_{91}$	DFMIQGGDF	UBE2V$_{43}$	RLQEWCSVI
Lck$_{208}$	HYTNASDGL	UBE2V$_{85}$	LIADFLSGL
Lck$_{486}$	TFDYLRSVL	UBE2V$_{208}$	ILPRKHHRI
Lck$_{488}$	DYLRSVLEDF	HNRPL$_{141}$	ALVEFEDVL
		HNRPL$_{501}$	NVLHFFNAPL

4）肝胆膵の癌

マウスでは固定HCC細胞/組織断片と顆粒球-マクロファージ-コロニー刺激因子をカプセルに内蔵した生物分解可能微小粒子，およびインターロイキン-2と補助剤よりなる腫瘍ワクチンを開発した。ワクチンは同系のマウスの33％がHCC細胞の挑戦を防いだ。ヒトHCCの再発を防ぐ有望な候補であると考えられている。

膵癌に対してMUC-1ペプチドの臨床応用が他施設で試みられたが，腫瘍縮小効果は報告されていない。

3．現在の問題点と今後の展望

消化器癌のワクチン療法はいまだに臨床試験の段階であり，標準治療には至っておらず，また臨床試験の成績からみると癌ワクチン単独で進行再発症例の腫瘍縮小効果を期待するのは困難と思われる。癌ワクチンが臨床効果が期待されるより少ない理由として癌細胞の免疫監視機構よりのエスケープと呼ばれる現象が考えられており，その機序として

①MHC class I 抗原発現の低下，

②癌特異抗原の欠損，

③Tリンパ球の活性化に必要な補助シグナル分子の発現低下もしくは欠損，

④癌細胞から産生される免疫抑制物質による抑制，抗体によるマスキング，

⑤Fas/Fas Ligandシステムによる末梢T細胞トレランス

などにより癌細胞が免疫監視機構から逃避していると考えられている。これらに対し，補助シグナルを制御することにより，癌に対して免疫寛容（トレランス）に陥っているT細胞に対して免疫応答を起こさせることができないかという，補助シグナル操作による癌免疫治療の概念が提唱され

ており，抗腫瘍 CTL 誘導にかかわる補助シグナルの役割について正および負の多様な補助シグナルを標的として癌免疫治療が工夫されている．また現在，試みられている $CD8^+$ 細胞傷害性 T 細胞活性化を目指すがんワクチンに加えて，今後は $CD4^+$ ヘルパー T 細胞を併せて活性化するがんワクチンが期待されている．

われわれの施設で実施している消化器癌に対する免疫細胞療法の成績や婦人科領域や泌尿器科領域の癌にたいする癌ワクチン療法の結果から考慮すると明らかな腫瘍縮小効果を得るためにはキラー T 細胞（CTL）のみならずナチュラルキラー（Natural killer；NK）細胞やリンホカイン活性化キラー（Lymphokine activated killer；LAK）細胞などの腫瘍局所への動員，また DC や CD4 細胞などとの相互作用の解明も重要と考えられる．

今後，これらの問題点，特に免疫抑制機構や癌の免疫回避機序について解明し，免疫反応性を高める治療法も開発し，癌ワクチン療法を有効な治療手段として確立できるように根気よく努力していくことが期待されている。

■参考文献

1) 河上 裕：がんワクチンの開発と現況．総合臨床 51（9）：2552-2559, 2002
2) 山名秀明：食道癌診療の現況と展望 食道癌の治療 免疫療法 日本外科学会雑誌 103（4）：376-380, 2002
3) 河野浩二，高橋章弘，飯塚秀彦，松本由朗：腫瘍免疫治療の最前線 胃癌に対する HER-2/neu ペプチドを用いた癌ワクチン療法 消化器と免疫（0286-7618）38：16-17, 2002
4) 岩橋 誠，谷 眞至，山上裕機，上田健太郎，松田健司，谷村 弘：下部消化管腫瘍化学療法の進歩．腫瘍特異的アプローチに基づいた大腸癌の新しい治療方法の開発中森幹人（和歌山県立医科大学第 2 外科）癌と化学療法 27（14）2209-2215, 2000
5) Induction of cellular immune responses to tumor cells and peptides in colorectal cancer patients by vaccination with SART3 peptides.
Miyagi Y, Sasatomi T, Shirouzu K, Yamana H, Itoh K. et al Clin Cancer Res 2001 Dec；7（12）：3950-62
6) LiuShu Qin, OhnoTadao, et al：自家性固定腫瘍ワクチン ヒト肝細胞癌（HCC）の再発に対する予防免疫のためのサイトカイン-微小粒子の開発（英語）PengBao Gang（理化学研究所），Japanese Journal of Cancer Research 93（4）：363-368, 2002
7) 珠玖 洋：樹状細胞ワクチンによる特異免疫療法．Cancer Frontier 4（1）：32-38, 2002
8) 高橋弘 癌 免疫からの逃避 癌の免疫学的エスケープ その機序 BIO Clinica 17（4）：296-297, 2002
9) 山名秀明，伊東恭悟：癌のワクチン療法．Cancer Frontier 3（1）：133-138, 2001

笹富 輝男，白水 和雄 久留米大学医学部 外科

Ⅳ. トピックス

5. 炎症性腸疾患の最近の話題

ポイント
- UC治療戦略における問題点は，まず活動度（性）判定基準を統一して議論すべき（CAIなど）。
- 難治性CD（瘻孔＋/－）に対する抗TNFα抗体（Infliximab）治療は有望。
- 難治性UCの緩解導入にはLCAP/GCAPと免疫抑制剤（CsA, FK506）が，また緩解維持にはAZP, 6-MPが使用される。
- 左側大腸炎型UCの緩解導入に5ASAやアンテドラッグ（BDP, ブデソナイド）注腸療法が有効・安全。

1. UC治療戦略における問題点

UCの活動性指数（AI）として，施設によりUCAI, CAI, DAIが用いられているが，今後，CAIなどに統一して議論する必要がある。また，内視鏡的活動性指数（EAI）についても，臨床活動性指数（CAI）との相関性を検討し，EAIを併用する必然性を検証すべきである[1]。

ステロイド治療に奏効しないUCにはPSL抵抗性UCとPSL依存性UCがある。PSL抵抗性（不応性）UCは急性期の病態であり，具体的には中等症・重症例に対するPSL 1-1.5 mg/kgを1～2週間投与しても改善しない例と判断される。一方，PSL依存性UCは慢性期の病態で，経口PSL 10 mg以下に減量すると再燃してPSLの減量・中止が不可能な症例である。

PSL抵抗性UCには，まず，①ステロイドの投与法と種類を変更してみる。すなわち強力静注療法，動注療法を（適応があればパルス療法やニューステロイド投与も）考慮してみる。次いで副作用の少ない免疫抑制療法としての，②顆粒球，白血球除去療法（GCAP, LCAP, 遠心法）を試みる。ただし，GCAP奏功例はCAI＜11であり，CAI＞12の重症例はCsAか手術の適応であったとの報告もある。今後，CAI＞12の重症例では，③免疫抑制剤（CsA, FK-506）の適応を考慮する必要がある。最後の選択肢として，④外科手術（J-パウチ）がある。

ただし，内科的治療を変更してようやく緩解に導入できても，すぐに再燃して結局は手術になる症例がある。このような症例の特徴を早期に把握できれば無駄な治療を避けることができる。したがって，今後はGCAPや免疫抑制剤の厳密な適応を確立する必要があり，有効でかつ副作用の少ない緩解維持療法を確立しなければならない。

また，PSL依存性UCには，①ブデソナイドやプロピオン酸ベクロメサゾンの局所投与や，②AZP, 6-MP等の免疫抑制剤の少量投与（AZP 50 mg, 6-MP 30 mg）を加えてPSLの減量・中止を図る必要がある。

2．CDに対する抗TNF-α抗体（Infliximab）治療

　最初に抗TNF-α抗体が有効であるとの報告は12歳の治療抵抗性の小児CD例であった[2]。ステロイド，免疫抑制剤，5-ASA，栄養療法が無効であったが，抗TNF-α抗体（cA2）投与により臨床症状・CDAIの改善がみられ，内視鏡的緩解に至ったと報告されている（3ヵ月間持続）。

　他の治療法で効果が十分でなかった活動期CDと難治性のCD（瘻孔など）が適応となる。日本でもCDと関節リウマチで治験が行われ，すでに終了してレミケードとして市販されている。UCには効果がないとされる。1回5mg/kgの注射で6～8週間炎症が沈静化する。また，Infliximabは外瘻（痔瘻や腸管皮膚瘻）に対しても有効であり，5mg/kgの3回投与（0, 2, 6週）で完全閉鎖が55％，半分以上の閉鎖が68％に認められたと報告されている（12週の時点で）[3]。

　欧米での活動期CDに対するInfliximab1回点滴静注で（5mg/kg，10mg/kg，プラセボ投与群の3群のRCT）5mg/kg投与群の成績が最も良好であった（緩解導入率：CDAI 150以下導入が48％）[4]。しかし，マウスのキメラ抗体であるので2回，3回の複数回投与すると，人にマウスに対する抗体ができ，ひどい場合はショックを起こす危険性も考えられている。そこで副作用を抑える目的で，ヒト型組み換えTNF-α受容体結合蛋白（recombinat human TNF-alpha receptor fusion protein；entanercept）やヒト型モノクローナル抗TNF-α抗体（CDP571）が開発・治験されている（欧米）。また，抗炎症性サイトカインとしてヒト型組み換えIL-10（rhIL-10），IL-11（rhIL-11）の投与も治験されているが，現段階では予期した効果は現われていないようである。ただし，ThalidomideはCDに対して50～80％の有効率が報告されている[5]。

　どうしてInfliximabに用量依存性が認められなかったのか，ヒト型entanerceptの単独投与はRAには有効なのにCDに有効性が認められない理由はなど，今後解明されなければならない問題点も多い。

　さらに，Infliximabには重大な副作用として，結核，肺炎，敗血症などの感染症[6]と悪性リンパ腫などの悪性腫瘍の合併が挙げられる[7]。

　欧米ではInfliximabを8週ごとに投与することによって緩解維持が可能かどうかの大規模臨床試験が行われた（ACCENT I）[8]。その結果，8週ごとに5mg/kg，10mg/kg，プラセボ投与の3群で緩解維持（CDAI<150）率は，おのおの28.3％，38.4％，13.6％であり，Infliximab群で有意に良好な緩解維持効果が認められた。また，ACCENT IIは外瘻を有する症例に対する長期効果をみたものであるが，同様にInfliximab群で有意に改善が認められた。

3．免疫抑制剤

　AZP（azathiopurine）は6-MP（6-merucaptopurine）に，6-MPは6-TG（6-thioguanine）と6-MMP（6-mehylmercaptopurine）に分解される。6-MMPはTPMT（thiopurine methyltransferase）によりコントロールされており，臨床効果は6-TGレベル（>235pmol/8×10^8 RBC）に相関すると報告されている[9]。また，肝毒性は6-MMPレベル（>5700pmol/8×10^8 RBC）に，白血球減少は

6-TG レベルに相関するとも報告されている．したがって，赤血球中の 6-TG や 6-MMP 濃度をモニタリングし，あらかじめ TPMT のジェノタイプを知ることは，高い有効率と副作用を減少させる上で有望な取り組みである．

わが国では AZP 50～100 mg 経口投与と 6-MP 少量投与（20～30 mg）は主に緩解維持の目的で使用される．海外では AZP の UC 緩解導入効果自体は否定されたものの（RCT）緩解維持効果があるとの報告[10]や PSL 依存性 IBD に 6-MP＋MTX (methotrexate) が緩解導入・維持に効果があるとの報告[11]などがある．また PSL 抵抗性・依存性 UC に対する AZP と MTX の緩解維持効果の比較では MTX 群がやや再燃率が高く，AZP 無効例に MTX の適応があると報告されている[12]．

一方，難治性 UC に対して，緩解導入目的で高用量 CsA（Cyclosporine：200～400 mg）経口/静注投与/2W が行われるが，この場合には血中モニタリングが必要（300～400 ng/ml）である．PSL 抵抗性重症 UC に対する CsA 単独治療（4 mg/kg/D）は PSL 単独治療（40 mg/D）より有意に緩解導入率が高く（64 vs 53％），その後の AZP による緩解維持率も効果的であった（78 vs 37％）と報告されている[13]．また，緩解維持療法についてこれまで用いられてきた CsA ソフトゲラチンカプセル（6～8 mg/kg/D；6 M）と経口 CsA（microemulsion 5 mg/kg/D；3 M）による比較では（血中濃度 200 ng/ml を目標），経口 CsA が有効性が高く（100 vs 65％）かつ副作用も少なかったと報告されている[14]．PSL 抵抗性難治性重症 UC に対する大腸全摘手術と CsA 静注療法の比較で，CsA 療法が良好な QOL を保持する上で重要であるとの報告もある[15]．

わが国でも FK506 経口投与による治験が開始された（血中トラフ値：5～15 ng/ml が目標）．欧米の報告では，PSL 抵抗性重症 IBD に対する FK506 の有効性は高い（69％）が，その後 FK506 を 2～3 ヵ月継続投与しても，結局は過半数（62％）が手術になっている[16]．免疫抑制剤の投与では妊娠との関係で注意を要し，長期投与例では発癌との関係でも注意が必要である．

4．白血球除去療法 leucocytapheresis（LCAP），顆粒球除去療法 granulocytapheresis（GCAP）

LCAP（セルソーバ）/GCAP（アダカラム）は UC 急性期には緩解導入療法として 1 週間に 1 回（50 ml/hr/60 分（3000 ml））を 5 週間，その後維持療法として 1 ヵ月に 1 回の白血球除去療法を行うのが一般的である．その成績は良好であり，LCAP[17]/GCAP[18]の緩解導入率は 60-70％で有効であり，対照の PSL 治療群（40～46％）に比して有意に有効であった．しかし，緩解維持に疑問が残る治療法であることが指摘されている（2 週間くらいの比較的早期に再燃する症例がある）．また，CD に対する LCAP の成績は 1 週間に 1 回の治療で緩解導入率が 50％（9～18）と報告[19]されており，現在 GCAP の CD に対する治験が進行中である．

5. ニューステロイド（アンテドラッグ）による局所治療

ブデソナイド，プロピオン酸ベクロメサゾン（BDP）は吸収されにくく，体内で速やかに代謝されるニューステロイドである。ブデソナイド 2 mg は PSL 25 mg 換算であり，欧米では "ENTCORT ENEMA" として市販されている。また皮膚科の外用薬として日本でも市販されているプロパデルムクリームは 5 g 1 本中にプロピオン酸ベクロメサゾン 1.25 mg を含有している。通常注腸投与で用いられる BDP 量は 2.5（PC 2 本）～10 mg（PC 8 本）である（溶媒の量としては 50～100 ml)[20]。

プロピオン酸ベクロメサゾンの注腸療法が中等症・重症，難治の左側大腸炎と一部の全大腸炎で有望な治療法であると報告されている。しかし，一部の重症・難治例では再燃を防止することができず，結局は手術の適応となる例がある。また投与法（DDS：Drug Delivery System）ではこれらアンテドラッグを虫垂瘻や盲腸瘻からの順行性に投与する方法が試みられている。なるべく侵襲を少なくすべく虫垂瘻や盲腸瘻を腹腔鏡下手術で造設しようという試みもある。

また，PSL 依存性 UC に対する経口ブデソナイド投与（9 mg/D：6 M）の有効性（79％：11～14）が報告されている[21]。経口ブデソナイド不応例に HLA-DR8 が関連しているとの報告もある[22]。また，ブデソナイド注腸（1 mg/50 ml）と 5-ASA 注腸（4 g/60 ml）の RCT で両群間で有効率に有意差がなかった（67 vs 71％）との報告もある[23]。さらに欧米ではメサラジン注腸に加えて，メサラジンフォーム（Salofalk foam）が開発・販売され，左側 UC や直腸炎に対する効果が比較されたが，両者で同等と報告された[24]。

6. その他の薬物療法

UC に対してニコチンパッチ，ニコチン注腸，リドカイン注腸の効果が試験されている。また，MMP 阻害剤，ヒト型 SOD 製剤，低分子ヘパリンなども試験が開始されているが，その効果は明らかではない。健康食品として厚生省から認可され，キリンビールから販売された発芽大麦（GBF）がある（プレーンとコーヒー風味）。これにはグルタミンが多く含まれており，栄養とともに細胞性免疫と高め，腸内細菌の増殖により酪酸の産生を高めるとされ，同時に水分保持能が高いので下痢の改善に有効とされている（プロバイオティクス）。

ICAM-1 に対するアンチセンスオリゴヌクレオチド（Alicaforsen：ISIS2302）投与（300，350 mg 週 3 回 iv：4W）が CD に対して有効であること（緩解導入率 41％：9/22）が報告された[25]。また，CD に対する新しいアプローチとして anti-α4 integrin antibody（Natalizmab；3 & 6 mg/kg iv 4 週ごと）の投与が行われその成績（緩解導入率 44％）が報告された[26]。

■参考文献

1) 澤田俊夫，渡辺 守：炎症性腸疾患治療の新しい戦略．Progress of Digestive Endoscopy 61（2）：20，2002
2) Derkx B, Taminiau J, Radema S, et al：Tumor-necrosis-factor antibody treatment in Crohn's disease.

Lancet 342：173-174, 1993

3) Present DH, Rutgeerts P, Targan S, et al：Infliximab treatment of fistulas in patients with Crohn's disease. N Engl J Med 340：1398-1405, 1999

4) Targan SR, Hanauer SB, Denvrter SJH, et al：A short-term study of chemeric monoclonal antibody cA2 to tumor necrosis factor a for Crohn's disease. N Engl J Med 337：1029-1035, 1997

5) Ehrenpresis ED, Kane SV, Cohen LB, et al：Thalidomide therapy for patients with refractory Crohn's disease：an open-label trial. Gastroenterology 117：1271-1277, 1999

6) Remicade (Infliximab)：Prescribing information. Physicians Desk Reference：1085-1088, 2001

7) Bickston SJ, Lichtenstein GR, Arseneau KO, et al：The relationship between infliximab treatment and lymphoma in Crohn's disease. Gastroenterology 117：1433-1437, 1999

8) Hanuer SB, Feagan BG, ichtenstein GR, et al：Maintenance infliximab for Crohn's disease：the ACCENT I randomized trial. Lancet 359：1541-1549, 2002

9) Dubinsky MC, Lamothe S, Yang HY, et al：Pharmacogenomics and metabolite mesurement for 6-merucaptopurine therapy in inflammatory disease. Gastroenterology 118 (4)：705-713, 2000

10) Sood A, Midha V, Sood N, et al：Role of azathiopurine in severe ulcerative colitis：one-year, placebo-controlled, randomized trial. Indian J Gastroenterol 19 (1)：14-16, 2000

11) Mete-Jimenez J, Hermida C, Cantero-Perona J, et al：6-mercaptoopurine or methotrexate added to predonisolone induces and maintains remission in steroid-dependent inflammatory bowel disease. Eur J Gastroenterol. Hepatol. 2000；12 (11)：1227-1233

12) Paoluzi OA, Pica R, Marcheggiano A, et al：Azathiopurine ormethotrexate in the treatment of patients with steroid-dependent or steroid-resistant ulcerative colitis：results of an open-label study on efficacy and tolerability in inducing and maintaining remission. Aliment Pharmacol Ther 16 (10)：1751-1759, 2002

13) D'Haens G, Lemmens L, Geboes K, et al：Intravenous cyclosporine versus intravenous corticosteroids as a single therapy for severe attacks of ulcerative colitis. Gatroenterol 120 (6)：1323-1329, 2001

14) Actis GC, Aimo G, Priolo G, et al：Efficacy and efficiency of oral microemulsion cyclosporin versus intravenous and soft gelatin capsule cyclosporin in the treatment of severe steroid-refractory ulcerative colitis：an open-label retrospective trial. Inflamm. Bowel Dis 4 (4)：276-279, 1998

15) Cohen RD, Brodsky AL, Hanauer SB：A comparison of the quality of life in patients with severe ulcerative colitis after total colectomy versus medical treatment with intravenous cyclosporin. Inflamm. Bowel Dis 5 (1)：1-10, 1999

16) Bousvaros A, KirschnerBS, Werlin SL, et al：Oral tacrolimus treatment of severe colitisin children. J Pediatr 137 (6)：794-799, 2000

17) Sawada K, Muto T, Shimoyama T, et al：Multicenter controlled trial for treatment of ulcerative colitis with a leukocytaphresis colum. Current Pharmaceutical Design 9：307-321, 2003

18) Shimoyama T, Sawada K, Hiwatashi N, et al：Safty and Efficacy of granulocyte and monocyte adsoorption aphresis in patients with active ulcerative colitis：A multicenter study. J Clin Aphresis 16：1-9, 2001

19) Kosak T, Sawada K, Ohnishi K, et al：Effect of leukocytaphresis therapy using a leukocyte removal filteri Crohn's disease. Int Med 38：102-111, 1999
20) 澤田俊夫：実地医家のための炎症性腸疾患診療マニュアル―昔の常識・今の非常識―，新興医学出版社，東京，PP1-80, 2001
21) Keller R, Stoll R, Foerster EC, et al：Oral budesonide therapy for steroid-dependent ulcerative colitis：a pilot trial. Aliment Pharmacol Ther 11（6）：1047-1052, 1997
22) Gelbmann CM, Rogler G, Gierend M, et al：Association of HLA-DR genotype and IL-1ra gene polymorphism with treatment failure of budesonide and disease patterns in Crohn's disease. Eur J Gastroenterol Hepatol 13（12）：1431-1437, 2001
23) Rufle W, Fruhmorgan P, Huber W, et al：Budesonide foam as a new therapeutic principle in distal ulcerative colitis in comparison withmesalazine enema, an open controlled, randomized and prospective multicenter pilot study. Z Gastroenterol 38（4）：287-293, 2000
24) Ardizzone S, Doldo P, Ranzi T, et al：Mesalazine foam（Salofalk foam） in the treatment of active distal ulcerative colitis. A comparative trial vs Salofalk ennema. The SAF-3 study group. Ital J Gastroenterol Hepatol 31（8）：677-684, 1999
25) Yacyshyn BR, Barish C, Goff J, et al：Dose ranging pharmacokinetic trial of high dose alicaforsen（intercellular adhesion molecule-1 antisense oligodeoxynucleotid）（ISIS2302）, in active Crohn's disease. Aliment Pharmacol Ther 2002；16（10）：1761-70
26) Ghosh S, Goldin E, Goldon FH, et al：Natalizmab for active Crohn's disease. N Engl J Med 348(1)：68-72, 2003

澤田　俊夫　群馬県立がんセンター

Ⅳ. トピックス

6. ACF をどう考えるか
(1) 実験発癌の立場から

ポイント
- 大腸発癌動物モデルにおいて，前癌病変として提唱された aberrant crypt foci (ACF) であるが，真の前癌性に関しては疑問が残り，多くの議論がなされてきた。
- 近年，われわれのグループは ACF とは基本的に独立した大腸発癌早期病変 β-catenin-accumulated crypts (BCAC) の存在を同定した。
- その後のさまざまな形態学的，および分子生物学的検索により，BCAC はより直接的な前癌病変であることが示唆された。

1. 大腸前癌病変と aberrant crypt foci (ACF)

　組織形態学的変化に基づいた前癌病変の概念に関しては歴史的に多くの議論がある。その存在を認めるにしても，臨床的な概念と組織変化に立脚した概念には差異があり，この用語の使用には注意を払う必要がある。いずれにせよ，前癌病変は発癌の機序を考えるうえできわめて重要な病変である。大腸の直接的な前癌病変としては良性腫瘍である腺腫が該当病変として広く認識されており，大腸の adenoma-carcinoma sequence は，他臓器発癌過程にも応用しうる概念となっている。

　一方，分子生物学的には，遺伝子変異，エピジェネティック変異の蓄積による多段階発癌が明らかになりつつある。特に Vogelstein らによる，大腸における組織学的異型度の進行は遺伝子変異の蓄積を伴うという報告[1]は，形態学的な視点からの多段階発癌の概念に，分子生物学的な裏付けを加えたという点で，大変意義深く，同時にこの報告は前癌病変を考える上での中心的役割を果たしてきた。実験発癌の立場では，肝の酵素変異増殖巣が議論されたように，大腸の aberrant crypt foci (ACF) (**図 1**) が前癌病変として話題となっている。ACF は 1987 年，Bird によって同定された病変で azoxymethane (AOM) などの選択的大腸発癌物質の投与後の大腸に粘膜表層病変として観察される[2]。これらは発癌物質投与後早期に出現することから，イニシエートされた細胞集団とみなされてきた。ヒトでもその存在が知られており，前癌病変と見なしている研究者もいる[3,4]。実際，ACF の一部には組織学的異型が報告されている。動物モデルにおける ACF は大腸発癌物質投与後早期に出現し，周辺粘膜上皮に比し，細胞増殖活性が高く，長期間発癌の標的部位に観察されることにより発癌性の評価，発癌の修飾などの指標として使用されている。しかしながら，ACF の発現と実際の大腸癌の発生が必ずしも相関するわけでなく，大腸癌の抑制物質として期待されたゲニスタインに見られるように短期的には ACF の発現を抑制し，長期的には腫瘍の発生を促進させた例も多く知られている。したがって，ACF がヒトや動物において本当に前癌病変といえるかどうかは強い疑問が残る。また ACF と見なされている病変の多くは病理学的に"過形成"と診断される組織病変を示す。最近，dysplastic ACF という用語も使われているが，このような用語の普及は，そもそもの ACF の定義を逸脱させるもので，時に腺腫も包括している可能性があり，概念の混乱を生じさせるものである。便利な用語であっても，その使用は望ましくないと思われる。

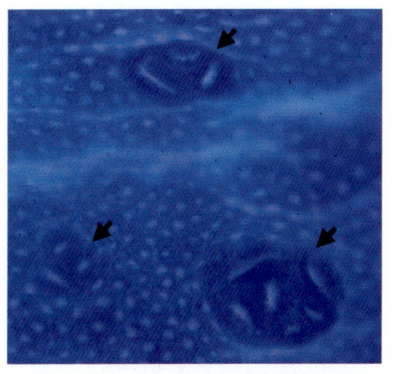

図1 メチレンブルー染色後の前癌状態大腸粘膜表面に観察されるACF（→）
ACFは，周囲から盛り上がり，pericryptal spaceが大きく，周囲より大きなcryptから構成される。

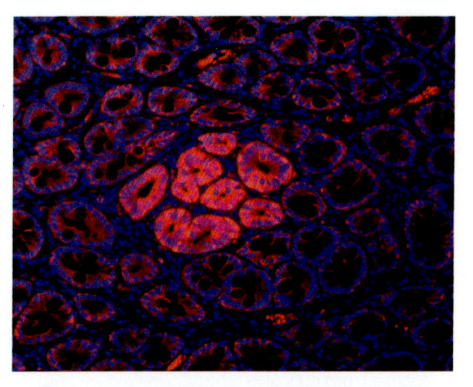

図2 β-Catenin-accumulated crypts（BCAC）
BCACは大腸粘膜を水平断にして，組織学的に検出される粘膜内微小病変で，基本的にACFとは独立した病変である。蛍光免疫染色にてβ-catenin蛋白の細胞質および核への蓄積が確認される。

Wnt pathway異常
(*Apc*、*β-catenin*遺伝子変異)

K-*ras*活性化

Normal crypt

BCAC

ACF

他の異常
(K-*ras*?、*p53*?)

??

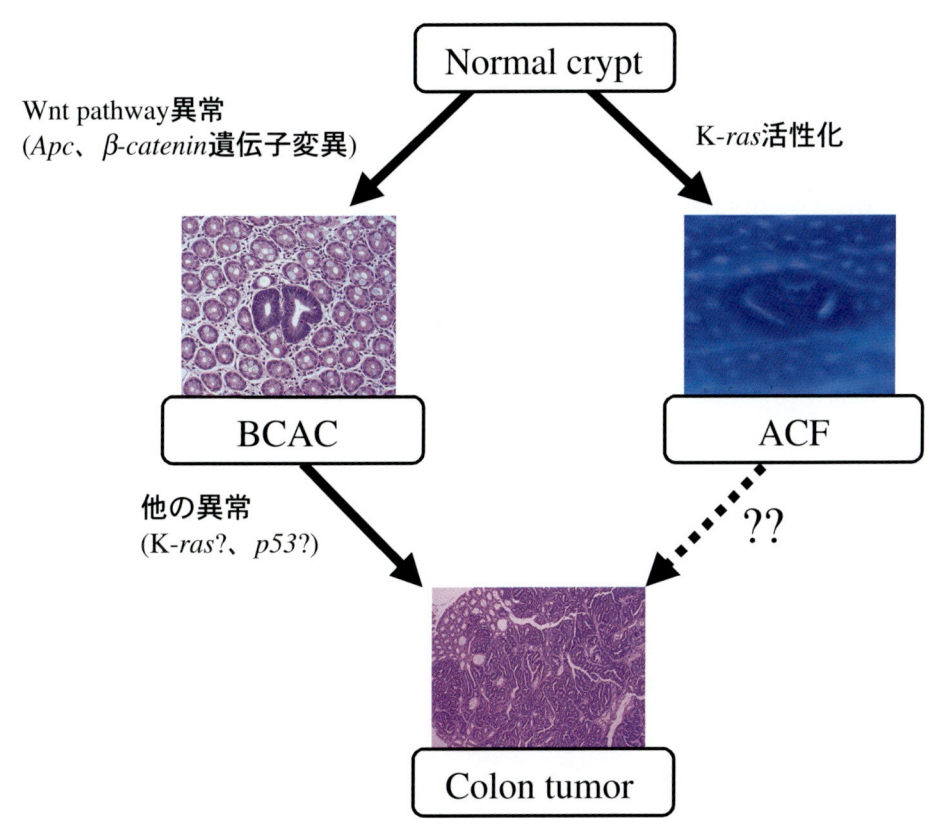

Colon tumor

図3 動物モデルから予想される大腸発癌過程
Apc ^Min/+ マウスに代表されるように，Wnt pathwayの異常はBCACを形成し，さらには大腸腫瘍へと進展する。K-ras活性化マウスはACFを形成するものの，大腸腫瘍は形成しない。ACFから大腸腫瘍への進展はいまだ不明である。

2. β-Catenin-accumulated crypts (BCAC)

　最近，われわれのグループはAOM誘発ラット大腸発癌モデルにおいて，粘膜表面がACFの形態を持たない新たなタイプの早期病変の存在を指摘した[5,6]。この病変は大腸粘膜の連続的な水平断により組織学的に確認されるもので，ACFのように表面構造の変化によって同定されるものではない。これらの病変の組織学的異型度は，ACFより強く，腺腫様構造を呈するものも認められる。またACFと異なり，goblet cellsの顕著な減少および消失が特徴的である。そもそもACFは，周囲から盛り上がり，pericryptal spaceが大きく，周囲より大きな陰窩を有する病変として報告されている。このような特徴は粘液産生能が保たれているからこそ取りうる構造であり，goblet cellsの減少した粘液産生に乏しい特徴を有する新たな病変とは，独立した病変であることがわかる。分子生物学的検索により，AOM誘発ラット大腸発癌モデルでは大腸腫瘍に高頻度の*β-catenin*遺伝子変異が観察され，全例においてβ-catenin蛋白の蓄積を示すことが知られている。興味深いことに，われわれが指摘した早期病変には，ACFよりも高頻度に*β-catenin*遺伝子の変異が存在し，全例においてACFでは明らかではないβ-catenin蛋白の異常蓄積が確認された（図2）。われわれはこの病変を，*β*-catenin-accumulated crypts（BCAC）と名付け検索を続けてきた。形態学的にACFは単一な陰窩が集合して構成されるのに比し，BCACは分岐型の陰窩によって構成されることがわかり，BCACにはパネート細胞が高頻度に介在していることもわかった。このような特徴はBCACがACFに比して，より異分化した細胞集団であることを示唆している。核小体オルガナイザー（AgNORs）を指標とした検索により，BCACはACFより高い細胞増殖能を有することもわかった。このような成績はBCACがACFに比して，より腫瘍に近い病変であることを示唆するものと考えられる。従って，BCACは大腸癌の発生機序の解明の上で有意義であるばかりでなく，大腸発癌物質の検出や，化学予防物質の検出に際しての良い指標としても有望と考えられる[7,8]。

　実際に，われわれは大腸の代表的な発癌促進物質である二次胆汁酸cholic acidのAOMによるACFとBCACの発生に対する影響を比較検討した。その結果，cholic acidはBCACにおいては病巣を形成する陰窩数と大きさを増大させたが，ACFにおいては病巣の大きさを縮小させ，発現率を低下させることがわかった[9]。二次胆汁酸のACF形成に対する抑制効果は以前から他の研究者により報告されており，われわれの結果はBCACの前癌病変としての意義をさらに明らかにしたと考えられる。同様にして，マウスを用いたAOM大腸発癌モデルにおいて，短期実験によるACFおよびBCACの形成と，長期実験の大腸腫瘍の形成パターンを比較検討した。ここでもACFの形成部位，頻度は腫瘍形成のパターンを反映せず，一方でBCAC形成は腫瘍形成とよく相関することがわかった（投稿中）。ラットのみならず，マウスにおいてもBCACの前癌病変としての重要性が強調されつつある。

3. 遺伝子変異マウスモデルと大腸微小病変

最近,われわれはヒトの家族性大腸腺腫症(FAP)の動物モデルである $Apc^{Min/+}$ マウスにおいて興味深い知見を得た。このマウスはヒト FAP とは異なり,小腸に多数の腺腫様病変を形成するにもかかわらず,大腸にはわずかしか腫瘍を形成しないことが知られている。加齢した $Apc^{Min/+}$ マウスの大腸粘膜を連続水平断により観察すると,粘膜内微小腺腫様病変が多数存在することがわかった[10]。それらの微小病変には β-catenin 蛋白の蓄積が確認され,BCAC と基本的に同一の粘膜内病変であることもわかった。重要なことは,$Apc^{Min/+}$ マウスの大腸粘膜表面には ACF は存在しないということである。BCAC が ACF とは独立した病変であることを改めて証明する結果である。一方で,レーザーマイクロダイセクションを用いた実験により,それら粘膜内病変では Apc 遺伝子の LOH がすでに確認され,Apc の LOH のみでは腫瘍形成に不十分であることが示唆された。これらは $Apc^{Min/+}$ マウスにおける大腸腫瘍数の少なさを説明し得る結果と考えられ興味深い。

BCAC において Apc や β-catenin 遺伝子変異をはじめとする Wnt pathway 異常の関与が明らかになりつつあるのに対し,ACF では頻繁に K-ras 遺伝子の活性型変異が観察されている[11]。興味深いことに,活性型 K-ras 遺伝子を発現する遺伝子改変マウスでは,大腸に ACF の形成を認め,K-ras の活性化が ACF 形成に重要な役割を果たすことが示唆されている[12]。K-ras の変異は大腸癌においても報告されており,その意味において,ACF が前癌病変であることを否定することはできない。しかしながら,注目すべきことに,ACF を形成する活性型 K-ras マウスには,大腸腫瘍は発生しない。一方で BCAC を形成する $Apc^{Min/+}$ マウスには大腸腫瘍形成が認められる。これらモデルマウスの表現型の違いは,大腸発癌において遺伝子変異の順序が重要であることを示唆しているものと考えられる。実際に Wnt pathway 異常は,大腸発癌の gate keeper の役割を果たすことが多くの実験により支持されているのに対して,K-ras に関しては発癌中期以降での重要性が強調されている。このような結果も BCAC の前癌病変としての重要性を示唆するものである(図3)。

まとめ

以上のように,動物モデルによって提唱され,定義づけられた ACF であるが,BCAC という新たなタイプの早期病変の出現により,同じ動物モデルにおいて,その重要性が希薄化されつつある。ヒトにおいて ACF の前癌性としての重要性を強調する結果が多数報告されているが,BCAC 類似病変の検索なしには真のヒト大腸前癌病変の同定はできないと思われる。特に工藤らの提唱する表面構造のⅢs,Ⅴ型パターン[13]を有する微小病変や,さらには粘膜表面からは同定できない微小粘膜内病変の詳細な検索が必要であろう。また,分子生物学的には K-ras 活性化と ACF 形成との関連性が注目され,多数報告されてきたが,イニシエーション期における K-ras 活性化の重要性はいまだ示されていない。その意味において ACF は早期病変とすることはできても,前癌病変と見なすには不十分であると考える。

■参考文献

1) Vogelstein B, Fearon E, Hamilton S, Kern S, Preisinger A, Leppert M, Nakamura Y, White R, Smits A

and Bos J：Genetic alterations during colorectal-tumor development. *N Engl J Med* 319：525-532, 1988
2) Bird R：Observation and quantification of aberrant crypts in the murine colon treated with a colon carcinogen：preliminary findings. *Cancer Lett* 37：147-151, 1987
3) Pretlow T, O'Riordan M, Pretlow T and Stellato T：Aberrant crypts in human colonic mucosa：putative preneoplastic lesions. *J Cell Biochem* 16G：55-62, 1992
4) Takayama T, Katsuki S, Takahashi Y, Ohi M, Nojiri S, Sakamaki S, Kato J, Kogawa K, Miyake H and Niitsu Y：Aberrant crypt foci of the colon as precursors of adenoma and cancer. *N Engl J Med* 339：1277-1284, 1998
5) Yamada Y, Yoshimi N, Hirose Y, Kawabata K, Matsunaga K, Shimizu M, Hara A and Mori H：Frequent β-catenin gene mutations and accumulations of the protein in the putative preneoplastic lesions lacking macroscopic aberrant crypt foci appearance, in rat colon carcinogenesis. *Cancer Res* 60：3323-3327, 2000
6) Yamada Y, Yoshimi N, Hirose Y and Mori H：Sequential analysis of morphological and biological properties of β-catenin-accumulated crypts, provable preneoplastic lesions independent of aberrant crypt foci in rat colon carcinogenesis. *Cancer Res* 61：1874-1878, 2001
7) Yamada Y, Yoshimi N, Hirose Y, Hara A, Shimizu M, Kuno T, Katayama M, Zheng Q and Mori H：Suppression of occurrence and advancement of β-catenin-accumulated crypts, possible premalignant lesions of colon cancer, by selective cyclooxygenase-2 inhibitor, celecoxib. *Jpn J Cancer Res* 92：617-623, 2001
8) Kuno T, Yamada Y, Hirose Y, Katayama M, Sakata K, Hara A, Saji S and Mori H：Induction of apoptosis by sulindac in azoxymethane-induced possible colonic premalignant lesions in rats. *Jpn J Cancer Res* 93：242-246, 2002
9) Hirose Y, Kuno T, Yamada Y, Sakata K, Katayama M, Yoshida K, Qiao Z, Hata K, Yoshimi N and Mori H：Azoxymethane-induced beta-catenin-accumulated crypts in colonic mucosa of rodents as an intermediate biomarker for colon carcinogenesis. *Carcinogenesis* 24：107-111, 2003
10) Yamada Y, Hata K, Hirose Y, Hara A, Sugie S, Kuno T, Yoshimi N, Tanaka T and Mori H：Microadenomatous lesions involving loss of Apc heterozygosity in the colon of adult *Apc* (*Min*/+) mice. *Cancer Res* 62：6367-6370, 2002
11) Yamada Y, Oyama T, Hirose Y, Hara A, Sugie S, Yoshida K, Yoshimi N and Mori H：β-*Catenin* mutation is selected during malignant transformation in colon carcinogenesis. *Carcinogenesis* 24：91-97, 2003
12) Johnson L, Mercer K, Greenbaum D, Bronson RT, Crowley D, Tuveson DA and Jacks T：Somatic activation of the K-*ras* oncogene causes early onset lung cancer in mice. *Nature* 410：1111-1116, 2001.
13) Kudo S, Rubio CA, Teixeira CR, Kashida H and Kogure E：Pit pattern in colorectal neoplasia：endoscopic magnifying view. *Endoscopy* 33：367-373, 2001

山田　泰広，森　秀樹　岐阜大学医学部腫瘍病理

6. ACF をどう考えるか
(2) ヒト ACF は前癌病変か？　動物実験と対比して

ポイント

- ヒト大腸を未固定のままメチレンブルーにて染色して実体顕微鏡下に観察すると，メチレンブルーに濃染する大きな腺管の集簇，つまり ACF が認められる。
- ACF は病理組織学的に dysplastic ACF と nondysplastic ACF に分類され，後者はさらに Hyperplastic ACF と Nonhyperplastic（Simple）ACF に分類される。
- いずれのタイプの ACF においても，構造上腺管の分岐（Connected Cryptal Structure）がしばしば認められることが特徴である。ACF，特に dysplastic ACF では細胞増殖活性の亢進が認められる。
- ACF においては既に K-ras 遺伝子変異が高率に認められるが，APC 遺伝子変異はないか，あっても低率である。
- 健常人，大腸腺腫患者，癌患者の順に，ACF の数，大きさ，dysplastic ACF の占める率が増加する。
- ACF の一部（特に dysplastic ACF）が腺腫を経て癌になるという発癌経路の存在が示唆されている。

　1987 年 Bird は発癌物質を投与したマウス大腸にメチレンブルーに濃染する微小病変を実体顕微鏡下に観察し，aberrant crypt foci（ACF）と命名した[1]。1991 年 Pretlow らはヒト大腸癌の手術摘出標本の非癌部をメチレンブルーにて染色し，実体顕微鏡下にヒト ACF を初めて観察して報告した[2]。その後，ヒト ACF においても，動物の ACF と同様に K-ras などの遺伝子異常を有することが報告され[3~5]，ACF がヒトにおいても大腸癌の前病変である可能性を示唆する報告が相次いでいる。

　本稿では，まずヒト ACF に関するこれまでの報告をわれわれのデータを含めて概説するとともに，ヒトにおける ACF の意義，動物の ACF との違いについて検討する。

1. ヒト ACF の定義と分類

　ACF は，前述の通り発癌剤処理したマウスまたはラットの大腸を未固定のままメチレンブルーにて染色し，実体顕微鏡下に観察して認められる病変であり，以下のように定義されている。すなわち，①肉眼的には正常に見える大腸粘膜，②実体顕微鏡を用いて観察しうるメチレンブルーに濃染する腺管の集まり，③正常腺管より大きい腺管からなる，と定義されている[1]。④として pericryptal space が広いこと，が定義の一つに含まれることがある。Pretlow らは，この定義に従ってヒト大腸に初めて ACF を観察しており，その後の研究もこれらの定義に従っている。

　ヒト ACF は，組織学的に heterogneous な病変であり，大きく dysplastic type と nondysplastictype に分類されている。Nondysplastic ACF はさらに hyperplastic ACF と nonhyperplastic ACF（simple ACF）に分類される[6,7]。通常，ACF は切除大腸の未固定標本を用いて観察するが，われわれは拡大

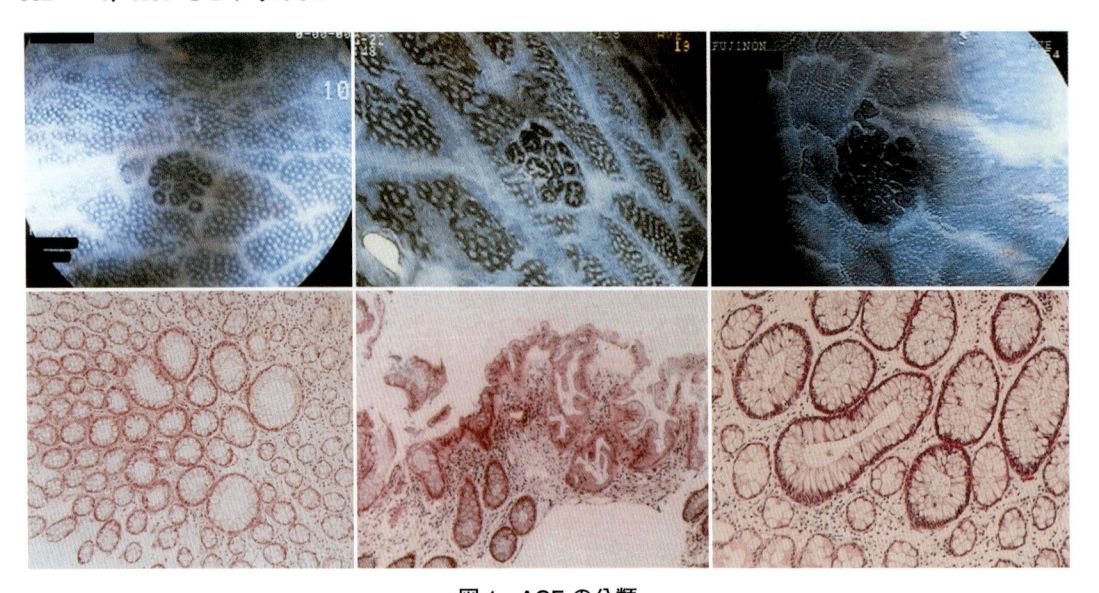

図1　ACFの分類
A：Nondysplastic-nonhyperplastic ACF（simple ACF），B：Hyperplastic ACF，C：Dysplastic ACF

内視鏡を用いて観察しているので，そのメチレンブルー染色像および組織像を図1に示す。Dysplastic ACFはACF全体の5〜20%，hyperplastic ACFはACF全体の16〜19%であり，残りの大部分（61〜79%）はdysplasiaやhyperplasiaの無いsimple ACFである[5〜7]。しかし，Suiら[8]はACF組織全体の連続切片を作成して病理組織学的に検討したところ，ACFの54%にdysplasia（軽度，中等度または高度異形）があったと報告している。Roncucciら[6]やJassら[9]は，dysplastic ACFはいわゆるmicroadenomaと同等である可能性を指摘している。彼らによると，microadenomaは通常フォルマリン固定HE標本を顕微鏡下に観察して診断されるが，同じ病変を未固定のままメチレンブルー染色を行い実体顕微鏡下に観察するとACF（dysplastic）として観察されると報告している。

2．ヒトACFとhyperplastic noduleの違い

わが国では，拡大内視鏡と色素内視鏡が広く普及しており，消化器内視鏡医が大腸，特に直腸にある小さなhyperplastic noduleを観察する機会が多く，この病変とACFはどこが違うのかと疑問を持つものがいる。しかし，hyperplastic noduleは肉眼的に小結節として観察しうる病変なので，ACFの定義にはあてはまらない。ただし，ACF，特にhyperplastic ACFの一部はhyperplastic noduleに進展する可能性はある。

なお，ACFが何型のpitを呈するのか聞かれることがある。通常pit patternを見るときにはインジゴカルミンを用いることが多いが，インジゴカルミンは細胞内に吸収されないので，この方法でACFを観察することは困難である。ACFは，拡大内視鏡を用いてメチレンブルーを散布した後よく洗浄して初めて観察される病変である。つまり，メチレンブルーの吸収能の高く，同色素に濃染する細胞（腺管）からなる。メチレンブルーの染色を行いpit診断すると，大部分はpit 1であるが，

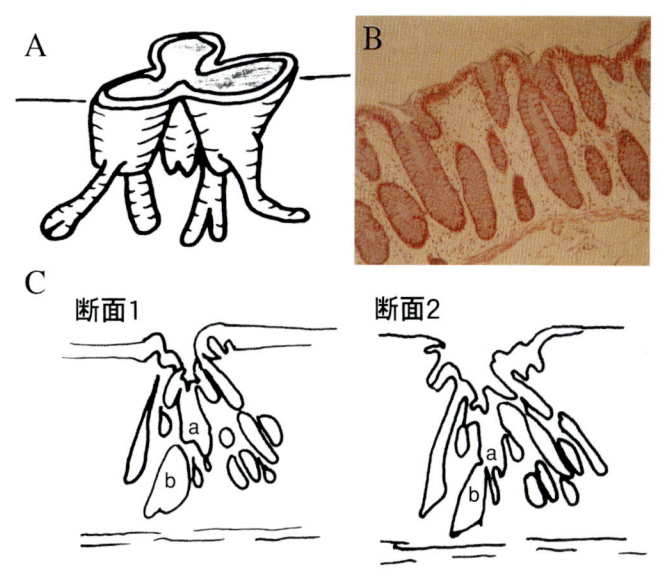

図2 ACFにおける腺管の分岐
A：腺管分岐（Connected Cryptal Structure；CCS）の立体構造。B：実際のACF組織におけるCCS。C：切断面によるCCSの見え方

（文献[10]図7，8を一部改変）

pit 2または3Lを呈するものもある。特に，dysplastic ACFはpit 3Lを呈することがある。

3．ACFの構造と細胞動態

Kristtら[10]は，ACFの特徴的な構造として腺管の分岐をあげており，この分岐構造（Connected cryptal structure；CCS）は腺管の分裂異常によって生じると報告した（図2）。このCCSは，dysplastic ACF，hyperplastic ACF，simple ACFなどのACFのtypeに関係なく共通に認められる特徴であり，ここに発癌物質がたまり腺腫に進展するという説もある。

Roncucciらは，正常腺管に比べてACFでは1腺管あたりの細胞数が有意に多いこと，さらに細胞増殖活性を反映するBromodeoxyuridine（BrdUrd）のlabeling indexが有意に高いことを報告した。Shpitzら[11]は，PCNAのlabeling indexを検討し，ACF，特にdysplastic ACFでは正常腺管に比べて亢進し，増殖帯が管腔側に移行していることを報告している（表1）。

4．ACFの遺伝子異常

ラットのACFでは，しばしばK-*ras*変異が認められることが報告されていたが，1993年Pretlowら[3]はヒトACFにおいてもK-*ras*変異が73％に認められたと報告した。その後，Yamashitaら[4]やわれわれも[6,12,13]，ACFにはK-*ras*変異が高率に認められることを報告した。Jenらは，Dysplastic ACF

表1 ACFおよびポリープにおける PCNA Labeling Index*

	腺管の部位**		
	下部	中部	上部
正常粘膜	40.5±14	25.8±11	4.7±4
Hyperplastic ACF	54.5±17	42.8±17	21.7±11
Dysplastic ACF	58.8±9	55.8±12	32.3±19
小さい腺腫	65.0±12	56.7±13	57.3±19
大きい腺腫	68.1±9	69.1±9	68.9±11
過形成性ポリープ	49.9±13	41.3±11	26.8±9

*Proliferating Cell Nuclear Antigen Labeling Index（Mean±SD）
**腺管を上，中，下に三等分してそれぞれのラベリングインデックスを算出した．

（文献[11]表3を一部改変）

では APC 変異が陽性（1/1）であるが，nondysplastic ACF では陰性（0/19）であることを報告した．Otori ら[14]は，ACF では dysplastic type においても APC 変異の陽性率は低いことを報告した．われわれも，15例の dysplastic ACF における APC と β-catenin の解析を行ったが，いずれも変異は認められなかった[15]．その後，Hao らは dydsplastic ACF の何割かにおいて β-catenin の発現量が増加していると報告している．一方，ヒト ACF のマイクロサテライト不安定性（MSI）を調べ，約10％に異常があったという報告もある．また，Sui ら[16]はヒト ACF の HUMARA 解析を行い，高率にクロナリティーが認められることを示し，ACF の大部分は hyperplastic な病変ではなく，neoplastic lesion であると主張している．

5．健常人，大腸ポリープおよび癌患者における ACF の解析

動物と異なりヒトにおいては，ACF を経時的に観察し，ACF から腺腫，ひいては癌になる過程をみることは困難である．そこで，腺腫や癌と ACF の数や頻度を間接的に検討し，ACF が前癌病変であることを立証しようという試みがなされた．われわれは，拡大内視鏡を用いてヒト ACF を観察し，健常人，ポリープ患者および癌患者の ACF を解析し，以下のことを明らかにした．すなわち，①ACF の頻度，数，dysplastic ACF の割合は健常人，大腸ポリープ患者，癌患者の順に増加すること（図3），②大腸ポリープ患者では，ポリープ数に比例して ACF の数，特に dysplastic ACF，大きな ACF の数が増加すること，③ACF が実際にポリープ（腺腫）の基部に合併した例があること，である．われわれは，これらのことから ACF が adenoma-carcinoma sequence の precursor である可能性を指摘した[5,17]．Roncucci ら[18]，Shpitz ら[19]もわれわれと同様の結果を示し，ACF が腺腫の前病変である可能性を指摘した．

図3 健常人，大腸腺腫および癌患者における ACF の陽性率と数

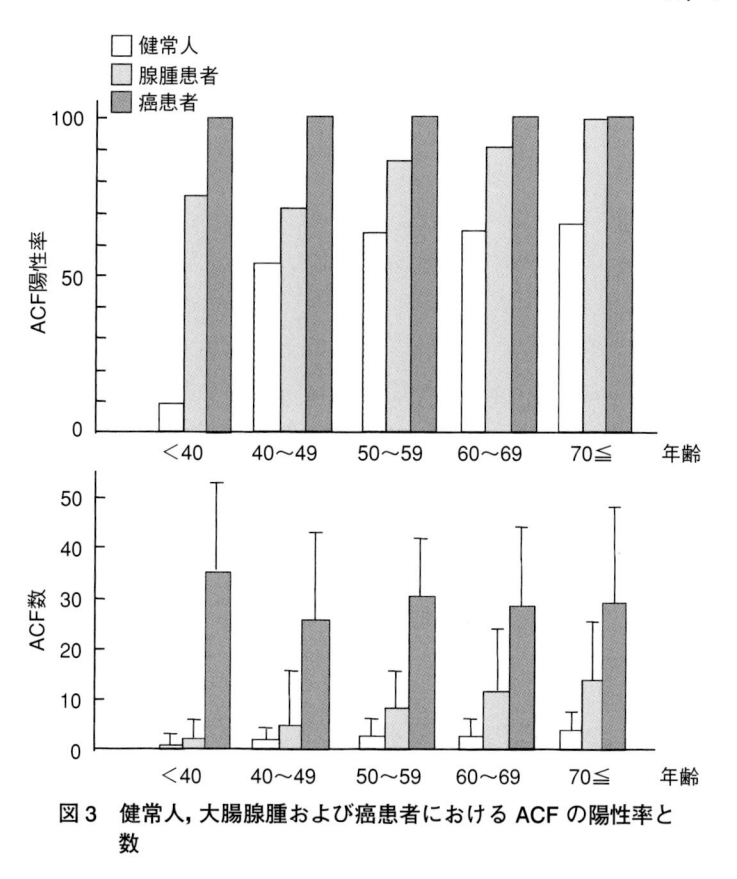

6．前癌病変としての ACF

以上述べたように，ACF の細胞動態，遺伝子解析の結果より，dysplastic ACF が polyp（腺腫）になるという仮説は正しいと考えられる。問題は，nondysplastic ACF が dysplastic ACF を経てポリープに進展するか否かである。Otori ら[20]は，nondysplastic ACF と dysplastic ACF（彼らは stageI abnormality と呼んでいる）が混在する病変を見い出し，前者から後者に移行することを主張している。また，Siu らは前述の通り，nondysplastic ACF の連続切片をよく見ると半数以上に dysplasia が存在し，かつ HUMARA 解析でクロナリティーが認められることから，nondysplastic ACF から dysplastic ACF に移行しうると主張している。以上のことから，simple ACF の少なくとも一部は dysplastic ACF を経て腺腫，ひいては癌になりうると考えている。

7．ヒト ACF と動物の ACF との比較

ラットやマウスに大腸発癌剤を投与すると，4～6ヵ月後にはほぼ全例に癌またはポリープが形成されるが，通常この2～3ヵ月前から ACF が観察されている。癌化の過程の詳細は他稿に譲るが，

発癌剤を投与して経時的にACFを観察すると，徐々にdysplasiaの程度が増強し，やがて癌になることが報告されている．実際に，犬の直腸に拡大内視鏡を挿入固定し，発癌剤を投与すると，やがて形成されるACFから実際にポリープを経て癌になるところが観察され，ACFが前癌病変であることが立証されている[21]．一方，ヒトは，一生のうちに種々の発癌剤に暴露されるが，癌化するまでのスパンが長く，大部分のヒトではポリープや癌を発症しない．しかし，理論的には動物と同様にその初期病変（ACF）は存在するはずである．

家族性大腸腺腫症（以下，FAP）のモデルマウスであるMinマウスにおいてもACFが多数認められることが報告されているが，これらのACFはアゾキシメタンを投与して形成されるACFとはメチレンブルーの染色性が少し異なることが報告されている．われわれもFAP患者にはACFが多数認められるが，そのメチレンブルー染色性が少し低いこと，FAP患者にはdysplastic ACFが多く，これらのACFはいずれもすでにAPC変異が2-hitされている（100％，9/9）ことを報告した[15]．以上のように，Min mouseのACFはFAPのACFと類似し，アゾキシメタン投与により生ずるACFはヒトのsporadic ACFに類似するようである．

まとめ

現在，マウスやラットなどの実験動物を用いたACFの研究は盛んに行われており，これらのACFの観察は種々の化学物質の発癌予防効果を検討する評価基準の一つとして用いられている．しかし，ヒトACFの研究は大腸癌の多い欧米においても十分には進んでいない．われわれは現在，ヒトACFを評価基準としてNSAIDsやCOX-2阻害剤のchemopreventive agentsとしての有効性を検討するrandomized clinical trialを行っている．今後，ヒトACFの研究がさらに進み，大腸癌発癌機序の解明，さらにはその治療や予防に役立つことを期待したい．

■参考文献

1) Bird RP：Observation and qualification of aberrant crypts in the murine colon treated with a colon carcinogen：preliminary findings. Cancer Lett 37：147-141, 1987
2) Pretlow TP, Barrow BJ, Ashton WS, et al：Aberrant crypts：putative preneoplastic foci in human colonic mucosa. Cancer Res 51：1564-1567, 1991
3) Pretlow TP, Brasitus TA, Fulton NC, et al：K-ras mutations in putative preneoplastic lesions in human colon. J Natl Cancer Inst 85：2004-2007, 1993
4) Yamashita N, Minamoto T, Ochiai A, et al：Frequent and characteristic K-ras activation and absence of p53 protein accumulation in aberrant crypt foci of the colon. Gastroenterology 108：434-440, 1995
5) Takayama T, Katsuki S, Niitsu Y, et al：Aberrant crypt foci as precurosors of adenoma and cancer. N Engl J Med 339：1277-1284, 1998
6) Roncucci L, Stamp D, Medline A, et al：Identification and quantification of aberrant crypt foci and microadenomas in the human colon. Hum Pathol 22：287-294, 1991
7) Di Gregorio C, Losi L, Fante R, et al：Histology of aberrant crypt foci in the human colon. Histopathology. 30：328-334, 1997
8) Siu IM, Pretlow TG, Amini SB, et al：Identification of dysplasia in human colonic aberrant crypt foci.

Am J Pathol 150：1805-1813, 1997

9) Jass JR, Whitehall VL, Young J, et al：Emerging concepts in colorectal neoplasia. Gastroenterology 123：862-876, 2002

10) Kristt D, Bryan K, Gal R：Colonic aberrant crypts may originate from impaired fissioning：relevance to increased risk of neoplasia. Hum Pathol 30：1449-1458, 1999

11) Shpitz B, Bomstein Y, Mekori Y, et al：Proliferating cell nuclear antigen as a marker of cell kinetics in aberrant crypt foci, hyperplastic polyps, adenomas, and adenocarcinomas of the human colon. Am J Surg 174：425-430, 1997

12) Miyanishi K, Takayama T, Niitsu Y, et al：Glutathione transferase-π overexpression is closely associated with K-ras mutation during human colon carcinogenesis. Gastroenterology 121：865-874, 2001

13) 高山哲治, 勝木伸一, 新津洋司郎：Aberrant crypt foci の遺伝子変化と癌化. 臨床成人病 28：793-798, 1998

14) Otori K, Konishi M, Sugiyama K, et al：Infrequent somatic mutation of the adenomatous polyposis coli gene in aberrant crypt foci of human colon tissue. Cancer 83：896-900, 1998

15) Takayama T, Ohi M, Niitsu Y：Ananlysis of K-ras, APC and β-catenin in aberrnt crypt foci in patients with adenoma and cancer, and familial adenomatous polyposis. Gastroenterology 121：599-611, 2001

16) Siu IM, Robinson DR, Schwartz S, Kung HJ, Pretlow TG, Petersen RB, Pretlow TP：The identification of monoclonality in human aberrant crypt foci. Cancer Res 59：63-66, 1999

17) 新津洋司郎, 高山哲治：消化器疾患の病態, 診断及び治療の進歩 大腸腺腫, 癌の前病変. 日内会誌 90：22-28, 2001

18) Roncucci L, Modica S, Pedroni M, et al：Aberrant crypt foci in patients with colorectal cancer. Br J Cancer 77：2343-2348, 1998

19) Shpitz B, Bomstein Y, Mekori Y, et al：Aberrant crypt foci in human colons：distribution and histomorphologic characteristics. Hum Pathol 29：469-475, 1998

20) Otori K, Sugiyama K, Hasebe T, et al：Emergence of adenomatous aberrant crypt foci (ACF) from hyperplastic ACF with concomitant increase in cell proliferation. Cancer Res 55：4743-4746, 1995

21) Sugiyama K, Oda Y, Otori K, et al：Induction of aberrant crypt foci and flat-type adenocarcinoma in the colons of dogs by N-ethyl-N'-nitro-nitrosoguanidine and their sequential changes. Jpn J Cancer Res. 88：934-940, 1997

高山　哲治, 新津　洋司郎　札幌医科大学第四内科

あとがき

　消化器癌のサーベイランスは，2001年の暮に2002年の木曜会講演として企画されたものが本書になったことは，木村健（編集担当：平塚胃腸病院附属予防生態研究所）先生の序説にある通りです。本来，2002年に上梓する予定であったが，色々な事情で今になりました。サーベイランスという言葉は，木村健先生の序説によればかなり多様な要素をもったもののようですが，わが国ではフォローアップが経過をみる，サーベイランスが計画的経過観察など，サーベイランスに若干精査の意味が含まれると理解されているようです。この日本風ニュアンスの違いは本書ではあまり重要では無いと思われます。いずれにしても，対象になる疾患をいかに効率良くみつけだすかが，本書のテーマです。内容は消化器癌としたので，多岐にわたることになり，若干広く浅くなる危険性を孕んだ企画でしたが，執筆者の絶大なる御尽力で一つ一つの項目が臨床に密着したすばらしい内容になっています。短期間にすばらしい原稿を作り上げていただけた執筆者の先生方に心から御礼申し上げるとともに，積極的に木曜会に関係した先生方が中心になって執筆して頂けたのは，常岡健二先生，竹本忠良先生，平塚秀雄先生らのご威光と40年以上にわたる木曜会の歴史のおかげと思っております。木曜会を支えてこられた平塚胃腸病院，ゼリア新薬をはじめとする関係各位の皆様にも御礼申し上げたい。本書のもう一つの特徴は，トピックスという項目でいくつかの最新の話題をまとめて提供できたことです。木村健先生，加藤洋先生（癌研究会癌研究所）と企画した中でもっとも工夫が必要なところでした。したがってそれぞれの執筆者には大変苦労をかけたと思います。この項目を担当して頂けた先生は木曜会とは今まであまり関係がない，あるいは分野が違う先生方が殆どであったにも関らず，この企画に御賛同願い，執筆を快く引き受けていただけたことを感謝致します。最後になりましたが，短時間にこの本を上梓することができたのは，服部治夫氏をはじめとする新興医学出版社の絶大なる御協力によったことを明記し，あとがきと致します。

　　　　　　　　　　　　　　　　　　　　　　　獨協医科大学　病理学（人体分子）　藤盛孝博

和文索引

あ

アダカラム 322
アデノウイルス 309
アデノウイルスベクター 309
アポトーシス誘導療法 296
アルコール 220
アルコール性膵炎 218
アルコール脱水素酵素 304
アルゴンプラズマ凝固装置 33
アルデヒド脱水素酵素 304
亜区域切除 279
悪性度 270
安全期間 18

い

イマティニブ 137
インターロイキン 1 305
インテグリン 311
インフォームド・コンセント 19
胃炎 67
胃癌 73,82,305
胃癌検診 11
異時性異所多発 112,114
萎縮性胃炎 68,87
胃食道静脈瘤 282
異所性大腸腫瘍 167
遺残再発 179
遺残・再発病変 35
一塩基多型 302
一過性下部食道括約部弛緩 62
一括切除術 25
遺伝因子 303
遺伝子異常 70,196,198
遺伝子解析 274
遺伝子検査 157,158
遺伝子診断 258
遺伝子多型 71,85

遺伝子治療 298,309
遺伝子変異マウス 329
遺伝性膵炎 220
胃ドック 16
胃粘膜下腫瘍 132
胃発癌 82
胃噴門腺 99
医療経済 155

う

ウイルスベクター 309

え

エストロゲンレセプター遺伝子（ER） 191
エタノール注入法 278
エピジェネテック 191
エラスターゼI 251
炎症性 polyp 104
炎症性腸疾患 162
円柱上皮 30

お

オーダーメイド 49
欧米化 9

か

カハールの介在細胞 127
カプセル内視鏡 159
潰瘍性大腸炎 8,184
化学放射線療法 53
化学療法 136
拡大郭清 275
拡大肝右葉・肝十二指腸間膜・膵頭十二指腸切除術 290
拡大観察用スコープ 159
拡大内視鏡 40

核分裂像 134
家族歴 156
家族歴のある大腸癌 162
肝移植 285
癌遺伝子産物 295
癌易罹患性 307
肝癌死亡数 278
環境因子 303
癌拒絶抗原遺伝子 315
間欠的全肝阻血法 283
癌検診 10
肝細胞癌 230,232,278,285
癌自然史 18
肝実質切離法 284
管状腺癌 270
間接 X 線検査 11
肝切除 134
肝切除後の合併症 284,285
肝切除術の手術適応 278
完全切除の基準 113
肝転移 134,272
癌登録 10
癌発見頻度 20
肝不全 284
癌抑制遺伝子産物 295
癌ワクチン 315

き

キャプシド 311
キャプシド変異型 310
キラー T 細胞（CTL） 315
偽陰性 18
既往歴 156
危険因子 250,273
喫煙 220,250
基底細胞層 63
逆流性食道炎 8,28,104
吸引法 24
急性膵炎 219
急性胆管炎 239

胸腔鏡 50,51
胸腔鏡下核出術 132
鏡視下手術 132
局所遺残再発 112
局所遺残再発までの期間 114
局所遺残再発率 113
局所再発 165
局所切除 132
局所切除術 24
魚類脂質 7

く

クリーンコロン 168,180
クローン病 8,195

け

経肝動脈的塞栓 278
経口胆道鏡検査 239
系統的な肝切除 281
経乳頭的 IDUS 241
経皮経肝胆道鏡 239
経皮経肝的門脈塞栓術 289
頸部郭清 51
頸部リンパ節 50
外科手術適応基準 281
外科切除 274
外科治療 6
血管造影検査 239
血清ペプシノーゲン 12
健康診断 155
検査別大腸癌発見頻度 21
検査法別胃癌発見頻度 17
健常人 159

こ

コットンラット 311
コロイド様分泌 199
コンプライアンス 179
抗 TNF-α 抗体 321
高危険病変 250
高度異型腺腫 165
行動療法 6
腔内超音波検査 239

高濃度造影剤 11
後腹膜再発 272
肛門直腸指診 156,157
高用量 CsA 322
高リスク群 180
高齢者 161
固有食道腺 99
5年生存率 270

さ

サーベイランス 21,112,167
サイトカイン 84
細径スコープ 159
再切除 285
細胞運動・接着 297
細胞周期 297,310
細胞周期調節機構 263
柵状血管 30
殺腫瘍ウイルス 309
酸分泌の回復 60
3領域郭清 51

し

色素内視鏡法 30
疾患関連遺伝子 303
集学的治療 275
十二指腸潰瘍 305
住民検診 155
手術歴 161
樹状細胞（Dendritic cell；DC） 316
受診勧奨 18
術後化学療法 51
術後管理 284
術後放射線療法 51
術前化学放射線療法 52
術前化学療法 52
術前必須検査 280
術中超音波 283
腫瘍関連抗原 221
腫瘍血管新生 297
腫瘍血管新生抑制療法 296
腫瘍条件 280

腫瘍数による肝切除術の条件 281
腫瘍マーカー 157,251
腫瘍様病変 83
腫瘤形成性膵炎 223
消化管間質腫瘍 127
消化管間葉系腫瘍 127
消化器癌 10
消化吸収障害 218
小膵癌（TS1 膵癌） 271
小腸癌 196
上皮増殖因子受容体 296
上皮内癌 256,271
上部消化管内視鏡検査 243
初回除菌治療 90
除菌 82,119
除菌後胃食道逆流症 60
除菌後の体重増加 61
食塩と胃癌 70
食事性因子 86
食事制限 7
食事療法 6
食道胃境界線 99
食道胃接合部癌 99
食道・胃同時集検 11
食道癌 304
食道癌検診 11
食道腺癌 62
食道噴門腺 99
食道扁平上皮 99
食道裂孔ヘルニア 60
植物性脂質 7
人口寄与危険度 305
浸潤性膵管癌 270
深達度診断 40
腎不全 218

す

スクリーニング 10,155
スナネズミ 83
髄外性形質細胞腫 121
膵癌 218,258,270
膵管狭窄 223
膵癌高危険群 273
膵管内浸潤 271

膵管内超音波検査　255
膵管内乳頭腫瘍　250
膵管内乳頭粘液性腫瘍　291
膵石症　219,221
膵臓　258
膵頭十二指腸切除　289
膵頭神経叢　289
膵内神経浸潤　271

せ

セクレチン試験　217
セルソーバ　322
センチネルリンパ節　49
生活様式　9
生活歴　156
制限増殖型　310
制限増殖型ウイルス　298
生殖細胞系列　302
生体部分肝移植　285
精度管理　10,12
切開剝離法　33,178
絶対完全切除　113
線維筋層　288
前癌病変　335
腺腫　161
全層切除術　24
全大腸内視鏡　158
全大腸内視鏡検査　13,20,22

そ

造影 US　253
早期 Barrett 腺癌　33
早期胃癌　107
相対完全切除　113
測定理論　169

た

大細胞型 B リンパ腫　119
体細胞系列　302
大腸癌　8,155,161,165,197,306
大腸癌検診　13
大腸癌サーベイランス　142,174

大腸癌サーベイランスの標準化　148
大腸癌の発生率　170
大腸癌の予防　141
大腸腫瘍の異時性多発　168
大腸前癌病変　326
大腸腺腫　145,306
大腸腺腫の多発性　167
大腸早期癌　168
大腸内視鏡検査　141
大腸内視鏡プログラム　141
体部胃炎　60
多断面再構成像　130
多中心性発癌　233
担癌亜区域染色　283
胆管癌　239
胆管生検　241
胆道　258
胆道癌　239,258
胆道ドレナージ術　240
胆嚢癌　239,245,298,311

ち

チオ硫酸ナトリウム　46
チロシン・キナーゼ阻害剤　134
逐年個人データベース　22
注腸 X 線　13
注腸 X 線二重造影　158
超音波検査　239
超音波検者の育成と教育　14
超音波検診　14
超音波内視鏡検査　239
腸上皮化生　73
超選択的胆嚢動脈造影　246
直腸鏡　158
痔瘻癌　199

つ

通常スコープ　159

て

デノボ癌　181
テロメラーゼ　85,224

テロメラーゼ活性　233,234
転移抑制療法　296

と

同日併用法　22
糖尿病　218,219,250,273
動物性脂質　7
動物モデル　298
特殊円柱上皮　31

な

ナチュラルキラー（Natural killer；NK）　319
内視鏡集検　11
内視鏡超音波下針生検　131
内視鏡超音波検査　129
内視鏡治療率　17,21
内視鏡治療歴　161
内視鏡的核出　132
内視鏡的胆道膵管造影　239
内視鏡的粘膜切除術　24,40,107,112
内視鏡の見逃し　12

に

二次性糖尿病　222
乳頭　63
乳頭内血管　41
乳頭部癌　239,242
IIa 型接合部癌　101
2 チャンネルスコープ法　113

ね

粘液癌　198,199
粘液産生膵腫瘍　223
粘膜下腫瘍　129,131
粘膜癌　25
粘膜関連リンパ装置　119

は

ハイリスク集団　19

和文索引

バレット上皮　99
バレット食道　62
胚中心細胞類似細胞　120
発芽大麦　323
発癌　67
白血球除去療法　320
反回神経リンパ節　50

ひ

ヒト ACF　332
ヒト型 entanercept　321
非アルコール性膵炎　218
非完全切除　113
微細血管構造　42
微小転移　48
非侵襲的スクリーニング法　192
肥満症　6
表在食道癌　40
標準化　13
標準郭清　275
標準治療　53
表層型病変　120
表層性胃炎　68

ふ

ブデソナイド　323
プロバイオティックス　323
プロピオン酸ベクロメサゾン
　　323
腹痛　251
腹部超音波　252
腹膜転移　134
腹腔鏡　50
腹腔鏡下胃局所切除　132
腹腔鏡下手術　323
腹腔鏡補助手術　133
部分切除　132
分化型腺癌　68
分化誘導療法　296
分子生物学的マーカー　198
分子標的治療　295

へ

ペプシノーゲン　16
ヘリカル CT　253
ヘリカルダイナミック CT　279
ヘリコバクター・ピロリ　305
変異　302
辺縁帯 B 細胞リンパ腫　119
便潜血検査　13,157
扁平上皮腺上皮境界部　99

ほ

ホモシステイン　307
ポリペクトミー　132

ま

マルチスライス CT　255
マントル細胞リンパ腫　124
慢性萎縮性胃炎　69
慢性膵炎　217,273
慢性膵炎の臨床診断基準　217
慢性石灰化膵炎　221,222

み

見落とし率　21

む

無作為化比較試験　275

め

メサラジンフォーム　323
メシル酸イマティニブ　134
メチレンテトラヒドロ葉酸還元
　　酵素　307
メチレンブルー染色　332
免疫学的便潜血検査　20,157
免疫監視機構よりのエスケープ
　　318

免疫染色　48
免疫抑制剤　320

や

薬剤感受性遺伝子　310
薬物療法　6

ゆ

幽門輪温存膵頭十二指腸切除術
　　290
輸液量　284

よ

ヨード染色　17,41
葉酸　306
余病条件　280

り

リニア電子走査型超音波診断装
　　置　14
リンパ上皮性病変　120
リンパ節転移　270
リンホカイン活性化キラー
　　（Lymphokine activated killer；
　　LAK）細胞　319
理想体重　7

る

ルゴール染色　30

れ

レミケード　321

ろ

露出型食道噴門腺　104
濾胞性リンパ腫　124

欧文索引

A

aberrant crypt foci 326,331
absorbed CEA 221
ACCENT I 321
ACF 326,331
ACF の遺伝子異常 333
ACF の構造 333
ADH 304
advanced neoplasia 180
age-related methylation 191
AKT2 261
ALDH 304
AMPC 95
angiography 239,255
APC 33,262
Apc$^{Min/+}$ 329
API2-MALT1 120
ARF 264
Argon plasma coaglation 33
AZP 321
5-ASA 注腸 323

B

β-Catenin 262
β-Catenin-accumulated crypts 328
Barrett 上皮 73
Barrett 食道 28,73
Barrett 腺癌 28
BCAC 328
bismuth 94
bismuth subnitrate 95
bisulfite-PCR method 208
BRCA2 264
bridging fold 129
BT-PABA 試験と便中キモトリプシン活性 217

C

CA19-9 251
CagA 84
cagPAI 84
CAR 311
CD117 127
CD34 127,128
CEA 179
centrocyte-like cell 120
CGH 法 266
Chromosomal instability 206
CIMP 206
CIN 206
CIS 271
c-kit 127
classic triple therapy 92,96
Comparative genomic hybridization 法 266
constitutive active form 295
COX-2 297
CpG Island Methylator Phenotype 206
crushing clamp method 284
CT 129,130,239,252
CT during arterial portography 280
CT during arteriography 280
CTA 280
CTAP 280
CTL 前駆体 317
cyclinD1 124
Cyclosporine 322
cytostasis 300

D

DDS 323
Deletion in pancreatic carcinoma 261
Digital-PCR based method 209
Digital-protein-truncation assay 209
DNA aneuploidy 190
DNA chip/microarray 266
DNA copy number 133
DNA-based stool test 204
dormancy state 300
doubling time 256
doxorubicin 136
DPC4 261
DPC4/SMAD4 261
Drug Delivery System 323
DST 204
dual therapy 94,96
dynamic MRI 131,136
dysplasia 28,198
dysplasia-carcinoma sequence 187
dysplasia の内視鏡像 187

E

EGD 243
EGFR 296
EGJ 99
EMR 24,33,40,100,107
EMR から病変発見までの期間 115
EMR における切開剝離法 110
EMR の適応 110,112
Endoscopic mucosal resection 33
Epigenetic pathway 204,205
ERCP 239,241,255
Esophago-Gastric Junction 99
EUS 129,239,241,244,245,253
EUS-FNA 131
EUS-FNAB 253
EUS 下穿刺吸引生検法 253

F

FDP-PET 131,136
first-line therapy 90
fm 288
^{18}F-fluordeoxyglucose-PET 131

G

gain of function 295
Gastro-esophageal reflux disease 60
gastrointestinal mesenchymal tumor 127
gastrointestinal stromal tumor 127
GBF 323
GCAP 322
gemcitabine 292
Genetic pathway 204,205
GERD 60
GIMT 127
GIST 127,297
Glivec 134
gold standard 91

H

H. pylori 119,120
H. pylori 感染 67
H. pylori 感染と胃癌 67
H₂RA の間欠投与 62
Hassab 手術 282
HBV 230,231
HCC 278
HCV 230,231
Helicobacter pylori 82
Hepatocellular carcinoma 278
hepato-ligamento-pancreatoduo-denectomy 290
Her-2/neu 264,317
high risk 161
high risk marker 190
HLPD 290
hyperplastic nodule 332

8-hydroxydoxy guanosine 84

I

IDUS 239,241,244,255
IL-1 305
imatinib mesylate 134
Infliximab 321
iNOS 85
Interstitial cell of Cajal 127
intraductal papillary mucinous tumor 291
IPMT 250,291
IT ナイフ 33

J

Japan Polyp Study 141
JPS 141
J-パウチ 320

K

Ki67 analog 133
KIT 127,297
KIT 陽性 128
K-ras 198,221,258,274
K-ras 変異 223

L

LAC400 91
LAC800 91
LCAP 322
lipiodol CT 280
Los Angels classification 28
loss of function 295
LPZ 95
LST 178
lymphoepithelial lesion 120

M

m3 癌 44
magnetic resonance cholangiopan-creatography 255

MALT 119
MAP キナーゼ 84
MAPK 297
MEK 阻害剤 299
metaplasia-dysplasia-carcinoma sequence 31
metronidazole 94
MHC class I 315
Microsatelite instability 198,206,265
Milan criteria 279
MIN 206
MINO 95
MMP 298
MNU 83
MNZ 95
MR cholangiography 239
MRCP 239,240,255
MRI 129,130,239
MSI 265
MST(median survival time) 275
MTA1 264
MTAP 210
MTHFR 307
MTX(methotrexate) 322
MUC2 265
Mucosa associated lymphoid tissue 119
Multislice CT 130
multitarget assay panel 210
6-MP 321

N

Na free 284
National Polyp Study 141,180
new triple therapy 92,96
NO 85
NOZ 細胞 299
NPS 141

O

OAC800 91
Oddi 筋 244

P

p16   274
p16^{INK4A}   260
p53   85,188,190,198,260,274
p53 シグナル伝達経路   263
p53 変異   224
p53 免疫染色   188
Pancreatic oncofetal antigen   221
pancreatoduodenectomy   289
PanIN（Pancreatic intraepithelial neoplasia）分類   271
PCR-SSCP 法   188
PD   289
PDGF 受容体   134
PDT   33
percutaneous transhepatic portal vein embolization   289
PET   50,256
PG 法   12
photo dynamic therapy   33
PI3K-AKT   297
pit pattern   187
POA   221
POCS   239
polymorphism   71
PPI   94
PPI plus bismuth-based quadruple therapy   94,95
PPI plus bismuth-based quintuple therapy   95
PPI の長期服用   62
PPI-based triple therapy   92,94,95
PpPD   290
Pringle 法   283
protein plug   222
PSL 依存性 UC   320
PSL 抵抗性 UC   320
PTCD   241
PTCS   239
PTPE   289
pylorus-preserving pancreatoduodenectomy   290

Q

quadruple therapy   96
quintuple therapy   96

R

RAS   288
RCT：Randomized Controlled Trial   275
restrictional landmark genomic scanning   261
RLGS   261
Rokitansky-Aschoff sinus   288
RT-PCR   48

S

salvage surgery   55
SART-1 ペプチド   317
SART-3 ペプチド   317
SCH   99
sentinel node navigation surgery   50
sequence-specific hybrid capture method   208
short segmental Barrett's esophagus   28
SHP-2   84
Sialyl-Tn antigen   191
single nucleotide polymorphism   213,302
sm1 癌   44
SMAD4   274
SMT   129
SNP   302
SNPs   213
special culumnar epithelium   31
Squamo-Columnar Junction   99
SSBE   28
STI571   134,136
submucosal tumor   129
S 状結腸鏡   158

T

t（11；18）   120,124
T1 強調像   130
T2 強調像   130
TCS   145
Telomerase   265
Telomere   191
tetracycline   94
TLESR   62
Total Colonoscopy   145
transient lower esophagieal sphincter relaxation   62
Tumor dormancy therapy   299

U

ulcerative colitis   184
US   239,252
US angiography（Levovist®）   279

V

VEGF   297
virtual colonoscopy   158

W

water seal   285

©2003   第 1 版発行　2003 年 10 月 10 日

消化器癌の　　　　　　　　　　　　　木　村　　　健
サーベイランス　　　　　編　集　　　藤　盛　孝　博
　　　　　　　　　　　　　　　　　　加　藤　　　洋

　　　　　　　　　　　　　　　　発行者　　服　部　秀　夫
定価はカバーに表示してあります　発行所　　株式会社新興医学出版社
　　　　　　　　　　　　　　　〒113-0033　東京都文京区本郷 6-26-8
＜検印廃止＞　　　　　　　　　　　電話　03（3816）2853
　　　　　　　　　　　　　　　　　FAX　03（3816）2895

印刷　三報社印刷株式会社　　ISBN4-88002-627-1　　郵便振替　00120-8-191625

・本書のおよび CD-ROM（Drill）版の複製権・翻訳権・譲渡権・公衆送信権（送信可
　能化権を含む）は株式会社新興医学出版社が所有します。
・JCLS ＜㈱日本著作出版権管理システム委託出版物＞
　本書の無断複写は著作権法上での例外を除き禁じられています。複写される場合は、
　その都度事前に㈱日本著作出版権管理システム（電話 03-3817-5670，FAX03-3815-
　8199）の許諾を得て下さい。